Prevenzione e trattamento
delle complicanze in chirurgia proctologica

Mario Pescatori

Prevenzione e trattamento delle complicanze in chirurgia proctologica

Contributi di:
Bernardina Fabiani
Carlo Lorenzo Pescatori

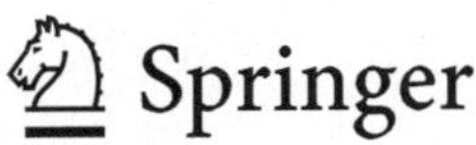 Springer

Mario Pescatori
Unità di Colonproctologia
Casa di Cura Ars Medica
e Università La Sapienza
Roma

contributi di:

Bernardina Fabiani
Istituto di Clinica Chirurgica II
Università La Sapienza
Policlinico Umberto I, Roma

per l'iconografia

Lorenzo Carlo Pescatori
Istituto di Gastroenterologia
Università La Sapienza
Ospedale S. Andrea, Roma

per la bibliografia

ISBN 978-88-470-2061-0   e-ISBN 978-88-470-2062-7

DOI 10.1007/978-88-470-2062-7

© Springer-Verlag Italia 2011

9 8 7 6 5 4 3 2 1   2011 2012 2013 2014

Layout copertina: Ikona S.r.l., Milano
Impaginazione: Graphostudio, Milano
Stampa: Printer Trento S.r.l., Trento

Springer-Verlag Italia S.r.l., Via Decembrio 28, I-20137 Milano
Springer fa parte di Springer Science+Business Media (www.springer.com)

*Dedicato ai chirurghi che raccontano
e discutono le loro complicanze.*

Proverbi utili:

"Chi mangia fa briciole"
"Tutto capita a tutti"
"Il meglio è nemico del bene"

Prefazione

Una volta su quattro, stando alla letteratura, un paziente operato per patologie colorettali va incontro a complicanze postoperatorie. Talvolta sono complicanze mortali, il che, quando si tratta di una patologia benigna minore, è molto pesante. Ricordo il caso di un collega che ebbe il primo decesso della sua carriera dopo il primo intervento della sua carriera: una semplice emorroidectomia. Inutile riferire la sua prostrazione.

I meeting più avvincenti di uno staff chirurgico sono le *Morbidity and Mortality conferences*. Purtroppo si fanno più nel Regno unito o negli USA che in Italia. Il libro più interessante che mi è capitato di avere tra le mani da giovane si intitolava "Complicanze in chirurgia", scritto da Artz e Hardy. Che io sappia, non ne esiste uno simile, almeno recente, sulla chirurgia proctologica.

Dopo molti anni che opero (di cui trenta dedicati a questa specialità) ho pensato di trasmettere la mia esperienza sull'argomento. Per restringere il campo, ho escluso gli interventi addominali e la chirurgia pediatrica.

Una prima raccomandazione importante (e in apparenza ovvia) è quella di operare solo quando è necessario. Un buon chirurgo è "un buon medico che sa anche operare", non è bravo quando opera molti pazienti, ma quando guarisce molti pazienti. Non di rado sono gli stessi malati che cercano con ostinazione un intervento e lo vedono come soluzione miracolistica ai loro mali. È più semplice affidarsi a chi promette una guarigione chirurgica rapida, piuttosto che modificare abitudini alimentari inveterate o affrontare problemi psicosomatici. Ma talvolta sono proprio questi a causare quella immunodepressione che rende il paziente più fragile di fronte al trauma chirurgico e quindi più suscettibile di complicanze.

Mi resta in mente una frase che sentii all'inizio degli anni '80 da Alan Parks a proposito del reservoir ileo-anale: "Per fare bene questa chirurgia è essenziale saper gestire le complicanze". Il senso era questo: vi sono degli interventi che fatalmente danno problemi, ciò che fa la differenza è il saperli affrontare. Quando aiutai (si fa per dire) il famoso chirurgo inglese a fare una plicatura posteriore del pavimento pelvico per incontinenza fecale, fui, in un certo senso, fortunato. Gli vidi aprire accidentalmente il retto. Ma vidi anche come lo suturava. Da allora, ogni volta che faccio un *post-anal repair* ricordo le sue forbici veloci sul mesoretto posteriore, rallento… ed evito che mi capiti lo stesso problema. Se mi capiterà, saprò cosa fare.

Più di recente è stato scritto da Steven Wexner che la chiave del successo nella chirurgia delle fistole retto-vaginali è poter guarire la paziente con un secondo o un terzo intervento, perché dopo il primo in metà dei casi non si risolve.

I reinterventi: nel libro si parlerà anche di questo. Così è in chirurgia, tocca essere pronti a "metterci una pezza". Un errore o un contrattempo in gara capita a tutti, ma il buon giocatore è quello che non sbaglia il colpo di recupero.

Infine la valutazione pre- e intraoperatoria. Occorre puntare al bersaglio giusto e non trascurare le vere cause dei sintomi, altrimenti la eventuale patologia, occulta e concomitante, farà affondare la nave chirurgica, come gli scogli nascosti di un iceberg. Questo vale soprattuto, come vedrete, per i pazienti con ostruita defecazione.

Quali sono le insidie in agguato quando operiamo? Cosa possiamo fare, prima durante o dopo un intervento, per prevenire gli eventi avversi? E, una volta che ci si trova davanti alla complicanza, sia essa precoce o tardiva, come possiamo curarla?

È di questo che si parlerà nel libro che state per leggere, che ho scritto in stile colloquiale, più pratico che accademico, con molte figure e molti casi clinici illustrati e commentati. Coinvolgendovi in modo interattivo, vi descriverà alcuni interventi "in diretta", con le manovre da fare e da non fare. Alla fine di ogni capitolo, racconterà le "complicanze memorabili" (e quelle medico-legali), perché le cose andate male sono a mio parere le più istruttive.

Mi sono posto come obiettivo quello di ridurre gli insuccessi e migliorare i risultati del vostro lavoro di ogni giorno. Spero di riuscirci.

Roma, giugno 2011   Mario Pescatori

Ringraziamenti

L'autore ringrazia per la preziosa collaborazione la segretaria Caterina De Bono e lo staff-libri della Springer-Verlag Italia, le pazientissime Antonella Cerri, Paola Capponi, Elisa Geranio e Corinna Parravicini.

Due esperte coloproctologhe (e care amiche), Paola De Nardi dell'Ospedale Universitario San Raffaele di Milano e Ines De Stefano dell'Ospedale San Luigi di Orbassano, hanno dato suggerimenti utili per il miglioramento del testo. Si ringrazia Marina Fiorino che ha gentilmente collaborato alla revisione del testo.

Infine, senza l'aiuto di molti validi collaboratori, in sala operatoria, in reparto e in ambulatorio, a Roma e altrove, non si sarebbe potuto concepire questo libro.

Citarli tutti è difficile… a loro va la gratitudine di chi l'ha scritto.

Indice

1   Ragade anale 1
   1.1   Introduzione 1
   1.2   Complicanze precoci e a distanza
           dopo sfinterotomia parziale interna 1
   1.2.1   Incontinenza anale...................................... 1
   1.2.2   Sepsi anale 7
   1.2.3   Deiscenza della sutura 7
   1.3   Trucchi del mestiere 9
   1.4   Una complicanza memorabile 10
   Sommario 12
   Letture consigliate 12

2   Emorroidi 15
   2.1   Introduzione 15
   2.2   Complicanze dopo 15
   2.2.1   Emorroidectomia manuale (Ferguson e Milligan-Morgan)
           intervento in diretta 15
   2.2.2   THD (o GDHAL) e mucopessi. Doppler-laser (HELP) 20
   2.2.3   Emorroidopessi con stapler (PPH) 22
   2.2.4   Complicanze dopo altri interventi...................... 35
   2.3   Cura delle complicanze 38
   2.3.1   Dolore 38
   2.3.2   Ritenzione urinaria 39
   2.3.3   Emorragia 39
   2.3.4   Fecaloma.. 39
   2.3.5   Trombosi emorroidaria esterna 39
   2.3.6   Stenosi anale o rettale 40
   2.3.7   Ragade anale 40
   2.3.8   Ascesso o fistola 40
   2.3.9   Marische 41
   2.3.10 Incontinenza anale.................................... 41
   2.3.11 Sepsi anale grave 42
   2.3.12 Gangrena di Fournier 42
   2.3.13 Complicanze particolari dopo PPH 43
   2.4   Trucchi del mestiere 44
   2.5   Due complicanze memorabili 47
   2.5.1   La prima 47
   2.5.2   La seconda 48

Sommario 49
Letture consigliate 49

3   Ascessi e fistole anali 57
3.1   Introduzione 57
3.2   Emorragia postoperatoria 57
3.3   Fistola iatrogena 58
3.4   Sepsi residua persistente o precoce 59
3.5   Ferita che non guarisce e deiscenza della sutura 60
3.6   Incontinenza anale postoperatoria: come prevenirla 64
3.6.1   Messa a piatto oppure fistulectomia 65
3.7   Incontinenza anale postoperatoria: come curarla 70
3.8   Complicanze dopo chirurgia per idrosadenite suppurativa 73
3.9   Trucchi del mestiere 73
3.10   Una complicanza memorabile 77
Sommario 79
Letture consigliate 80

4   Fistole retto-vaginali 85
4.1   Introduzione 85
4.2   Complicanze più frequenti 86
4.2.1   Emorragia e dispareunia 86
4.2.2   Sepsi e deiscenza delle suture 88
4.2.3   Incontinenza fecale 89
4.3   Trucchi del mestiere 91
4.4   Una complicanza memorabile 91
Sommario 95
Letture consigliate 96

5   Cisti e fistola sacro-coccigea 99
5.1   Introduzione 99
5.2   Tipi di intervento 99
5.3   Emorragia postoperatoria 99
5.3.1   Prevenzione 101
5.3.2   Trattamento 101
5.4   Sepsi locale, deiscenza delle suture e altre complicanze 101
5.4.1   Prevenzione 102
5.4.2   Trattamento 102
5.5   *Sinus pilonidalis* associato a fistola o ascesso anale 103
5.6   Una complicanza memorabile 104
Sommario 106
Letture consigliate 107

6   Tumori del retto e dell'ano 111
6.1   Introduzione 111
6.2   Complicanze dopo TEM 111
6.3   Escissione transanale secondo Parks
(intervento in diretta e complicanze) 114
6.4   Altri tipi di escissione transanale: tecniche e complicanze 115

6.4.1   La tecnica del "paracadute" di Francillon   115
6.4.2   La tecnica del "lembo trattore" di Faivre   115
6.4.3   La trazione attraverso il rettosigmoidoscopio   116
6.4.4   La resezione con endo-stapler o con resettoscopio urologico   116
6.5   Escissione locale non transanale: tecniche e complicanze   116
6.5.1   Tecnica di York-Mason   116
6.5.2   Intervento di Kraske   117
6.5.3   Escissione intersfinterica   117
6.6   Complicanze dopo chirurgia per tumori dell'ano   117
6.7   Due complicanze memorabili   117
6.7.1   La prima   117
6.7.2   La seconda   119
Sommario   120
Letture consigliate   120

7   **Condilomi anali e stenosi anorettale**   123
7.1   Introduzione   123
7.2   Complicanze dopo chirurgia per condilomi anali   123
7.3   Complicanze dopo chirurgia per stenosi anale   126
7.4   Complicanze dopo chirurgia per stenosi rettale   128
7.5   Intervento in diretta: anoplastica, prevenzione
         delle complicanze   129
7.6   Trucco del mestiere   131
7.7   Una complicanza memorabile   131
Sommario   132
Letture consigliate   133

8   **Ostruita defecazione (OD) e patologie correlate: rettocele,**
     prolasso mucoso interno e intussuscezione rettale, discinesia
     addomino-pelvica, ulcera solitaria del retto   135
8.1   Introduzione   135
8.2   Le nostre complicanze rilevanti dopo chirurgia per OD   139
8.3   Complicanze postoperatorie dopo Delorme interna   141
8.4   Incontinenza anale dopo chirurgia per rettocele e prolasso
         mucoso interno del retto   143
8.4.1   Gli interventi   143
8.4.2   L'incontinenza anale dopo chirurgia: come si previene
         e come si cura   144
8.5   Complicanze postoperatorie dopo STARR e Transtar   146
8.5.1   Trattamento delle complicanze   149
8.6   Altri interventi con stapler transanale per rettocele   151
8.6.1   Suturatrice circolare   151
8.6.2   Suturatrice lineare   152
8.7   Complicanze dopo plastica di rettocele con impiego di protesi . .   152
8.8   Complicanze dopo interventi per discinesia
         addomino-pelvica   153
8.9   Se operiamo un paziente con sindrome dell'ulcera
         solitaria del retto   155

8.10   Due complicanze memorabili 156
8.10.1 La prima 156
8.10.2 La seconda. 157
Sommario 160
Letture consigliate 160

9   Incontinenza fecale 165
9.1   Introduzione 165
9.2   Complicanze dopo plicatura posteriore o totale del
        pavimento pelvico (intervento in diretta) 165
9.3   Complicanze dopo levatorplastica anteriore 170
9.4   Complicanze dopo ricostruzione sfinteriale 170
9.5   Complicanze dopo neuromodulazione sacrale 173
9.6   Complicanze dopo gracileplastica elettrostimolata
        e gluteoplastica 173
9.6.1 Gracileplastica. 173
9.6.2 Gluteoplastica 174
9.7   Complicanze dopo impianto di sfintere artificiale 174
9.8   Iniezione di agenti volumizzanti. 175
9.9   Complicanze dopo posizionamento di fionda puborettale 176
9.10   Trucco del mestiere. 176
9.11   Alcune complicanze memorabili 177
9.11.1 Le prime cinque 177
9.11.2 L'ultima. 177
Sommario 179
Letture consigliate 180

10 Prolasso esterno del retto 185
10.1   Introduzione 185
10.2   Le nostre complicanze postoperatorie 186
10.3   Delorme-Rehn, prevenzione delle complicanze 187
10.3.1 Intervento in diretta 187
10.3.2 Complicanze postoperatorie in letteratura 190
10.4   Complicanze postoperatorie dopo intervento di Altemeier 191
10.5   Il postoperatorio di altri interventi 193
10.5.1 Rettopessi transperineale con protesi fissata al sacro
        e levatorplastica posteriore 193
10.5.2 Rettopessi transvaginale sacrospinosa 193
10.5.3 Prolassectomia transanale manuale e con stapler 194
10.5.4 Cauterizzazione-plicatura secondo El-Sibai 194
10.6   Una complicanza memorabile 194
Sommario 198
Letture consigliate 198

Ragade anale

1

1.1 Introduzione

Non occorre soffermarci sulla definizione, sull'incidenza e sul trattamento conservativo. Non lo faremo neppure, salvo poche eccezioni, per le prossime patologie, daremo per scontato che lo si sappia e lasceremo così maggior spazio per il tema specifico del libro ovvero come prevenire e curare le complicanze relative alla terapia chirurgica.
Invece va detto qualcosa sulla *patogenesi*.

Alla base della ragade ci può essere un morbo di Crohn. In un nostro studio su *Diseases of the Colon and Rectum* (1995) abbiamo visto che nel 19% dei casi il morbo di Crohn fa il suo esordio con una fistola o una ragade anale. Se il paziente è diabetico o se ha una sindrome della sella turcica vuota con estroflessione dell'aracnoide e, di conseguenza, un ipopituitarismo con deficit di increzione di ormone GH, deputato alla cicatrizzazione, possiamo aspettarci che la ferita chirurgica avrà difficoltà a guarire. Per cui più piccola la faremo meglio sarà.
E va detto anche qualcosa sulla *diagnosi*.

Alla ragade può essere (più spesso) o non essere associato un ipertono anale.

Nel primo caso è ragionevole fare una sfinterotomia interna, nel secondo caso è opportuno non farla per non provocare un ipotono e quindi una incontinenza anale.

1.2 Complicanze precoci e a distanza dopo sfinterotomia parziale interna

Nella Tabella 1.1 sono riassunte le complicanze comparse a 417 pazienti dopo aver subito un intervento di sfinterotomia interna parziale.

Tabella 1.1 Complicanze precoci e a distanza dopo sfinterotomia interna parziale (*da*: Pernikoff et al., 1994, modificata)

Complicanze precoci	
Complicanza	N. casi
Soiling	30
Incontinenza ai gas	15
Sanguinamento	11
Mancata guarigione della ferita	7
Urgenza	5
Fecalomi	4
Incontinenza fecale	4
Prurito anale	2
Dolore	1
Complicanze a distanza	
Soiling	22
Incontinenza ai gas	14
Sanguinamento	7
Urgenza	5
Incontinenza fecale	2
Mucorrea	2
Fecalomi	2
Dolore anale	1

1.2.1 Incontinenza anale

Non a caso uso il termine di incontinenza *anale* e non *fecale*.

Dopo sfinterotomia è improbabile che si perdano feci, è possibile che si perda aria o muco, il che comunque è pur sempre fastidioso per il paziente. In genere l'incontinenza, che si verifica fino a quattro volte su dieci (quasi, il 37%), è temporanea. Più di rado permanente.

Su 111 pazienti con perdite anali dopo sfinterotomia per ragade operati alla Mayo Clinic, solo uno aveva incontinenza grave dopo un mese dall'intervento. Ma la Mayo Clinic è un posto speciale, si sa...

M. Pescatori, *Prevenzione e trattamento delle complicanze in chirurgia proctologica*,
© Springer-Verlag Italia 2011

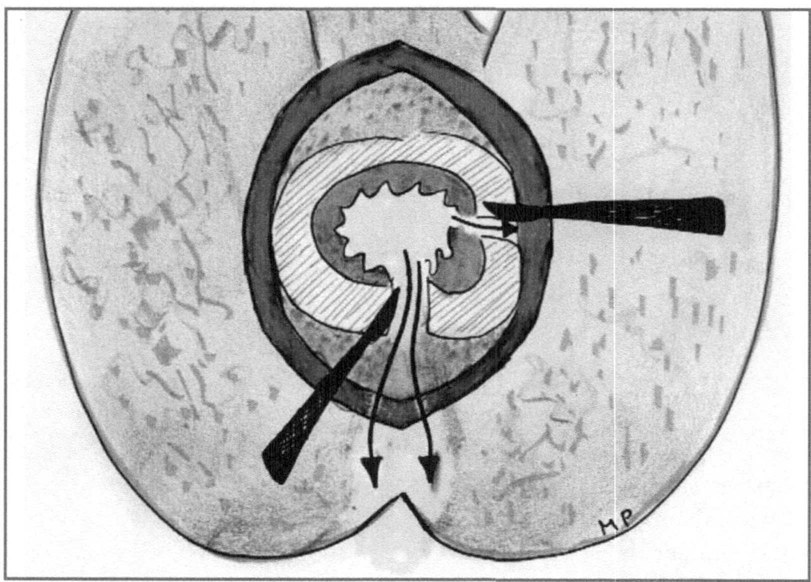

Fig. 1.1 Paziente in posizione litotomica. In caso di sfinterotomia posteriore si crea, per i rapporti anatomici tra lo sfintere interno (*rosa*) e la parte superficiale dello sfintere esterno (*rossa*), un triangolo di minore resistenza che può dar luogo a *soiling* di feci e di muco (*frecce*). Lateralmente invece, in caso di sfinterotomia interna laterale, lo sfintere interno è protetto dal contatto dello sfintere esterno. Per questo motivo la sfinterotomia posteriore interna per ragade è più a rischio di incontinenza

Per i chirurghi "normali" l'incontinenza grave post-sfinterotomia va dall'1 all'8%.

È stato un importante lavoro di Indru Khubchandani, chirurgo americano nato in India, che lavora ad Allentown in Pennsylvania, a farci aprire gli occhi su questo rischio. E a stimolare, tra l'altro, la cosiddetta "sfinterotomia chimica" con nitroglicerina, calcio-antagonisti ed altre sostanze. Nonché l'iniezione di Tossina Botulinica A nello sfintere interno. Da allora, dall'articolo di Khubchandani del 1989, si sceglie di operare solo chi ha una ragade cronica e/o non è guarito con le sostanze di cui sopra.

A fine 2010 è stato pubblicato l'abstract di uno studio condotto in UK da Conaghan e Farouk. I due chirurghi colorettali in sette anni hanno curato 462 pazienti con ragade anale con Diltiazem pomata e, nei casi che non sono guariti (84), con BOTOX e ragadectomia. In totale le recidive sono state davvero poche: 17. La maggior parte curate con fissurectomia e re-BOTOX o anoplastica. Solo in quattro casi è stata necessaria una sfinterotomia interna. Purtroppo la Tossina Botulinica A non è fornita, almeno in Italia, dal Sistema Sanitario Nazionale.

Questo è il *trend* nella ragade anale: evitare la sfinterotomia per i rischi di incontinenza. Tuttavia, solo due anni prima, una meta-analisi dei trial sul confronto fra sfinterotomia interna e BOTOX aveva dato come risultato un incidenza simile di incontinenza e di complicanze (Sajid et al., 2008).

In una nostra casistica pubblicata nel 2002 su *Diseases of the Colon and Rectum* è scritto che, tre anni dopo la sfinterotomia, il 13% dei pazienti soffrivano di incontinenza. Tutte, tranne uno, erano donne pluripare vaginali sopra ai 50 anni.

Questa si può quindi considerare una categoria a rischio.

Si tratta di donne con un perineo discendente e con lesioni occulte da parto dello sfintere esterno, visibili all'ecografia perineale o transanale con sonda rotante.

In questi casi, per prevenire l'incontinenza, è opportuno fare una sfinterotomia "di minima" anziché "standard" ovvero non estendere l'incisione dello sfintere interno fino alla linea dentata, ma limitarla all'estensione della ragade. È anche opportuno avvertire la paziente dei rischi che corre prima di farle firmare il consenso informato.

L'incontinenza può dipendere dal *tipo* di sfinterotomia interna?

Sì, certo. È maggiore dopo sfinterotomia posteriore (Poisson, 1977; Orsay et al., 2004). Per un motivo anatomico: posteriormente fra lo sfintere interno e quello esterno vi è un triangolo di debolezza costituito da tessuto lasso, che può essere sede di *soiling* (Fig. 1.1). Lateralmente invece lo sfintere esterno poggia direttamente su quello

Tabella 2.1 Disturbi della continenza dopo sfinterotomia laterale interna

Autore	Anno	N. casi	Follow-up (mesi)	% Disturbi della continenza
Khubchandani	1989	1355	NR	35
Pernikoff	1994	500	72	9*
Kanellos	1998	27	23	38**
Farouk	1998	183	2	2
Nyam	1999	585	72	45
Hasse	2004	209	>3	21
Hyman	2004	35	1,5	8,6°
Parellada	2004	27	24	45^
Casillas	2005	298	51	7
Mentes	2005	244	12	1
Garcia-Granero	2009	140	21	29
Hancke	2010	30	70-94	47+

NR, non riportato.
*Incontinenza alle feci 0,5%.
**Incontinenza alle feci 5%, metà dei pazienti hanno subito anche emorroidectomia.
°Solo nel 2,9% è stato trovato un deterioramento della qualità della vita.
^*Soiling* fecale e gas, nessuna incontinenza importante a feci liquide o solide.
+Tutti a flati e muco.

interno e tende a fare da barriera contro eventuali perdite. La sfinterotomia posteriore inoltre sembra dare più dolore e più lenta guarigione della ferita (Abcarian, 1980).

L'incontinenza (semplice *soiling* comunque), secondo alcuni è anche maggiore dopo sfinterotomia chiusa di Notaras (Arroyo et al., 2004 e Wiley et al., 2004). La ragione potrebbe essere che col metodo chiuso si controlla meno bene l'estensione della sfinterotomia e si tende a farla più lunga. Le complicanze sono invece simili come incidenza secondo Altomare e coll. (2005), che hanno confrontato il metodo aperto con quello chiuso. Lo stesso Wiley, già citato, riporta tre complicanze dopo sfinterotomia aperta (un caso di sepsi e due di dolore) e una sola (dolore) dopo sfinterotomia chiusa.

Vediamo una panoramica sugli effetti della sfinterotomia interna sulla continenza, per capire come mai dei chirurghi pensano che non sia più questo il *gold standard* per la chirurgia della ragade anale e alcuni (ad esempio i due inglesi Conaghan e Farouk) arrivano a farla solo nel 2% dei loro pazienti (Tabella 2.1).

Sono dati che, per certi versi, lasciano perplessi. Proprio il già citato Farouk, quello che ora non fa quasi mai la sfinterotomia interna, ha avuto solo il 2% di incontinenza.

Due autori di istituzioni importanti (uno è della Mayo Clinic), entrambi con molti casi, entrambi con anni di follow-up, riportano dati estremamente discordanti: 8% e 45%.

È chiaro che c'è incontinenza e incontinenza: una cosa è "perdere" un po' d'aria ogni tanto, una cosa "non tenere" le feci. C'è sfinterotomia e sfinterotomia: è diverso tagliare lo sfintere fino alla linea dentata o oltre oppure tagliare solo per l'estensione della ragade, come fa il turco Bulent Mentes, che infatti ha solo l'1% di incontinenza.

In questo senso è ottimo lo studio degli spagnoli Garcia-Granero e coll. (2009): evidenziano delle percentuali di incontinenza in rapporto all'estensione della sfinterotomia misurata con l'ecografia transanale. E ancora: un conto è sezionare lo sfintere interno a chi ha ipertono anale, un conto sezionarlo a chi è già incontinente. C'è poi follow-up e follow-up: i risultati possono variare a seconda che lo faccia lo stesso chirurgo che ha operato i pazienti, oppure un altro.

Infine, c'è paziente e paziente. Se ci limitiamo a fare la sfinterotomia interna a un soggetto con ipertono, ma senza chiederci se è un paziente introverso, ansioso, teso, contratto è probabile che il suo stato psico-neuro-muscolare provochi una persistenza o recidiva dello spasmo anale. Il che, unito alle feci dure, a lungo intrappolate in un sigma anch'esso spastico, può causare la recidiva della ragade. Questi concetti supportati da osservazioni obiettive della nostra psicologa, sono stati inseriti nel capitolo da noi scritto sulla ragade (Pescatori e Mattana) nel libro di Coloproctologia della Springer-Verlag promosso dalla Società Europea (2008). Ebbene, in fase di bozza, gli Editors, pur ottimi, hanno ritenuto di cancellare completamente le annotazioni sulla psicosomatica nella ragade. Ciò dimostra quanto poco si creda all'approccio olistico. In una nostra pubblicazione (Miliacca et al., 2009) si parla del test del disegno della famiglia che consente di individuare i soggetti che hanno un pattern psicologico a rischio, diverso dai soggetti senza lesioni proctologiche. Il test è molto semplice e utile, ben accettato dai pazienti. Il lettore potrebbe approfondire questo aspetto affascinante della proctologia.

Per tornare dunque all'incontinenza dopo sfinterotomia interna, i numeri della tabella vanno letti criticamente e, per approfondire, si dovrebbe avere la pazienza di consultare i singoli articoli.

Quello che ci potrebbe dare il senso reale del problema è lo studio della qualità di vita, ma pochi di questi studi lo hanno considerato.

Nella mia esperienza, l'incontinenza dopo sfinterotomia, fatta solo nei casi con ipertono e fatta molto spesso in maniera calibrata in base alla manometria, non è un problema rilevante (Pescatori et al., 1991, 5% di incontinenza; Rosa et al., 2005, 0,4%). Con una sfinterotomia "su misura" non si rischia più di tanto.

È bene comunque saper fare interventi alternativi.

Prima di parlare dei più usati, vorrei ricordarne uno nuovo proposto di recente da un gruppo italiano (Lolli et al., 2010): l'infiltrazione di tessuto adiposo centrifugato, allo scopo di stimolare la rigenerazione tissutale sulla base del fatto che nel grasso vi sono cellule staminali. Otto pazienti sono stati così trattati senza complicanze se si eccettua un modesto ematoma nella sede del prelievo di grasso, l'ipogastrio, in due pazienti.

Veniamo ora ad una frequente alternativa alla sfinterotomia interna: l'escissione della ragade con anoplastica.

Secondo Hancke e coll. (2010), questo intervento va fatto di routine per ridurre al minimo i rischi di incontinenza.

Sul farlo di routine non sono d'accordo: è vero che non ho avuto nessun caso di incontinenza dopo 21 casi di ragadectomia e anoplastica, ma tre volte ho avuto un altro problema: la deiscenza parziale della ferita. E i miei erano tutti pazienti senza ipertono. Dubito che, senza sfinterotomia (o almeno iniezione di BOTOX®), non si abbia recidiva a lungo termine della ragade nei casi con ipertono anale.

Un gruppo francese (Bouchard et al., 2010), su 217 pazienti con ragadectomia e anoplastica e 60 solo con escissione della ragade, hanno avuto come complicanze tre infezioni, tre ritenzioni urinarie e un fecaloma. Davvero poche. Non riportano deiscenze, ma è solo un abstract…vedremo se uscirà il lavoro per esteso, e su quale rivista. Lo cito perché è la più ampia casistica di anoplastica per ragade anale, almeno che io sappia. Gli autori dicono anche che i casi con guarigione più rapida della ferita sono quelli che hanno avuto, oltre alla ragadectomia, anche l'anoplastica.

Un trattamento alternativo, prudente per la continenza, è l'associazione tra escissione della ragade e "sfinterotomia chimica", ad esempio col Diltiazem, un calcio antagonista, per via topica. Questo in alternativa alla ragadectomia e iniezione di BOTOX®. Arthur e coll. (2008) hanno confrontato i due metodi e hanno visto, col secondo, due casi di incontinenza, ma lieve e temporanea.

Un report sull'effetto della ragadectomia e anoplastica sulla continenza, nei pazienti senza ipertono anale, è stato pubblicato da Patti e coll. nel 2010 e riguarda 16 donne che non avevano risposto alla terapia conservativa. Cinque di esse hanno avuto "perdite" di aria o di muco per due mesi dopo l'intervento (ma una era già incontinente prima). Dopo un anno solo due di esse avevano ancora disturbi. L'operazione dunque, in questo senso, non ha fatto danni gravi.

Da notare che tutti gli autori che asportano la ragade asportano anche la papilla ipertrofica, quando c'è (Fig. 1.2). È stato l'indiano Gupta a concludere, dopo un trial prospettico pubblicato su Techniques in Coloproctology nel 2003, che asportando la papilla ipertrofica si hanno maggiori possibilità di guarigione, anche se si fa la sfinterotomia interna. Asportare la papilla estende di poco la ferita chirurgica, ma serve e va fatto. Altra cosa è l'emorroide "sentinella" che, secondo Mann del

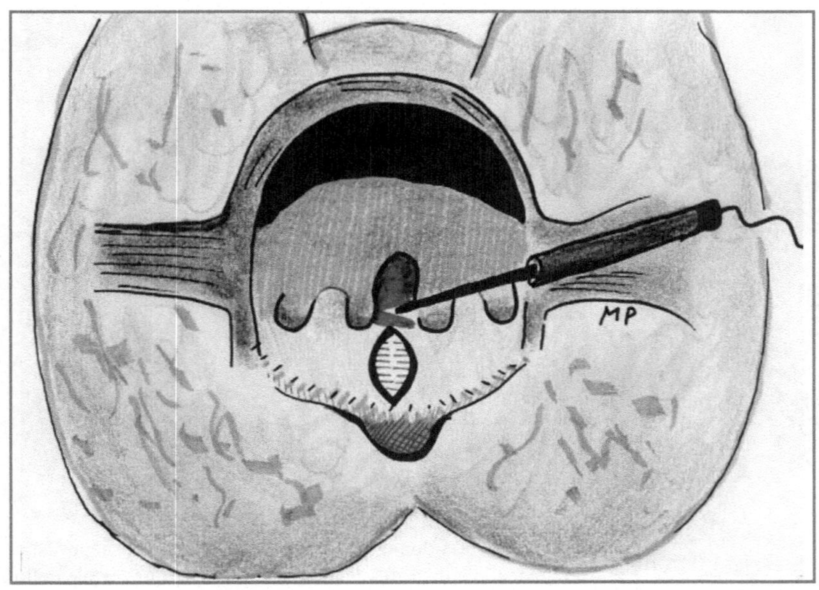

Fig. 1.2 L'asportazione della papilla anale ipertrofica (*rossa*) prossimale alla ragade cronica (*tratteggiata*), alla rima anale e all'emorroide. Marisca "sentinella" (*bluastra*). Il paziente è in posizione litotomica ed è stato inserito un divaricatore anale

St. Mark's Hospital, non va asportata poichè darebbe più dolore (1981).

Se volete avere un quadro più rigoroso, basato sulla letteratura, di quale siano i rischi intervento per intervento, consultate, su *Diseases of the Colon and Rectum*, le linee-guida della società americana (ASCRS) primo nome Perry (2010).

Altri chirurghi americani di Atlanta, evitano la sfinterotomia interna per non rischiare l'incontinenza (Pelta et al., 2007). In oltre 100 pazienti hanno eseguito soltanto una messa a piatto del piccolo tramite in corrispondenza della ragade e hanno asportato la papilla ipertrofica. Dopo un anno, tre recidive e nessun cambiamento della continenza pre-operatoria.

Detto questo… i lettori si chiederanno "ma allora, con questo spettro dell'incontinenza, non potrò mai più fare con tranquillità una sfinterotomia per ragade?"

Najarian e coll. (autori esperti, del gruppo Billingham, USA) nel 2005, dopo un'inchiesta condotta tra i chirurghi colorettali americani, scrivono: "Il tipo di incontinenza anale più frequente dopo sfinterotomia interna per ragade è quella ai gas; la perdita di feci liquide o solide avviene solo nel 2% dei casi. L'incontinenza dopo sfinterotomia è rara". È solo un abstract, ma il titolo è rassicurante per i proctologi che non vogliono cambiare: "Paura, fatti o credenze, il mito dell'incontinenza dopo sfinterotomia".

Un altro studio che tende a tranquillizzarci viene dall'Australia ed è stato presentato al congresso americano ASCRS cinque anni dopo (McMurrick et al., autore anziano il noto Polglase, 2010). Su 228 pazienti operati con sfinterotomia nessuno ha avuto un'incontinenza permanente. Lo studio è abbastanza attendibile, più di quello di Billingham sopra citato, perché più pazienti, il 70%, hanno risposto al questionario degli autori.

Cosa fare se si instaura un'incontinenza?

È bene aspettare. Come si diceva, spesso il problema è temporaneo.

Se permane, le possibilità sono due: a) iniettare agenti volumizzanti, come PTQ o Solesta o Coaptite o Durasphere nel deficit dello sfintere interno; b) effettuare una elettrostimolazione transanale (anche a domicilio) o del nervo tibiale posteriore. È molto raro che si debba eseguire una sfinteroplastica. In questo caso è possibile ricostruire solo lo sfintere interno o, se è il caso, anche quello esterno.

Torniamo all'ipertono anale pre-operatorio. Come valutarlo?

L'ideale è poter fare una manometria anorettale e registrare la pressione nel canale anale, il cosiddetto tono di base, che per l'80% è dovuto allo sfintere interno, quello che andremo a sezionare parzialmente. Se si ha un ecografo con sonda rotante e non un poligrafo si può misurare il diametro dello sfintere

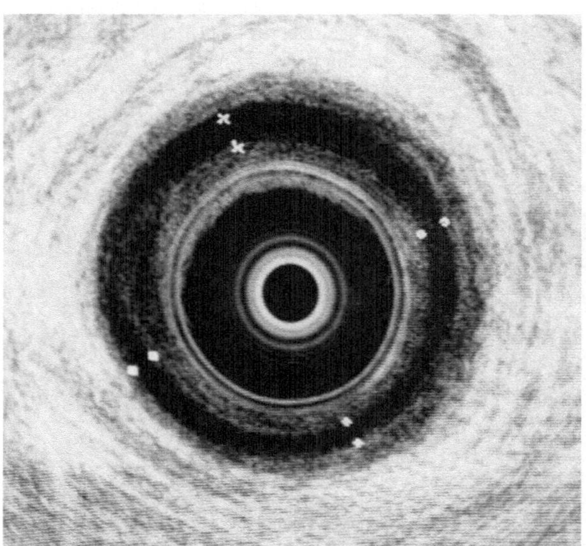

Fig. 1.3 Misura dei diametri dello sfintere interno (anello ipoecogeno) con ecografia transanale con sonda rotante. Due dei quattro diametri sono inferiori a 2 mm: lieve ipertono. Il paziente ha una ragade recidiva

Fig. 1.4 In una donna pluripara e/o anziana, con neuropatia del pudendo e distrofia degli sfinteri, la porzione distale dello sfintere esterno può essere pallida come quello interno e indurre il chirurgo a un errore. Sono stati osservati diversi casi in cui anziché una sfinterotomia interna è stata eseguita una sezione della parte sottocutanea dello sfintere esterno

interno. Se inferiore a 2 mm vuol dire che è ipertonico (Fig. 1.3). Tenendo presente che questo parametro diventa aleatorio se il paziente non è giovane e non ha stipsi da ostruita defecazione. Sappiamo infatti che, con l'età e con gli sforzi defecatori prolungati, lo sfintere interno si ispessisce, per cui il rapporto diametro-spasmo è meno attendibile.

Infine, se non si ha né il poligrafo né l'ecografo, basiamoci sul nostro dito indice.

Con una attenta esplorazione rettale, lo abbiamo dimostrato in un nostro studio prospettico su *International Journal of Colorectal Disease* nel 1996, è possibile diagnosticare in modo attendibile l'ipertono anale.

Riassumendo: sfinterotomia standard in caso di ipertono marcato, sfinterotomia di minima in caso di ipertono lieve o di paziente a rischio (non solo le pluripare anziane ma anche i pazienti con diarrea o quelli già operati all'ano) nessuna sfinterotomia in caso di soggetti con normotono.

Che intervento faremo in quest'ultima categoria di pazienti?

Ci sono due opzioni: a) escissione della ragade e anoplastica; b) escissione della ragade e iniezione di Tossina Botulinica A. In entrambi i casi, lo ripeto, senza sfinterotomia interna.

Attenzione a non sezionare, anziché lo sfintere

interno, la parte sottocutanea dell'esterno. È possibile sbagliarsi. Voi direte: "Ma come!? Lo sfintere interno è biancastro, quello esterno è rosa!" Vero, ma fino a un certo punto: nelle donne anziane pluripare o stitiche o comunque con neuropatia del pudendo lo sfintere striato, specie nella porzione distale, è distrofico e quindi diventa pallido, come quello liscio o quasi (Fig. 1.4). Ci si può confondere. Lo dimostra uno studio ecografico del St. Mark's Hospital: alcuni dei pazienti sottoposti a sfinterotomia interna (nelle intenzioni del chirurgo) mostravano in realtà una sezione della parte sottocutanea dello sfintere esterno.

Infine: ha ancora un ruolo la *divulsione anale*, intervento usato per decenni e che ancora qualcuno fa?

Nel 1976, in Inghilterra, andai a visitare l'Ospedale di Sheffield dove operava il Professor Duthie, credo il chirurgo più veloce che io abbia mai visto (una "Billroth 2" in tre quarti d'ora... comunque era anche molto bravo). A fine seduta misero sul tavolo operatorio un paziente con una ragade anale e gli vidi fare un'energica divulsione con quattro dita nell'ano. Questo intervento ora è stato abbandonato dagli specialisti perché può provocare incontienza fino al 50% dei casi (Jensen et al., 1984). Speakman e coll. hanno dimostrato evidenti lesioni all'ecografia transanale dopo la divulsione (1991).

Io l'ho fatta due volte in vita mia. Ho valutato invece con il collega Luigi Brusciano (e poi pubblicato su *Diseases of the Colon and Rectum*, primo nome Renzi nel 2005) casi andati bene dopo dilatazione pneumatica, sulla quale hanno riferito positivamente anche Walfish e Silberstein (1998) e Boschetto e coll. (2004). Ma gli inglesi Collins e Lund (2007) sono piuttosto scettici sugli effetti positivi del palloncino. Qualche esperto, come per esempio Giuseppe Dodi, sostiene una versione "gentile" della divulsione, la digitoclasia, fatta con delicatezza usando due dita, anche in ambulatorio dopo anestesia locale. Non scorre sangue, non restano ferite e il paziente può andare subito a casa.

Una cosa è certa: non è da fare una divulsione anale nei pazienti a rischio, quelli con sfinteri deficitari.

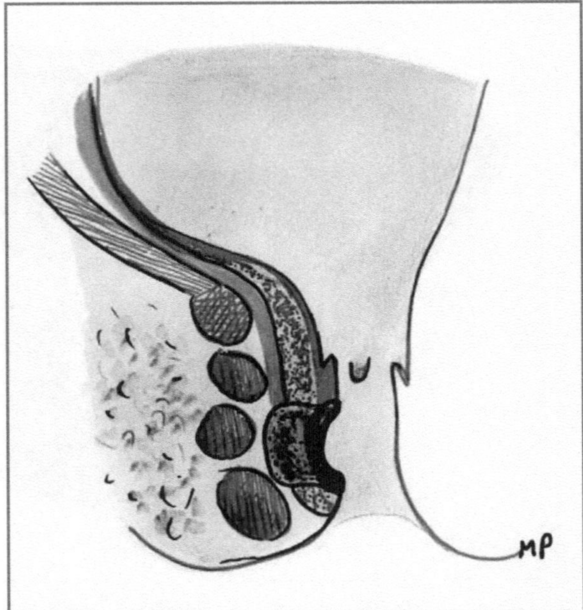

Fig. 1.5 Ragade anale ascessualizzata

1.2.2 Sepsi anale

Tanto per cominciare, escludiamo che vi sia una sepsi anale pre-chirurgica.

Esistono anche le ragadi ascessualizzate e vanno diagnosticate prima o durante l'intervento in modo da drenare adeguatamente l'ascesso.

Se il paziente è immunodepresso, se è diabetico, se non cura l'igiene anale, se la cicatrizzazione della ferita chirurgica rallenta... si può formare un ascesso, in genere intersfinterico basso laterale sinistro, o perianale, ed eventualmente una fistola (Fig. 1.5). In tal caso: cicli di antibiotici, curettage della ferita in ambulatorio o, se necessario, un reintervento.

La sepsi potrebbe dipendere anche dalla tecnica usata.

Se facciamo la prima incisione nella parte bassa del canale anale anziché sulla rima anale o sulla cute perianale o ancora se nel fare una sfinterotomia chiusa tagliamo la mucosa del canale anale, sarà più difficile per il paziente mantenere pulita e disinfettata con i semicupi una ferita "interna" all'ano.

Se non facciamo bene l'emostasi si può formare un ematoma che poi può infettarsi.

Se dopo la sfinterotomia suturiamo completa-mente la ferita chirurgica potremmo facilitare l'insorgenza di sepsi endoanale.

E dopo anoplastica? La sepsi è frequente?

Potremmo aspettarcelo, essendoci ferite suturate nel canale anale. Ma il problema è marginale: due su 16 pazienti nell'articolo di Patti e coll., di cui prima si è parlato, nei quali la plastica era stata fatta con un lembo cutaneo di scivolamento; solo tre su 54 pazienti (deiscenza da presumibile sepsi) in una casistica di Chambers e coll. (2010) dopo anoplastica Y-V.

1.2.3 Deiscenza della sutura

In riferimento alla sutura della ferita perianale.

Se abbiamo messo dei punti e cedono, poco male, è comunque una piccola ferita (meglio farla di 1-2 cm, non di più) e guarirà per seconda intenzione. L'unico accorgimento è usare del catgut (ma spesso è fuori commercio) o del Vicryl Rapid, che possa cedere facilmente se al di sotto si crea una sepsi, in modo da permettere che si dreni. È dimostrato da Nelson (2005) che, tra le ferite che si fanno per la ragade, la ferita da sfinterotomia *laterale* interna è quella che guarisce meglio e più in fretta. L'incisione della sfinterotomia cicatrizza con maggiore difficoltà se eseguita posteriormen-

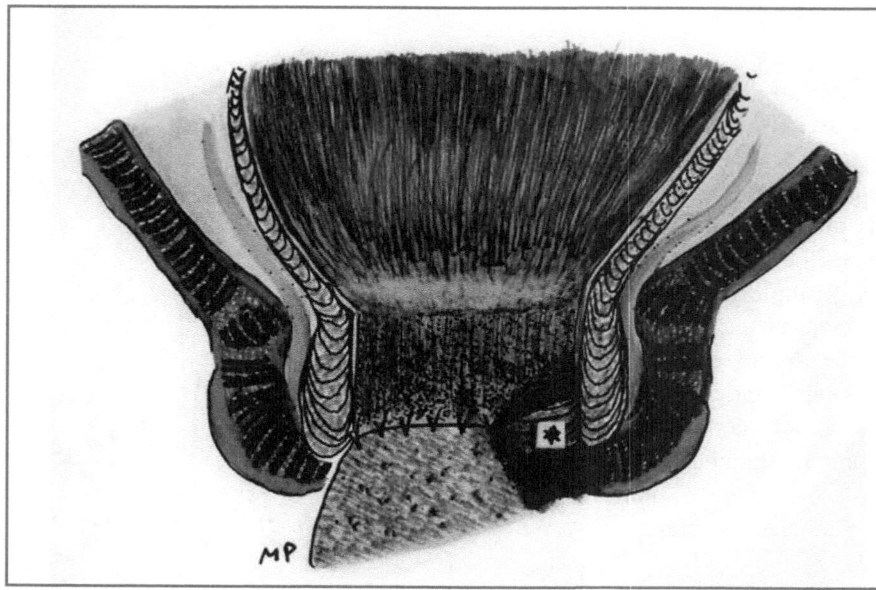

Fig. 1.6 Parziale deiscenza di anoplastica cutanea (*) dopo escissione di ragade cronica senza ipertono anale. *In rosa* l'anello anorettale. Si osserva il distacco del lembo cutaneo dall'epitelio del canale anale alto, che lascia scoperte le fibre degli sfinteri sottostanti

te, nell'area meno vascolarizzata (Saad e Omer, 1992).

Mi riferisco ora invece alla sutura del lembo mucoso o più spesso cutaneo, quello dell'anoplastica.

Una piccola deiscenza a questo livello a me è capitata, come ho scritto prima, tre volte su 21 pazienti. Per fortuna è sempre stata di lieve entità, due o tre punti, e non vi sono state conseguenze importanti, se non un ritardo nella guarigione (Fig. 1.6). Non si è mai cronicizzata la ferita, non si è riformata la ragade.

Lo stesso problema è capitato a due delle 16 pazienti di Patti e coll. (già citati), nessuna ha dovuto però subire un reintervento. È stato invece rioperato uno dei tre pazienti con deiscenza di Chambers e coll., descritti a proposito della sepsi.

Un lavoro inglese, di Cundall e coll. (2003) propone l'ossigeno iperbarico per la cura dei pazienti la cui ferita non si è cicatrizzata dopo trattamento medico o chirurgico.

La modalità con cui si esegue l'anoplastica può influire sul rischio di deiscenza?

Direi di sì, anche se non sono a conoscenza di trial randomizzati. Diversi autori sottolineano di non avere usato l'elettrobisturi per preparare il lembo di cute, di non averlo ricavato dalla commissura posteriore (la *midline* è meno vascolarizzata), di aver asportato il tessuto fibrotico sotto-

stante (per costruire la sutura su tessuto vitale). Sono gli elementari princìpi della chirurgia plastica e li seguo anch'io.

Una manovra utile che usano alcuni colleghi, come la dottoressa De Nardi, è fare delle piccole incisioni orizzontali, con la punta del bisturi freddo, a circa un centimetro al di sotto della base del lembo, per allentarne la tensione.

Stenosi anali non ne ho avute, ma sono descritte. È questo il pericolo se la deiscenza è ampia.

In caso di ferita persistente è bene prescrivere dei cicatrizzanti, come VEA olio base o Colostrum o Vulnamin o Abound o Cicatrene o Fitostimoline. Se la ferita si accompagna a ipertono anale, il che rischia di rallentarne o impedirne la guarigione, è bene contrastare l'ipertono con Antrolin, calcioantagonista e analgesico, o con Rectogesic, nitroglicerina. Queste sono pomate per uso topico. Oppure con Dermatrans e analoghi, cerotti che liberano nitrati, vasodilatano e rilasciano lo sfintere appunto. Da non dare a pazienti ipotesi o che prendono vasodilatatori o che sono in gravidanza. Effetto collaterale: cefalea. Più di rado lipotimia. In una paziente, nella mia esperienza, forte sensazione di "bruciore" alla schiena.

In caso di ipertono e substenosi utili i dilatatori anali, come il Dilatan della Sapimed.

Le deiscenze della sutura sono più frequenti nei soggetti con diabete e morbo di Crohn.

1.3 Trucchi del mestiere

Questo è il primo paragrafo dei "trucchi del mestiere".

Mi scuso in anticipo con voi se ve ne descriverò alcuni che già conoscete o che vi sembrano banali.

Sulla rivista *Techniques in Coloproctology* (www.springerlink.com) c'è una rubrica alla quale potrete mandare i vostri trucchi. Si intitola *Tricks of the trade*.

Torniamo alla ragade anale.

1. Come eseguire la sfinterotomia interna riducendo al minimo i rischi di sanguinamento intraoperatorio: invece di sezionare il muscolo con le forbici o con la punta dell'elettrobisturi, poggiate sul bordo distale dello sfintere la punta delle pinze (pinze non a punta molto sottile) e poi dite alla strumentista di toccare le pinze con l'elettrobisturi. La sezione del muscolo avverrà gradualmente senza o con minimo sanguinamento (Fig. 1.7).

2. Sempre a scopo di emostasi, se, dopo aver fatto la sfinterotomia interna, i margini sezionati dello sfintere sanguinano, non vi accanite coagulando, perché potreste causare ischemia, necrosi e ulcerazione dell'epitelio del canale anale e avere poi una ferita endoanale, che cicatrizza con maggiore difficoltà. Provate prima a tenere compressa con un dito l'area sanguinante e a infiltrare adrenalina, con o senza ago.

3. Se la ragade è profonda e ha i bordi callosi e di consistenza dura, se temete che un semplice curettage non sia sufficiente ad asportarla, se temete che vi possano essere delle cellule neoplastiche, allora deciderete di asportarla con forbici o elettrobisturi e, se opportuno, fate l'esame istologico.

Ebbene, se il paziente ha un ipertono o comunque se avete deciso di fare una sfinterotomia interna, evitate se potete di farla lateralmente come è d'uso, perché in tal modo avrete una seconda ferita chirurgica e la convalescenza, con due ferite anali, sarà meno facile. In questi casi io faccio una sfinterotomia posteriore, dove c'è già la ferita della ragade escissa e dove lo sfintere interno è stato già esposto. Poi uso "coprire" la ferita con una anoplastica secondo Arnoux o secondo Martin, abbassando appena la mucosa del retto distale. O meglio ancora, per non rischiare l'ectropion mucoso, abbasso l'epitelio della parte prossimale del canale anale, in modo da coprire la breccia chirurgica.

È bene fare la piccola plastica perché, come ho scritto prima, posteriormente c'è un triangolo di minore resistenza e ci potrebbe essere del *soiling*.

Questo "trucco" è particolarmente consigliabile in caso di morbo di Crohn o di diabete, perché

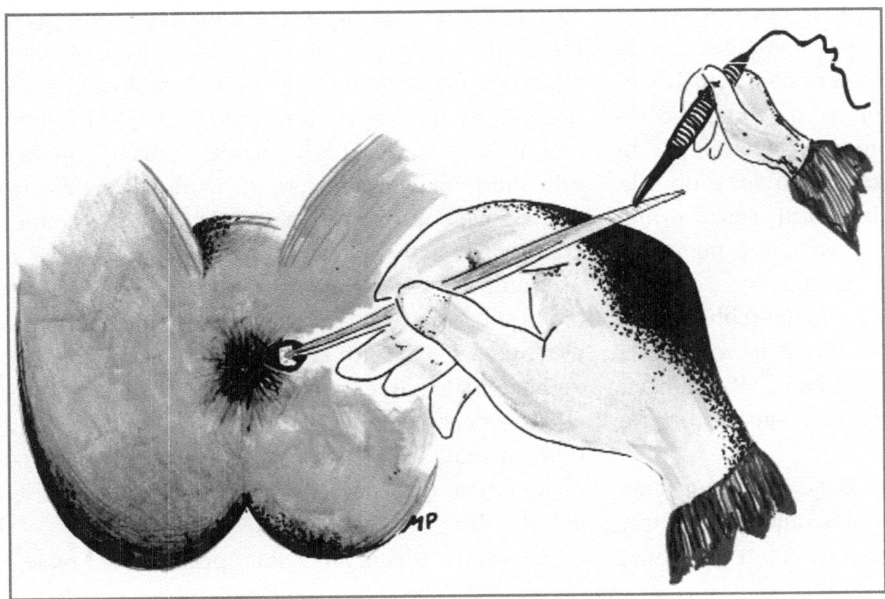

Fig. 1.7 Diatermocoagulazione trasferita alla pinza che esegue una sfinterotomia laterale interna "emostatica". La coagulazione diretta può far sanguinare il muscolo con la punta dell'elettrobisturi

in questi pazienti, in cui la cicatrizzazione è più difficile, due ferite sono certo più problematiche di una. Meno consigliabile in pazienti che hanno già un *soiling* preoperatorio, perché aggravereste l'incontinenza. Ma, come abbiamo ripetutamente scritto prima, in caso di ipotono sfinterico è meglio non fare la sfinterotomia!

Ecco adesso la prima di una serie di complicanze postoperatorie eclatanti che ho incontrato nella mia carriera dopo chirurgia su ano, retto e pavimento pelvico. Sono all'incirca una dozzina, quelle che più mi hanno colpito.

Per questo le ho chiamate *Complicanze memorabili*.

Le ho concepite come esposizioni interattive. A metà di ogni caso mi interrompo e propongo dei quesiti al lettore. Perché la complicanza? Che cosa avrebbe fatto la mio posto?... e così via.

Poiché al termine di quasi tutte le complicanze memorabili vi è una figura che riassume la dinamica degli eventi, dò un consiglio a chi legge.

Se volete partecipare al quiz non guardatela se non dopo aver terminato la lettura del caso clinico, altrimenti, è ovvio, conoscerete in anticipo quel che è accaduto e saprete come il problema è stato risolto.

1.4   Una complicanza memorabile (Figg. 1.8 e 1.9)

Una donna, 47enne, psicologicamente stabile, soffre di stipsi cronica, proctalgia e modesta rettorragia.

Il suo medico di base le trova una ragade anale e la cura con una pomata analgesica al cortisone. Senza successo però. La signora va da uno specialista, il quale, con una esplorazione rettale, le fa diagnosi di prolasso mucoso interno del retto e la opera di STARR dopo pochi giorni, senza prima esami diagnostici, come proctoscopia o manometria o ecografia anale o defecografia.

Dopo una settimana la paziente ha febbre alta e dolori addominali e si scopre una deiscenza della sutura rettale, con successiva stenosi. Passano un paio di mesi e la signora lascia il suo chirurgo e viene a farsi vedere da me.

Ha ostruita defecazione, tenesmo e rettorragia.

Dopo i vari esami, che mostrano, fra l'altro, punti metallici ritenuti in parte flottanti nel lume,

decido di operarla e trovo una fistola e un diverticolo rettale, esiti della precedente deiscenza, oltre a una substenosi.

Breve stop per darvi tempo di riflettere. Cosa fareste voi a questo punto?

Metto a piatto fistola e diverticolo, asporto le agrapphes e faccio un'anoplastica.

La paziente migliora per qualche mese, poi le torna una proctalgia intensa, che le altera la qualità della vita. Poiché i dolori sono dipendenti dalla evacuazione (non c'è da meravigliarsi: nell'articolo di Boccasanta e coll. (2004) la defecazione dolorosa a un anno colpisce il 20% degli operati di STARR) e poiché la donna rifiuta una colostomia temporanea, le propongo un periodo di nutrizione parenterale totale a domicilio per mettere a riposo l'intestino e farla evacuare il meno possibile.

I dolori diminuiscono molto. Viene da me a controllo e un paio di volte devo estrarre dal retto un punto metallico. Ma dopo tre mesi, una volta ripresa la normale alimentazione, tornano implacabili.

La paziente sta ancora così, sofferente, da quatro anni. Alla RMN e all'ecografia anale ha un ascesso cronico e un'area di fibrosi intorno a dei punti metallici ritenuti. Alla proctoscopia si osserva un prolasso mucoso rettale interno.

Tutto era cominciato con una ragade.

Non si pensi però che la STARR come terapia della ragade anale sia del tutto campata in aria. Sul *British Journal of Surgery* è stata di recente pubblicata una comunicazione di autori tedeschi che hanno notato la guarigione di una ragade concomitante in alcuni soggetti sottoposti a STARR per ostruita defecazione legata ad altre cause: è probabile che i pazienti avessero un ipertono anale e la dilatazione con i 36 mm del CAD l'abbia corretta, come fosse stata una mini-divulsione.

Tuttavia, curare una ragade con la STARR, credo sia come usare un Kalashnikov per sparare a una zanzara: l'insetto sarà eliminato... ma faremo un buco nella parete di casa. È quel che è successo alla nostra paziente, in cui la parete del retto è stata traumatizzata dall'intervento e ha "ceduto", formando una deiscenza, con successiva fistola e diverticolo.

Insomma: il rimedio è stato peggiore del male.

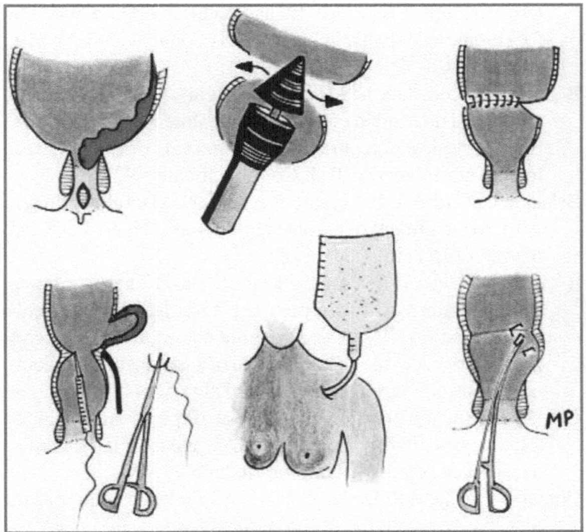

Fig. 1.8 La paziente, con ragade anale, ha subìto una STARR per prolasso mucoso interno del retto. Si è poi verificata una deiscenza della sutura rettale (*in alto a destra*) e, come conseguenza, stenosi e diverticolo del retto oltre ad una fistola (*in nero, in basso a sinistra*). Dopo nutrizione parenterale totale le ferite si sono cicatrizzate ma, nonostante la agrapphectomia, la paziente soffre ancora di proctalgia cronica severa

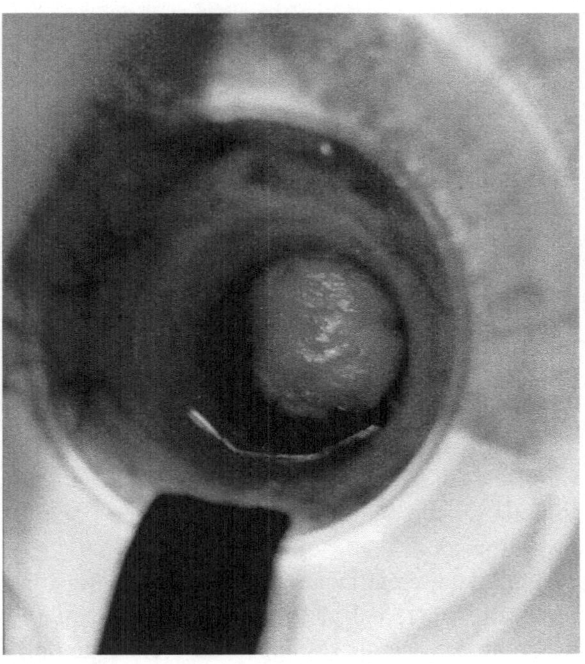

Fig. 1.9 a Paziente in posizione di Sims. Si evidenzia prolasso mucoso interno recidivo

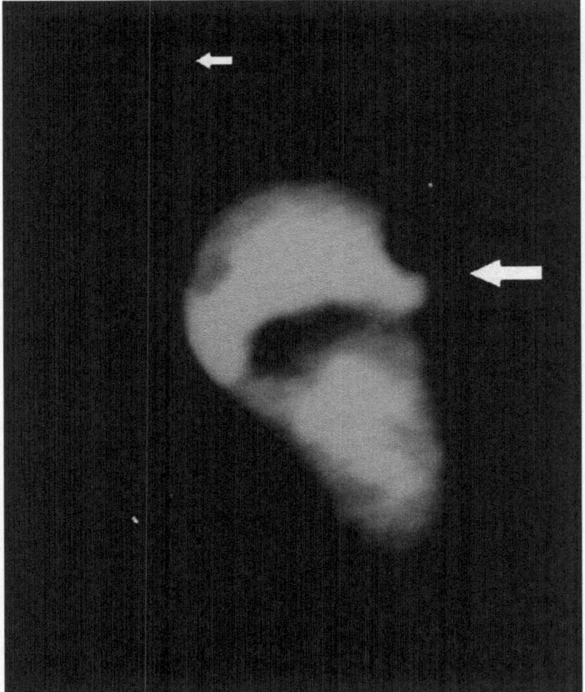

Fig. 1.9 b RMN in sagittale. Paziente operata quattro anni prima di STARR, con proctalgia grave. Area tondeggiante di attività nella parte alta del setto retto-vaginale, che depone per ascesso o flogosi (*freccia grande*). La *freccia piccola* indica il sacro-coccige

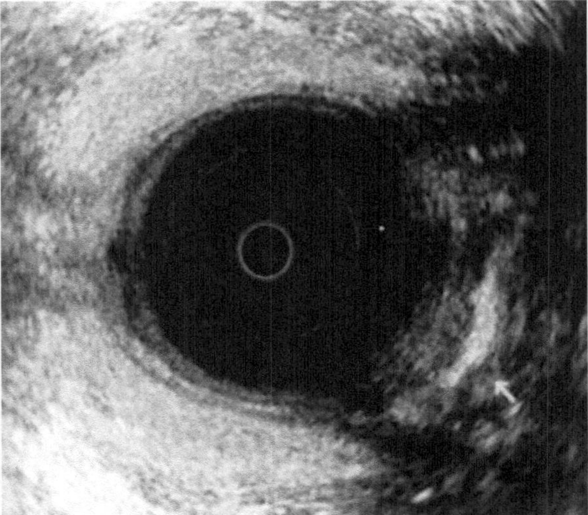

Fig. 1.9 c Ecografia anale con sonda rotante della paziente in posizione di Sims. Anteriormente (*freccia*), poco al di sopra della fionda del muscolo puborettale, si osserva un'area iperecogena da riferire in prima ipotesi a punti metallici ritenuti con fibrosi postchirurgica. In corrispondenza di quest'area la paziente avvertiva il massimo della dolorabilità all'esplorazione rettale

Sommario

Sepsi locale e emorragia sono rare dopo chirurgia per ragade anale. La complicanza più frequente è l'incontinenza, ma, tranne nel caso di divulsione anale, di rado è grave e permanente, più spesso consiste in perdite di aria e di muco. È bene evitare la sfinterotomia interna se non vi è ipertono anale ed eseguire una sfinterotomia di minima se il paziente con ipertono ha gli sfinteri deficitari. Categorie a rischio sono le donne anziane o pluripare vaginali e i pazienti con diarrea.

La ragadectomia con iniezione di Tossina Botulinica A è, insieme alla semplice messa a piatto della ragade, l'intervento che dà meno rischi di incontinenza.

Ritardata cicatrizzazione e sepsi anale sono possibili, specie nei pazienti con diabete e morbo di Crohn e in quelli sottoposti ad escissione della ragade e anoplastica. Quest'ultimo intervento può essere seguito da deiscenza delle suture.

Letture consigliate

Abcarian H (1980) Surgical correction of chronic anal fissure: results of lateral internal sphincterotomy vs. fissurectomy-midline sphincterotomy. Dis Colon Rectum 23:31-36

Aigner F, Conrad F (2008) Fissurectomy for treatment of chronic anal fissures. Dis Colon Rectum 51:1163

Algaithy ZK (2008) Botulinum toxin versus surgical sphincterotomy in females with chronic anal fissure. Saudi Med J 29:1260-1263

Altomare DF, Rinaldi M, Troilo VL et al (2005) Closed ambulatory lateral internal sphincterotomy for chronic anal fissures. Tech Coloproctol 9:248-249

Altomare DF, Binda GA, Canuti S et al (2011) The management of patients with primary chronic anal fissure: a position paper. Tech Coloproctol 15:135-141

Argov S, Levandovsky O (2000) Open lateral sphincterotomy is still the best treatment for chronic anal fissure. Am J Surg 179:201-202

Arroyo A, Pérez F, Serrano P et al (2004) Open versus closed lateral sphincterotomy performed as an outpatient procedure under local anesthesia for chronic anal fissure: prospective randomized study of clinical and manometric long term results. J Am Coll Surg 199:361-367

Arthur JD, Makin CA, El-Sayed TY et al (2008) A pilot comparative study of fissurectomy/diltiazem and fissurectomy/botulinum toxin in the treatment of chronic anal fissure. Tech Coloproctol 12:331-336

Badejo OA (1984) Outpatient treatment of fissure-in-ano. Trop Geogr Med 36:367-369

Baraza W, Boereboom C, Shorthouse A et al (2008) The long-term efficacy of fissurectomy and botulinum toxin injection for chronic anal fissure in females. Dis Colon Rectum 51:239-243

Boschetto S, Giovannone M, Tosoni M et al (2004) Hydropneumatic anal dilation in conservative treatment of chronic anal fissure: clinical outcomes and randomized comparison with topical nitroglycerin. Tech Coloproctol 8:89-92

Brisinda G, Cadeddu F, Mazzeo P et al (2007) Botulinum toxin A for the treatment of chronic anal fissure. Expert Rev Gastroenterol Hepatol 1:219-228

Brown CJ, Dubreuil D, Santoro L et al (2007) Lateral internal sphincterotomy is superior to topical nitroglycerin for healing chronic anal fissure and does not compromise long-term fecal continence: six-year follow-up of a multicenter, randomized, controlled trial. Dis Colon Rectum 50:442-448

Cerdán FJ, Ruiz de León A, Azpiroz F et al (1982) Anal sphincteric pressure in fissure-in-ano before and after lateral internal sphincterotomy. Dis Colon Rectum 25:198-201

Chambers W, Sajal R, Dixon A (2010) V-Y advancement flap as first-line treatment for all chronic anal fissures. Int J Colorectal Dis 25:645-648

Cho DY (2005) Controlled lateral sphincterotomy for chronic anal fissure. Dis Colon Rectum 48:1037-1041

Collins EE, Lund JN (2007) A review of chronic anal fissure management. Tech Coloproctol 11:209-223

Conaghan P, Farouk R (2010) Anal fissure healing and sphincter preservation can be successfully achieved in most patients with chronic anal fissure. ASCRS Meeting Abstracts, Dis Colon Rectum 53:587

Cundall JD, Gardiner A, Laden G et al (2003) Use of hyperbaric oxygen to treat chronic anal fissure. Br J Surg 90:452-453

Elsebae MM (2007) A study of fecal incontinence in patients with chronic anal fissure: prospective, randomized, controlled trial of the extent of internal anal sphincter division during lateral sphincterotomy. World J Surg 31:2052-2057

Farouk R, Monson JR, Duthie GS (1997) Technical failure of lateral sphincterotomy for the treatment of chronic anal fissure: a study using endoanal ultrasonography. Br J Surg 84:84-85

Favetta U, Amato A, Interisano A et al (1996) Clinical, manometric and sonographic assessment of the anal sphincters. A comparative prospective study. Int J Colorectal Dis 11:163-166

Favetta U, Amato A, Interisano A et al (1994) Comparative evaluation of anal resting tone and sphincter relaxation by means of digital exploration, anorectal manometry and anal ultrasound. Tech Coloproctol 3:14-15

Filingeri V, Gravante G (2005) A prospective randomized trial between subcutaneous lateral internal sphincterotomy with radiofrequency bistoury and conventional Parks' operation in the treatment of anal fissures. Eur Rev Med Pharmacol Sci 9:175-178

Garcea G, Sutton C, Mansoori S et al (2003) Results following conservative lateral sphincteromy for the treatment of chronic anal fissures. Colorectal Dis 5:311-314

García-Granero E, Sanahuja A, García-Botello SA et al (2009) The ideal lateral internal sphincterotomy: clinical and endosonographic evaluation following open and closed internal anal sphincterotomy. Colorectal Dis 11:502-507

Giordano P, Gravante G, Grondona P et al (2009) Simple cutaneous advancement flap anoplasty for resistant chronic anal fissure: a prospective study. World J Surg 33:1058-1063

Goligher JC (1965) An evaluation of internal sphicterotomy and simple sphincter-stretching in the treatment of fissure-in-ano. Surg Clin North Am 45:1299-1304

Gupta PJ (2005) A study of suppurative pathologies associated with chronic anal fissures. Tech Coloproctol 9:104-107

Gupta PJ, Kalaskar S (2003) Removal of hypertrophied anal papillae and fibrous anal polyp increases patient satisfaction after anal fissure surgery. Tech Coloproctol 155-158

Hancke E, Rikas E, Suchan K et al (2010) Dermal flap coverage for chronic anal fissure: lower incidence of anal incontinence compared to lateral internal sphincterotomy after long-term follow-up. Dis Colon Rectum 53:1563-1568

Jensen SL, Lund F, Nielsen OV et al (1984) Lateral subcutaneous sphincterotomy versus anal dilatation in the treatment of fissure in ano in outpatients: a prospective randomised study. Br Med J 289:528-530

Kang GS, Kim BS, Choi PS et al (2008) Evaluation of healing and complications after lateral internal sphincterotomy for chronic anal fissure: marginal suture of incision vs. open left incision: prospective, randomized, controlled study. Dis Colon Rectum 51:329-333

Katsinelos P, Papaziogas B, Koutelidakis I et al (2006) Topical 0.5% nifedipine vs. lateral internal sphincterotomy for the treatment of chronic anal fissure: long-term follow-up. Int J Colorectal Dis 21:179-183

Khubchandani IT, Reed JF (1989) Sequelae of internal sphincterotomy for chronic fissure in ano. Br J Surg 76:431-434

Kiyak G, Korukluoğlu B, Kuşdemir A et al (2009) Results of lateral internal sphincterotomy with open technique for chronic anal fissure: evaluation of complications, symptom relief, and incontinence with long-term follow-up. Dig Dis Sci 54:2220-2224

Leong A (2005) Internal sphincterotomy versus rotation flap to treat chronic anal fissures. Asian J Surg 28:192

Leong AF, Seow-Choen F (1995) Lateral sphincterotomy compared with anal advancement flap for chronic anal fissure. Dis Colon Rectum 38:69-71

Libertiny G, Knight JS, Farouk R (2002) Randomised trial of topical 0.2% glyceryl trinitrate and lateral internal sphincterotomy for the treatment of patients with chronic anal fissure: long-term follow-up. Eur J Surg 168:418-421

Liratzopoulos N, Efremidou EI, Papageorgiou MS et al (2006) Lateral subcutaneous internal sphincterotomy in the treatment of chronic anal fissure: our experience. J Gastrointestin Liver Dis 15:143-147

Lolli P, Malleo G, Rigotti G (2010) Treatment of chronic anal fissures and associated stenosis by autologous adipose tissue transplant: a pilot study. Dis Colon Rectum 53:460-466

Lubowski D (2008) Topical therapy is first line treatment for chronic anal fissure because of the risk of incontinence with sphincterotomy. Dis Colon Rectum 51:1157-1158

Lysy J, Israeli E, Levy S et al (2006) Long-term results of "chemical sphincterotomy" for chronic anal fissure: a prospective study. Dis Colon Rectum 49:858-864

Maturanza M, Maritato F, Costanzo A et al (1997) Combined outpatient surgical-cryotherapeutic treatment of anal fissures. Our experience. Minerva Chir 52:393-395

McMurrick P, Polglase A, Binns K et al (2010) Prospective comparison of sphincterotomy vs Botox injection for anal fissure. ASCRS Meeting Abstracts, Dis Colon Rectum 53:588

Menteş BB, Ege B, Leventoglu S et al (2005) Extent of lateral internal sphincterotomy: up to the dentate line or up to the fissure apex? Dis Colon Rectum 48:365-370

Menteş BB, Güner MK, Leventoglu S et al (2008) Fine-tuning of the extent of lateral internal sphincterotomy: spasm-controlled vs. up to the fissure apex. Dis Colon Rectum 51:128-133.

Menteş BB, Irkörücü O, Akin M et al (2003) Comparison of botulinum toxin injection and lateral internal sphincterotomy for the treatment of chronic anal fissure. Dis Colon Rectum 46:232-237

Menteş BB, Tezcaner T, Yilmaz U et al (2006) Results of lateral internal sphincterotomy for chronic anal fissure with particular reference to quality of life. Dis Colon Rectum 49:1045-1051

Miliacca C, Gagliardi G, Pescatori M (2010) The 'Draw-the-Family Test' in the preoperative assessment of patients with anorectal diseases and psychological distress: a prospective controlled study. Colorectal Dis 12:792-798

Mishra R, Thomas S, Maan MS et al (2005) Topical nitroglycerin versus lateral internal sphincterotomy for chronic anal fissure: prospective, randomized trial. ANZ J Surg 75:1032-1035

Mousavi SR, Sharifi M, Mehdikhah Z (2009) A comparison between the results of fissurectomy and lateral internal sphincterotomy in the surgical management of chronic anal fissure. J Gastrointest Surg 13:1279-1282

Nelson R (2005) Operative procedures for fissure in ano. Cochrane Database Syst Rev 18:CD002199

Orsay C, Rakinic J, Perry WB et al (2004) Practice parameters for the management of anal fissures (revised). Dis Colon Rectum 47:2003-2007

Ortiz H, Marzo J, Armendariz P et al (2005) Quality of life assessment in patients with chronic anal fissure after lateral internal sphincterotomy. Br J Surg. 92:881-885

Pascual M, Parés D, Pera M et al (2008) Variation in clinical, manometric and endosonographic findings in anterior chronic anal fissure: a prospective study. Dig Dis Sci 53:21-26

Patti R, Famà F, Barrera T et al (2010) Fissurectomy and anal advancement flap for anterior chronic anal fissure without hypertonia of the internal anal sphincter in females. Colorectal Dis 12:1127-1130

Pelta AE, Davis KG, Armstrong DN (2007) Subcutaneous fissurotomy: a novel procedure for chronic fissure-in-ano. a review of 109 cases. Dis Colon Rectum 50:1662-1667

Pérez-Miranda M, Robledo P, Alcalde M et al (1996) Endoscopic anal dilatation for fissure-in-ano: a new outpatient treatment modality. Rev Esp Enferm Dig 88:265-272

Pernikoff BJ, Eisenstat TE, Rubin RJ et al (1994) Reappraisal of partial lateral internal sphincterotomy. Dis Colon Rectum 37:1291-1295

Perry WB, Dykes SL, Buie WD et al (2010) Practice parameters for the management of anal fissures (3rd revision). Dis Colon Rectum 53:1110-1115

Pescatori M, Ayabaca SM, Cafaro D (2002) Tailored sphincterotomy or fissurectomy and anoplasty? Dis Colon Rectum 45:1563-1564

Pescatori M, Interisano A, Basso L et al (1995) Management of perianal Crohn's disease. Results of a multicenter study in Italy. Dis Colon Rectum 38:121-124

Pescatori M, Maria G, Anastasio G (1991) "Spasm related" internal sphincterotomy in the treatment of anal fissure. Coloproctology 13:20-22

Pescatori M, Mattana C (2008) Fissures. In: Herold A, Lehur PA, Matzel KE, O'Connell PR (eds) Coloproctology. Springer, pp 45-51

Poisson J (1997) Anal fissure. Can J Surg 20:417-421

Ram E, Alper D, Stein GY et al (2005) Internal anal sphincter function following lateral internal sphincterotomy for anal fissure: a long-term manometric study. Ann Surg 242:208-211

Renzi A, Brusciano L, Pescatori M et al (2005) Pneumatic balloon dilatation for chronic anal fissure: a prospective, clinical, endosonographic, and manometric study. Dis Colon Rectum 48:121-126

Renzi A, Izzo D, Di Sarno G et al (2008) Clinical, manometric, and ultrasonographic results of pneumatic balloon dilatation vs. lateral internal sphincterotomy for chronic anal fissure: a prospective, randomized, controlled trial. Dis Colon Rectum 51:121-127

Rosa G, Lolli P, Piccinelli D et al (2005) Calibrated lateral internal sphincterotomy for chronic anal fissure. Tech Coloproctol. 9:127-131

Saad AM, Omer A (1992) Surgical treatment of chronic fissure in ano: a prospective randomized study. East Afr Med J 69:613-615

Sajid MS, Vijaynagar B, Desai M et al (2008) Botulinum toxin vs glyceryltrinitrate for the medical management of chronic anal fissure: a meta-analysis. Colorectal Dis 10:541-546

Simkovic D, Smejkal K, Hladík P (2000) Assessment of sphincterotomy results in patients treated for anal fissure. Rev Esp Enferm Dig 92:399-404

Speakman CT, Burnett SJ, Kamm MA et al (1991) Sphincter injury after anal dilatation demonstrated by anal endosonography. Br J Surg 78:1429-1430

Srinivasaiah N, Laden G, Duthie GS et al (2008) The long-term efficacy of fissurectomy and botulinum toxin injection for chronic anal fissure in females. Dis Colon Rectum 51:1589

Usatoff V, Polglase AL (1995) The longer term results of internal anal sphincterotomy for anal fissure. Aust N Z J Surg 65:576-578

Vafai M, Mann CV (1981) Closed lateral internal anal sphincterotomy without removal of sentinel pile for fissure-in-ano. Coloproctology 3:91-93

Walfisch S, Silberstein E (1998) Balloon anal dilatation for anal fissure. Tech Coloproctol 2:73-75

Wiley M, Day P, Rieger N et al (2004) Open vs. closed lateral internal sphincterotomy for idiopathic fissure-in-ano: a prospective, randomized, controlled trial. Dis Colon Rectum 47:847-852

Yucel T, Gonullu D, Oncu M et al (2009) Comparison of controlled-intermittent anal dilatation and lateral internal sphincterotomy in the treatment of chronic anal fissures: a prospective, randomized study. Int J Surg 7:228-231

Zbar AP, Pescatori M (2004) Functional outcome following lateral internal anal sphincterotomy for chronic anal fissure. Colorectal Dis 6:210-211

Emorroidi

2.1 Introduzione

A differenza della ragade, per le emorroidi sono stati descritti parecchi interventi. Le complicanze possono essere (secondo Hall e Goldberg, 2003) *precoci*, ad esempio emorragia, *intermedie*, ad esempio ascesso, e *tardive*, ad esempio incontinenza anale.

Credo sia opportuno considerare prima le operazioni più usate, che sono in fondo quattro, due classiche e due nuove. Se guardiamo i numeri degli Annual Report della SICCR, Società Italiana di Chirurgia Colo-Rettale, pubblicati su *Techniques in Coloproctology* a firma Occelli e Bruni, due tecniche sono stabili, la Milligan-Morgan e la Ferguson, una è in ascesa, la THD (GDHAL) e una in lieve declino, la PPH.

I due interventi classici e la THD (legatura con doppler delle arterie emorroidarie) danno in genere complicanze ormai risapute, mentre la PPH o emorroidopessi con stapler può causare insoliti problemi, a volte gravi, che affronteremo a parte.

Torniamo un attimo al paragone ragade-emorroidi. C'è una considerazione comune, che talvolta (in Italia più spesso) i chirurghi tendono a dimenticare: entrambe le patologie vanno operate di rado. Una volta su dieci, se non di meno.

Operando di più avremo più rischi di complicanze.

Invece di fare la lista delle complicanze e commentarle, come nel capitolo precedente, proviamo a vedere come le possiamo prevenire e/o causare dal vivo, in diretta, mentre stiamo operando.

Andiamo sul pratico, partiamo dalla chirurgia.

2.2 Complicanze dopo

2.2.1 Emorroidectomia manuale (Ferguson e Milligan-Morgan) intervento in diretta (Fig. 2.1)

Immaginiamo dunque di essere al tavolo operatorio, di fronte a un caso non troppo semplice: una donna di 60 anni, pluripara, con emorroidi di quarto grado, irriducibili quindi, con una componente esterna fibrotica. Decidiamo di fare una emorroidectomia, che, nel menu di un proctologo, è di certo l'operazione più radicale, come dimostrato da varie metanalisi.

Solo un commento sulla antibioticoprofilassi preoperatoria. Ci sono ottimi chirurghi che non la fanno. Ma va fatta nei cardiopatici e negli immunodepressi. Dopo emorroidectomia sono stati descritti casi di gangrena di Fournier, rarissimi, ma

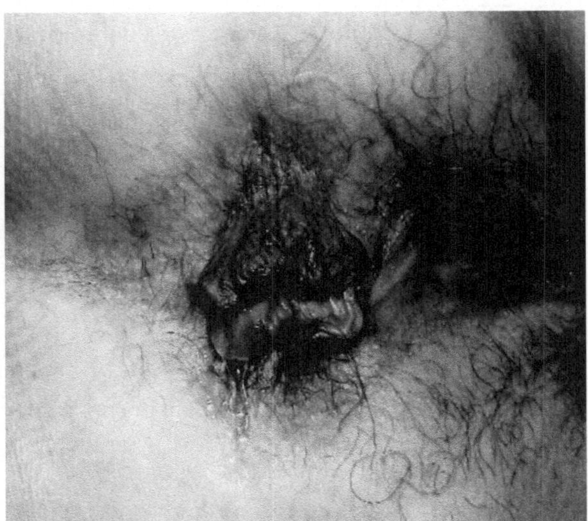

Fig. 2.1 Emorroidi con componente esterna fibrotica

M. Pescatori, *Prevenzione e trattamento delle complicanze in chirurgia proctologica*,
© Springer-Verlag Italia 2011

che possono richiedere un'amputazione addomino-perineale del retto.

Immaginiamo di fare una Ferguson non solo perché è quella che faccio più spesso, ma anche perché c'è un articolo di Johansson e coll. (2006), che dice: "la Ferguson dà una continenza migliore della Milligan-Morgan". E la nostra paziente ha gli sfinteri deficitari.

Non siamo in USA dove usano il *jack-knife…* dunque la paziente è in posizione litotomica. La posizione ha un effetto sulle complicanze? Beh… in genu-pettorale le emorroidi sono in genere "sgonfie" e il sangue non viene sul campo, incontro all'operatore. E l'aiuto sta più comodo. Tutto qui.

L'intervento inizia. Ma un attimo… prima vogliamo vedere che cosa ha fatto l'anestesista? La paziente è sveglia, dunque ha fatto una spinale: avrà un maggiore rischio di avere ritenzione urinaria dopo l'intervento. Diremo al collega di fare pochi liquidi in vena alla signora (se fosse un uomo, anziano e "prostatico", sarebbe fondamentale fare pochissimi liquidi).

Subito c'è una manovra con cui si può provocare un danno: stiamo per introdurre il divaricatore anale (primo perché è una Ferguson, secondo perché è utile osservare la mucosa del retto) e sappiamo che la paziente ha degli sfinteri "deboli", per l'età e per i parti. Sarà bene usare uno strumento che non dilati troppo per evitare uno *stretch* delle fibre muscolari con danno alla continenza, sia esso un Fansler o un Ferguson o un Beak della Sapimed (Fig. 2.2). Che non sia quindi di calibro molto largo. Meglio se sotto ai 32 mm. Qualcuno usa il CAD della PPH, che misura 36 mm.

Anche se il paziente fosse un giovane maschio con ano "stretto" potremmo fare danni con una energica introduzione di un divaricatore di ampio calibro. Potremmo causare delle lacerazioni. Quindi: scelta dello strumento giusto e delicatezza nelle manovre. In caso di Milligan-Morgan non serve un divaricatore anale.

Siamo all'incisione chirurgica.

Non iniziamo dal gavocciolo anteriore, se il paziente è in posizione litotomica, altrimenti il sangue disturberà il campo operatorio. Cominciamo da quello più declive.

L'incisione, specie in caso di Ferguson, va prolungata sulla cute in modo sufficiente, a "V" con

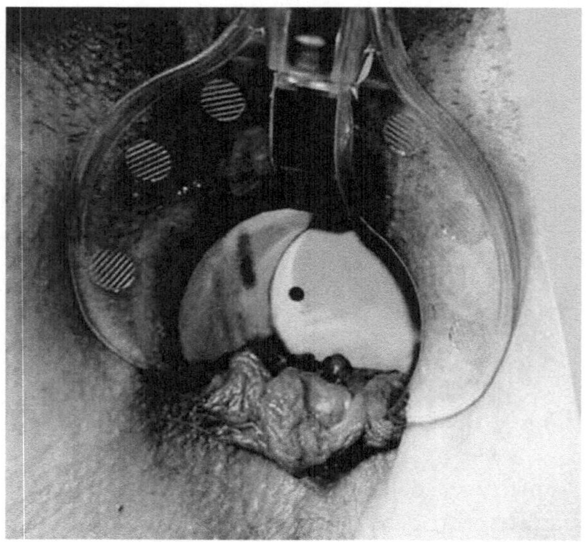

Fig. 2.2 Emorroidectomia di Ferguson: introduzione di un dilatatore anale dal calibro non troppo ampio che non traumatizzi gli sfinteri. In questo caso si impiega il Beak della Sapimed. Il paziente è in posizione litotomica

angolo acuto, altrimenti avremo, alla fine della sutura, delle *dog's ears* (orecchie di cane) inestetiche, che per l'edema si rigonfieranno e daranno dolore.

Usiamo il bisturi freddo sulla cute per evitare ustioni, che potrebbero facilitare la deiscenza della sutura e causare dolore.

Identifichiamo lo sfintere interno (questo anche nella Milligan-Morgan ovviamente). Così eviteremo di lesionarlo durante l'escissione dei noduli.

Ci sono chirurghi che fanno la Ferguson mettendo una pinza tipo Kelly sotto al gavocciolo e sezionando il tessuto al di sopra. È un sistema rapido, che previene il sanguinamento, ma a me non piace perché non permette di vedere bene lo sfintere interno, che la Kelly potrebbe inavvertitamente "pinzare".

Torniamo all'escissione dei noduli.

La potremo fare con le forbici o con il bisturi freddo o elettrico oppure con l'Ultracision, il bisturi a ultrasuoni, o col laser (in disuso) o con la radiofrequenza.

Se facciamo una Milligan-Morgan possiamo quindi usare il LigaSure?

Sì, certo, la Milligan-Morgan con LigaSure pare dia meno problemi postoperatori. Una review di Milito e coll. (2010), prende in rassegna i trial prospettici randomizzati (tra cui quello SICCR):

LigaSure vs. Milligan-Morgan, Ferguson e PPH. Risultati in termini di complicanze postoperatorie: meno dolore dell'emorroidectomia convenzionale. Soddisfazione: la stessa che dopo PPH.

In particolare, un trial PPH vs. LigaSure ha dimostrato che il dolore postoperatorio si equivale (Kraemer et al., 2005). Da notare però che con il LigaSure le emorroidi vengono asportate e quindi l'intervento è più radicale della emorroidopessi con stapler.

Il LigaSure non dà invece meno rischi di sanguinamento, non c'è differenza statisticamente significativa. E neppure migliore convalescenza.

Se si esamina però in particolare il confronto con la Ferguson, da uno studio di Fareed e coll. (2009) sembra che il LigaSure dia, oltre che meno dolore, anche una migliore convalescenza.

Vediamo nella Tabella 2.1 i dettagli delle complicanze dopo LigaSure.

Procediamo con l'intervento.

Durante la dissezione del gavocciolo emorroidario, specie se fatta con le forbici o il bisturi freddo, uscirà del sangue. Meno ne esce meglio è: potremo procedere lentamente e coagulare mano a mano il plesso emorroidario. Io uso una manovra (un "trucco") per ridurre il sanguinamento intraoperatorio e mi pare che funzioni. Ne ho parlato nel capitolo della ragade.

Prendo in mano una pinza e passo la punta sui tessuti, come farei con l'elettrobisturi, per fare l'escissione del nodulo. Intanto la strumentista mi tocca l'altra estremità della pinza con l'elettrobisturi e dà corrente: la punta delle pinze è più smussa del diatermocoagulatore e coagula senza far sanguinare.

In caso di Ferguson l'emostasi in questa fase è meno importante, perché ci si potrà affidare alla sutura della breccia chirurgica, che in parte sarà anche una sutura emostatica. Sempre importante è

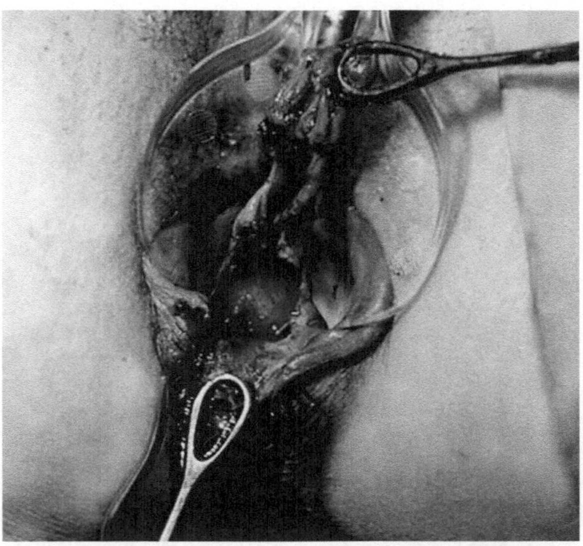

Fig. 2.3 Emorroidectomia secondo Ferguson: paziente in posizione litotomica. L'escissione del nodulo emorroidario può essere prolungata di qualche centimetro verso l'alto, come in questo caso, se è presente un prolasso mucoso interno del retto. Questo avviene in un terzo dei casi circa, come dimostrato da Gaj e Trecca (2005) in uno studio effettuato nelle unità di colonproctologia italiane. Per ridurre al minimo il rischio di incontinenza anale postoperatoria, è opportuno identificare e non lesionare lo sfintere interno, come si osserva nella foto

però non sezionare le fibre dello sfintere interno sottostante, pena il *soiling* postoperatorio (Fig. 2.3).

Arriviamo all'apice dell'emorroide: se non c'è un prolasso mucoso interno del retto ci possiamo fermare qui, altrimenti si prolungherà verso l'alto la dissezione (Fig. 2.4). Il peduncolo emorroidario va legato? Non sempre c'è un peduncolo emorroidario: se stiamo facendo una Milligan-Morgan diatermica secondo Lentini o secondo Phillips sarà sufficiente coagularlo, se si fa una Milligan-Morgan o una Ferguson tradizionale, allora si usa mettere un punto di transfissione, in genere con Vicryl 2/0. Dopo aver annodato il filo, attenzione a

Tabella 2.1 Percentuale delle complicanze dopo emorroidectomia con LigaSure in varie casistiche

	Luo et al., 2010 Colorect Dis (n = 207)	Wang et al., 2006 World J Surg (n = 42)	Kraemer et al., 2004 Dis Colon Rectum (n = 25)	Chung et al., 2003 Dis Colon Rectum (n = 30)
Ritenzione urinaria	0	2	1	1
Rettorragia grave	6	1	1	1
Stenosi anale	0	1	-	-
Stipsi grave	0	3	-	-

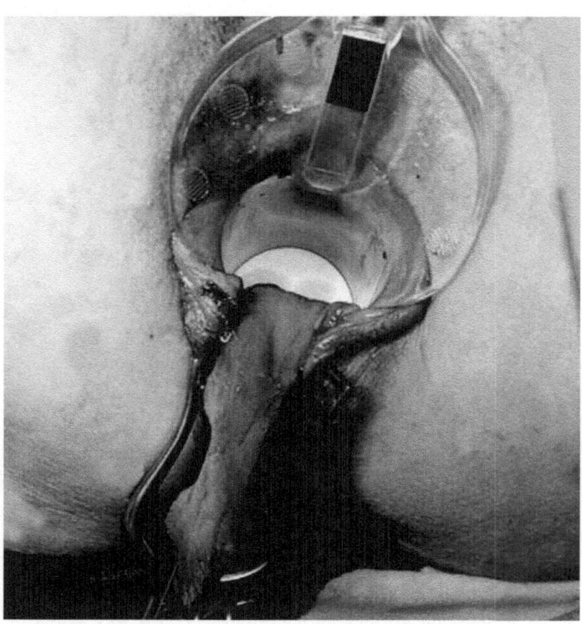

Fig. 2.4 Durante l'emorroidectomia si prolunga verso l'alto l'e-xeresi, al di sopra dell'anello anorettale, in caso di prolasso mucoso rettale interno associato

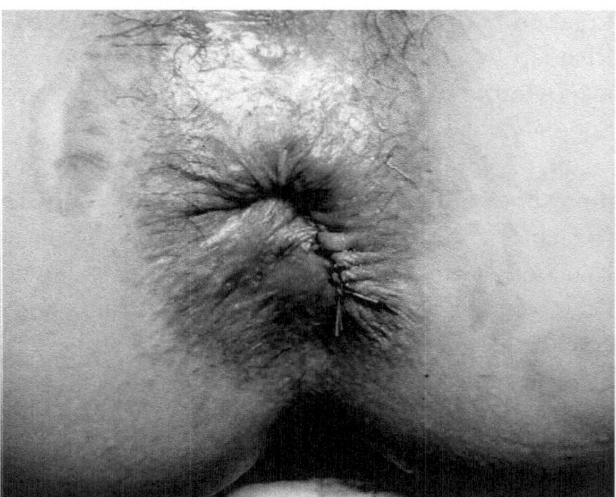

Fig. 2.5 Si noti l'impiego di Vicryl Rapid in modo da consenti-re ad un eventuale ematoma o sieroma di drenarsi spontanea-mente e prevenire una sepsi più importante

non tirarlo troppo prima di tagliarlo, altrimenti si avrà sanguinamento da lacerazione del tessuto.

L'exeresi è terminata.

Sarà meno ampia in caso di Ferguson, pena la stenosi. Infatti non deve essere una "Milligan-Morgan suturata", altrimenti ogni sutura farà trazione sull'altra e aumenterà il rischio di deiscenza e poi di stenosi anale. La deiscenza di una Ferguson o, più spesso, la mancata cicatrizzazione di una delle ferite della Milligan-Morgan può, specie se accompagnata da uno spasmo anale, dar luogo a una ragade cronica.

La mancata guarigione della ferita può verificarsi in caso di neoplasia anale non diagnosticata, se il paziente fa chemioterapia, se è immunodepresso, se ha il diabete o il morbo di Crohn, se ha una sovrainfezione batterica

Vedremo più avanti come si può curare.

A questo punto massima attenzione per l'emostasi del fondo e dei margini della ferita per ridurre al minimo i rischi di sanguinamento postoperatorio in caso di Milligan-Morgan. In caso di Ferguson si procede con la sutura.

Varia il rischio di emorragia che richiede un reintervento a seconda se si faccia una emorroidec-tomia chiusa (Ferguson) o aperta (Milligan-Morgan)?

In quasi tutti i trial prospettici randomizzati che confrontano le due tecniche... no, non varia. Ma se leggiamo una tabella di Hall e Goldberg pubblicata nel volume "Reinterventi in chirurgia colorettale" (Longo e Northover, 2003, MTF), tradotto per Minerva Medica da M. Nano e M. Ferronato nel 2006, troveremo che nelle casistiche post-Ferguson i reinterventi per sanguinamento variano da 0 a 1,3% (0,06% in uno studio multicentrico su 34 mila casi; 0,4 % dopo Ferguson ambulatoriale (Kosorok et al., 2005) mentre dopo Milligan-Morgan la percentuale è più alta, va dall' 1 all'1,8%.

È per questo che, negli ultimi 15 anni, ho fatto in gran parte emorroidectomie chiuse. E in effetti ho avuto meno emorragie importanti. Poiché due volte su 10 mando il paziente a casa dopo un'ora, fare una emorroidectomia chiusa pensando che sanguini di meno mi dà maggior sicurezza (magari solo psicologica... non ho fatto studi statistici per vedere se, nei miei operati, la differenza in percentuale di sanguinamento è significativa).

Torniamo alla nostra operazione.

Che filo usiamo per suturare la breccia chirurgica dopo Ferguson?

Se vogliamo ridurre i rischi di sepsi postoperatoria meglio usare catgut (che però in Italia è fuori commercio) oppure Vicryl Rapid (Figg. 2.5 e 2.6).

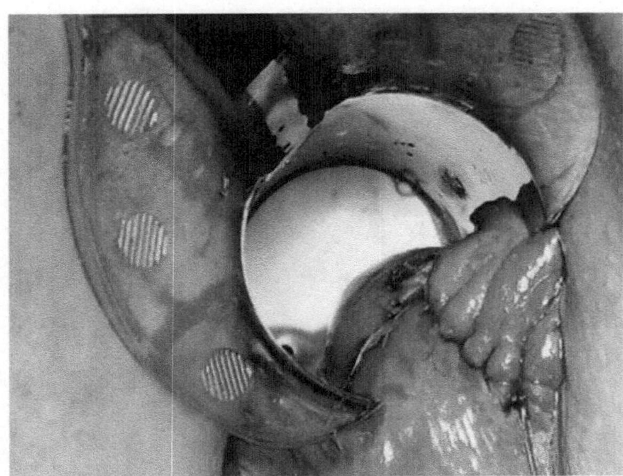

Fig. 2.6 Sutura completa della breccia chirurgica dopo emorroidectomia secondo Ferguson

Nivatvong della Mayo Clinic mi fece questa raccomandazione: il Rapid si riassorbe prima del vicryl
normale e cede se c'è un'ematoma che si infetta,
lasciandolo drenare.

Lo spessore del filo può influire sul dolore.

Lo suggerisce la letteratura (tra gli altri
Khubchandani, 2005). Meglio un 4/0 o 5/0 che un
2/0 o 3/0.

Come deve essere la tensione della sutura?

Non eccessiva, per non lacerare i tessuti. Ma un
po' di tensione ci vuole, per avere l'emostasi.

La breccia chirurgica va suturata fino in fondo
sulla cute? O è bene lasciare mezzo cm distale non
suturato, per favorire il drenaggio di secrezioni?

Che io sappia, su questo non c'è una regola *evidence based*. Io suturo tutto in genere. Ma, nella
mia esperienza, una delle suture può cedere, almeno nei centimetri terminali. Nel 25% dei casi
secondo Johannsson e coll. (2006), che citeremo
ancora più avanti. Nel 60% dei casi secondo
Carapeti e coll. (1999). Però gli inglesi nel loro
DNA hanno la Milligan-Morgan, non la Ferguson.

L'emostasi non ci soddisfa? Filtra sangue dalla
sutura? Vogliamo continuare con lo stesso filo
ovvero tornare indietro verso la parte alta del canale anale, verso il peduncolo, come alcuni fanno?
Un cosiddetto "va e vieni"?

Certo, si può fare… ma attenzione, la manovra
potrebbe creare tensione con le suture degli altri
noduli escissi, farci perdere tessuto nel canale

anale, provocare lacerazioni, fibrosi e poi stenosi.

Si passa ora gli altri noduli, con gli stessi
accorgimenti.

Se stessimo facendo una Milligan-Morgan, tutti
sanno che dovremo alla fine lasciare dei ponti
cute-mucosa. Sufficientemente ampi, pena la stenosi anale.

E se sotto ai ponti ci sono delle emorroidi, i
cosiddetti gavoccioli accessori?

Le dobbiamo lasciare?

Sì, potremmo lasciarle, è possibile che questi
noduli col tempo regrediscano. Nei casi in cui ciò
non avvenga potremo fare poi una legatura elastica, se i noduli sono interni, o un reintervento
ambulatoriale se sono esterni.

Una mossa alternativa è la seguente (l'ho imparata al St. Mark's Hospital): mettere dei punti a
"U" che partano dal retto distale e poi prendano
l'emorroide residua sul ponte muco-cutaneo subito
sopra alla linea dentata (meno dolore) e poi torni-
no nel retto distale. Si avrà così una pessi ischemizzante del nodulo.

Siamo alla fine.

Ora possiamo fare o possiamo non fare due
cose che influiranno sul dolore postoperatorio. La
prima: mettere un tampone emostatico. Meglio di
no, a meno che non sia uno Spongostan morbido.
La seconda: fare un'iniezione di Tossina
Botulinica A nello sfintere interno, come di recente raccomandato da Patti e coll. su *Diseases of the
Colon and Rectum*. Questo sarà utile in caso di
ipertono anale (possibile in un maschio, improbabile in una femmina). L'ipertono facilita il dolore.
Una alternativa è mettere pomata alla nitroglicerina o Diltiazem, che rilasciano il muscolo.

E se facessimo una sfinterotomia interna?

In effetti anni fa la facevo nei casi con ipertono
alla manometria preoperatoria. Ho smesso da quando è uscito, nel 2002, un articolo di Khubchandani
che riporta il rischio di incontinenza con questa
manovra.

L'intervento è finito e mi pare di aver fatto il
possibile per prevenire complicanze.

Prima di passare alla THD-GDHAL-mucopessi
e alla doppler-laser HELP, vi ricordo qualche dato
della letteratura.

Nella Tabella 2.2 sono riportati i rischi di
incontinenza nelle tecniche di emorroidectomia
più usate.

Tabella 2.2 Incontinenza post-emorroidectomia. Revisione della letteratura (*da*: Ommer et al., 2008)

Autore	Anno	Intervento	% Incontinenza
Read	1982	Milligan-Morgan	4
Mc Connell	1983	Parks	0,5
Athanasiadis	1986	Parks	4
Konsten	2000	Milligan-Morgan	20
Ho	2000	Milligan-Morgan	2
Kirsch	2001	Milligan-Morgan	0
Johansson	2002	Milligan-Morgan	8
Ebert	2002	Milligan-Morgan	10
Hetzer	2002	Ferguson	0

Aggiungo i dati recenti presi di uno studio multicentrico francese (Soudan et al., 2010) presentato al congresso americano dell'ASCRS.

I colleghi non hanno avuto un solo caso di incontinenza a un anno dopo 631 emorroidectomie, di cui 220 Milligan-Morgan e 396 emorroidectomie con anoplastica. Di seguito riporterò le altre (poche) complicanze postoperatorie presentate nello studio.

Complicanze precoci: 7,6%. Solo 10 casi di rettorragia, 13 di ritenzione urinaria, 5 di sepsi locale e 7 di fecaloma. Complicanze tardive: 8%. Stenosi anale 23 casi, ascessi anali 7, ritardata cicatrizzazione 3 e marische 2. Bassissima morbilità, dicono gli autori, perché tutti gli interventi sono stati fatti da specialisti.

Ma se facciamo una emorroidectomia d'urgenza, in genere indicata nella trombosi emorroidaria che non risponde a trattamento topico o sistemico, ci dovremo aspettare più complicanze, incontinenza compresa (Rasmussen et al., 1991).

Le fistole sono molto rare e sono in genere dovute a processi settici o legate al morbo di Crohn.

Dopo la Ferguson possono essere iatrogene, legate a una sutura troppo profonda che giunge nello spazio intersfinterico (Hall e Goldberg, 2003).

Concludo il paragrafo citando i dati di uno studio clinico-endosonografico del gruppo di Lindsey e Mortensen, di Oxford (2004). Su 29 pazienti giunti alla loro osservazione per disturbi della continenza dopo emorroidectomia secondo Milligan-Morgan, in 26 casi vi erano delle lesioni dello sfintere interno visibili all'ecografia transanale. Nel senso che in metà dei casi lo sfintere era assottigliato e in metà aveva delle frammentazioni.

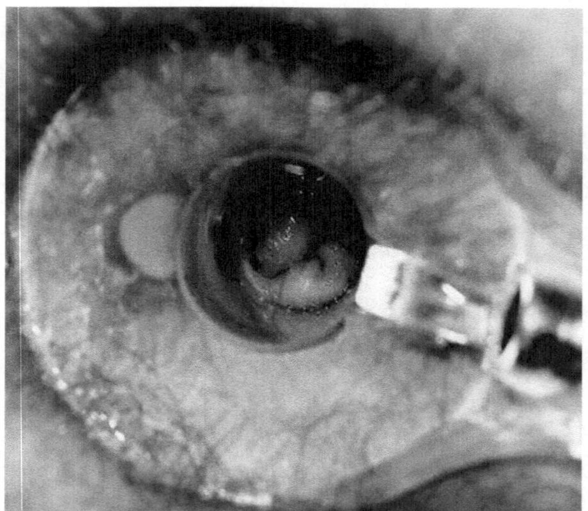

Fig. 2.7 La proctoscopia mostra i cuscinetti emorroidari. L'incontinenza post-emorroidectomia è soprattutto legata a lesioni dello sfintere interno. Hall e Goldberg, nel 2003 hanno scritto che la perdita dei cuscinetti anali, divenuti anormali nei pazienti con patologia emorroidaria, non sembra intaccare in modo significativo la continenza

Interessante notare che, delle 15 donne con incontinenza postoperatoria, 12 avevano delle lesioni post-partum dello sfintere esterno.

Occorre quindi fare molta attenzione quando si opera di emorroidi una paziente pluripara vaginale perché potrebbe avere delle lesioni subcliniche che noi andremo a "slatentizzare" con il nostro intervento. Ma ciò che emerge da questo studio è che l'incontinenza dopo emorroidectomia è soprattutto legata a lesioni degli sfinteri. Hall e Goldberg (già citati) affermano che la perdita dei cuscinetti anali (Fig. 2.7), in quanto divenuti anormali nei pazienti con patologia emorroidaria, non sembra intaccare in modo significativo la continenza.

2.2.2 THD (o GDHAL) e mucopessi. Doppler-laser (HELP)

Ne ho fatte poche ma penso di aver letto quello che c'è da sapere e ho parlato ed operato con colleghi che ne fanno parecchie, tanto da poterne scrivere.

GDHAL e THD sono due strumenti leggermente diversi di due ditte diverse. I manager della THD sostengono che il loro ha una maggiore penetrazione del doppler.

Il metodo è effettivamente mini-invasivo.

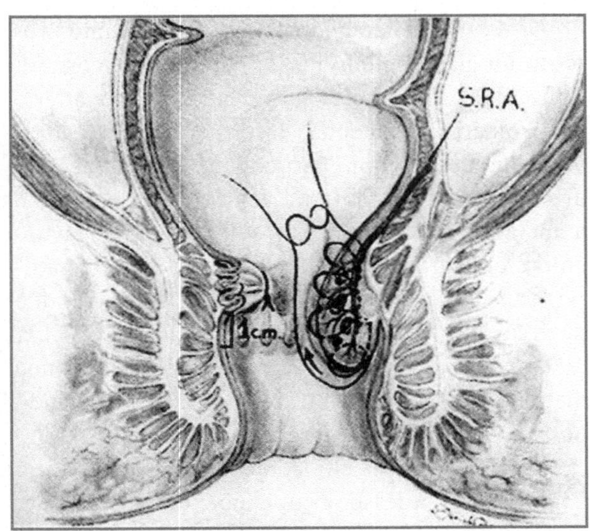

Fig. 2.8 Schema della mucopessi dopo legatura doppler-guidata delle arterie emorroidarie. *S.R.A.*, sutura-retto-anale. (Dal Monte et al., 2007)

Parecchio mini-invasivo con la sola GDHAL-THD, un po'meno con la mucopessi, che qualcuno chiama anche *recto-anal repair*, una sutura continua che in parte oblitera in parte solleva in alto il nodulo emorroidario e il prolasso mucoso interno del retto eventualmente associato (Fig. 2.8). Al termine di questa sutura, il dottor Ratto mette un punto per obliterare il vaso emorroidario che potrebbe rifornire il nodulo dal basso, cercando in tal modo di ridurre il rischio di recidive. Ha presentato la sua tecnica, con eco-color-doppler, al Congresso ASCRS del 2010 (Ratto et al., 2010).

Più le emorroidi sono avanzate, più la mucopessi è consistente, più rischia di dare complicanze, che però molto raramente sono serie.

Su 100 casi di eventi avversi pervenuti al dottor Basso, che cura l'Osservatorio SICCR delle tecnologie emergenti, quattro erano dopo THD (vs. due dopo LigaSure e 49 dopo PPH).

Su 330 pazienti operati, Dal Monte e coll. (2007) riferiscono solo 23 complicanze, circa il 7%: sette casi di emorragia, quattro precoce e tre tardiva, con un reintervento. Altre complicanze: trombosi emorroidarie (5), ematomi sottomucosi del retto (4), ragadi (2), ritenzioni urinarie (2) ematuria (1).

Fatto curioso, due volte l'ago è stato lasciato nei tessuti da suturare.

Forrest e coll. (2010), hanno osservato dolore e necessità di analgesici soltanto nel 5% dei loro 77 pazienti. Ma è uno studio non molto rigoroso.

Tuttavia ha il merito di venire da un singolo centro.

Più dettagliato (ma multicentrico, quindi qualche dato è potuto sfuggire) è uno studio della SICCR (Infantino et al., 2010).

Su 114 casi di THD, spesso con mucopessi, per emorroidi di terzo grado, ecco le complicanze: una emorragia importante e tre trombosi emorroidarie.

Il 30% dei pazienti ha avuto bisogno di analgesici postoperatori.

È ragionevole pensare che, più è profonda la mucopessi e più numerosi sono i punti di transfissione (una media di 7 per paziente) per interrompere i rami delle arterie emorroidarie, più si rischia dolore. Nella parete muscolare del retto vi sono neuroni per la sensibilità propriocettiva e distendendo il grosso intestino si può suscitare dolore, specie nei pazienti con colon irritabile.

È un fatto comunque che, nella casistica di Wilkerson e coll. (2009), su 113 pazienti operati di DGHAL senza mucopessi, ben l'83% non ha provato nessun dolore postoperatorio.

Vi riferisco ora invece uno studio di Theodoropoulos e coll. (2010) su 147 pazienti sottoposti a DGHAL, mucopessi, emorroidopessi manuale ed escissione muco-cutanea di minima per emorroidi di terzo o di quarto grado. Le complicanze: il 70% dei pazienti ha avuto dolore e ha richiesto analgesici. Gli autori commentano che, secondo loro, il dolore è più legato alla emorroidopessi che non alla mucopessi. Il motivo è chiaro: se si sutura a livello delle emorroidi si va a toccare l'innervazione del canale anale, specie nel quarto grado. Non si parla di altre complicanze... in compenso l'articolo riporta una tabella con i risultati di ben 22 lavori sull'argomento. Merita di essere consultato.

Se si fa la THD con mucopessi per emorroidi di quarto grado, non fibrotiche, le complicanze aumentano (ce lo dice un recentissimo studio di Ratto e Giordano, 2011): 8% di trombosi emorroidarie, 6% di rettorragie, 14% di ritenzione urinaria, 11% di tenesmo.

C'è chi non è d'accordo su questo: HAL da sola o HAL con mucopessi danno più o meno le stesse (poche) complicanze. È l'opinione di Sergio Larach e del suo gruppo di Orlando, USA (2011).

Tabella 2.3 Complicanze post THD in 1195 pazienti operati (totale 18,5%). (*Da*: Giordano et al., 2008; il primo autore è consulente della ditta)

Complicanza	%
Dolore in prima giornata	18,5
Rettorragia	12,6
Febbre	4,3
Trombosi emorroidaria	1,8
Ragade anale	0,8
Ritenzione urinaria	0,7
Incontinenza anale	0,4
Fistola anale	0,4
Proctite	0,2
Fecaloma	0,1

Sostenitore convinto della HAL-RAR (legatura doppler e mucopessi) per emorroidi di quarto grado è il gruppo francese di Faucheron. Nel 2011 hanno pubblicato uno studio su 100 casi, l'84% dimessi lo stesso giorno dell'intervento. Solo il 9% di complicanze precoci, tra dolore, rettorragia e trombosi emorroidaria. E il 4% di complicanze tardive: emorragia, urgenza, trombosi e ragade. Soltanto nove recidive a quasi tre anni, ma otto pazienti hanno richiesto asportazione di marische in anestesia locale. Risultati buoni, considerando la patologia avanzata, il metodo poco invasivo, la durata del follow-up, il basso numero di eventi avversi e la ridotta degenza.

La Tabella 2.3 riassume delle complicanze dopo THD in una importante review.

Come vedete le complicanze sono poche e la procedura è davvero mini-invasiva.

Risalta un dato: il dolore, non trascurabile se lo confrontiamo allo 0 riportato dal gruppo di Singapore (ma a Singapore non fanno la mucopessi). E anche se lo confrontiamo al 2% di Szmulowicz et al., (2010, studio presentato all'ASCRS). E questi autori invece la mucopessi la fanno.

Ancora, nel 2010, uno studio italiano multicetrico, sempre presentato all'ASCRS (Altomare et al., 2010). Questa volta gli autori confrontano la THD e mucopessi con la PPH, nelle emorroidi di terzo grado. Uno studio simile quindi a quello di Singapore.

E confermano che c'è meno dolore dopo THD.

Di recente (Giamundo et al., 2011) è stato proposto un altro metodo per la cura delle emorroidi utilizzando il doppler per identificare le arterie emorroidarie e una sonda laser per ostruirle attraverso un proctoscopio particolare, con una necrosi di 0,5 cm. Il metodo non richiede anestesia ed è ambulatoriale. Su 30 casi, solo tre hanno avuto dolore e quattro lieve sanguinamento intraoperatorio che ha richiesto sutura emostatica in due pazienti. Il nome della procedura è HELP, *HEmorrhoidal Laser Procedure*, e si tratta di una metodica realmente mini-invasiva, efficace quando non vi è un accentuato prolasso delle emorroidi.

Vedremo più avanti come si curano le varie complicanze. Adesso occupiamoci della PPH, che, come già detto, può causare problemi insoliti, talvolta molto seri.

2.2.3 Emorroidopessi con stapler (PPH)

Qui cambiamo sistema di esposizione: vediamo prima le complicanze abituali, poi quelle insolite, più interessanti. Quelle cioè che non sono mai o quasi mai descritte dopo emorroidectomia.

Preparatevi a un lungo elenco. La PPH è stata per un decennio un *hot topic* della letteratura. Ora si usa meno perché in diverse metanalisi si è visto che dà più recidive delle emorroidi rispetto alla emorroidectomia, ma può darsi che siano state anche le complicanze che leggerete ad aver indotto molti colleghi a farne un uso più moderato. Se vi piace la PPH spero che, leggendo, possiate diminuirne le complicanze, da cui è affetto, nell'immediato postoperatorio, un paziente su quattro (Knight et al., 2008). Se non ci sono complicanze (intendo dire quando va tutto "liscio") la PPH dà un decorso ideale: l'assenza di ferite nel canale anale riduce moltissimo, a volte abolisce del tutto, i travagli del paziente in convalescenza. Fastidi per i quali dopo una emorroidectomia lo sfortunato vi telefona spesso, lamentandosi.

2.2.3.1 Emorragia

Quella che richiede un reintervento varia dal 2 al 5%, quella che richiede un ricovero per attuare delle misure di emostasi arriva all'8% (dopo la Ferguson, Guenin et al., già citati, hanno solo lo 0,4% di sanguinamento). Knight e coll. (2008)

riferiscono emorragia importante nel 5,9% di 695 pazienti inglesi operati di emorroidopessi con stapler.

Il rischio viene molto ridotto se si fa una sutura manuale sulla anastomosi con lo stapler. Clamorosi i casi in cui la stapler taglia ma non "cuce", quindi emorragia intraoperatoria da disfunzione dello strumento.

Una donna che ho visto nel mio ambulatorio, operata in Scozia, aveva subito per questo evento avverso una Hartmann. E sei anni dopo la chiusura della stomia si è dovuta risottoporre ad un intervento per emorroidi.

Tuttavia nessuna delle metanalisi che ho letto basate sui trial prospettici randomizzati fra PPH ed emorroidectomia manuale ha dimostrato più frequenti emorragie dopo emorroidopessi con stapler. Una review sistematica (un gradino sotto la metanalisi) afferma anzi che c'è meno sanguinamento dopo PPH (Laughlan et al., 2009); si tratta di uno studio i cui dati, come è specificato nell'articolo, sono stati elaborati dalla ditta che produce gli stapler.

Secondo Brown e coll. (2006), i quali hanno dovuto far tornare in ospedale per emorragia grave quattro pazienti su 52 sottoposti a PPH in day-surgery, due sono i fattori che possono ridurre questa complicanza: l'impiego della suturatrice PPH03, che è più emostatica, e l'accorgimento di stringere al massimo il meccanismo di chiusura della stapler prima di "sparare" i punti metallici.

Una variante più moderna è la PPH videoassistita di Bozdag e coll. (2008). Maggior visibilità, però cinque casi di emorragia su 18 pazienti (27,8%). Ma un terzo dei casi sono stati operati da specializzandi.

E solo uno dei pazienti con sanguinamento ha dovuto essere rioperato.

A proposito di reinterventi dopo PPH: Brusciano e coll. (2004) fanno notare che, se si riopera un paziente che ha avuto una emorroidopessi con stapler, i rischi di sanguinamento postoperatorio sono maggiori.

Infine un'esperienza brasiliana con un nuovo *device* per l'introduzione della PPH (Regadas et al., 2005): oltre a una emorragia non grave, che questi autori hanno osservato nell'11,7% dei loro 85 casi, si può avere un ematoma perianale (3,5%).

2.2.3.2 Stenosi, ragade, incontinenza e sepsi anale. Dolore precoce e ritenzione urinaria

Sulla stenosi c'è un trial prospettico fra PPH e Ferguson, in favore (ma non statisticamente) della Ferguson. Zero stenosi vs. 2,6 dopo PPH (Senagore, 2004).

Ci sono due studi retrospettivi che riportano stenosi dall'1,6 all'8,8% dei casi (Ng, 2004; Oughriss, 2005). Ma solo l'1,4% dei pazienti con stenosi richiede la chirurgia (Ng et al., 2006) (Fig. 2.9).

L'incontinenza è sempre lieve e può essere dovuta a piccole lesioni dello sfintere interno, che si possono riscontrare all'ecografia transanale a sonda rotante. Descritte sia dopo emorroidectomia manuale che dopo PPH (Ho et al., 2001).

Una frequenza del 10% di *soiling* dopo PPH a un anno è stata riferita da Gravie e coll. (2005). Solo l'1,1% invece nella casistica inglese di Knight e coll., già citata. Idem, 1,1%, nella metanalisi di Giordano e coll., vs. 2,6% dopo emorroidectomia. Ma la differenza non è statisticamente significativa.

Nessun caso di incontinenza fecale nei 127 pazienti operati di PPH da Carriero e coll. usando il divaricatore anale a uncini di LoneStar che consente una migliore esposizione del prolasso muco-

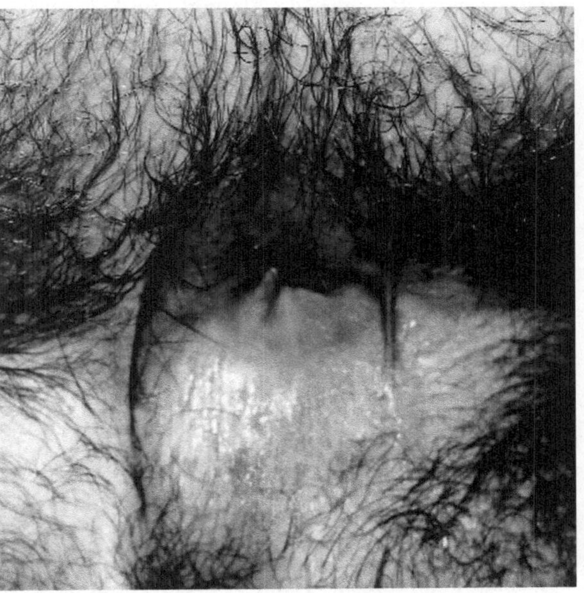

Fig. 2.9 Stenosi anale post-emorroidectomia secondo Milligan-Morgan

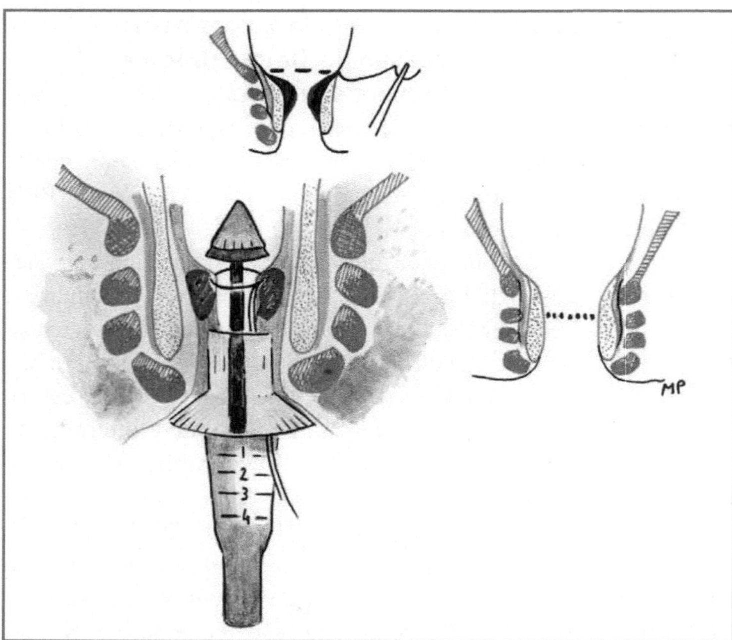

Fig. 2.10 Emorroidectomia (non pessi) con stapler. Le emorroidi (*blu*) vengono in gran parte asportate. La borsa di tabacco si effettua 1-2 cm sopra l'anello anorettale e la sutura cade nel canale anale

emorroidario e non traumatizza gli sfinteri (Carriero et al., 2001).

Secondo altri, se si asportano le emorroidi con la PPH, ovvero se si fa la borsa di tabacco più in basso e si fa cadere la sutura nel canale anale, c'è maggior rischio di incontinenza (Pigot et al., 2006) (Fig. 2.10).

La ragade anale dopo emorroidopessi con stapler è rara: 0,2% secondo Slawik e coll. (2007) e 0,9% secondo Knight e coll. (2008). Può essere dovuta ad un trauma dell'epitelio endoanale durante l'introduzione della suturatrice. Ma è più frequente (2,8%, simile al 2,3% dopo emorroidectomia) nella metanalisi di Giordano e coll. (2009). Un tono anale elevato può favorire la non cicatrizzazione delle ferite dopo emorroidectomia secondo Milligan-Morgan ed essere la causa di una ragade cronica. Ho avuto almeno tre volte questa complicanza ed è stato difficile curarla.

La ritenzione urinaria non dipende dalla tecnica usata, ma da altri fattori. Nel multicentrico inglese dopo PPH (Knight et al., 2008) è stata comunque la complicanza più frequente (2,8%). Il rischio aumenta con l'anestesia spinale, l'età del paziente (sopra i 50), il sesso (più frequente nei maschi), i liquidi in vena, il numero di noduli asportati (se maggiore di uno, questo ovviamente vale per la emorroidectomia), uropatie preesistenti, tampone anale (Toyonaga et al., 2006).

Ascesso e fistola anale sono rari: da 0 a 3% nelle varie casistiche (Hertzer, 2002; Senagore, 2004; Ortiz et al., 2005; Huang, 2007).

Dolore precoce. Al di là di un articolo del St Mark's (Cheetham et al., 2000), dove hanno dovuto interrompere un trial PPH vs. emorroidectomia per sette casi di proctalgia grave postoperatoria su 12 emorroidopessi con stapler, non vi sono altri report allarmanti in letteratura.

A Singapore hanno effettuato uno studio prospettico sul dolore postoperatorio confrontando PPH con THD (54 pazienti, tutti con emorroidi di terzo grado; Ong et al., 2010). Il dolore nella prima settimana dopo l'intervento è risultato inferiore dopo THD (0 vs. 3) e la soddisfazione dei pazienti maggiore.

Occorre precisare, per spezzare una lancia in favore della PPH, che questi chirurghi di Singapore non fanno una emorroido*pessi* con stapler, bensì una emorroide*ctomia* con stapler, al fine di ottenere una maggiore radicalità. Ovvero fanno la borsa di tabacco più in basso rispetto alla canonica PPH e di conseguenza la sutura finisce nel canale anale alto. Per cui il dolore che hanno i loro pazienti è presumibilmente superiore a quello che si ha dopo una PPH standard.

Tuttavia solo nell'1,6% dei casi il dolore è stato così intenso da richiedere un nuovo ricovero (Ng et al., 2006).

Singapore o altrove... dopo emorroidectomia manuale o dopo emorroidopessi con stapler, il dolore postoperatorio è un evento possibile. Vediamo allora che cosa si potrebbe fare per affrontare il problema, al di là dei comuni analgesici e delle manovre illustrate nell'intervento in diretta.

Un recente articolo (Imbelloni et al., 2007) sostiene l'efficacia del blocco bilaterale del nervo pudendo sul dolore (post-emorroidectomia, non post-PPH). Nel 2009 Tegon e coll., hanno suggerito applicazioni locali di oppioidi al termine sempre dell'emorroidectomia come metodo per ridurre il dolore postoperatorio.

Gli stessi accorgimenti o terapie potrebbero funzionare nei rari casi di dolore intenso dopo emorroidopessi con stapler.

In teoria non dovrebbe essere lo spasmo anale la causa principale del dolore post-PPH: difficile che un muscolo resti ipertonico dopo la dilatazione anale con il CAD da 36 mm. Tuttavia esiste una sindrome da defecazione dolorosa post-PPH (la vedremo più avanti) in cui il dolore si risolve con nifedipina orale, un farmaco che rilascia lo sfintere interno.

In questi pazienti operati di PPH (Thaha et al., 2005) lo sfintere risultava comunque ipertonico alla manometria postoperatoria. Non invece in quelli pubblicati dal gruppo Phillips su Lancet nel noto articolo del 2000 che tanto scalpore sollevò tra i fautori della PPH. I primi (Thaha) avevano dolore quando evacuavano, gli altri (Phillips) avevano dolore continuo. Tutti con la stessa tecnica. Come mai?

È la dimostrazione di come non tutto sia completamente chiaro. Può darsi che sia la rete delle terminazioni del nervo pudendo irritato dai punti metallici e non lo sfintere interno spastico la causa del dolore dopo emorroidopessi con stapler.

"Ma perché non pensare alla causa più ovvia", si chiederà qualche lettore, e cioè i punti metallici posizionati per errore nel canale anale anziché nel retto come causa di dolore dopo PPH?

"Di certo se la borsa di tabacco viene fatta più in basso del dovuto, sull'anello anorettale anziché nel retto distale, sarà questo il motivo del dolore! Non va certo incolpata la metodica". Ecco cosa potrebbe obiettare chi ci legge.

E quale esperto della patogenesi del dolore potrebbe dargli torto?

Eppure ci sono oltre 5.000 casi andati bene (dolore minimo, 3 secondo la scala VAS, *Visual Analogue Scale*, che va da 0 a 10) che dimostrano che questa ipotesi è semplicistica. Tutti con la borsa di tabacco appena sopra l'anello anorettale, tutti con la sutura metallica *nel canale anale* in modo da eseguire non una emorroidopessi ma una più radicale emorroidectomia. Tutti pubblicati sul British Journal of Surgery dal gruppo Eu e Ng a Singapore, prima citati.

Come vedete ci sono ancora lati oscuri sul dolore dopo chirurgia delle emorroidi, specie dopo PPH.

2.2.3.3 Secrezioni e prurito anale, ritardo di cicatrizzazione della ferita

I problemi sono inferiori a quelli dopo emorroidectomia, lo riportano diverse metanalisi (per citarne una: Tjandra e Chan, 2007). Questo rende la convalescenza dopo PPH più breve e meno fastidiosa rispetto a quella dopo emorroidectomia manuale. Solo l'1,6% dei pazienti operati di PPH da Knight e coll. (58% per emorroidi di terzo grado, 42% per quarto grado) soffriva di prurito anale dopo l'intervento.

La cicatrizzazione dopo PPH dà meno problemi. Primo perché la tecnica è chiusa, con una sutura doppia (visto che spesso al di sopra dei punti metallici si danno altri punti manuali per l'emostasi). Secondo perché la ferita della prolassectomia mucosa non è circondata dallo sfintere interno e la sua cicatrizzazione non viene disturbata da un eventuale spasmo muscolare sottostante.

2.2.3.4 Urgenza defecatoria e tenesmo

Dopo PPH l'urgenza non è rara, oscilla tra il 3 e il 25% nelle varie casistiche ed è legata alla riduzione della *compliance* rettale per la mucosectomia, come spiegato da De Nardi e coll. (2008): la risposta sensoriale e motoria a questo livello è alterata dopo l'intervento.

In un'inchiesta tra i chirurghi americani della ASCRS urgenza e/o tenesmo colpiscono oltre il 40% dei pazienti, per cui Khubchandani e il suo gruppo hanno intitolato un lavoro uscito da poco su *Techniques in Coloproctology* (2009) *Is there a post-PPH syndrome?* (Esiste una sindrome da post-PPH?). E, notate bene, quasi metà dei chirurghi USA che fanno la PPH ha risposto: "Sì, esiste", ma hanno aggiunto che loro continuano a farla. Si vede che non la considerano un particolare travaglio.

Del resto, diciamo la verità: esiste anche una "sindrome dopo emorroidectomia manuale" con dolore o fastidio anale per giorni e settimane, secrezioni, prurito, lieve sanguinamento, lenta cicatrizzazione ecc. Eppure continuiamo a fare l'emorroidectomia, anzi gli esperti dicono che è il *gold standard* (metanalisi di Nisar et al., 2004).

Quando gli chiesero quale fosse l'operazione migliore per le emorroidi, John Northover, del St. Mark's Hospital, rispose "Quella che uno sa fare meglio".

Con buona pace della *evidence based surgery*.

Torniamo ai numeri invece, e ai confronti statistici, che non guastano.

Secondo la metanalisi di Giordano e coll. (2009), il rischio di tenesmo è significativamente più alto dopo PPH che dopo emorroidectomia (13,9% vs 0, P<.001). Il problema è legato al fatto che il reservoir rettale è ridotto dopo la mucosectomia e che vi è una fibrosi peri-stapler che può "disturbare" ovvero cronicamente stimolare le terminazioni nervose. Queste, raccolte dal nervo pudendo, vanno poi all'encefalo attraverso il midollo spinale, attivando aree corticali e sottocorticali che possono essere individuate ("illuminate") dalla Risonanza Magnetica Dinamica (Bittorf et al., 2006).

Il retto è dotato del riflesso dell'adattamento, quello che ci permette di procrastinare il momento della evacuazione: il viscere si adatta al bolo fecale e lo stimolo scompare per molti minuti. Così non è (non sempre... ovvio) se vi sono agrapphes o fibrosi che alterano le vie anatomiche del riflesso. Da qui l'urgenza ovvero la necessità di "correre" in bagno. La cura dei casi gravi non è facile, sarebbe una estesa *agrapphectomia*, un intervento piuttosto invasivo, con re-anastomosi muco-mucosa nel retto. Una recente review tedesca (Petersen et al., 2011), prende in esame una dozzina di articoli sulla agrapphectomia per concludere che sembra indicata in caso di emorragia e stenosi, meno, nel senso che spesso non è risolutiva (concordo) in caso di dolore.

2.2.3.5 Proctalgia cronica e sindrome del dolore post-evacuazione

Dopo PPH colpiscono il 2-3% dei pazienti secondo Ravo e coll. (2002), Thaha e coll. (2005) e

Knight e coll. (2008) e possono essere legati al tenesmo da fibrosi peri-stapler (difficilissima da curare) e/o ad un ipertono reattivo dello sfintere interno (curabile invece con Nifedipina orale, 20 mg due volte al giorno).

Poco da fare che io sappia per prevenire queste complicanze, visto che i punti metallici *devono* essere "sparati" nella PPH. È possibile che con una borsa di tabacco meno profonda ed evitando di asportare gran parte della muscolare liscia del retto nel cilindro mucoso escisso, le agrapphes restino più lontane dalle terminazioni nervose di cui sopra. Gabapentina e amitriptilina sono state usate con successo da Lacerda-Filho e coll. (2009) nel dolore neuropatico post-PPH.

Ora un passo indietro: un'annotazione non sulla proctalgia cronica, ma sul dolore dei primissimi giorni dopo l'intervento, accennato nel paragrafo precedente.

Sapete che è minore dopo PPH rispetto alla emorroidectomia e su questo si è basato l'iniziale successo della nuova tecnica. La stragrande maggioranza dei trial prospettici confrontano però la PPH con la Milligan-Morgan. La metanalisi di Tjandra e Chan del 2007 prende in esame 25 trial: in 20 la emorroidectomia è una Milligan-Morgan.

Io faccio sette volte su 10 la Ferguson. Ho anche esperienza di PPH, da 15 anni. La prima mucosectomia rettale con stapler l'ha descritta il nostro gruppo nel 1997 (Pescatori et al., 1997), disponibile su www.ucp-club.it). Ho notato che i miei operati dopo Ferguson (che sono sotto analgesici) hanno poco o nessun dolore, non più degli operati con la stapler. Ma su questo non ho mai fatto uno studio comparativo. Mi sono limitato per qualche anno a misurare la VAS postoperatoria dopo 24 - 48 ore, che era in genere meno di 4 (scala da 0 a 10, come sapete). Ebbene, in un trial prospettico randomizzato di Ho e Ho, uscito nel 2006 su *Techniques in Coloproctology*, c'è una tabella proprio su questo: confronto della VAS dopo PPH e Ferguson. Nessuna differenza significativa. Se la confrontiamo con la Milligan-Morgan, la Ferguson dà meno dolore e più rapida cicatrizzazione (You et al., 2005). E anche una migliore continenza (Johannsson et al., 2006).

Secondo Guenin e coll. (2009), che ne hanno fatte 514, la Ferguson è da considerare il *gold standard*, poiché dà minime complicanze postoperatorie (3,4%), incontinenza grave nell'1% e guarigione o miglioramento a 4,7 anni nel 94,6% dei pazienti (2005).

Dunque continuerò a farla spesso.

Della PPH mi piace molto la qualità della convalescenza: senza ferite nel canale anale si sta meglio e si riprende prima il lavoro. Ma la metanalisi di Giordano e coll. (2009) cita vari trial randomizzati che riportano dieci volte meno recidive dopo emorroidectomia per terzo grado, rispetto alla PPH. E un altro studio ne riporta sette volte meno per quarto grado (Mattana et al., 2007). Nel complesso, a parte il grado, un'altra metanalisi riporta un rapporto di recidive a un anno di 5,7:1 a sfavore della PPH (Tjandra e Chan, 2007).

Perché mi soffermo sulle recidive in un libro dedicato alle complicanze?

Perché desidero sottolineare quanto la paura di una complicanza spinga il paziente a cercare una tecnica chirurgica innovativa, trascurandone i limiti.

Per molti pazienti con emorroidi conta più avere poco dolore postoperatorio che guarire definitivamente dalle emorroidi. Per molti pazienti con fistola anale conta più non rischiare l'incontinenza che guarire dalla fistola. Occorre riflettere su questo.

2.2.3.6 Punti metallici ritenuti e flottanti nel lume. Polipo granulomatoso sanguinante

Le due lesioni possono essere concomitanti e danno rettorragia, talvolta dolore.

È da notare che il dolore è frequente causa di reinterventi dopo PPH (11% a un anno nella casistica di Brusciano et al., 2004).

Asportare un punto metallico ritenuto, diagnosticabile con esplorazione rettale, proctoscopia, eco anale (Fig. 2.11) e TAC (Fig. 2.12), sembra una manovra banale, ma, se si vuole evitare sanguinamento e lacerazione rettale, è bene afferrarlo con una lunga Kelly e applicare una breve diatermocoagulazione. Il punto uscirà dai tessuti senza conseguenze.

Un report di Drummond e Wright (2007), descrive il caso di un paziente con ripetute rettorragie dovuto a punti metallici ritenuti, palpabili all'esplorazione rettale. Credo comunque che sia preferibile non asportare i punti metallici se non è evidente che siano causa di dolore e di sanguinamento.

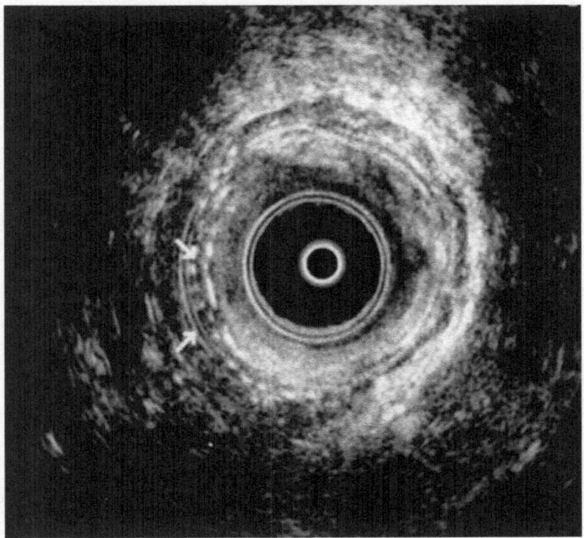

Fig. 2.11 a Paziente con punti metallici ritenuti e proctalgia cronica 10 anni dopo emorroidopessi con stapler. L'ecografia transanale a sonda rotante mostra i punti metallici posteriormente al di sopra dell'anello anorettale (*frecce*). La paziente è in posizione di Sims

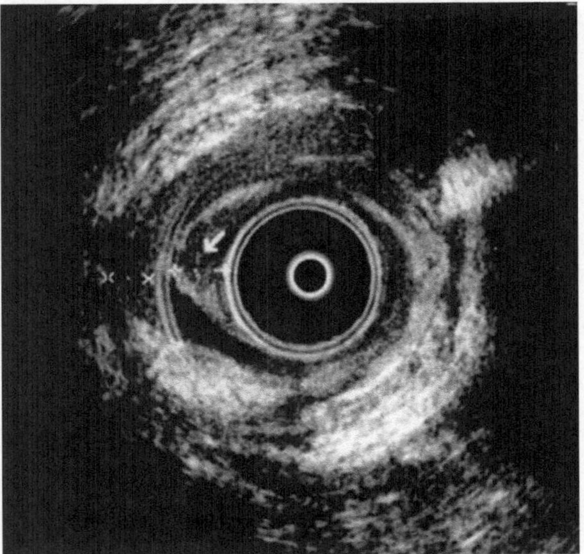

Fig. 2.11 b La causa dei sintomi (dolore, rettorragia e stipsi) è anche un incompleto rilasciamento del muscolo puborettale nella spinta defecatoria. Come indicato dai markers a sinistra, l'apertura del muscolo è di soli 4,9 mm. È inoltre presente un prolasso mucoso rettale interno del retto (area ad ecogenicità mista, dimensioni 6,1 mm) con un nodulo emorroidario persistente recidivo, sempre posteriore, indicato dai *markers di destra* e dalla *freccia*. Questo è un tipico caso in cui la recidiva dei sintomi emorroidari dopo PPH è legata alla stipsi ovvero alle eccessive spinte defecatorie contro un muscolo che non si rilascia in modo adeguato

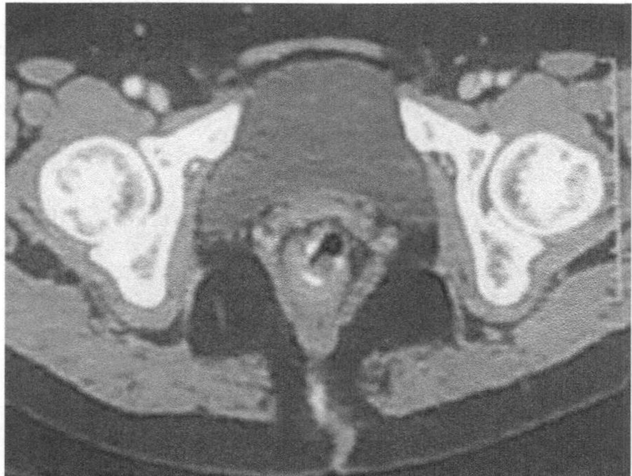

Fig. 2.12 a TC di una paziente con rettorragia, ostruita defecazione e proctalgia 2 anni dopo PPH per emorroidi. Si osservano punti metallici ritenuti

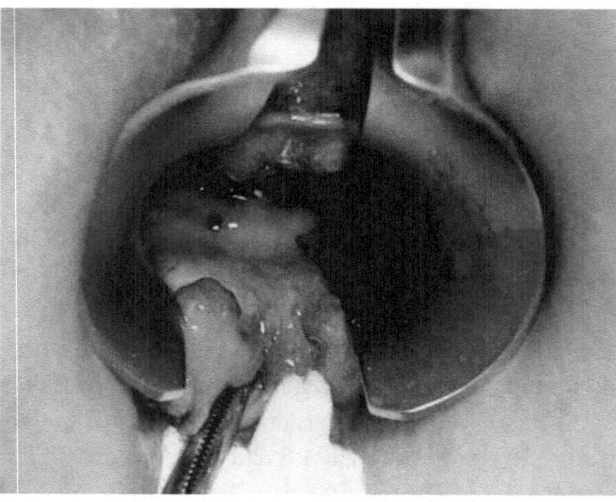

Fig. 2.12 b Uno dei punti metallici che affiora nel lume visibile all'inizio dell'intervento. Paziente in posizione litotomica

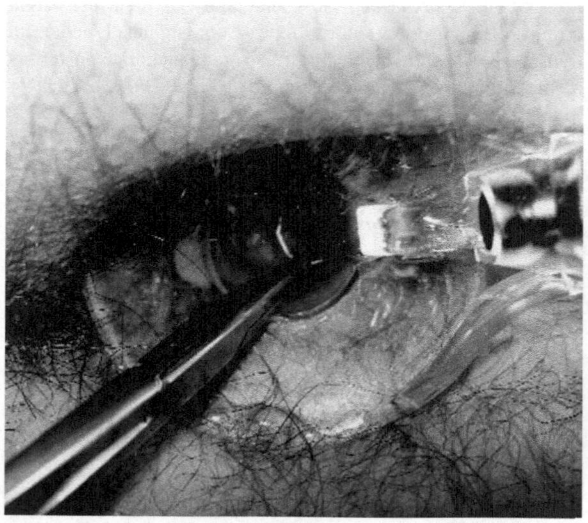

Fig. 2.12 c Il punto metallico si asporta con una Kelly che trasmetta diatermocoagulazione per non lacerare i tessuti e non determinare sanguinamento

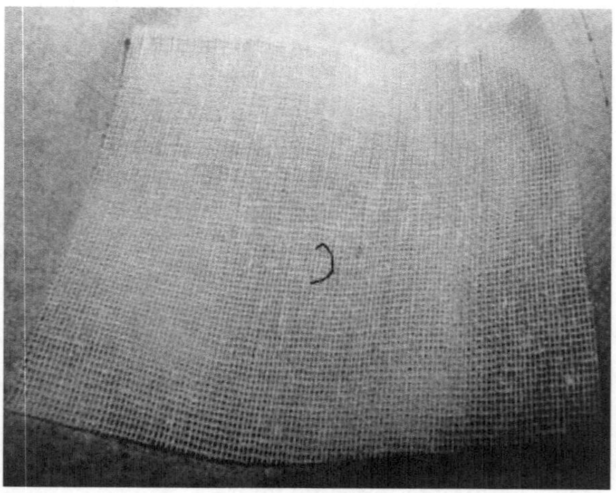

Fig. 2.12 d Punto metallico asportato

Fondran e coll. (2006) riferiscono 11% di emorragie tardive da polipo infiammatorio nei loro 82 pazienti operati di PPH. Tutti i casi di rettorragia si sono risolti dopo asportazione del polipo (Fig. 2.13).

2.2.3.7 Retropneumoperitoneo, pneumoperitoneo pneumomediastino ed enfisema cervicale

L'enfisema cervicale causa crepitio sottocutaneo e voce bitonale.

Vi sono vari casi descritti in letteratura (Maw et al., 2002; Filingieri e Gravante, 2005) in genere da deiscenza della sutura metallica e ingresso di aria negli spazi dove aria non ci deve essere (Fig. 2.14). Solo uno degli autori che riferiscono su questa complicanza ha dovuto eseguire una colostomia, in genere funziona la terapia conservativa: paziente supino, antibiotici e fluidi in vena, ossigenoterapia ad alto flusso.

La stessa complicanza è stata descritta dopo *Transanal Endoscopic Microsurgery* (TEM) e dopo escissione transanale a tutto spessore di voluminoso adenoma del retto (Basso e Pescatori, 2003) e può essere favorita da una colonscopia intraoperatoria, per via dell'insufflazione d'aria.

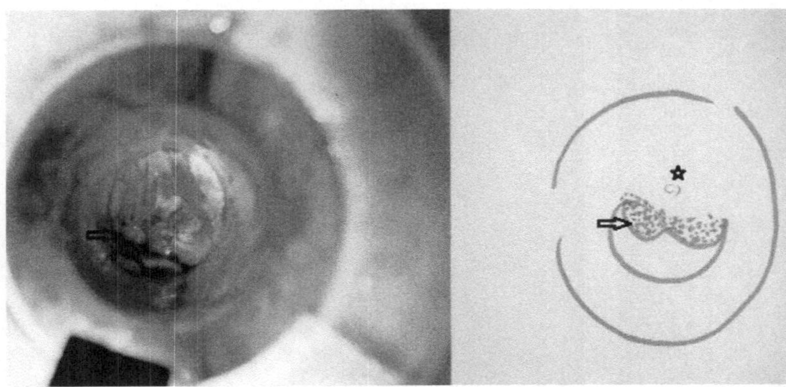

Fig. 2.13 a Paziente con rettorragia e proctalgia dopo PPH: polipo granulo-matoso (*freccia*) e punto metallico asportato (*stella*)

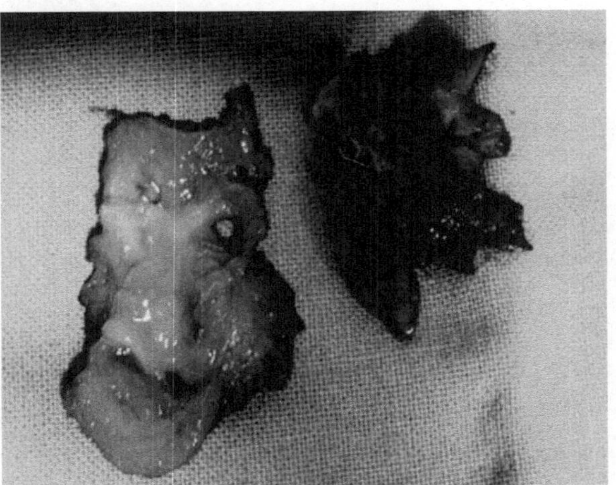

Fig. 2.13 b I polipi sono stati asportati

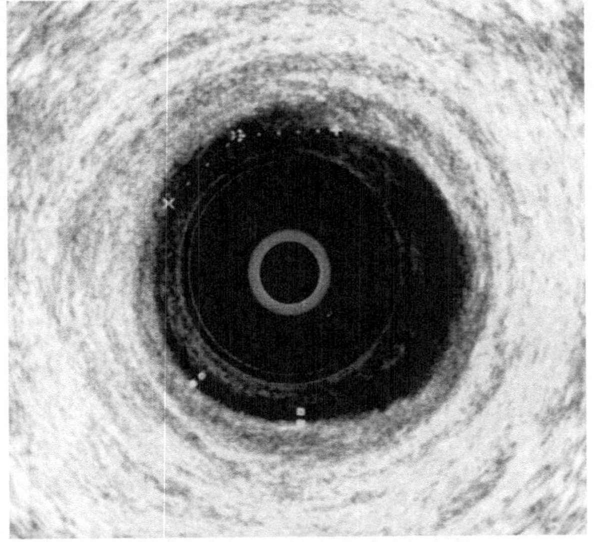

Fig. 2.13 d Le ferite endoanali-rettali hanno ritardato la cicatriz-zazione a causa di un ipertono anale che viene curato con una po-mata a base di calcio-antagonisti. I *markers* misurano il diame-tro dello sfintere interno che è inferiore ai 2 mm. La *linea trat-teggiata* mostra una lesione postchirurgica dello stesso

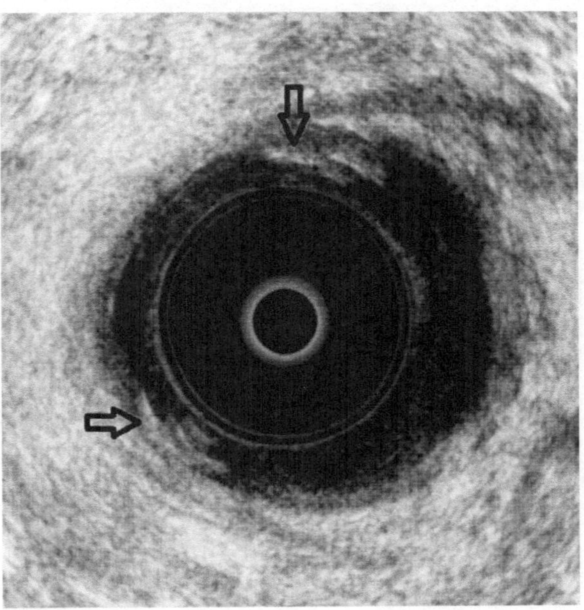

Fig. 2.13 c Ecografia transanale con sonda rotante dello stesso paziente un mese dopo l'intervento. Vi è il sospetto di altri punti metallici ritenuti (*frecce*)

2.2.3.8 Cisti rettale da inclusione

Descritta nel 2008 da Raymond e coll. e poi anco-ra dal gruppo di Paola De Nardi, consiste in un nodulo perirettale, con linea di sutura metallica intatta, in genere ripieno di secrezioni, palpabile, dolente e dolorabile, che è necessario asportare per via transanale. È possibile che coincida o abbia molti punti in comune con la *rectal pocket syndro-me* o il diverticolo rettale descritto da noi (Pescatori et al., 2007) e da altri autori (Boffi e Podzemny, 2011).

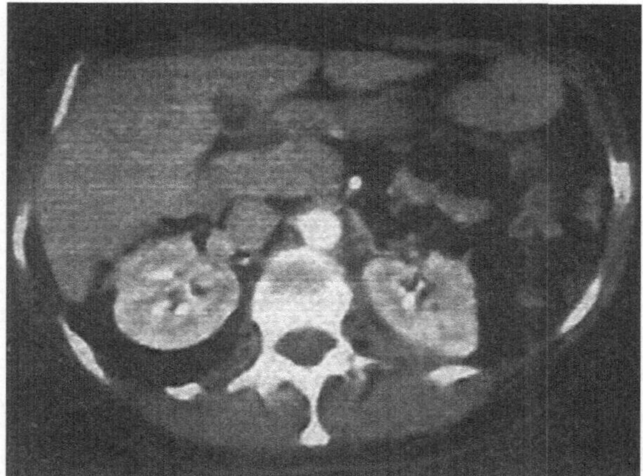

Fig. 2.14 a Retropneumoperitoneo dopo PPH

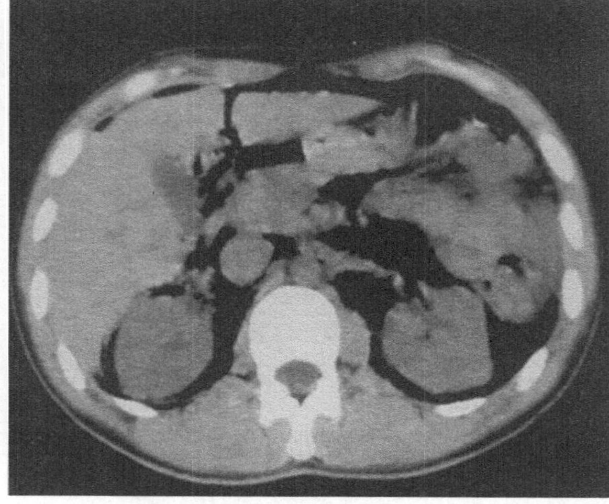

Fig. 2.14 b Pneumoperitoneo dopo PPH: si osserva aria nella cavità peritoneale che separa le anse intestinali

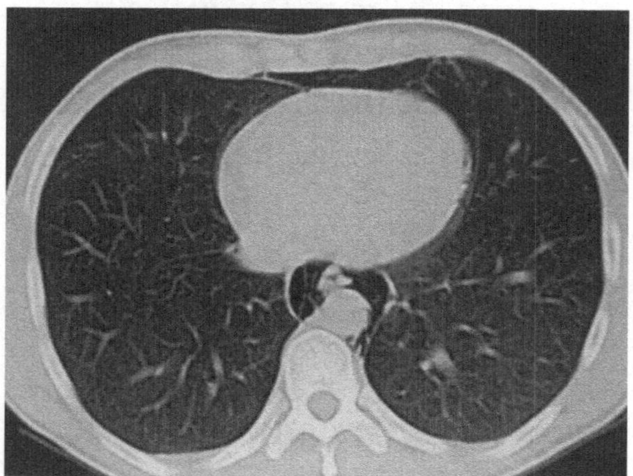

Fig. 2.14 c Pneumomediastino dopo emorroidopessi con stapler. In genere regredisce con terapia conservativa

2.2.3.9 Obliterazione totale del lume rettale

Vari report su questa complicanza, almeno cinque dal 2002 al 2009 (Cipriani e Pescatori, 2002; Giordano et al., 2008; ecc.). Tutti i pazienti tranne uno hanno richiesto una forma di resezione rettale, compresa una mucosectomia secondo Delorme.

La causa? Una malposizione della borsa di tabacco, a volte di due borse, in una cavità che simulava il lume rettale, ma era un falso lume dovuto ad una intussuscezione (Brown et al., 2007) (Fig. 2.15). Questi dunque i pazienti a rischio. È importante, in caso di sospetti, eseguire una accurata esplorazione rettale o una rettoscopia per verificare la pervietà del lume.

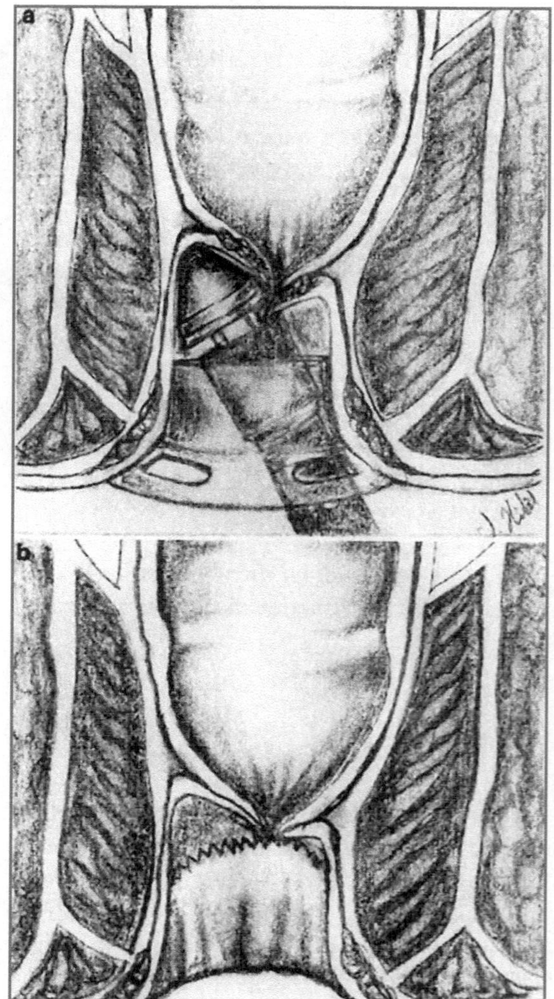

Fig. 2.15 a, b Chiusura del lume rettale dopo PPH (*da:* Büyükaşik et al., 2009)

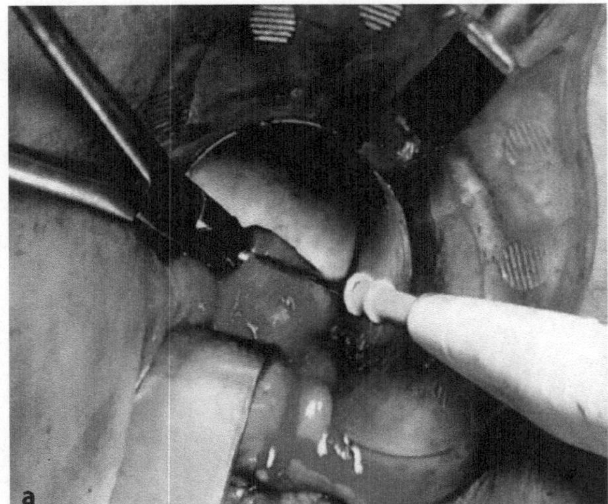

Fig. 2.16 a Reintervento dopo PPH per "sindrome della tasca rettale" con formazione di coproliti e ascessi ricorrenti che causano proctalgia cronica. Una Kelly è stata introdotta nella cavità patologica, che viene messa a piatto con elettrobisturi. Questa complicanza avviene nel 3% circa dei casi dopo emorroidopessi con stapler

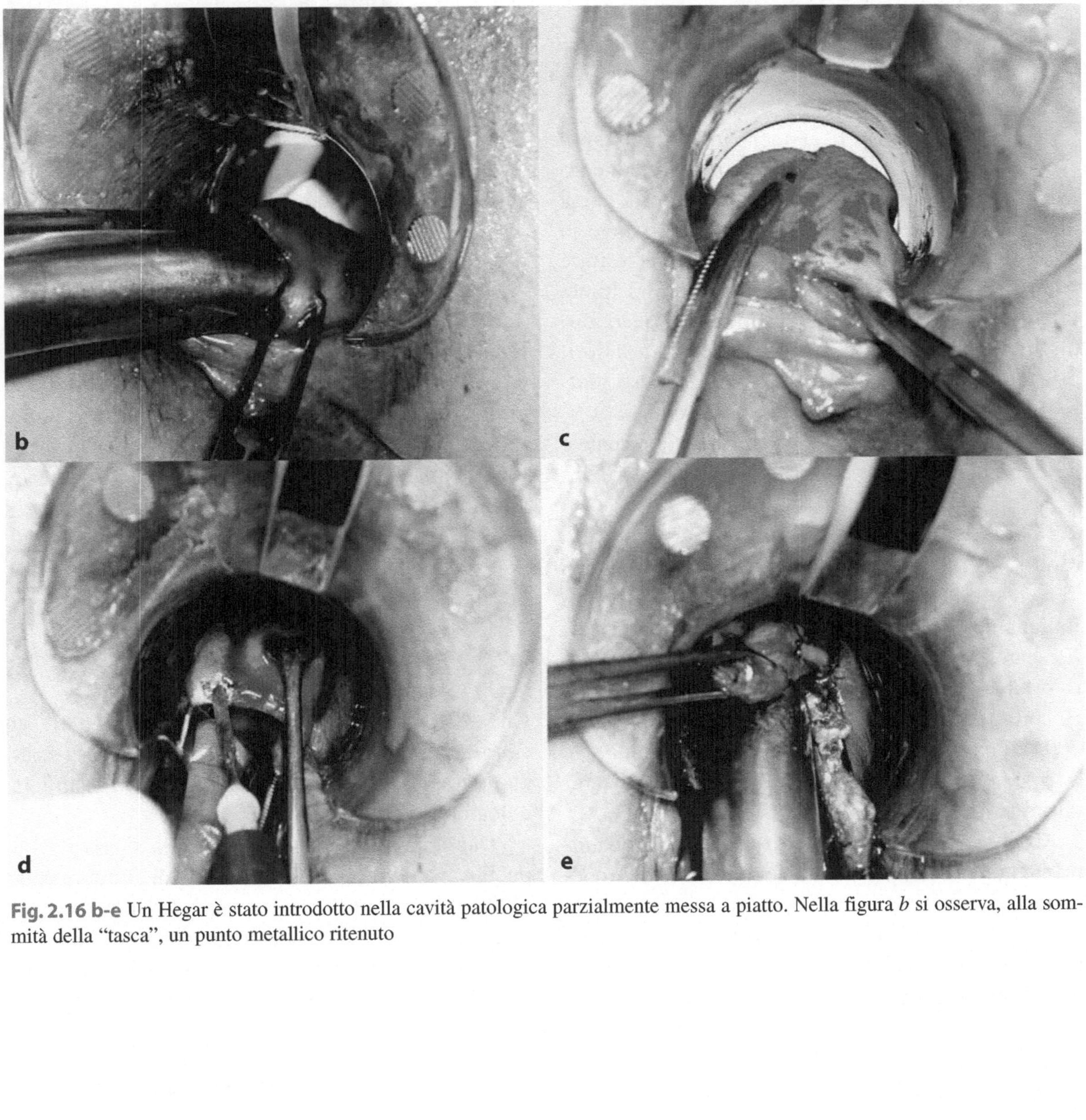

Fig. 2.16 b-e Un Hegar è stato introdotto nella cavità patologica parzialmente messa a piatto. Nella figura *b* si osserva, alla sommità della "tasca", un punto metallico ritenuto

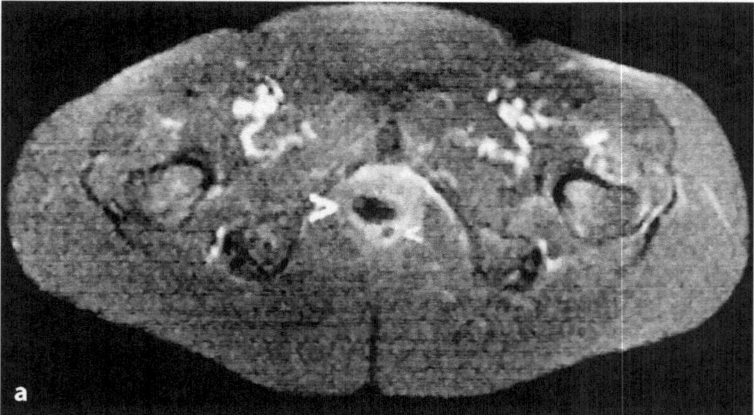

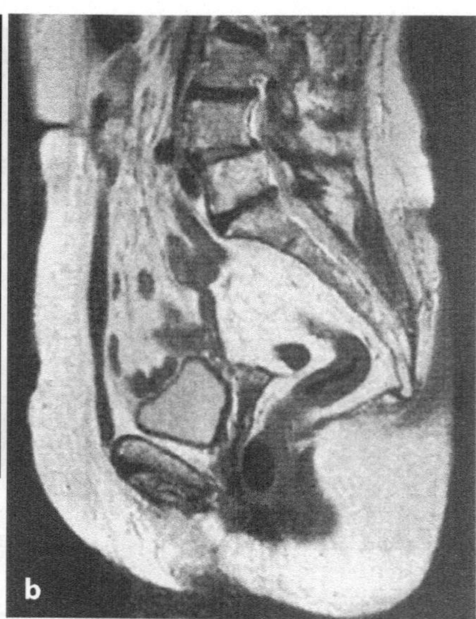

Fig. 2.17 a, b RMN di un paziente con fecaloma intrappolato in diverticolo rettale dopo PPH

2.2.3.10 Diverticolo rettale o sindrome della tasca rettale

La causa sembra essere, almeno nella mia esperienza (Pescatori et al., 2007) il posizionamento troppo superficiale di uno o due punti della borsa di tabacco nel retto distale. Quando si stringe la borsa, il filo "taglia" la poca parete rettale "presa" e resta una cavità semi-isolata dal lume, in cui si possono intrappolare fecoliti e secrezioni, dilatandola e dando luogo a tenesmo, bruciori, prostatite, dolori e sepsi. Terapia: la messa a piatto della cavità patologica (Fig. 2.16).

L'incidenza è intorno al 3%. Il caso più recente è descritto da Serventi e coll. nel 2010 (Fig. 2.17).

2.2.3.11 Fistole retto-vaginali

Molto rare: incidenza dello 0,2% in una casistica di Angelone e coll., pubblicata su Chirurgia Italiana nel 2006, che ho citato sulla nostra review (Pescatori e Gagliardi, 2008). Un caso è stato riportato anche da Mc Donald e coll. del St Mark's Hospital e pubblicato nel 2004 (Mc Donald et al., 2004). Possono o no richiedere un reintervento. Ne ho vista una paucisintomatica che si è chiusa spontaneamente.

Come si crea la fistola retto-vaginale? Probabilmente non per lesione diretta nel momento dell'operazione, ma per una ischemia che si trasforma in un orifizio dopo qualche giorno. Comunque, è importante proteggere la vagina con una valva e palparne bene la parete posteriore prima di azionare lo stapler.

2.2.3.12 Trauma del pene in rapporti anali passivi

Descritti alcuni casi, due da Capomagi e coll. (1999), uno da Kekez e coll. (2007) e uno, nello stesso anno, da Mlakar.

La causa sono i punti metallici ritenuti nel retto. I pazienti vanno avvertiti!

2.2.3.13 Displasia e cancro

Evento rarissimo, ma possibile, descritto nel 2003 da Whatson e coll. e da Annibali, nel lavoro sui reinterventi dopo PPH con Brusciano primo autore (2004). Le emorroidi in cui vi potrebbero essere foci neoplastici vanno asportate e non spostate in alto con la PPH. Io personalmente mando all'istologo tutte le emorroidi asportate. Nel paziente del dottor Annibali, la neoplasia era a livello del cilindro di mucosa rettale asportato con la suturatrice.

2.2.3.14 Ematoma retrorettale e retto-sigmoideo

Un ematoma, descritto da Vasudevan e coll. su *Colorectal Disease* (2007), ha causato una ostruzione totale del retto dopo PPH e ha richiesto una colostomia.

Due anni dopo questo articolo, la stessa rivista pubblicava, al termine della review di Burch e coll. (2009), un *Invited Comment* secondo cui la PPH ormai non comporterebbe più le gravi complicanze degli inizi. Ne derivava una discussione tra Bruce Wolff, della Mayo Clinic, e Ronan O'Connell, l'autore del commento, al Congresso di Catania della Società Italiana di Chirurgia Colo-Rettale, nel 2009. Parlando ai pazienti che gli chiedevano una PPH, Wolff, in disaccordo con l'ottimismo del collega irlandese, riferiva di accennare sempre al pericolo di una colostomia.

Anche sui media troviamo a volte informazioni contestabili.

Pochi mesi prima il *Corriere della Sera*, noto quotidiano milanese, aveva pubblicato un'intervista del giornalista Pappagallo al dottor Longo, nella quale si reclamizzava la PPH descrivendola come un intervento "senza suture".

Nonostante i 26 punti metallici, di cui ovviamente non si faceva cenno.

Di lì a poco iniziava una serie dal titolo *Ethical issues and innovations*, in cui vari chirurghi, tra i quali presidenti di società scientifiche ed editor di riviste internazionali, riferivano il loro parere sull'argomento. In sintesi: pur essendovi anche ditte attente all'etica, circà metà degli articoli che negano conflitti di interesse sono sovvenzionati dall'industria e le società scientifiche dovrebbero escludere dai congressi chi diffonde ai media notizie capziose (Boffi, Amato, Kodner, Gupta, Zbar, Madoff e Seow Choen, 2009).

Ciò ahimè avviene di rado. I congressi non si fanno senza gli sponsor, che chiedono di inserire nei programmi i loro testimonial. Comprensibile. Sono le società scientifiche che dovrebbero fare da filtro. Ma di fronte al vuoto di finanziamenti delle istituzioni certe scelte son quasi obbigate.

C'entra questo con la prevenzione delle complicanze?

Certamente: lo riferisco per rimarcare come a volte i rischi di un intervento vengono sottovalutati. Per cui accade che pazienti e chirurghi, non adeguatamente "allertati", si accostino senza la sufficiente cautela a operazioni date come semplici e sicure, il che può favorire le complicanze.

La corretta informazione è la prima efficace misura per prevenirle.

Per chiudere con gli ematomi dopo PPH: Naldini (2011) ne cita diversi casi, per lo più retrorettali, che hanno richiesto anche resezione del retto e legatura delle arterie iliache. Blouhos e coll. (2007) e Augustin e coll. (2009) hanno pubblicato due casi di ematoma del sigma. Un ematoma rettale gigante è capitato dopo la PPH eseguita da Ertem e coll. (2009).

Infine, De Santis e coll. (2011) riportano un caso di ematoma retto-sigmoideo con perforazione colica ed emoperitoneo, trattato con sutura e colostomia.

2.2.3.15 Emoperitoneo

È raro per fortuna. Oltre ai casi pecedenti, uno è stato descritto da autori tedeschi (Aumann et al., 2004). Un prolasso del cavo di Douglas e di un enterocele avevano favorito la complicanza, risolta poi con un reintervento per via addominale (Fig. 2.18).

Un "trucco" che suggerisco per non rischiare di "prendere" nella suturatrice la parte alta della vagina o il peritoneo un Douglas prolassato o, peg-

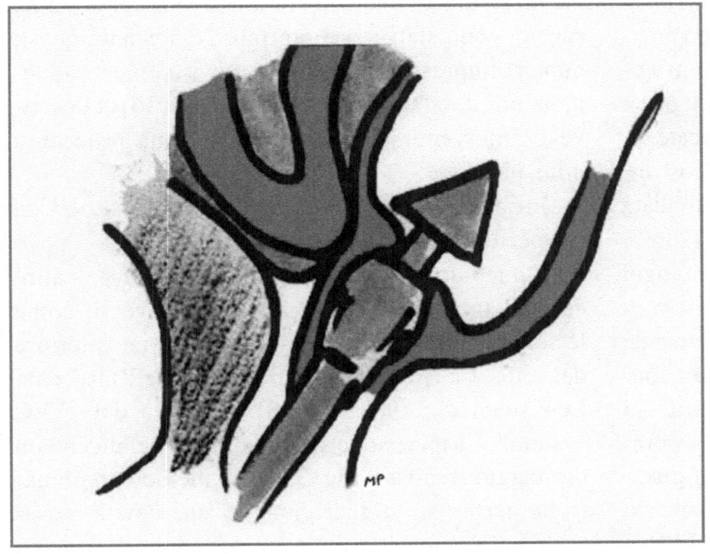

Fig. 2.18 Complicanze dopo PPH. Meccanismo attraverso il quale un'ansa intestinale, in caso di elitrocele-enterocele, può essere intrappolata nella suturatrice, con successiva perforazione intestinale e/o peritonite e/o emoperitoneo

gio, l'ileo o il sigma di un enterocele, è il seguente: nella porzione anteriore distale del retto, la zona a rischio, prima di passare i punti della borsa, infiltro la sottomucosa con fisiologica, in modo da allontanare dal lume rettale (e dalla stapler) i visceri contigui. Lo vedremo più avanti, a fine capitolo, illustrato da dei disegni.

2.2.3.16 Deiscenze della sutura rettale e lacerazioni del retto con emorragia e/o sepsi pelvica

Un centinaio di deiscenze o di lacerazioni del retto, in buona parte legate a disfunzione dello strumento (vero oppure autodifesa dei chirurghi?) sono riferite nel website del Registro USA FDA, http://www.fda.gov/cdrh/index.html, consultato a fine 2007. In genere possono essere suturate per via transanale, ma richiedono a volte una colostomia di protezione.

2.2.3.17 Perforazione del retto e sepsi pelvica

Il primo caso è stato descritto da Molloy e Kingsmore sul Lancet nel 2000. Fu risolto con un'Hartmann. Gli autori, alla fine del lavoro, raccomandano la profilassi antibiotica pre-PPH. Il gruppo cinese del Professor Fu, ha pubblicato otto casi, cinque dei quali sicuramente sopra-anastomotici, e ha rivisto i casi della letteratura, trovandone, con i suoi, sette mortali, anche a causa di gangrena pelvi-perineale. L'articolo è molto recente (Chen et al., 2010).

Le cause predisponenti? Secondo gli autori: una discesa della parete anteriore del retto che viene forse traumatizzata dal cono appuntito della *anvil* dello stapler attraverso una introduzione troppo energica, in pazienti in cui il retto è prolassato o invaginato e nei casi con ascite in cui il cavo di Douglas è spinto in basso dal liquido. Ecco quindi delle categorie a rischio ed ecco la necessità che le ditte costruiscano una estremità dello stapler più arrotondata (Fig. 2.19). Secondo il lavoro di Ravo e coll. (2002), si può verificare una perforazione del retto ogni 1.300 casi di PPH. Ed ecco il motivo per cui il *consensus article* di Corman e coll. (2006) raccomanda che la PPH sia eseguita da chirurghi colorettali, consapevoli di indicazioni, controindicazioni (fra cui sepsi anale, enterocele avanzato, gravidanza), e complicanze intra- e postoperatorie. Che siano in grado di prevenire e trattare gli eventi avversi. In questo senso l'attività della ditta che costruisce la PPH è

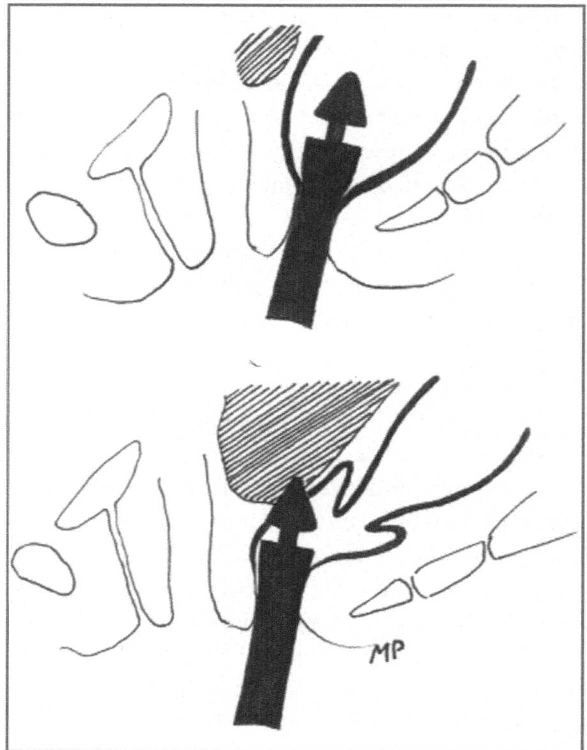

Fig. 2.19 Perforazione del retto durante PPH. In un paziente con ascite il cavo di Douglas è spostato in basso e spinge la parete anteriore del retto distale verso il cono appuntito dell' "anvil" dello stapler (da: Gao et al, Dis. Colon Rectum, 2010)

stata positiva, perché a molti colleghi la tecnica è stata insegnata da esperti in stapling transanale.

In 10 anni sono stati riportati quasi 80 casi di perforazioni del retto dopo PPH: 40 sul sito americano FDA e oltre 35 su articoli vari. Almeno metà hanno richiesto una colostomia. Sette, come prima scritto, sono stati i casi mortali. Nonostante questi numeri impressionanti, il sito www.comecurarelemorroidi.it, consultato il 12 dicembre 2010, descrive l'"intervento di Longo" come una procedura mini-invasiva.

Infine una novità per la cura della sepsi pelvica e/o perirettale dopo PPH.

Il metodo sembra essere utile anche per altre complicanze simili dopo interventi diversi, come le sequele dopo deiscenze post-resezione anteriore del retto. La riferiscono Durai e Ng, dell'Ospedale Lewisham di Londra (2009). Si tratta del "VAC system", l'aspirazione sottovuoto, associata con un drenaggio Redivac (Fig. 2.20). Il metodo combinato ha permesso la guarigione di una cavità presacrale patologica che si era formata dopo Hartmann

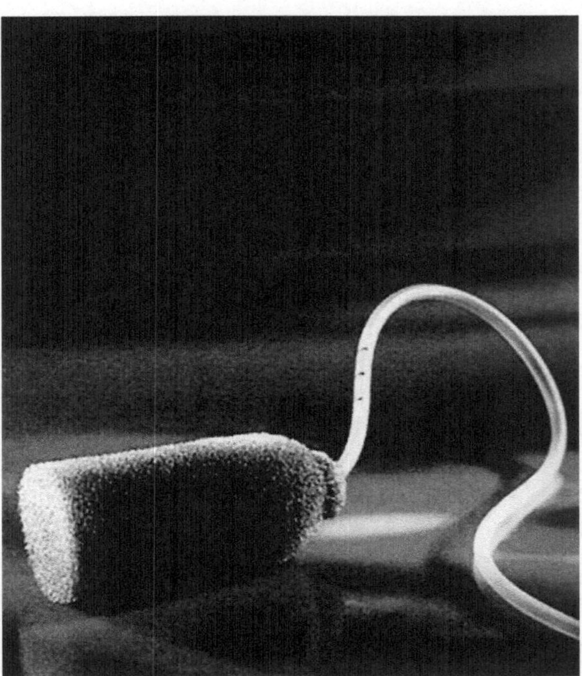

Fig. 2.20 "VAC" system o aspirazione sottovuoto, combinata con drenaggio Redivac per la guarigione di cavità patologiche postchirurgiche (*da*: Durai e Ng, 2009)

eseguita per sepsi pelvica da perforazione rettale post-emorroidopessi con stapler.

2.2.3.18 Trombosi della vena cava

Un caso è stato descritto in un report di Nemati Fard (2006).

È stato necessario eseguire una nefrectomia.

2.2.4 Complicanze dopo altri interventi

Esistono molti altri interventi per le emorroidi.

Descriverò brevemente le complicanze di cinque operazioni che ho talvolta effettuato e di una sesta, di cui invece non ho esperienza.

2.2.4.1 Emorroidectomia semiaperta o semichiusa

Piuttosto usata in Giappone e in Brasile. Si può fare in due modi. O asportando l'emorroide esterna e suturando quella interna (tecnica di Reis-Neto, Reis Neto et al., 2005) o asportando entrambe e marsupializzando la ferita (tecnica del sottoscritto, Pescatori et al., 2002). Entrambe le pubblicazioni hanno delle figure molto chiare.

Vantaggi: buona emostasi e rapida cicatrizzazione. Complicanze dopo la "mia" semichiusa: solo una lieve emorragia, ma un discreto dolore, con una VAS tra 4 e 5 dopo 12 ore (più della PPH) perché c'è una sutura nell'epitelio sensibile del canale anale. Perciò la uso poco. È utile per asportare due quadranti e richiede un elastomero con perfusione continua di analgesici in vena.

2.2.4.2 Sutura delle emorroidi interne secondo Farag

Pubblicata da Farag nel 1978 sul British Journal of Surgery e descritta anche nel libro di Keighely e Williams (prima edizione, 1993).

È semplice: si mettono dei punti di sutura che ischemizzano l'emorroide.

Vantaggi: rapida, facile e sicura. Non ci sono ferite. Convalescenza ottima. Complicanze: ne ho fatte almeno 30 e una volta ho dovuto suturare un'area emorragica. Se i punti sono troppo profondi (fino allo sfintere interno) si ha dolore.

2.2.4.3 Emorroidopessi manuale secondo Hussein

Un intervento che uso spesso, in associazione con la Ferguson, per trattare il terzo nodulo quando non è esterno. Operazione molto economica (non si basa su costosi strumenti come la stapler) e inventata da un chirurgo egiziano (fuori dalle correnti culturali nordeuropee e americane).

È poco usata, forse per questi due motivi.

Descritta da Hussein, nella versione originale nel 2001. Io adopero una variante: prima di mettere i punti a "U" della pessi, con l'elettrobisturi, tenendo la punta piatta tangenziale alla mucosa in modo da non far sanguinare, creo due strie di diatermocoagulazione-disepitelizzazione nei segmenti dove l'epitelio del canale anale e la mucosa del retto andranno a giustapporsi, in modo da assicurare una maggiore adesione e una pessi più stabile.

L'intervento è indicato per le emorroidi in prevalenza interne, che con un punto a "U" vengono stirate verso l'alto e poi suturate (tipo Farag) e dà una buona anopessi. Vantaggi: non si lasciano ferite nel canale anale, il che assicura una veloce convalescenza. Complicanze: le emorroidi possono ri-scivolare in basso, a meno che i punti di sospensione non siano molto profondi, ma in questo caso si può avere dolore.

2.2.4.4 Emorroidectomia secondo Whitehead-Rand

Usata anche da Bruce Wolff (1988) alla Mayo Clinic, con una variante. Asporta emorroidi esterne, emorroidi interne e prolasso mucoso associato. Indicata quando le lesioni sono circonferenziali (Fig. 2.21). Attualmente è questa l'indicazione perfetta per la PPH (possibilmente non nei pazienti stitici, per ridurre il rischio di recidive).

La Whitehead-Rand, descritta nel 1969, è un po' complessa e richiede cognizioni di chirurgia plastica perché si devono preparare dei lembi cutanei. Vantaggi: è molto radicale.

Complicanze: non stenosi o incontinenza, come si potrebbe temere (è ben diversa dall'originaria e antica Whitehead). Su 25 casi io ho avuto solo una substenosi anale, curata con dilatatori. Non raro invece (5 casi nella mia piccola serie) il distacco parziale del lembo, che diventa una voluminosa marisca: tre volte l'ho dovuta asportare, sempre in ambulatorio comunque, dopo anestesia locale.

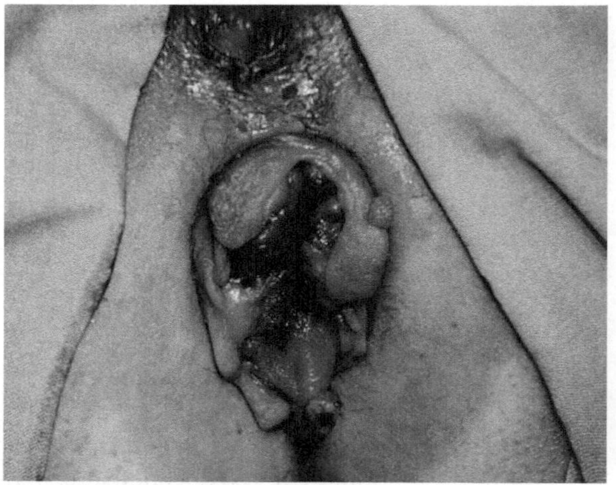

Fig. 2.21 a Emorroidi circonferenziali interne ed esterne con prolasso mucoso interno del retto; intervento di Whitehead-Rand. Quadro iniziale: alcune emorroidi interne ed esterne sono polipoidi ed andranno inviate per esame istologico con il quesito di displasia. È quindi controindicata la emorroidopessi con stapler

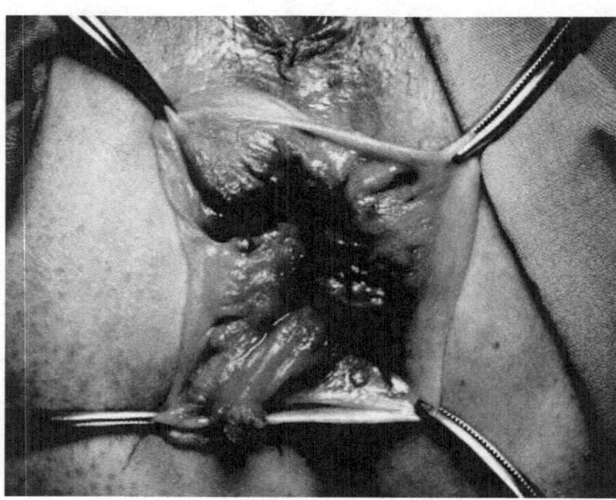

Fig. 2.21 b I gavoccioli vengono "stirati". Si tratta di una recidiva dopo PPH

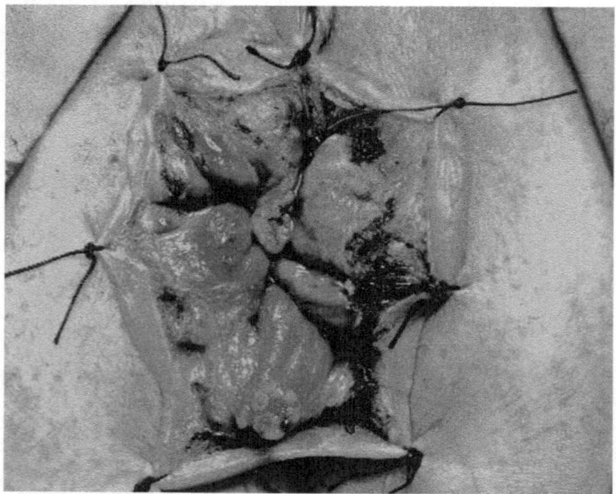

Fig. 2.21 c I lembi cutanei sono temporaneamente fissati alla cute perianale e si esegue una incisione circonferenziale immediatamente al di sopra della linea dentata

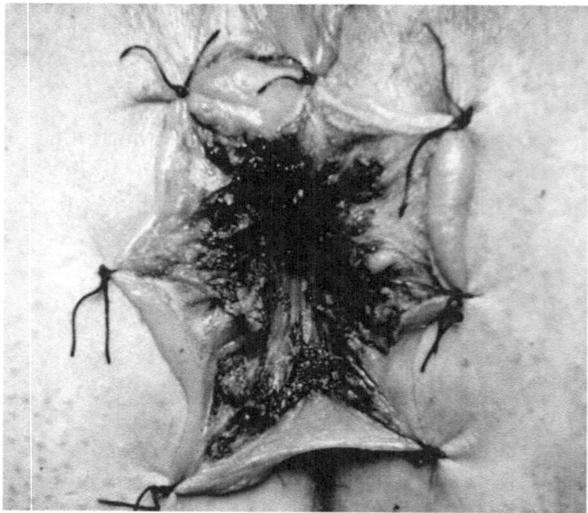

Fig. 2.21 d Asportazione diatermica delle emorroidi esterne, interne e del prolasso mucoso. Si osservano lo sfintere interno e la muscolare del retto, identificata e risparmiata

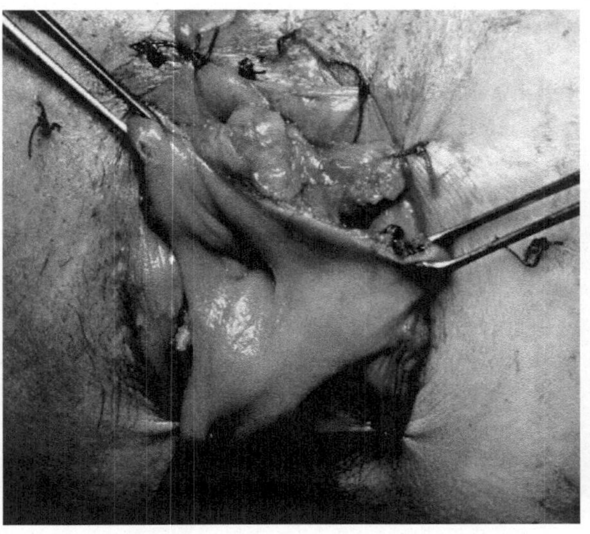

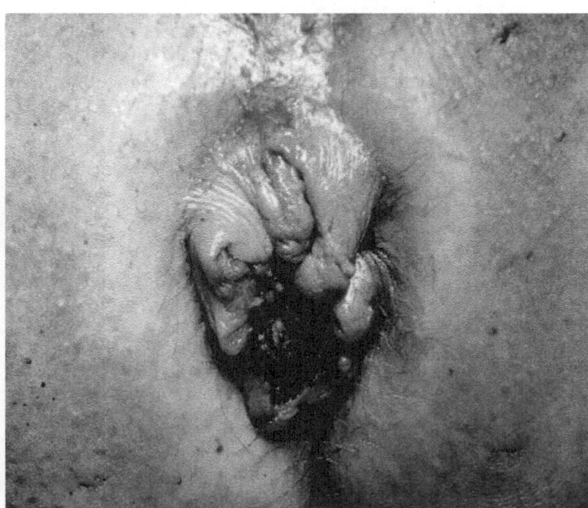

Fig. 2.21 f Conservazione dei lembi cutanei

Fig. 2.21 e Il cilindro mucoso del retto distale prima dell'anastomosi con il canale anale

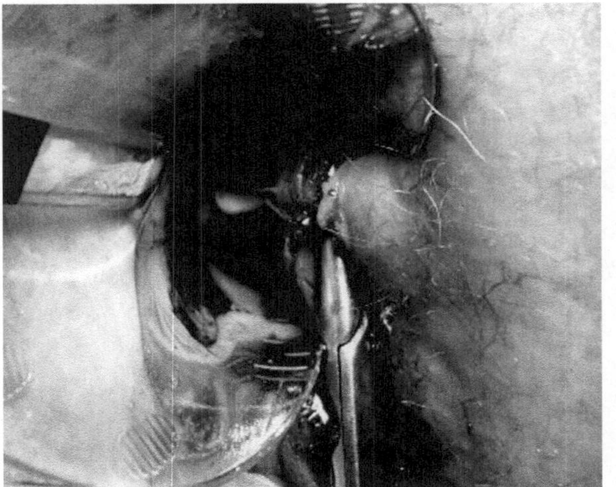

Fig. 2.21 g Che vengono suturati al retto medio-distale

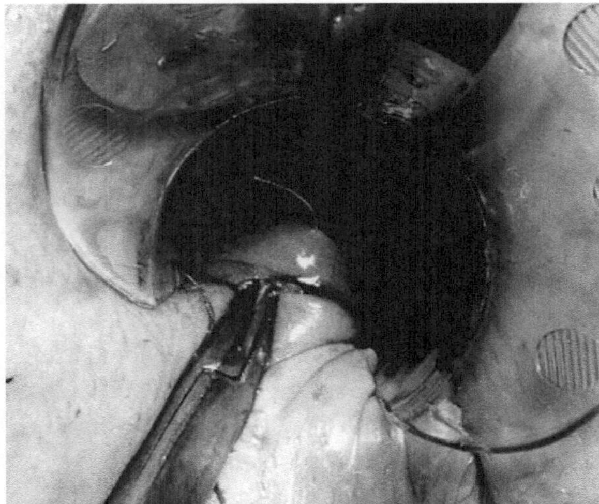

Fig. 2.21 h La sutura è completata

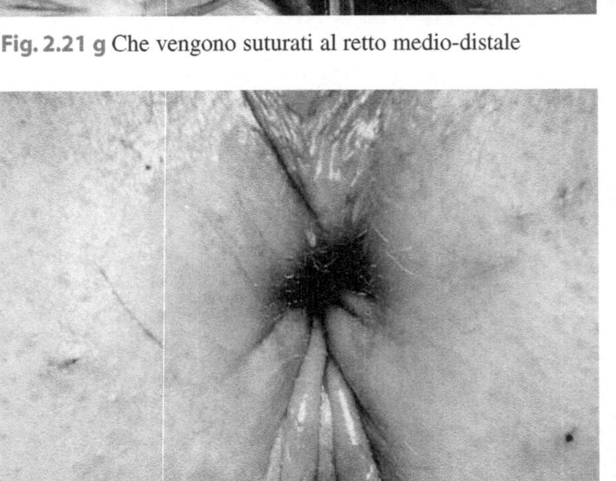

Fig. 2.21 i Aspetto finale dell'intervento: i lembi cutanei sono attratti verso l'alto dalle suture rettali con effetto "pessi"

In caso di ectropion mucoso può essere efficace l'intervento di Sarafoff (Dodi et al., 1999).

2.2.4.5 Emorroidectomia sottomucosa secondo Parks

Pochi la fanno perché è un po' lunga e indaginosa, comporta spesso un sanguinamento intraoperatorio e non è spinta dall'industria perché si basa su pochi euro di filo. Fra gli interventi inventati da Alan Parks, è l'unico che al St Mark's Hospital non si fa quasi più. L'ho usata solo in un paziente... in memoria del Maestro. Ma Rosa e Milito ne hanno pubblicati complessivamente quasi 2.000

Tabella 2.4 Complicanze postoperatorie dopo 640 casi di emorroidectomia secondo Parks in 20 anni (*da*: Rosa et al., 2005). Emorroidi di quarto grado nell'80% dei casi. Follow-up mediano di 7,3 anni, sui 374 pazienti che hanno risposto ad un questionario postale

Complicanze precoci	N. pazienti	(%)
Emorragia	19	3,0
Dolore intenso	9	1,4
Fecaloma	3	0,5
Deiscenza delle suture	2	0,3
Ritenzione urinaria	74	11,6
Complicanze tardive	N. pazienti	(%)
Proctalgia e ipertono	11	2,9
Recidiva o marische	6	1,6
Incontinenza ai gas	3	0,8
Fistola anale	2	0,5
Stenosi anale	1	0,3

casi, con buoni risultati (Milito et al., 1997; Rosa et al., 2005). Vantaggio: ricostruisce tutto il canale anale ed è l'unica emorroidectomia che preserva l'anoderma e la sua importante funzione per la componente sensoriale della continenza. La Tabella 2.4 riporta così poche complicanze, che magari deciderete di farla.

C'è un *bias* importante però: quasi metà dei pazienti sono stati persi al follow-up. Nella casistica di Milito e coll. (1997), su 1.315 operati si sono verificate complicanze precoci nel 25,4% dei pazienti (la più frequente: ritenzione urinaria) e tardive nell'11,3% dei casi (solo l'1,6% di stenosi anale e il 3,2% di incontinenza ai gas). L'88% dei pazienti sono stati controllati o intervistati a 65 mesi dall'intervento.

Comunque due trial prospettici randomizzati (Roe et al., 1987; Hosch et al., 1998) riferiscono meno dolore, più rapida convalescenza e migliore sensibilità anale dopo la Parks rispetto alla Milligan-Morgan.

2.2.4.6 Coagulazione delle emorroidi

Infine, come vi avevo preannunciato, un sistema che non uso. Ma forse lo usa qualcuno dei lettori e gli interesserà sapere delle possibili complicanze.

Nata come coagulazione bipolare agli inizi degli anni '90, i chirurghi di Singapore l'hanno modificata in monopolare e confrontata, in un trial prospettico randomizzato, con la emorroidectomia

aperta diatermica (Quah e Seow Choen, 2004).

Complicanze: cinque pazienti su 20 (25%) hanno avuto un sanguinamento che ha richiesto la riospedalizzazione e, in un caso, la emotrasfusione. Mai il reintervento.

Più di metà dei pazienti (11 su 20, ovvero il 55%) avevano emorroidi o marische residue dopo l'operazione. In tre pazienti (15%) è residuata una stenosi anale che ha richiesto dilatazioni. Nessuno ha avuto incontinenza.

Insomma...capisco perché questo metodo non si sia diffuso: troppe complicanze.

2.3 Cura delle complicanze

Anche il chirurgo più bravo del mondo ne ha, dunque vediamo come si curano.

2.3.1 Dolore

Non è una vera e propria complicanza, ma c'è un bel lavoro di Cheetham e Phillips (2001) che ci propone vari sistemi per ridurlo. Fra questi, somministrare Metronidazolo, perché il dolore, soprattutto se in terza-quinta giornata postoperatoria, potrebbe essere dovuto a colonizzazione batterica. Altri farmaci, come la Trimebutina, la Nitroglicerina, il Diltiazem e il BOTOX®, hanno lo scopo di contrastare l'ipertono anale.

I vari trattamenti sono elencati nella Tabella 2.5.

Tabella 2.5 Cura del dolore postoperatorio dopo chirurgia per emorroidi. L'utilità del Diltiazem è stata confermata da Amoli e coll. (2011)

Trattamento	Autore	Anno
Ketorolac	Milito	1996
Metronidazolo i.v. e per os	Milito	1996
Metronidazolo per os	Phillips	2001
Lattulosio	Phillips	2001
Trimebutina	Phillips	2001
Nitroglicerina pomata	Phillips	2001
Metronidazolo pomata	Nicholson	2004
Flavonoidi	La Torre	2004
Diltiazem	Silverman	2005
Tossina Botulinica A	Patti	2005
Blocco del nervo pudendo	Imbelloni	2008
Oppioidi pomata	Tegon	2009

2.3.2 Ritenzione urinaria

In genere si risolve con un catetere vescicale. Eccezionalmente (vedrete più avanti, nel paragrafo "Complicanze memorabili") richiede misure più aggressive.

2.3.3 Emorragia

Vi dico come *non* si cura, almeno in prima battuta. Non si riporta il paziente subito in sala operatoria per un reintervento. E non si infilano garze o tamponi nell'ano, è una manovra che dà dolore e può lacerare ulteriormente la ferita che sanguina.

In 37 anni, su quasi 900 pazienti operati di emorroidi, ho avuto una ventina di sanguinamenti importanti, più spesso (in caso di Milligan-Morgan) verso la quarta giornata postoperatoria. Diciotto sono stati risolti gonfiando con 20-30 ml di acqua il palloncino di un catetere di Foley calibro 20-24 nel retto, ritirandolo finchè fa resistenza e comprime l'imbuto fra retto distale e canale anale, dove è la fonte di sanguinamento e poi ancorandolo al gluteo e alla coscia con un cerotto, in trazione. È bene irrigare il catetere con acqua fredda in modo da aiutare l'emostasi e far uscire il sangue dal retto, anche per rendersi conto dell'entità della perdita, predisporre per una trasfusione se il paziente è critico (ho dovuto trasfondere solo 5 volte) e mantenerlo a riposo e a digiuno. Si può irrigare con adrenalina (fatto poche volte) o iniettarla (mai fatto).

Dopo poche ore si sgonfia in parte il palloncino. Dopo qualche ora si sgonfia del tutto. Si mantiene il catetere pervio in modo che non sia bloccato da coaguli e poi si rimuove quando si è certi che il sanguinamento è cessato (Basso e Pescatori, 1995).

Solo in tre casi la manovra del Foley non ha funzionato e ho dovuto suturare la ferita che sanguinava. Una volta in sala operatoria, una volta al letto del paziente, una volta in ambulatorio. Sempre in anestesia locale.

In caso di ematoma perianale (Regadas, già citato) può essere necessaria un'evacuazione chirurgica della raccolta.

Il sanguinamento tardivo si può manifestare dopo diversi giorni, fino alla seconda settimana postoperatoria. È in genere dovuto a sepsi ed esposizione di un vaso sotto l'escara. Di rado il sanguinamento tardivo è grave e richiede un reintervento, ma, poiché ne ho parlato nella prefazione, ricordo il caso di un paziente di oltre 80 anni che è deceduto per una rettorragia a casa. È andato in shock ipovolemico e ha avuto un infarto.

2.3.4 Fecaloma

Non è una complicanza grave, ma è un fastidio per il paziente che lamenterà tenesmo e piccole evacuazioni dolorose, una sorta di mini-diarrea paradossa. Uno o due clisteri in genere risolvono. Utile ingerire meno fibre. Raro che si debba svuotare il fecaloma in narcosi. Utile tentare di evacuare in un bidet pieno di acqua calda.

2.3.5 Trombosi emorroidaria esterna

Si può verificare dopo qualsiasi intervento, ma sembra più frequente dopo PPH (5,9%) se le emorroidi esterne sono presenti e non vengono asportate. Meno dopo THD (Infantino et al., 2010). Quasi per niente dopo emorroidectomia. È spesso curabile con terapia medica, sistemica o topica (iniezione di bupivacaina allo 0,25% con epinefrina 1:200.000 e ialuronidasi, come suggerisce Salvati, 1990) oppure mediante incisione o escissione in ambulatorio con anestesia locale, senza suturare la ferita chirurgica.

Patti e coll. (2008), hanno proposto, con successo, l'iniezione di Tossina Botulinica A nelle emorroidi trombizzate.

Quali complicanze dobbiamo aspettarci dopo cura chirurgica o conservativa di emorroidi trombizzate?

Ce lo dicono Allan e coll. (2006) con uno studio controllato su 24 pazienti, 12 operati con emorroidectomia d'urgenza e 12 curati con terapia conservativa. Due nel gruppo degli operati hanno sanguinato vs. tre nell'altro e in entrambi i gruppi tre hanno avuto incontinenza anale.

2.3.6 Stenosi anale o rettale

La stenosi anale non è rarissima dopo Milligan-Morgan (1-3% dei casi, insorge in genere dopo tre mesi). È rarissima dopo PPH. Il gruppo dei chirurghi di Singapore (Chew et al., 2008) descrive un caso di stenosi anale dopo PPH da cheloide curata chirurgicamente con un'anoplastica. C'è da dire che questi colleghi fanno la borsa di tabacco più in basso del solito, 2-3 cm al di sopra della rima anale. Praticamente la loro è una emorroidectomia, più che una emorroidopessi.

Vediamo la mia esperienza in caso di stenosi anale post-emorroidectomia, fatta da me o da altri. Dico subito che raramente la cura è stata chirurgica.

Se lieve, ho curato la stenosi con Dilatan (Sapimed) autoapplicato dal paziente a domicilio. Se moderata: con dilatazioni, usando sempre Dilatan oppure Hegar, o con le dita, in ambulatorio. Con anestesia locale, o usando Emla pomata o infiltrando anestetico.

Se grave, in sala operatoria, in anestesia spinale o locale o generale, usando Hegar e poi digitalmente, a volte aggiungendo delle incisioni radiali con elettrobisturi. Qualora non fosse sufficiente, con sfinterotomia, o meglio incisione e/o asportazione del cercine fibrotico e anoplastica, in genere con due lembi laterali di scorrimento Y-V. È ciò che preferisco in questi casi e anche in caso di ectropion mucoso. Più di rado occorre un lembo a "U" o a "S" o a "diamante" o a "house".

Milsom e Mazier, nel 1986, hanno pubblicato un trial di 212 pazienti con stenosi anale postchirurgica, oltre metà dei quali trattati con una o due sfinterotomie e circa 40 con sfinterotomie multiple.

Attenzione però alla sfinterotomia "generosa" perché può provocare *soiling*. Meglio evitarla nei soggetti a rischio di incontinenza.

Per quanto riguarda la stenosi anale post laser-emorroidectomia, Gingold (1991) riporta un'esperienza di 21 casi. Molti dei rioperati avevano anche una ragade.

Due volte su circa 40 PPH ho dovuto dilatare in narcosi una stenosi rettale moderata e ho poi infiltrato cortisone per mantenere la dilatazione. Da notare che in entrambi in casi, oltre alle emorroidi, la paziente aveva un rilevante prolasso mucoso interno del retto per cui ero ricorso a due colpi di stapler.

Regadas e coll. (2005) hanno avuto due casi di stenosi rettale su 85 pazienti e li hanno curati con delle incisioni radiali usando la pinza della *hot biopsy* (stricturectomia endoscopica).

Attenzione a fare le dilatazioni con cautela: nel 2004 Kanellos e coll. hanno descritto un caso di stenosi dopo PPH, da deiscenza della sutura. Subito dopo la dilatazione si è instaurato un retropneumoperitoneo.

2.3.7 Ragade anale

È molto rara dopo PPH e Ferguson, meno rara dopo Milligan-Morgan se la ferita chirurgica si infetta e si cronicizza, nel qual caso è utile recintarne i bordi. Per migliorare la cicatrizzazione sono utili, come per il dolore, Metronidazolo in pomata e flavonoidi, oltre a iniezione di Tossina Botulinica A nello sfintere interno alla fine dell'intervento, come misura di prevenzione (Patti et al., 2005).

Occorre verificare che, insieme alla ragade, non vi sia un ipertono anale. Se c'è, usate nitroglicerina (Rectogesic pomata o Dermatrans cerotti) oppure calcio-antagonisti (Antrolin pomata). Utili disinfettanti e cicatrizzanti, come Abound o Colostrum gel o Fitostimoline pomata o garze o Cicatrene o Vulnamin.

Se il paziente non guarisce potrà servire una sfinterotomia interna (con curettage della ragade) o, in caso di normo/ipotono anale, un'escissione della ragade con anoplastica.

2.3.8 Ascesso o fistola

Ferguson e Milligan-Morgan non fanno la differenza per quanto riguarda la sepsi anale, che è rara. La sepsi preoccupa in genere di più dopo Ferguson, essendovi una sutura in zona contaminata, ma, se avviene dopo emorroidectomia chiusa, in genere fa cedere la sutura e si drena spontaneamente. Ecco perché è meglio usare il catgut o il Vicryl Rapid anzichè quello normale che resiste più a lungo, tanto che può essere necessario asportarlo. In caso di sepsi il paziente riferisce disuria e dolore pelvico e/o perineale e può avere febbre e ritenzione urinaria.

A volte l'ascesso è cronico e clinicamente occulto, nel senso che si è verificata una sepsi sub-clinica postoperatoria e, anche dopo molto tempo, il paziente si presenta con proctalgia. L'ecografia anale con sonda rotante può rivelare una piccola massa intersfinterica a ecogenicità mista. Mi è capitato quattro volte: tre volte ho deciso di riope-rare, ma solo in un caso ho trovato e asportato un sicuro ascesso cronico e i sintomi sono spariti.

Dopo un intervento per emorroidi, la fistola anale è rara. Per lo più è sottomucosa e va messa a piatto, anche in ambulatorio con anestesia locale.

2.3.9 Marische

Secondo la metanalisi di Jayaraman e coll. (2007) sono più frequenti dopo PPH che non dopo emorroi-dectomia, per l'ovvio motivo che le PPH non le asporta. Nella metanalisi di Tjandra e Chan, già cita-ta, l'incidenza di marische invece è simile, comun-que con un trend in favore della emorroidectomia.

Lo svedese Peter Olaf Nystrom (2010), ha ope-rato e studiato, dal punto di vista del dolore posto-peratorio, due gruppi di pazienti operati con emor-roidopessi con stapler. Uno con PPH convenziona-le, l'altro aggiungendo l'asportazione chirurgica delle marische. Ebbene, è interessante notare che alla VAS postoperatoria non ha notato, nel secon-do gruppo, un aumento del dolore. Sembra quindi che l'asportazione delle marische si possa associa-re senza problemi alla PPH.

Una tecnica interessante per non lasciare una emorroide esterna-marisca residua dopo PPH è stata suggerita da Koh e Seow Choen (2004).

Si tratta della escissione di un lembo mucoso subito al di sotto della sutura con stapler, in corri-spondenza del gavocciolo residuo. Asportando un piccolo lembo a semiluna tra la sutura e la linea dentata e poi risuturando la breccia con punti stac-cati, si ha come risultato la pessi e lo schiaccia-mento in alto del nodulo e della marisca.

Le marische postemorroidectomia sono in genere piccole e raramente si devono resecare, in ambulatorio, previa anestesia locale.

L'ho dovuto fare tre volte dopo 25 emorroidec-tomie secondo Whitehead-Rand, un intervento indicato in caso di emorroidi circonferenziali asso-ciate a prolasso mucoso interno del retto.

Anche dopo la THD-mucopessi, specie se si fa per emorroidi di quarto grado (Ratto et al., 2011) possono residuare marische. Questi chirurghi le asportano in contemporanea quando sono di medie o grandi dimensioni.

2.3.10 Incontinenza anale

Ho scritto "anale" e non "fecale" perché la perdita di feci dopo un intervento per emorroidi è rara. Più spesso si tratta di *soiling* di muco o perdite di aria dovute a una piccola lesione dello sfintere interno.

Antidiarroici, dieta ricca di fibre, clisterini, fisiokinesiterapia ("ginnastica" facendo contra-zioni anali) sono generalmente efficaci. Più di rado servono il bio-feedback o l'elettrostimolazio-ne, transanale o del nervo tibiale posteriore (Fig. 2.22), da preferire quando la presenza di punti metallici ritenuti nel retto possa far rischia-re ustioni o lacerazioni per l'introduzione di una sonda con passaggio di corrente elettrica. Ancora più di rado l'iniezione di agenti volumizzanti nella lacuna sfinteriale (sfintere interno) visualiz-zata all'eco transanale o perineale. Il più recente è il Gatekeeper della THD, piuttosto costoso. Molto raramente la sfinteroplastica. Brusciano e coll. (2004), la descrivono per incontinenza dopo PPH.

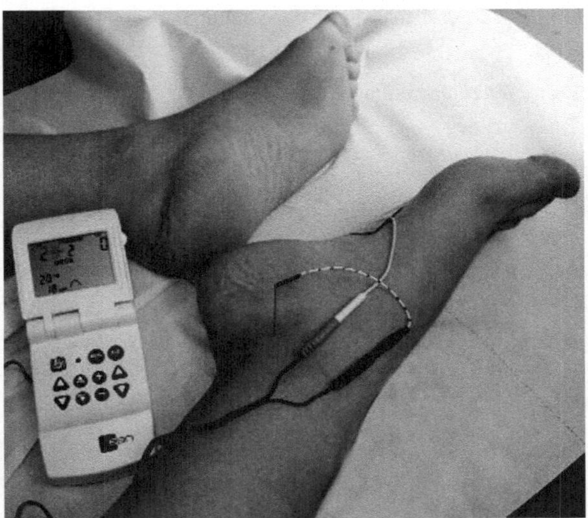

Fig. 2.22 Elettrostimolazione del nervo tibiale posteriore in caso di incontinenza post-emorroidopessi o emorroidectomia. Da preferire all'elettrostimolazione transanale in caso di cica-trici endoanali dolorabili o punti metallici "fluttuanti" nel lume del retto

Gli stessi autori riferiscono il 20% di difetti della continenza successivi a **reinterventi** per recidive o complicanze dopo emorroidopessi con stapler.

2.3.11 Sepsi anale grave

Nella review di McCloud e coll. (2006) sono descritti i casi di sepsi anale importante post-chirurgia emorroidaria che hanno richiesto una terapia medica aggressiva o un reintervento, in genere drenaggio chirurgico dell'ascesso perianale o necrosectomia perineale dopo emorroidectomia manuale, laparotomia e colostomia escludente dopo emorroidopessi con stapler (Tabella 2.6). Alcuni pazienti sono purtroppo deceduti.

Sono otto casi di sepsi grave dopo emorroidectomia in 15 anni, quattro rioperati, due con colostomia, due deceduti. E sette casi dopo PPH in quattro anni, sei rioperati, tutti con colostomia, uno deceduto.

La sepsi grave è stata dunque più frequente dopo PPH, anche in rapporto al periodo di tempo e al numero di interventi fatti.

La necessità di reintervento e di stomia escludente è stata maggiore dopo emorroidopessi con stapler.

Vista la necessità di necrosectomia perineale in cinque pazienti, la sepsi ha avuto un'evoluzione negativa verso la gangrena di Fournier dopo entrambi gli interventi, in un terzo dei casi. Uno di questi pazienti, quello dopo PPH, è deceduto nonostante la necrosectomia.

Ai due pazienti deceduti dopo sepsi grave da emorroidectomia non era stata fatta la colostomia escludente. Uno di loro (in tabella non è segnato) aveva un ascesso epatico.

2.3.12 Gangrena di Fournier

Nel 2004 Lehnhardt e coll. hanno descritto un caso di gangrena di Fournier, insorto due giorni dopo una emorroidectomia secondo Milligan-Morgan in una paziente anziana e obesa. Non essendo stata sufficiente la necrosectomia seguita da colostomia escludente, poiché tutto il retto era necrotico, si è resa necessaria una amputazione addomino-perineale.

Gli autori riferiscono di altri due casi di gangrena di Fournier dopo emorroidectomia, descritti da Basoglu e coll. (1997) e da Cihan e coll. (1999). Un caso era legato ad agranulocitosi indotta da un farmaco.

Tabella 2.6 Sepsi anale grave dopo chirurgia per emorroidi. In genere un caso per autore

Autore	Anno	Reintervento chirurgico	Colostomia escludente	Decesso
Post-emorroidectomia				
Timerbulatov	1988	drenaggio	no	no
Kriss	1990	no	no	no
Parikh (2 casi)	1994	no	no	no
Mohammedi	1996	drenaggio	no	sì
Basoglu	1997	necrosectomia	sì	no
Cihan	1999	necrosectomia	sì	no
Ibanez	2003	no	no	sì
Post-PPH				
Molloy	2000	Hartmann	sì	no
Roos	2000	necrosectomia	sì	no
Bonner	2001	necrosectomia	sì	sì
Giebel	2002	necrosectomia	sì	no
Ripetti	2002	laparotomia	sì	no
Maw	2002	no	no	no
Wong	2003	Hartmann	sì	no

Tabella 2.7 Terapia della gangrena di Fournier

1. **Rianimazione**	Analgesia, liquidi i.v., emotrasfusione, correzione del diabete
2. **Monitoraggio**	Pressione venosa centrale, misura della diuresi, emogas analisi, linea arteriosa, pressione polmonare
3. **Chirurgia**	Necrosectomia estesa, *second look* dopo 24 ore, stomia escludente se necessario, nutrizione parenterale totale
4. **Laboratorio**	Coagulazione, bilirubinemia, creatininemia

Questa complicanza, che è avvenuta anche dopo legatura elastica e dopo dilatazione di stenosi anale, richiede sempre una ampia necrosectomia e molto spesso una colostomia escludente.

Estrada e coll. (2009) riferiscono due casi in cui hanno evitato il contatto delle feci con le aree necrotiche introducendo nell'ano un grosso tubo (Flexi Seal Fecal Management System): hanno chiamato il loro metodo "diversione del retto senza colostomia". Da tenere presente.

Un'ottima review sulla cura della gangrena di Fournier (Tabella 2.7) è stata scritta da Heppel e Benard su Perspectives in Colon and Rectal Surgery nel 1991. Gli autori ricordano i quattro elementi cardine della terapia.

Il paziente con gangrena di Fournier ha dolori perineali, stato tossico, edema e poi necrosi dello scroto e del perineo, enfisema sottocutaneo con crepitio, secrezione di pus acquoso con odore fetido. È ipoteso, tachicardico, disorientato, febbrile, tachipnoico. Rischia lo shock e la morte se non si instaura rapidamente la giusta terapia che comprende, è fondamentale, una ampia e aggressiva escissione di cute, fascia, muscoli necrotici. Solo questo lo fa spesso prontamente migliorare. La semplice incisione e drenaggio non è sufficiente. Qualsiasi manovra, anche una semplice medicazione, è molto dolorosa, perciò è bene usare morfina.

Qual è la sorte della ferita perineale quando il paziente si è ripreso?

Quattro volte su cinque la cute e i tessuti sottostanti cicatrizzano spontaneamente, anche se dopo molto tempo.

Altrimenti occorre un innesto cutaneo, talvolta di più, ad esempio una gracileplastica.

2.3.13 Complicanze particolari dopo PPH

Le ho descritte prima, spesso indicando anche la terapia.

Aggiungo un "trucco" per risolvere l'obliterazione completa (o quasi) del retto distale.

Si introduce nel retto, con delicatezza, un Hegar di piccolo calibro (2-3 mm) per reperire il lume e dilatare il tratto stenotico, lo si allarga sempre con Hegar, poi si introduce un catetere di Foley molto sottile (10-12 mm), si gonfia il palloncino e si fa trazione. In questo modo attirerete verso di voi il punto critico e potrete fare comodamente le manovre che sono più opportune, in *primis* tagliare il nodo della borsa di tabacco, in modo da far aprire il lume.

In caso di fistola retto-vaginale siate attendisti, si potrebbe risolvere spontaneamente (Giordano e della Corte, 2008). Altrimenti va operata: escissione e levatorplastica ad esempio.

Il retropneumoperitoneo (con eventuale pneumomediastino ed enfisema cervicale) richiede quasi sempre una cura conservativa. Ne riparleremo più avanti nel libro.

Per il diverticolo rettale, se è piccolo, basta la messa a piatto. Se è grande, può servire una resezione del diverticolo dopo averlo introflesso.

Un polipo granulomatoso sanguinante può essere semplicemente asportato.

Se vi sono punti metallici ritenuti ed è sicuro o molto probabile che causino dolore intenso, si potrebbe pensare ad una asportazione in blocco con una striscia di tessuto rettale (mucosa, sottomucosa e parte o tutta la muscolare) con re-anastomosi manuale. Ma è un intervento non semplice (se il segmento da asportare è esteso) e di efficacia non certo garantita, anzi… è probabile che resti un'area fibrotica (o che si ricrei dopo il vostro intervento) che vada a stimolare cronicamente le terminazioni del pudendo.

In letteratura c'è poco, un report di Max Wunderlich (da Vienna, dove c'è un centro dedicato alla stapler transanale e quindi complicanze se ne vedono) su Proktologia 2006, con risultati incoraggianti. L'amico e collega Micha Rabau, chirurgo colorettale israeliano, mi ha riferito su pochi casi andati non male.

Ma è un po' poco per avventurarsi.

Nei reinterventi dopo PPH (Brusciano et al.,

2004) l'asportazione di punti metallici ritenuti è al terzo posto per frequenza (20% dei reinterventi).

L'italiano Marino ha proposto il Gabapentin (2009).

Infine le perforazioni rettali. Come si curano?

Se si è instaurata una sepsi pelvica si può fare un'Hartmann. Poiché il paziente con emorroidi non è in genere molto anziano e non ha serie comorbilità, quasi sempre la stomia potrà essere chiusa. Oltre metà delle perforazioni rettali dopo PPH descritte in letteratura o sul sito FDA, specie quelle sopra-anastomotiche, hanno comunque richiesto un ano preternaturale.

In caso di reintervento per emorroidi recidive dopo PPH ci dovremo aspettare un maggior rischio di emorragia postoperatoria (Brusciano et al., già citati) e di dolore postoperatorio (White e coll., comunicazione al congresso della società israeliana su 12 reinterventi, abstract su Techniques in Coloproctology, 2011).

2.4 Trucchi del mestiere

1. Di uno ho già scritto nel paragrafo 1.3 in cui c'era il cosiddetto "intervento in diretta". Coagulare sulle pinze invece che direttamente sui tessuti nella escissione del nodulo emorroidario per avere meno sanguinamento. E fare poi l'escissione premendo e facendo scorrere lentamente sui tessuti la punta delle pinze.

2. Ecco una manovra per l'emostasi, per evitare di mettere un tampone che darebbe dolore, quando vedete che alla fine dell'intervento dalla ferita suturata della Ferguson filtra sangue o viene sangue a nappo da quella lasciata aperta dopo la Milligan-Morgan. Non volete continuare a coagulare perché dareste ustione-necrosi e dolore postoperatorio né volete risuturare i margini (in caso di Ferguson) perché rischiereste di lacerare il canale anale e poi avere stenosi.
Appoggiate sull'area che sanguina un piccolo lembo di Tabbotamp (la garzina emostatica) e poi ancoratelo al tessuto che sanguina con un paio di punti (Fig. 2.23). Questo "trucco" è utile per qualsiasi ferita endoanale sanguinante, dopo interventi per fistola, adenoma villoso ecc.

3. Quando si opera di PPH una donna anziana, con perineo discendente, con il Douglas prolassato e con eventuale enterocele, prima di dare i punti della borsa di tabacco sulla parete anteriore del retto distale, infiltrate con soluzione fisiologica in modo da distanziare la sottomucosa dalla muscolare del retto e dagli organi vicini, per ridurre il rischio di "prenderli" con la borsa e con la suturatrice e provocare ischemie o lesioni o perforazioni, con successiva peritonite o emoperitoneo (Fig. 2.24).
Il "trucco" è stato descritto in un nostro articolo (Pescatori e Quondamcarlo, 1999).

4. Durante una PPH, per prevenire la cosiddetta

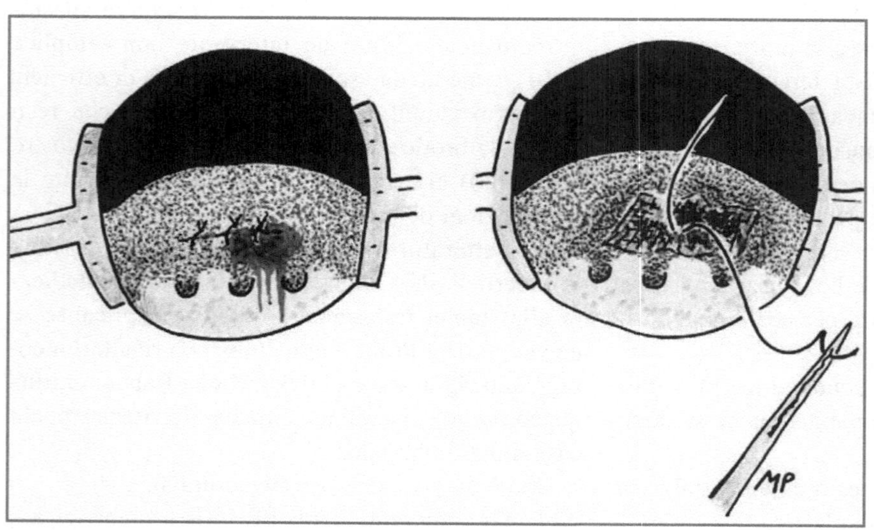

Fig. 2.23 In caso di sanguinamento da una ferita chiusa e aperta nel retto si può suturare una garza emostatica di Tabbotamp

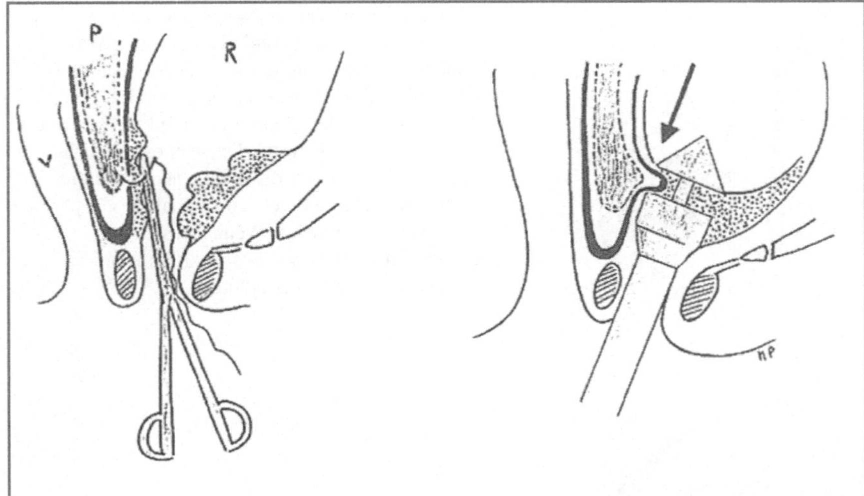

Fig. 2.24 a Emorroidopessi con stapler: borsa di tabacco nel retto distale. In caso di elitrocele-enterocele è possibile che con un punto di sutura il peritoneo e l'intestino vengano avvicinati nel lume rettale ed è possibile che vengano inclusi nella suturatrice e lesionati

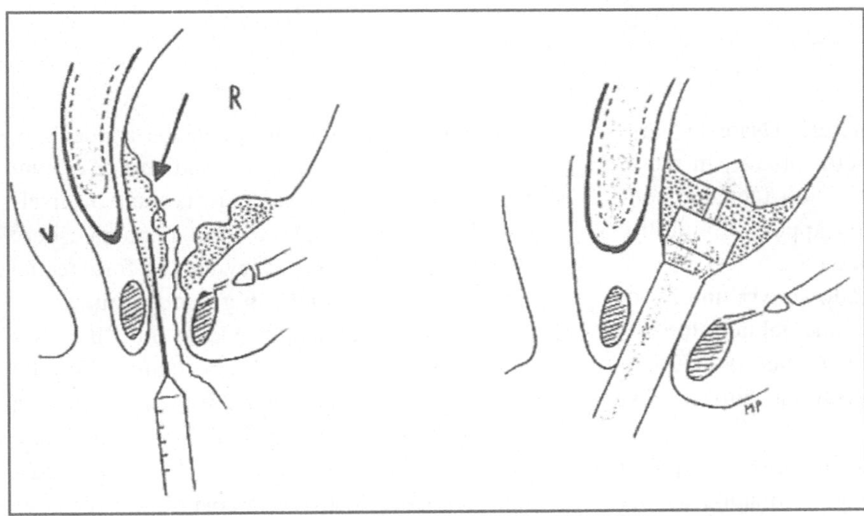

Fig. 2.24 b La complicanza si può prevenire iniettando soluzione fisiologica nel piano sottomucoso anteriormente, a livello del retto distale, prima di eseguire la borsa di tabacco (*da*: Pescatori e Quondamcarlo, 1999)

rectal pocket sindrome ovvero il diverticolo rettale, ovvero la cisti rettale da inclusione: state attenti a non passare uno o più punti della borsa troppo superficialmente. Se si ha il sospetto di averlo fatto, è bene trazionare molto il filo: meglio una piccola lacerazione durante l'intervento che la suddetta complicanza dopo.

5. Quando si effettua la Milligan-Morgan, se residuano noduli accessori sui ponti cute-mucosa dopo la escissione dei tre gavoccioli principali, si possono mettere (l'ho visto fare da Parks) dei punti a "U". Uno per ponte. Primo passaggio dell'ago, verticale, nel retto distale subito sopra l'anello anorettale, pro-

fondo, a prendere anche la muscolare, poi il secondo e il terzo in basso, orizzontali, a prendere, subito sopra la linea dentata per non cadere in pieno nella zona molto innervata dell'epitelio del canale anale, il nodulo emorroidario sul ponte muco-cutaneo. Infine il quarto, verticale, per chiudere la "U", di poco lateralmente al primo (Fig. 2.25).

Un accorgimento: prima di mettere i punti fate due "strisce" di diatermocoagulazione sui due segmenti di tessuto, uno nel retto distale e uno nel canale anale; stringendo il nodo, si affronteranno l'uno con l'altro, in modo da assicurare una maggiore adesione tramite l'area dis-

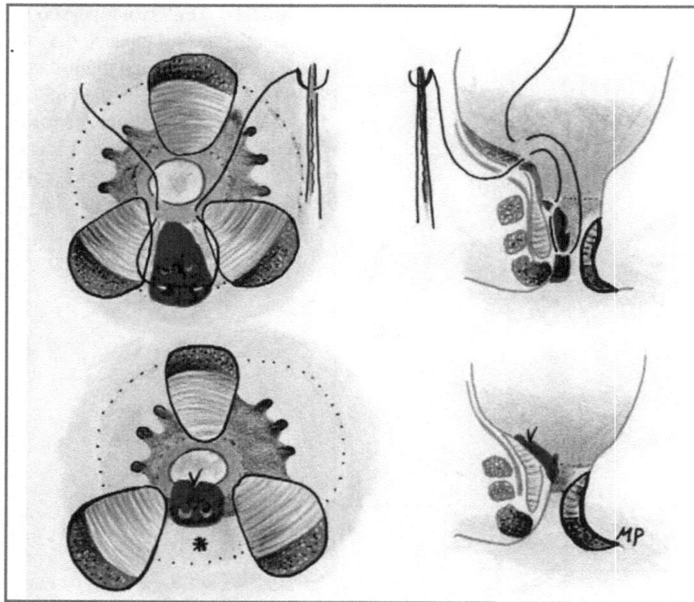

Fig. 2.25 Manovra chirurgica per il trattamento di una emorroide secondaria (*blu*) sul ponte muco-cutaneo residuo dopo emorroidectomia secondo Milligan-Morgan. Sono visibili le tre ferite chirurgiche. Con un punto ad "U" ancorato alla muscolare del retto distale si esegue una pessi ischemizzante del nodulo senza sezionare l'epitelio del ponte nel canale anale (*). La manovra serve a prevenire la stenosi. Nelle figure *in basso* si osserva l'emorroide suturata sull'anello anorettale

epitelizzata dall'elettrobisturi. Usate la parte piatta della punta dell'elettrobisturi, in modo che queste due "strisciate" non facciano sanguinare. Basta coagulare appena l'epitelio, non serve sezionare ovviamente.

Alla fine, stringendo il nodo si avrà un effetto di pessia e di ischemizzazione del nodulo residuo, conservando l'integrità del ponte, che come sapete, è una garanzia anti-stenosi anale.

6. Se volete fare una Ferguson senza (o quasi) sanguinamento intraoperatorio quando asportate l'emorroide potreste, prima di cominciare l'exeresi, mettere due punti, uno superficiale e poi, trazionandolo, uno più profondo, alla radice del gavocciolo, in corrispondenza del peduncolo emorroidario. Che come sapete non sempre c'è… ma insomma, il trucco spesso funziona. L'ho visto fare dal collega Palazzi ad Arezzo.

7. Alla fine della sutura della Ferguson, nella parte distale, si formano quei rilievi della cute che non solo si trasformeranno in antiestetiche marische, ma daranno anche edema e dolore postoperatorio, le cosiddette "orecchie di cane".

Se vedete che si stanno formando perché non avete tagliato abbastanza tessuto cutaneo all'inizio della escissione del nodulo facendo una "V" acuta, ebbene, alla fine della sutura non date l'ultimo punto sulla cute perianale annodando, ma con lo stesso filo, tornate indietro di 2-3 cm verso l'ano e annodate sulla rima anale o a livello dell'ex-linea dentata. Questa manovra esiterà in una sorta di pessi ed eviterà la formazione dell'"orecchio di cane". In genere funziona.

8. Ancora sulla Ferguson. Questo me l'ha insegnato Nivatvong, della Mayo Clinic. Più che un trucco è una accortezza di tecnica. Serve a ridurre il rischio di sepsi. Per la sutura della breccia chirurgica usate Vicryl Rapid (o catgut se ancora lo trovate) così se c'è un'infezione e tende a formarsi un piccolo ascesso, si drenerà spontaneamente quando il filo si riassorbe, cioè presto (Fig. 2.26). L'avevo accennato nel testo, ma *repetita juvant*.

Vi aggiungo questo (non molto originale forse…): se c'è un'infezione, edema, dolore, pus, tagliate il nodo che avete fatto all'estremità distale della sutura, sempre per facilitare il drenaggio.

9. Ora un "trucco" non per la prevenzione ma per la cura di una complicanza: la stenosi anorettale per l'appunto. L'ho usato in un paio di stenosi post-PPH.

Dopo la dilatazione con l'Hegar, in ambulatorio o in sala operatoria, fate un'iniezione di cortisone sul cercine della ex-stenosi. È una manovra che serve a stabilizzare la dilatazione e l'ho

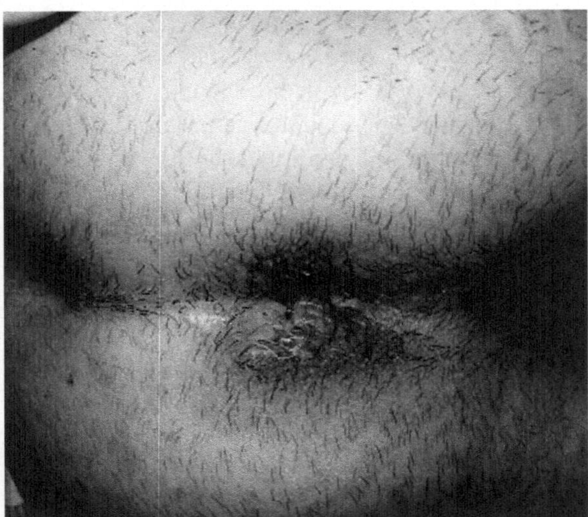

Fig. 2.26 Paziente operato di emorroidectomia sec. Ferguson in cui il cedimento precoce della sutura ha consentito il drenaggio spontaneo di una sepsi locale, facilitato dall'uso di Vicryl Rapid (o Catgut, come consigliato da Nivatvong della Mayo Clinic)

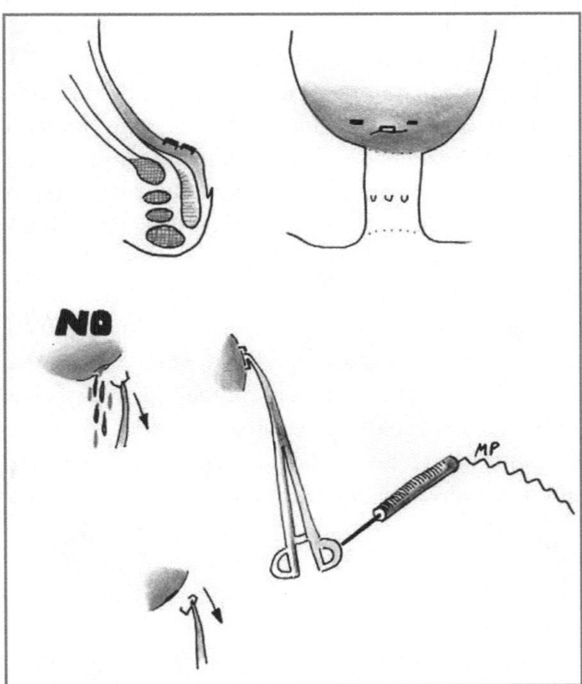

Fig. 2.27 Banale, ma utile "trucco" chirurgico per asportare punti metallici ritenuti dopo PPH (o STARR) possibile causa di sanguinamento o proctalgia. Anziché afferrare il punto con una Kelly, tirare e lacerare la mucosa rettale provocando emorragia, si esegue diatermocoagulazione sulla Kelly. Il punto verrà asportato facilmente coagulando la mucosa e lasciando solo una piccola escara

descritta su Techniques in Coloproctology nel 2002.

10. Sempre per curare una complicanza: il dolore o il sanguinamento da punto metallico ritenuto dopo PPH. Anche questo l'ho già accennato nel testo. È banale, ma utile, l'ho imparato da Sandro Palazzi. Individuato il punto metallico, non fate ciò che si fa, di solito: ovvero lo si afferra con una Kelly e lo si tira per farlo uscire dai tessuti. Sarà inevitabile una lacerazione con sanguinamento. Invece, dopo averlo preso, coagulate sulla Kelly. La coagulazione si trasmette al punto metallico che a sua volta coagula appena quei pochi millimetri di tessuto. Il punto uscirà senza danni (Fig. 2.27).

2.5 Due complicanze memorabili

2.5.1 La prima

Me ne sto una mattina nella clinica dove lavoravo anni fa, poggiata su una collina fra i pini di Roma Nord, a scartabellare i dati per non so quale ricerca, quando mi vedo arrivare in stanza l'infermiere caposala del reparto chirurgia. Mi dice che c'è stato un ricovero d'urgenza (cosa rara) in Urologia e che i colleghi mi chiedono di andare, perché si tratta di un'operata di emorroidi. Scendo una rampa di scale, entro in una stanza e mi trovo davanti, stesa su un letto, supina, una piccola sagoma rattrappita.

È una donna giovane (ha 35 anni, mi dicono), molto sofferente, confusa, magrissima, il volto affilato, dispnoica, con un grande pancione a metà coperto dal lenzuolo. Sembra incinta. Vedendola così defedata, penso "Ha un tumore". Poi mi ricordo… "operata di emorroidi". Non capisco.

Arrivano gli esami dal laboratorio: 70 di azotemia!

Bene, pausa, fate le vostre ipotesi. Che cos'ha questa donna?

Le mettono un catetere vescicale davanti a me, la sacca delle urine si riempie, una, due, tre volte, E ancora ne escono: sono quasi quattro litri. La pancia un po' per volta si sgonfia. La paziente continua a toccarsi il perineo e fa smorfie di dolore. I colleghi preparano un posto in emodialisi, non c'è tempo da perdere, è uremica, siamo a rischio di arresto cardiaco per iperpotassiemia.

Dopo qualche ora, vista la cartella clinica dell'ospedaletto di paese da cui la mandano, quando c'è più calma e la donna comincia a parlare, vengo a sapere che era andata in ritenzione urinaria dopo una emorroidectomia di Milligan-Morgan e sfinterotomia interna (c'era anche una ragade). Mi racconta che aveva dolori pazzeschi, che se ne stava a casa senza sapere cosa fare, che non urinava più ed era tornata in ospedale. Da lì il medico di guardia aveva subito chiamato la clinica, la più vicina provvista del reparto di Urologia.

Questo per dirvi che una ritenzione urinaria non è sempre una complicanza banale, ma a volte può mettere a rischio la vita di un paziente. In questo caso non era stata immediata e, in apparenza, ciò che l'aveva provocata era stato l'intenso dolore postoperatorio.

Superata la fase critica, fatta più d'una seduta di emodialisi, era residuata una stenosi anale grave, non risolvibile con le dilatazioni. Per cui ho dovuto operare la paziente di anoplastica. Il caso è stato descritto su Techniques in Coloproctology nel 2001, primo nome Basso.

2.5.2 La seconda

Anche questo secondo caso è stato pubblicato, su Ospedali d'Italia Chirurgia, la rivista dell'Associazione Chirurghi Ospedalieri Italiani (ACOI) nel 2005. Si parla di proctalgia cronica grave dopo PPH e la faccenda triste è che la paziente, L., ha subito una decina di interventi in tre anni e sta peggio di prima. È una donna forte, adesso è sui quaranta, sta sempre male ma non si arrende.

Mi scrive ogni tanto qualche e-mail, spera ancora di farcela.

Un ginecologo aprì la serie degli interventi con una colpo-perineoplastica per rettocele. Non so se davvero fosse indispensabile operarla; la paziente era abbastanza giovane e non aveva partorito, il mio dubbio è che fin dall'inizio sia stata vittima di una *vis chirurgica* eccessiva. Ed è questo il motivo per cui ho voluto pubblicare il suo caso, per far riflettere i chirurghi (me compreso) sul fatto che a volte è necessario essere attendisti e non interventisti, come ho scritto, se ricordate, nella prefazione di questo libro.

Dopo la plastica del ginecologo, L. stette bene per un anno. Poi (purtroppo), andò a farsi visitare perché soffriva di emorroidi. Il chirurgo, trovati due noduli di secondo grado, le propose una PPH. L'operazione, mi raccontò poi, le fu propagandata come indolore, con promesse di guarigione sicura (fatte certo in buona fede). L. accettò fiduciosa.

Qualche lettore penserà forse, come penso io, che la PPH sia eccessiva per le emorroidi di secondo grado. Difatti nelle linea guida della SICCR (Altomare et al., 2006) è indicata per il terzo. È anche vero però che i chirurghi dell'Università di Aberdeen hanno pubblicato una casistica di PPH per le emorroidi di secondo grado (Shanmugan et al., 2010).

Sta di fatto che, poche settimane dopo, iniziò per la paziente, sempre più intensa, quella proctalgia che non l'ha mai abbandonata per il resto della sua vita. Se la concausa fosse la ferita dell'operazione ginecologica (o altro ancora, come vedremo) non si può sapere. Certo che i reinterventi sono gravati da maggior rischio di complicanze. E fra queste c'è il dolore. Le diramazioni del nervo pudendo passano sia nel perineo che negli elevatori e una doppia cicatrice non giova di certo.

Pausa di riflessione. Donna giovane quindi, nullipara, con proctalgia grave dopo PPH. Che cosa avreste fatto voi a questo punto per curare la paziente?

Devo sorvolare su quel che accadde nei due anni successivi, altrimenti questo caso prenderebbe mezzo libro... dirò solo che L. ha subito altri otto interventi e mi limito a elencarli: agrapphectomia, prolassectomia interna secondo Delorme, neurolisi transglutea del pudendo, asportazione di noduli di endometriosi dal cavo di Douglas, asportazione di un granuloma del setto retto-vaginale, posizionamento di elettrodo provvisorio per la neuromodulazione sacrale, messa a piatto di una fistola anale e asportazione di una cicatrice adominale.

"Ma poteva fare delle terapie conservative!", direte voi.

Le ha fatte, le ha fatte. Bio-feedback, nutrizione parenterale totale, psicoterapia, agopuntura, terapia del dolore con Lyrica e altro, ipnosi, infiltrazione di anestetico e cortisone negli elevatori. Tutto senza esito.

La proctalgia cronica grave dopo PPH è rara, per fortuna. Due per cento dei casi nei 1300 pazienti dello studio multicentrico di Ravo e coll. (2002), già citato. Fino al 16% in altre casistiche (Cheetham et al., 2003). Ma la maggior parte degli autori sono al di sotto del 5%.
Però quando viene è molto difficile curarla.

È un dato certo che la paziente era psicologicamente alterata, per esempio dopo decenni non aveva ancora assorbito la morte della madre, avvenuta quando era piccola. Era andata incontro ad una separazione coniugale molto traumatizzante. Pativa il fatto di non avere figli. Questo può avere influito.

Ma è chiaro che nella cronicizzazione implacabile del suo dolore il fatto di aver subito molte, troppe operazioni e di avere molte cicatrici in un'area altamente innervata è stato determinante.

Ancor più determinante, credo, non aver fatto una legatura elastica al posto della PPH: aveva solo delle emorroidi di secondo grado.

Sommario

Molte le complicanze che si possono verificare dopo un intervento per emorroidi. Buona parte si prevengono con corrette manovre chirurgiche.

Sia l'emorroidectomia di Milligan-Morgan che la emorroidopessi con stapler sono a volte seguite da emorragia importante, ma in meno del 5% dei casi. La frequenza di rettorragia grave dopo Ferguson è spesso al di sotto dell'1%. Di rado serve un reintervento, se si usa il tamponamento rettale con Foley.

L'incontinenza fecale è rara e può essere dovuta a una lesione dello sfintere interno. È curabile con misure conservative o con iniezione di agenti volumizzanti.

La stenosi anale si può verificare in genere dopo la Milligan-Morgan, ma quasi mai richiede un'anoplastica, spesso si risolve con una dilatazione. Dopo la Ferguson si può avere deiscenza delle suture in un quarto dei casi, ma la ragade cronica è più frequente dopo la Milligan-Morgan.

La PPH può essere seguita da complicanze insolite, come la obliterazione del retto o il retropneumoperitoneo o ancora una fistola retto-vaginale, tutti eventi molto rari. Più frequente l'urgenza defecatoria e il tenesmo, spesso temporanei. Descritti ematomi del retto e del sigma con emoperitoneo, perforazioni del retto, facilitate da prolasso del cavo di Douglas e intussuscezione rettale. La sepsi pelvica richiede spesso una colostomia. Tre volte su 100 si forma una tasca rettale o diverticolo o cisti da inclusione.

La proctalgia grave dopo PPH è di difficile cura e peggiora la qualità di vita.

La THD (DGHAL)-mucopessi è l'intervento meno invasivo, le complicanze sono al di sotto del 10% e sono in genere minori. Fra queste la trombosi emorroidaria.

La ritenzione urinaria dipende più dal tipo di anestesia o dal sesso e dall'età del paziente e si può avere dopo qualsiasi tecnica.

Letture consigliate

Aigner F, Bonatti H, Peer S et al (2010) Vascular considerations for stapled haemorrhoidopexy. Colorectal Dis 12:452-458

Allan A, Samad AJ, Mellon A et al (2006) Prospective randomised study of urgent haemorrhoidectomy compared with non-operative treatment in the management of prolapsed thrombosed internal haemorrhoids. Colorectal Dis 8:41-45

Altomare D, Infantino A, Bottini C et al (2010) Prospective randomized multicenter study comparing stapled hemorrhoidopexy (SH) with doppler-guided transanal hemorrhoid dearterialization (THD) for III degree hemorrhoids. Dis Colon Rectum 53:580

Altomare DF, Milito G, Andreoli R et al (2008) LigaSure Precise vs. conventional diathermy for Milligan-Morgan hemorrhoidectomy: a prospective, randomized, multicenter trial. Dis Colon Rectum 51:514-519

Altomare DF, Roveran A, Pecorella G et al (2006) The treatment of hemorrhoids: guidelines of the Italian Society of Colorectal Surgery. Tech Coloproctol 10:181-186

Amato A, Seow-Choen F (2009) Ethical issues and innovation in colorectal surgery. Tech Coloproctol 13:83-85

Amoli HA, Notash AY, Shahandashti FJ et al (2011) A randomized, prospective, double-blind, placebo-controlled trial of the effect of topical diltiazem on posthaemorrhoidectomy pain. Colorectal Dis 13:328-332

Andrews BT, Layer GT, Jackson BT et al (1993) Randomized trial comparing diathermy hemorrhoidectomy with the scissor dissection to Milligan-Morgan operation. Dis Colon Rectum 36:580-583

Angelone G, Giardiello C, Prota C (2006) Bleeding after stapled haemorhoidopexy using PPH 03 instrument. ANZ J Surg 76:672-673

Angelone G, Giardiello C, Prota C (2006) Stapled hemorrhoidopexy. Complications and 2-year follow-up. Chir Ital 58:753-760

Angelone G, Giardiello C, Prota C (2007) Bleeding after stapled haemorrhoidopexy using the PPH 03 stapler device. Experience and results in 100 consecutive patients. Chir Ital 59:225-229

Arbman G, Krook H, Haapaniemi S (2000) Closed vs. open hemorrhoidectomy-is there any difference? Dis Colon Rectum 43:31-34

Arroyo A, Pérez F, Miranda E et al (2004) Open versus closed day-case haemorrhoidectomy: is there any difference? Results of a prospective randomised study. Int J Colorectal Dis 19:370-373

Arroyo A, Pérez-Vicente F, Serrano P et al (2006) Proctitis complicating stapled hemorrhoidectomy: report of a case. Int J Colorectal Dis 21:197-198

Augustin G, Smud D, Kinda E et al (2009) Intra-abdominal bleeding from a seromuscular tear of an ascending rectosigmoid intramural hematoma after stapled hemorrhoidopexy. Can J Surg 52:14-15

Aumann G, Petersen S, Pollack T et al (2004) Severe intra-abdominal bleeding following stapled mucosectomy due to enterocele: report of a case. Tech Coloproctol 8:41-43

Baraza W, Shorthouse A, Brown S (2009) Obliteration of the rectal lumen after stapled hemorrhoidopexy: report of a case. Dis Colon Rectum 52:1524-1525

Başoğlu M, Gül O, Yildirgan I et al (1997) Fournier's gangrene: review of fifteen cases. Am Surg 63:1019-1021

Basso L, Pescatori M (1994) Outcome of delayed hemorrhage following surgical hemorrhoidectomy. Dis Colon Rectum 36:743-746

Basso L, Bernardi C, Ayabaca S et al (2001) Life-threatening urinary retention after haemorrhoidectomy and internal sphincterotomy. Tech Coloproctol 5:109-111

Basso L, Pescatori M (2003) Subcutaneous emphysema after associated colonoscopy and transanal excision of rectal adenoma. Surg Endosc 17:1677

Beer-Gabel M, Carter D, Venturero M et al (2010) Ultrasonographic assessment of patients referred with chronic anal pain to a tertiary referral centre. Tech Coloproctol 14:107-112

Behboo R, Zanella S, Ruffolo C et al (2011) Stapled haemorrhoidopexy: extent of tissue excsion and clinical implications in the early postoperative period. Colorect Dis 13:697-702

Berstock JR, Bunni J, Torrie AP (2010) The squelching hip: a sign of life-threatening sepsis following haemorrhoidectomy. Ann R Coll Surg Engl 92:39-41

Bessa SS (2008) Ligasure vs. conventional diathermy in excisional hemorrhoidectomy: a prospective, randomized study. Dis Colon Rectum 51:940-944

Beuke AC, Pedersen ME, Qvist N (2008) Rectal perforation and faecal peritonitis after stapled operation for grade IV haemorrhoids. Ugeskr Laeger 170:460

Bittorf B, Ringler R, Forster C et al (2006) Cerebral representation of the anorectum using functional magnetic resonance imaging. Br J Surg 93:1251-1257

Blouhos K, Vasiliadis K, Tsalis K et al (2007) Uncontrollable intra-abdominal bleeding necessitating low anterior resection of the rectum after stapled hemorrhoidopexy: report of a case. Surg Today 37:254-257

Boccasanta P, Venture M, Orio A et al (1998) Circular hemorrhoidectomy in advanced hemorrhoidal disease. Hepato-gastroenterology 45:962-969

Boccasanta P, Venturi M, Roviaro GC (2007) Stapled Transanal Rectal Resection versus stapled anopexy in the cure of hemorroids with rectal prolapse. A randomized controlled trial. Int J Colorectal Dis 22:245-251

Boffi F (2008) Sutureless PPH and STARR. Tech Coloproctol 12:352

Boffi F (2008) Retained staples causing rectal bleeding and severe proctalgia after the STARR procedure. Tech Coloproctol 12:135-136

Boffi F, Podzemny V (2011) Obstructed defecation, rectocele, recurrent hemorrhoids and rectal diverticulum following the procedure for prolapsed hemorrhoids. Tech Coloproctol 15:255-256

Bondurri A, Zbar AP, Tapia H et al (2011) The relationship between etiology, symptom severity and indications for surgery in cases of anal incontinence: a 25-year analysis of 1046 patients at a tertiary coloproctology practice. Tech Coloproctol 15:159-164

Bozdag AD, Nazli O, Tansug T et al (2008) Videoanoscope-assisted stapled haemorrhoidopexy: analysis of 18 patients. Tech Coloproctol. 12:123-126

Brown S, Baraza W, Shorthouse A (2007) Total rectal lumen obliteration after stapled haemorrhoidopexy: a cautionary tale. Tech Coloproctol 11:357-358

Brown SR, Shanmugan P, Dobbs P (2006) Stapled haemorrhoidopexy for prolapsing haemorrhoids. Colorectal Dis 8:525-526

Brusciano L, Ayabaca SM, Pescatori M et al (2004) Reinterventions after complicated or failed stapled hemorrhoidopexy. Dis Colon Rectum 47:1846-1851

Bufo A, Galasse S, Amoroso M (2006) Recurrent severe postoperative bleeding after stapled hemorrhoidopexy requiring emergency laparotomy. Tech Coloproctol 10:62-63

Burch J, Epstein D, Sari AB et al (2009) Stapled haemorrhoidopexy for the treatment of haemorrhoids: a systematic review. Colorectal Dis 11:233-243

Büyükaşik O, Hasdemir OA, Cöl C (2009) Rectal lumen obliteration from stapled hemorrhoidopexy: can it be prevented? Tech Coloproctol 13:333-335

Capomagi A, Mannetta V, Balestrieri A et al (1999) Circular haemorrhoidectomy using stapler is the "gold standard" for the treatment of hemorrhoids? Preliminary data regarding 206 consecutive patients. Ital J Coloproctol 2:782-785

Carapeti EA, Kamm MA, McDonald PJ et al (1998) Double-blind randomised controlled trial of effect of metronidazole on pain after day-case haemorrhoidectomy. Lancet 351:169-172

Carapeti EA, Kamm MA, McDonald PJ et al (1999) Randomized trial of open versus closed day-case haemorrhoidectomy. Br J Surg 86:612-613

Carriero A, Dal Borgo P, Pucciani F (2001) Stapled mucosal prolapsectomy for haemorrhoidal prolapse with Lone Star Retractor System. Tech Coloproctol 5:41-46

Cheetham MJ, Cohen CR, Kamm MA et al (2003) A randomized, controlled trial of diathermy hemorrhoidectomy vs. stapled hemorrhoidectomy in an intended day-care setting with longer-term follow-up. Dis Colon Rectum 46:491-497

Cheetham MJ, Mortensen NJ, Nystrom PO et al (2000) Persistent pain and faecal urgency after stapled haemorrhoidectomy. Lancet 356:730-733

Cheetham MJ, Phillips RK (2001) Evidence-based practice in haemorrhoidectomy. Colorectal Dis 3:126-134

Chen JG, Yang XD, Quian Q et al (2010) Rectal perforation after procedure for prolapse and hemorrhoids. Dis Colon Rectum 52:1439-1445

Chew MH, Chiow A, Tang CL (2008) Keloid formation after stapled haemorrhoidectomy causing anal stenosis: a rare complication. Tech Coloproctol 12:351-352

Chik B, Law WL, Choi HK (2006) Urinary retention after haemorrhoidectomy: impact of stapled haemorrhoidectomy. Asian J Surg 29:233-237

Chung YC, Wu HJ (2003) Clinical experience of sutureless closed hemorrhoidectomy with LigaSure. Dis Colon Rectum 46:87-92

Cihan A, Menteş BB, Sucak G et al (1999) Fournier's gangrene after hemorrhoidectomy: association with drug-induced agranulocytosis. Report of a case. Dis Colon Rectum 42:1644-1648

Cipriani S, Pescatori M (2002) Acute rectal obstruction after PPH stapled haemorrhoidectomy. Colorectal Dis 4:367-370

Cirocco WC (1996) Local epinephrine injection for delayed hemorrhage after hemorrhoidectomy. Tech Coloproctol 4:147-149

Cirocco WC (2008) Life threatening sepsis and mortality following stapled hemorrhoidopexy. Surgery 143:824-829

Corman ML, Carriero A, Hager T et al (2006) Consensus conference on the stapled transanal rectal resection (STARR). Colorect Dis 8:98-101

Cotton MH (2005) Pelvic sepsis after stapled hemorrhoidectomy. J Am Coll Surg 200:983

Dal Monte PP, Tagariello C, Sarago M et al (2007) Transanal haemorrhoidal dearterialisation: nonexcisional surgery for the treatment of haemorrhoidal disease. Tech Coloproctol 11:333-338

Daniel F, Sultan S, de Parades V et al (2006) Anal fissure and minor anorectal sepsis after stapled hemorrhoidectomy. Dis Colon Rectum 49:693-694

De Nardi P, Corsetti M, Passaretti S et al (2008) Evaluation of sensory and motor rectal response after hemorrhoidopexy with electronic barostat. Dis Colon Rectum 51:1255-1260

De Santis G, Gola P, Lancione L et al (2011) Sigmoid intramural hematoma and hemoperitoneum: an early severe complication after stapled hemorrhoidopexy. Tech Coloproctol [Epub ahead of print]

Dodi G, Cavallari F, Ventura S et al (1999) Sarafoff's anoplasty for incontinence following Whitehead's hemorrhoidectomy. Tech Coloproctol 3:63-66

Durai R, Ng PC (2009) Perirectal abscess following procedure for prolapsed haemorrhoids successfully managed with a combination of VAC sponge and Redivac systems. Tech Coloproctol 13:307-309

Drummond R, Wright DM (2007) Continued rectal bleeding following stapled haemorrhoidectomy. Colorectal Dis 9:669-670

Ertem M, Karatas A, Gök H, Yilmaz S (2009) Rare complication following Longo operation: giant rectal haematoma. Case report. ANZ J Surg 79:956-957

Estrada O, Martinez I, Del Bas M, Salvans S, Hidalgo LA (2009) Rectal diversion without colostomy in Fournier's gangrene. Tech Coloproctol 13:157-159

Eu KW, Teoh TA, Seow-Choen F, Goh HS (1995) Anal stricture following haemorrhoidectomy: early diagnosis and treatment. Aust N Z J Surg 65:101-103

Farag AE (1978) Pile suture: a new technique for the treatment of haemorrhoids. Br J Surg 65:293-295

Fareed M, El-Awady S, Abd-El monaem H, Aly A (2009) Randomized trial comparing LigaSure to closed Ferguson hemorrhoidectomy. Tech Coloproctol 13:243-246

Farouk R, Lieske B, Conaghan P (2010) Doppler guided hemorrhoid artery ligation and rectoanal repair for grade 2 and 3 hemorrhoids: outcomes after surgery. Dis Colon Rectum 53:580

Faucheron JL, Poncet G, Voirin D et al (2011) Doppler-guided hemorrhoidal artery ligation and rectoanal repair (HAL-RAR) for the treatment of grade IV hemorrhoids: long-term results in 100 consecutive patients. Dis Colon Rectum 54:226-231

Festen S, van Hoogstraten MJ, van Geloven AA et al (2009) Treatment of grade III and IV haemorrhoidal disease with PPH or THD. A randomized trial on postoperative complications and short-term results. Int J Colorectal Dis 24:1401-1405

Filingeri V, Gravante G (2005) Pneumoretroperitoneum, pneumomediastinum and subcutaneous emphysema of the neck after stapled hemorrhoidopexy. Tech Coloproctol 9:86

Filingeri V, Gravante G (2006) Stapled hemorrhoidopexy followed by fecal urgency and tenesmus: methodological complication or surgeon's mistake? Tech Coloproctol 10:149

Folgado Alberto S, Oro I, Sánchez P et al (2009) Rectal ulcer as a complication of the Longo circular hemorrhoidopexy. Rev Esp Enferm Dig 101:733-735

Fondran JC, Porter JA, Slezak FA (2006) Inflammatory polyps: a cause of late bleeding in stapled hemorrhoidectomy. Dis Colon Rectum 49:1910-1913

Forrest NP, Mullerat J, Evans C et al (2010) Doppler-guided haemorrhoidal artery ligation with recto anal repair: a new technique for the treatment of symptomatic haemorrhoids. Int J Colorectal Dis 25:1251-1256

Gaj F, Trecca A (2005) Hemorrhoids and rectal internal mucosal prolapse: one or two conditions? A national survey. Tech Coloproctol 9:163-165

Ganio E, Altomare DF, Gabrielli F et al (2001) Prospective randomized multicentre trial comparing stapled with open haemorrhoidectomy. Br J Surg 88:669-674

Gao XH, Wang HT, Chen JG et al (2010) Rectal perforation after procedure for prolapse and hemorrhoids: possible causes. Dis Colon Rectum 53:1439-1445

Garg P, Sidhu G, Nair S et al (2011) The fate and significance of retained staples after stapled hemorrhoidopexy. Colorect Dis, 13: 572-575

Giamundo P, Cecchetti W, Esercizio L et al (2011) Doppler-guided hemorrhoidal laser procedure for the treatment of symptomatic hemorrhoids: experimental background and short-term clinical results of a new mini-invasive treatment. Surg Endosc 25:1369-1375

Gingold BS (1991) Complications of anorectal laser therapy. Persp Colon Rect Surg 4:305-312

Giordano A, della Corte M (2008) Non-operative management of a rectovaginal fistula complicating stapled haemorrhoidectomy. Int J Colorectal Dis 23:727-728

Giordano P, Bradley BM, Peiris L (2008) Obliteration of the rectal lumen after stapled hemorrhoidopexy: report of a case. Dis Colon Rectum 51:1574-1576

Giordano P, Gravante G, Sorge R et al (2009) Long-term outcomes of stapled hemorrhoidopexy vs conventional hemorrhoidectomy: a meta-analysis of randomized controlled trials. Arch Surg 144:266-272

Gravante G, Venditti D (2007) Postoperative anal stenoses with Ligasure hemorrhoidectomy. World J Surg 31:245

Gravié JF, Lehur PA, Huten N et al (2005) Stapled hemorrhoidopexy versus Milligan-Morgan hemorrhoidectomy: a prospective, randomized, multicenter trial with 2-year postoperative follow up. Ann Surg 242:29-35

Guenin MO, Rosenthal R, Kern B et al (2005) Ferguson hemorrhoidectomy: long-term results and patient satisfaction. Dis Colon Rectum 48:1523-1527

Gupta PJ (2004) A comparative study between radiofrequency ablation with plication and Milligan-Morgan hemorrhoidectomy for grade III hemorrhoids. Tech Coloproctol 8:163-168

Gupta PJ (2009) Ethical issues on newer technologies in colorectal practice. Tech Coloproctol 13:329-330

Guy RJ, Seow-Choen F (2003) Septic complications after treatment of haemorrhoids. Br J Surg 90:147-156

Halberg M, Raahave D (2006) Perirectal, retroperitoneal, intraperitoneal and mediastinal gas after stapled haemorrhoidopexy. Ugeskr Laeger 168:3139-3140

Hall NR, Goldberg SM (2003) Reoperative surgery for persistent hemorrhoidal disease and complications of surgical hemorrhoidectomy. In: Longo WE, Northover JMA (eds) Reoperative colon and rectal surgery. London, Martin Dunitz

Heppel J, Benard F (1991) Life-threatening perineal sepsis. Persp Colon Rect Surg 4:1-16

Ho KS, Ho YH (2006) Prospective randomized trial comparing stapled hemorrhoidopexy versus closed Ferguson hemorrhoidectomy. Tech Coloproctol 10:193-197

Ho YH, Foo CL, Seow-Choen F et al (1995) Prospective randomized controlled trial of a micronized flavonidic fraction to reduce bleeding after haemorrhoidectomy. Br J Surg 82:1034-1035

Ho YH, Seow-Choen F, Tsang C et al (2001) Randomized trial assessing anal sphincter injuries after stapled haemorrhoidectomy. Br J Surg 88:1449-1455

Holzheimer RG (2004) Hemorrhoidectomy: indications and risks. Eur J Med Res 9:18-36

Hosch SB, Knoefel WT, Pichlmeier U et al (1998) Surgical treatment of piles: prospective, randomized study of Parks vs. Milligan-Morgan hemorrhoidectomy. Dis Colon Rectum 41:159-164

Huang WS, Chin CC, Yeh CH et al (2007) Randomized comparison between stapled hemorrhoidectomy and Ferguson hemorrhoidectomy for grade III hemorrhoids in Taiwan: a prospective study. Int J Colorectal Dis 22:955-961

Hussein AM (2001) Ligation-anopexy for treatment of advanced hemorrhoidal disease. Dis Colon Rectum 44:1887-1890

Hwang DY, Yoon SG, Kim HS et al (2003) Effect of 0.2 percent glyceryl trinitrate ointment on wound healing after a hemorrhoidectomy: results of a randomized, prospective, double-blind, placebo-controlled trial. Dis Colon Rectum 46:950-954

Ibrahim S, Tsang C, Lee YL et al (1998) Prospective, randomized trial comparing pain and complications between diathermy and scissors for closed hemorrhoidectomy. Dis Colon Rectum 41:1418-1420

Imbelloni LE, Gouveia MA, Vieira EM et al (2008) Selective sensory spinal anaesthesia with hypobaric lidocaine for anorectal surgery. Acta Anaesthesiol Scand 52:1327-1330

Infantino A, Bellomo R, Dal Monte PP et al (2010) Transanal haemorrhoidal artery echodoppler ligation and anopexy (THD) is effective for II and III degree haemorrhoids: a prospective multicentric study. Colorectal Dis 12:804-809

Jayaraman S, Colquhoun PHD, Malthaner RA (2006) Stapled versus conventional surgery for hemorrhoids. Cochrane Database of Systematic Reviews Issue 4 Art. No: CD005393

Jayaraman S, Colquhoun PH, Malthaner RA (2007) Stapled hemorrhoidopexy is associated with a higher long-term recurrence rate of internal hemorrhoids compared with convention-

al excisional hemorrhoid surgery. Dis Colon Rectum 50:1297-1305

Jensen C, Jørgensen H (2001) Late, life-threatening bleeding after hemorrhoidectomy. Ugeskr Laeger 163:41-42

Jóhannsson HO, Påhlman L, Graf W (2006) Randomized clinical trial of the effects on anal function of Milligan-Morgan versus Ferguson haemorrhoidectomy. Br J Surg 93:1208-1214

Kam MH, Lim JF, Ho KS et al (2009) Short-term results of DST EEA 33 stapler and neu@ anoscope for stapled haemorrhoidectomy: a prospective study of 1,118 patients from a single centre. Tech Coloproctol 13:273-277

Kanellos I, Blouhos K, Demetriades H et al (2004) Pneumomediastinum after dilatation of anal stricture following stapled hemorrhoidopexy. Tech Coloproctol 8:185-187

Karanlik H, Akturk R, Camlica H et al (2009) The effect of glyceryl trinitrate ointment on posthemorrhoidectomy pain and wound healing: results of a randomized, double-blind, placebo-controlled study. Dis Colon Rectum 52:280-285

Keighley MR, Williams NS (1993) Surgery of the anus, rectum and colon. Sounders Elsevier, Philadelphia

Kekez T, Bulic K, Smudj D et al (2007) Is stapled hemorrhoidopexy safe for the male homosexual patient? Report of a case. Surg Today 37:335–337

Khubchandani I (2002) Internal sphincterotomy with hemorrhoidectomy does not relieve pain: a prospective, randomized study. Dis Colon Rectum 45:1452-1457

Khubchandani I (2005) Open vs. closed hemorrhoidectomy. Tech Coloproctol 9:256

Khubchandani I, Fealk MH, Reed JF 3rd (2009) Is there a post-PPH syndrome? Tech Coloproctol 13:141-144

Knight JS, Senapati A, Lamparelli MJ (2008) National UK audit of procedure for prolapsing haemorrhoids on behalf of the Association of Coloproctology of Great Britain and Ireland. Colorectal Dis 10:440-445

Kodner IJ (2009) Innovations in colorectal surgery. Tech Coloproctol 13:167-168

Koh PK, Seow-Choen F (2005) Mucosal flap excision for treatment of remnant prolapsed hemorrhoids or skin tags after stapled hemorrhoidopexy. Dis Colon Rectum 48:1660-1662

Kosorok P, Mlakar B (2005) Haemorrhoidectomy as a one-day surgical procedure: modified Ferguson technique. Tech Coloproctol 9:57-59

Kraemer M, Parulava T, Roblick M et al (2005) Prospective, randomized study: proximate PPH stapler vs. LigaSure for hemorrhoidal surgery. Dis Colon Rectum 48:1517-1522

Kriss BD, Porter JA, Slezak FA (1990) Retroperitoneal air after routine hemorrhoidectomy. Report of a case. Dis Colon Rectum 33:971-973

La Torre F, Nicolai AP (2004) Clinical use of micronized purified flavonoid fraction for treatment of symptoms after hemorrhoidectomy: results of a randomized, controlled, clinical trial. Dis Colon Rectum 47:704-710

Lacerda-Filho A, Assunção GM, de Oliveira TA (2009) Neuropathic pain after stapled hemorrhoidopexy. Tech Coloproctol 13:255-256

Laughlan K, Jayne DG, Jackson D et al (2009) Stapled haemorrhoidopexy compared to Milligan-Morgan and Ferguson haemorrhoidectomy: a systematic review. Int J Colorectal Dis 24:335-344

Lehnhardt M, Steinstraesser L, Druecke D et al (2004) Fournier's gangrene after Milligan-Morgan hemorrhoidectomy requiring subsequent abdominoperineal resection of the rectum: report of a case. Dis Colon Rectum 47:1729-1733

Lim YK, Eu KW, Ho KS et al (2006) PPH03 stapled hemorrhoidopexy: our experience. Tech Coloproctol 10:43-46

Lin YH, Liu KW, Chen HP (2010) Haemorrhoidectomy: prevalence and risk factors of urine retention among post recipients. J Clin Nurs 19:2771-2776

Lindsey I, Jones OM, Smilgin-Humphreys MM et al (2004) Patterns of fecal incontinence after anal surgery. Dis Colon Rectum 47:1643-1649

Lo O, Ong K, Kam M et al (2010) Transanal hemorrhoidal dearterialization: a short-term prospective case series in a single institution. Dis Colon Rectum 53:581

Longo WE, Northover J (2003) Reoperative colon and rectal surgery. Martin Dunitz - Medical

Luo CH, Zang CB, Zhang GK et al (2010) Haemorrhoidectomy by vessel sealing system under local anaesthesia in an outpatient setting: preliminary experience. Colorectal Dis 12:236-240

Marino F (2009) Gabapentin therapy for chronic proctalgia following stapled haemorrhoidopexy. Colorectal Dis 11:788

Martellucci J, Papi F, Tanzini G (2009) Double rectal perforation after stapled haemorrhoidectomy. Int J Colorectal Dis 24:1113-1114

Mattana C, Coco C, Manno A et al (2007) Stapled hemorrhoidopexy and Milligan-Morgan hemorrhoidectomy in the cure of fourth-degree hemorrhoids: long-term evaluation and clinical results. Dis Colon Rectum 50:1170-1175

Maw A, Eu KW, Seow-Choen F (2002) Retroperitoneal sepsis complicating stapled hemorrhoidectomy: report of a case and review of the literature. Dis Colon Rectum 45:826-828

McCloud JM, Doucas H, Scott AD et al (2007) Delayed presentation of life-threatening perineal sepsis following stapled haemorrhoidectomy: a case report. Ann R Coll Surg Engl 89:301-302

McCloud JM, Jameson JS, Scott AN (2006) Life-threatening sepsis following treatment for haemorrhoids: a systematic review. Colorectal Dis 8:748-755

McDonald PJ, Bona R, Cohen CR (2004) Rectovaginal fistula after stapled haemorrhoidopexy. Colorectal Dis 6:64-65; Comment on: Colorectal Dis 2003; 5:304-310

Meyer P, Stieger R (2004) Retroperitoneal hematoma due to seam insufficiency after stapled hemorrhoidectomy. Chirurg 75:1125-1127

Milito G, Cadeddu F, Muzi MG et al (2010) Haemorrhoidectomy with LigaSure vs conventional excisional techniques: meta-analysis of randomized controlled trials. Colorectal Dis 12:85-93

Milito G, Cortese F, Brancaleone C et al (1997) Submucosal haemorrhoidectomy: surgical results and complications in 1,315 patients. Tech Coloproctol 1:128-132

Milito G, Gargiani M, Cortese F (2002) Randomised trial comparing LigaSure haemorrhoidectomy with the diathermy dissection operation. Tech Coloproctol 6:171-175

Milsom JW, Mazier WP (1986) Classification and management of postsurgical anal stenosis. Surg Gynecol Obstet 163:60-64

Mlakar B (2007) Should we avoid stapled hemorrhoidopexy in males and females who practice receptive anal sex? Dis Colon Rectum 50:1727

Molloy RG, Kingsmore D (2000) Life threatening pelvic sepsis after stapled haemorrhoidectomy. Lancet 355:810

Mongardini M, Custureri F, Schillaci F et al (2005) Rectal stenosis after stapler hemorrhoidopexy. G Chir 26:275-277

Muzi MG, Milito G, Nigro C et al (2007) Randomized clinical trial of LigaSure and conventional diathermy haemorrhoidectomy. Br J Surg 94:937-942

Naldini G (2011) Serious unconventional complications of surgery with stapler for haemorrhoidal prolapse and obstructed defaecation because of rectocoele and rectal intussusception. Colorectal Dis 13:323-327

Naldini G, Martellucci J, Moraldi L et al (2009) Is simple mucosal resection really possible? Considerations about histological findings after stapled hemorrhoidopexy. Int J Colorectal Dis 24:537-541

Nemati Fard M (2006) Sardinian congress of the Italian society of colorectal surgery. Tech Coloproctol 10:383-384

Ng KH, Ho KS, Ooi BS et al (2006) Experience of 3711 stapled haemorrhoidectomy operations. Br J Surg 93:226-230

Ng KH, Ho KS, Ooi BS et al (2007) Pudendal block with bupivacaine for postoperative pain relief. Dis Colon Rectum 50:1656-1661

Nicholson TJ, Armstrong D (2004) Topical metronidazole (10 percent) decreases posthemorrhoidectomy pain and improves healing. Dis Colon Rectum 47:711-716

Nienhuijs SW, de Hingh IH (2010) Pain after conventional versus Ligasure haemorrhoidectomy. A meta-analysis. Int J Surg 8:269-273

Nisar PJ, Acheson AG, Neal KR et al (2004) Stapled hemorrhoidopexy compared with conventional hemorrhoidectomy: systematic review of randomized, controlled trials. Dis Colon Rectum 47:1837-1845

Nyström PO, Qvist N, Raahave D et al (2010) Randomized clinical trial of symptom control after stapled anopexy or diathermy excision for hemorrhoid prolapse. Brit J Surg 97:167-176

Occelli G, Bruni T (2006) The Italian Society of Colo-Rectal Surgery (SICCR) Annual Report of the Coloproctology Units (UCP Club)

Ommer A, Wenger FA, Rolfs T, Walz MK (2008) Continence disorders after anal surgery – a relevant problem? Int J Colorectal Dis 23:1023-1031

Ong K, Kam M, Eu K (2010) Pain scores after stapled hemorrhoidopexy vs transanal hemorrhoidal dearterialization: a prospective study of 70 consecutive patients. Dis Colon Rectum 53:578

Ortiz H, Marzo J, Armendáriz P et al (2005) Stapled hemorrhoidopexy vs. diathermy excision for fourth-degree hemorrhoids: a randomized, clinical trial and review of the literature. Dis Colon Rectum 48:809-815

Oughriss M, Yver R, Faucheron JL (2005) Complications of stapled hemorrhoidectomy: a French multicentric study. Gastroenterol Clin Biol 29:429-433

Palazzo FF, Francis DL, Clifton MA (2002) Randomized clinical trial of LigaSure versus open haemorrhoidectomy. Br J Surg 89:154-157

Patti R, Almasio PL, Arcara M et al (2006) Botulinum toxin vs. topical glyceryl trinitrate ointment for pain control in patients undergoing hemorrhoidectomy: a randomized trial. Dis Colon Rectum 49:1741-1748

Patti R, Almasio PL, Muggeo VM et al (2005) Improvement of wound healing after hemorrhoidectomy: a double-blind, randomized study of botulinum toxin injection. Dis Colon Rectum 48:2173-2179

Patti R, Arcara M, Bonventre S et al (2008) Randomized clinical trial of botulinum toxin injection for pain relief in patients with thrombosed external haemorrhoids. Br J Surg 95:1339-1343

Pescatori M (1995) Closed hemorrhoidectomy. Ann Ital Chir 66:787-790

Pescatori M (2002) Management of post-anopexy rectal stricture. Tech Coloproctol 6:125-126

Pescatori M (2002) Prospective randomized multicentre trial comparing stapled with open haemorrhoidectomy. Br J Surg 89:122

Pescatori M (2002) Two-quadrant semiclosed hemorrhoidectomy. A preliminary report. Tech Coloproctol 6:105-108

Pescatori M (2006) Chronic anorectal pain after stapled hemorrhoidopexy. The use and abuse of surgery. Osp It Chir 12:259-265

Pescatori M, Ayabaca S, Caputo D (2004) Can anal manometry predict anal incontinence after fistulectomy in males? Colorectal Dis 6:97-102

Pescatori M, Favetta U, Dedola S, Orsini S (1997) Transanal stapled excision of rectal mucosal prolapse. Tech Coloproctol 1:96-98

Pescatori M, Favetta U, Navarra L (1998) Anal pressures after hemorrhoidectomy. Int J Colorectal Dis 13:149

Pescatori M, Favetta U, Amato A (2000) Anorectal function and clinical outcome after open and closed haemorrhoidectomy, with and without internal sphincterotomy. A prospective study. Tech Coloproctol 4:17-23

Pescatori M, Gagliardi G (2008) Postoperative complications after procedure for prolapsed hemorrhoids (PPH) and stapled transanal rectal resection (STARR) procedures. Tech Coloproctol 12:7-19

Pescatori M, Quondamcarlo C (1999) Prevention of intraoperative complications during stapled excision of rectal mucosal prolapse. Tech Coloproctol 3:103-104

Pescatori M, Spyrou M, Cobellis L et al (2006) The rectal pocket syndrome after stapled mucosectomy. Colorectal Dis 8:808-811

Pescatori M, Spyrou M, Pulvirenti d'Urso A (2007) A prospective evaluation of occult disorders in obstructed defecation using the 'iceberg diagram'. Colorectal Dis 9:452-456

Petersen S, Hellmich G, Schumann D et al (2004) Early rectal stenosis following stapled rectal mucosectomy for hemorrhoids. BMC Surg 21:6

Petersen S, Jongen J, Scwenck W (2011) Agraffectomy afer low rectal stapling procedure for hemorrhoids and rectocele. Tech Coloproctol (in press)

Phillips R (2009) Stapled obliteration of rectal lumen after PPH. Dis Colon Rectum 52:1525

Pigot F, Dao-Quang M, Castinel A et al (2006) Low hemorrhoidopexy staple line does not improve results and increases risk for incontinence. Tech Coloproctol 10:329-333

Quah HM, Seow-Choen F (2004) Prospective, randomized trial comparing diathermy excision and diathermy coagulation for symptomatic, prolapsed hemorrhoids. Dis Colon Rectum 47:367-370

Ramcharan KS, Hunt TM (2005) Anal stenosis after LigaSure hemorrhoidectomy. Dis Colon Rectum 48:1670-1671

Rand AA (1969) Skin-flap graft operation for hemorrhoids, a modification of the Whitehead. Dis Colon Rectum 265-276

Rasmussen OO, Larsen KG, Naver L et al (1991) Emergency haemorrhoidectomy compared with incision and banding for the treatment of acute strangulated haemorrhoids. A prospective randomised study. Eur J Surg 157:613-614

Ratto C, Giordano P, Donisi L et al (2010) Transanal hemorrhoidal dearterialization for IV degree hemorrhoids. Dis Colon Rectum 53:578

Ratto C, Giordano P, Donisi L et al (2011) Transanal haemorrhoidal dearterialization (THD) for selected fourth-degree haemorrhoids. Tech Coloproctol 15:191-197

Ratto C, Parello A, Zaccone G et al (2010) Assessment of hemorrhoidal arteries location within the rectum using endorectal ultrasound and echo-color doppler. Dis Colon Rectum 53:578

Ravo B, Amato A, Bianco V et al (2002) Complications after stapled hemorrhoidectomy: can they be prevented? Tech Coloproctol 6:83-88

Raymond TM, Raman SR, Basnyat PS (2008) First case of rectal inclusion cyst after stapled haemorrhoidopexy (PPH). Colorectal Dis 10:733-734

Regadas FS, Regadas SM, Rodrigues LV et al (2005) Transanal repair of rectocele and full rectal mucosectomy with one circular stapler: a novel surgical technique. Tech Coloproctol 9:63-66

Reis Neto JA, Reis JA Jr, Kagohara O et al (2005) Semi-open hemorrhoidectomy. Tech Coloproctol. 9:159-161

Roe AM, Bartolo DC, Vellacott KD et al (1987) Submucosal versus ligation excision haemorrhoidectomy: a comparison of anal sensation, anal sphincter manometry and postoperative pain and function. Br J Surg 74:948-951

Rosa G, Lolli P, Piccinelli D et al (2005) Submucosal reconstructive hemorrhoidectomy (Parks' operation): a 20-year experience. Tech Coloproctol 9:209-214

Sakr MF (2010) LigaSure versus Milligan-Morgan hemorrhoidectomy: a prospective randomized clinical trial. Tech Coloproctol 14:13-17

Sakr MF, Moussa MM (2010) LigaSure hemorrhoidectomy versus stapled Hemorrhoidopexy: a prospective, randomized clinical trial. Dis Colon Rectum 53:1161-1167

Salvati EP (1990) Management of acute hemorrhoidal disease. Persp Colon Rect Surg 3:309-314

Schmidt J, Dogan N, Langenbach R et al (2009) Fecal urge incontinence after stapled anopexia for prolapse and hemorrhoids: a prospective, observational study. World J Surg 33:355-364

Senagore AJ, Singer M, Abcarian J et al (2004) A prospective, randomized, controlled, multicenter trial comparing stapled hemorrhoidopexy and Ferguson hemorrhoidectomy: perioperative and one-year results. Dis Colon Rectum 47:1824-1836

Serventi A, Rassu PC, Giaminardi E et al (2010) Fecaloma in an iatrogenic diverticulum: an unusual complication of the procedure for prolapsed hemorrhoids (PPH). Tech Coloproctol 14:371-372

Shanmugam V, Muthukumarasamy G, Cook JA et al (2010) Randomized controlled trial comparing rubber band ligation with stapled haemorrhoidopexy for Grade II circumferential haemorrhoids: long-term results. Colorectal Dis 12:579-586

Shanmugam V, Thaha MA, Rabindranath KS et al (2005) Systematic review of randomized trials comparing rubber band ligation with excisional haemorrhoidectomy. Br J Surg 92:1481-1487

Siddiqui MRS, Abraham-Igwe C, Shangumanandan A et al

(2011) A literature review on the role of chemical sphincterotomy after Milligan–Morgan hemorrhoidectomy. Int J Colorectal Dis 26: 685:682

Sileri P, Stolfi VM, Franceschilli L et al (2008) Reinterventions for specific technique-related complications of stapled haemorrhoidopexy (SH): a critical appraisal. J Gastrointest Surg 12:1866-1872

Silverman R, Bendick PJ, Wasvary HJ (2005) A randomized, prospective, double-blind, placebo-controlled trial of the effect of a calcium channel blocker ointment on pain after hemorrhoidectomy. Dis Colon Rectum 48:1913-1916

Slawik S, Kenefick N, Greenslade GL et al (2007) A prospective evaluation of stapled haemorrhoidopexy/rectal mucosectomy in the management of 3rd and 4th degree haemorrhoids. Colorectal Dis 9:352-356

Smellie GD (1965) Control of post-haemorrhoidectomy bleeding with a Foley catheter and a pack. J R Coll Surg Edinb 11:328

Soudan D, Castinel A, Suduca J et al (2010) One-year outcome of hemorrhoidectomy: a prospective, multicenter French study. Dis Colon Rectum 53:581

Sultan S, Rabahi N, Etienney I et al (2010) Stapled haemorrhoidopexy: 6 years' experience of a referral centre. Colorectal Dis 12:921-926

Szmulowicz U, Gurland B, Garofalo T et al (2010) Hemorrhoidal arterial ligation: the experience of a single institution. Dis Colon Rectum 53:579

Tegon G, Pulzato L, Passarella L et al (2009) Randomized placebo-controlled trial on local applications of opioids after hemorrhoidectomy. Tech Coloproctol 13:219-224

Tenschert G, Freitas A, Langmayr J et al (2006) Reinterventions after stapled hemorrhoidopexy. Proktologia, Supplement, 2006 (abstract)

Teo JY, Kam MH, Eu KW (2010) Letter to the editor on the article "Treatment of grade III and IV haemorrhoidal disease with PPH or THD. A randomized trial on postoperative complications and short-term results". Int J Colorectal Dis 25:1385

Thaha MA, Irvine LA, Steel RJ, Campbell KL (2005) Postdefecation pain syndrome after circular stapled anopexy is abolished by oral nifedipine. Br J Surg 92:208–210

Theodoropoulos GE, Sevrisarianos N, Papaconstantinou J et al (2010) Doppler-guided haemorrhoidal artery ligation, rectoanal repair, sutured haemorrhoidopexy and minimal mucocutaneous excision for grades III-IV haemorrhoids: a multicenter prospective study of safety and efficacy. Colorectal Dis 12:125-134

Tjandra JJ, Chan MK (2007) Systematic review on the procedure for prolapse and hemorrhoids (stapled hemorrhoidopexy). Dis Colon Rectum 50:878-892

Toyonaga T, Matsushima M, Sogawa N et al (2006) Postoperative urinary retention after surgery for benign anorectal disease: potential risk factors and strategy for prevention. Int J Colorectal 21:676-682

van Wensen RJ, van Leuken MH, Bosscha K (2008) Pelvic sepsis after stapled hemorrhoidopexy. World J Gastroenterol 14:5924-5926

Vasudevan SP, Mustafa el A, Gadhvi VM et al (2007) Acute intestinal obstruction following stapled haemorrhoidopexy. Colorectal Dis 9:668-669

Vindal A, Lal P, Chander J, Ramteke VK (2008) Rectal perforation after injection sclerotherapy for hemorrhoids: case report. Indian J Gastroenterol 27:84-85

Yao L, Zhong Y, Xu J et al (2006) Rectal stenosis after procedures for prolapse and hemorrhoids (PPH)—a report from China. World J Surg 30:1311-1315

You SY, Kim SH, Chung CS, Lee DK (2005) Open vs. closed hemorrhoidectomy. Dis Colon Rectum 48:108-113

Wang JY, Lu CY, Tsai HL et al (2006) Randomized controlled trial of LigaSure with submucosal dissection versus Ferguson hemorrhoidectomy for prolapsed hemorrhoids. World J Surg 30:462-466

Wasvary HJ, Hain J, Mosed-Vogel M et al (2001) Randomized, prospective, double-blind, placebo-controlled trial of effect of nitroglycerin ointment on pain after hemorrhoidectomy. Dis Colon Rectum 44:1069-1073

Watson AJ, McLaren CM, Chapman AD et al (2003) Further cautionary tales from histopathology of stapled haemorrhoidopexy specimens. Colorectal Dis 5:271-272

Wexner SD (2001) Persistent pain and faecal urgency after stapled haemorrhoidectomy. Tech Coloproctol 5:56-57

Wilkerson PM, Strbac M, Reece-Smith H, Middleton SB (2009) Doppler-guided haemorrhoidal artery ligation: long-term outcome and patient satisfaction. Colorectal Dis 11:394-400

Wolff BG, Culp CE (1988) The Whitehead hemorrhoidectomy. An unjustly maligned procedure. Dis Colon Rectum 31:587-590

Wong LY, Jiang JK, Chang SC, Lin JK (2003) Rectal perforation: a life-threatening complication of stapled hemorrhoidectomy: report of a case. Dis Colon Rectum 46:116-117

Zacharakis E, Kanellos D, Pramateftakis MG et al (2007) Long-term results after stapled haemorrhoidopexy for fourth-degree haemorrhoids: a prospective study with median follow-up of 6 years. Tech Coloproctol 11:144-147

Zbar AP (2008) Postoperative complications after procedure for prolapsing haemorrhoids (PPH) and stapled transanal rectal resection (STARR). Tech Coloproctol 12:136-137 (correspondence)

Zbar AP (2009) Innovations in coloproctology. Tech Coloproctol 13:331-332

3.1 Introduzione

Un paziente con ragade anale ed emorroidi può anche essere operato da un chirurgo generale, ma uno con fistola anale complessa o recidiva è essenziale che vada da uno specialista.

Scrive infatti Goligher, autore di un libro che per decenni è stato la Bibbia della chirurgia colorettale: "è più difficile guarire una fistola complessa recidiva che operare un cancro del retto".

Ancora più delle recidive, secondo un recente lavoro presentato da Ellis negli USA nel 2010 al Congresso della ASCRS, ciò che preoccupa il paziente prima di operarsi è l'incontinenza fecale. Ed è chiaro che la conoscenza che uno specialista ha degli sfinteri anali (e degli altri fattori della continenza) è maggiore rispetto a un chirurgo che opera di tutto.

L'incontinenza anale quindi, che per l'inglese Robin Phillips del St Mark's Hospital è talvolta per il paziente un "prezzo da pagare" per la guarigione (Phillips e Lunniss, 1996) è la complicanza postoperatoria a cui sarà in gran parte dedicato questo capitolo.

Iniziamo brevemente dalle altre.

3.2 Emorragia postoperatoria

"Il sangue è il nemico del chirurgo" dice un proverbio e un'emorragia seria può avvenire anche dopo un intervento per fistola anale, sebbene sia molto più rara che non dopo la chirurgia delle emorroidi.

In tanti anni e su oltre 800 pazienti me ne sono capitati tre casi, uno solo dei quali ha richiesto un reintervento. Due di sicuro, uno forse, potevano essere prevenuti con delle manovre intraoperatorie più adeguate.

Iniziamo dal reintervento: una donna di 50 anni con una fistola transfinterica media e un ascesso ischiorettale molto voluminoso, aderente in alto al piano degli elevatori.

Dopo aver "staccato" la porzione prossimale dell'ascesso cronico dalla muscolatura sovrastante e aver determinato delle piccole lacerazioni delle fibre, ho fatto una emostasi che non si è rivelata sufficiente. Mi sono fidato del fatto che poi avrei "zaffato" la cavità con una garza compressiva. Dopo un'ora la paziente ha cominciato a sanguinare in reparto. Ho provato a "tamponare"... ma mi sono reso conto che l'emorragia era importante, la paziente diventava pallida e tachicardiaca, per cui l'ho fatta riportare in sala operatoria e, in narcosi, ho tolto lo zaffo e ho fatto l'emostasi: sanguinava dal piano degli elevatori, "sbrecciato" dall'asportazione dell'ascesso sottostante. Tutto è finito bene, solo un po' di stress.

Un altro caso di rettorragia mi è capitato circa 20 anni fa, di notte, dopo l'escissione di una fistola intersfinterica alta e il drenaggio del piano intersfinterico, in un uomo della stessa età. A quei tempi non marsupializzavo la ferita endoanale: l'avessi fatto non ci sarebbe stato sanguinamento, credo. Il sangue usciva dal plesso venoso sottomucoso ed è stato sufficiente gonfiare il palloncino di un Foley endorettale.

L'ultima emorragia è di otto mesi fa circa, paziente maschio di 17 anni. Nel libro sulle fistole che ho da poco pubblicato con la Springer-Verlag Italia (2011) il caso è fotografato: si vede una banale fistola intersfinterica bassa posteriore (la più frequente) messa a piatto (Fig. 3.1).

Ai margini dell'incisione è visibile il plesso venoso sottomucoso che sanguina leggermente; in pratica il paziente aveva delle piccole emorroidi interne, di primo grado. Qualche "colpetto" di elettrobisturi e poi lo zaffo. Non ho marsupializzato la

M. Pescatori, *Prevenzione e trattamento delle complicanze in chirurgia proctologica*,
© Springer-Verlag Italia 2011

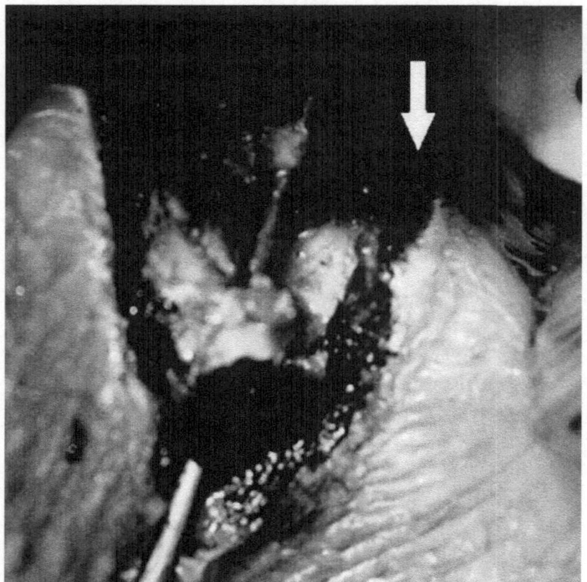

Fig. 3.1 Messa a piatto di fistola intersfinterica posteriore bassa. Paziente il posizione litotomica. Si osserva un lieve sanguinamento intraoperatorio dal plesso venoso sottomucoso. Pochi giorni dopo l'intervento si è verificata una rettorragia grave che ha richiesto tamponamento in urgenza con garza imbevuta di coagulante. La marsupializzazione della ferita chirurgica a termine dell'intervento avrebbe prevenuto la complicanza

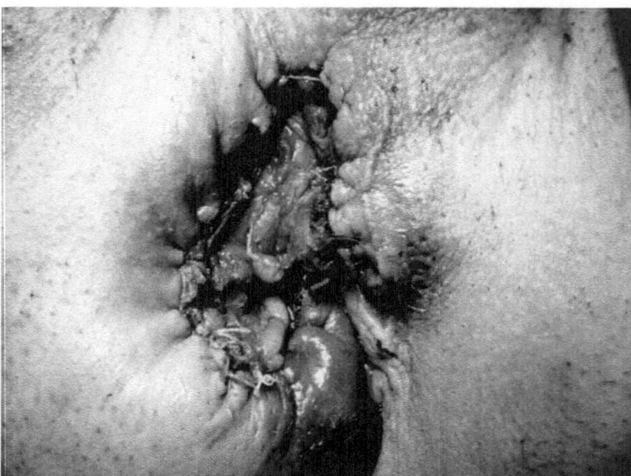

Fig. 3.2 Marsupializzazione della ferita chirurgica dopo fistulotomia (*da*: Pescatori M (2011) Ascessi, fistole anali e rettovaginali, Springer)

ferita perché mi sembrava inutile: era di piccole dimensioni e piuttosto superficiale. Ho fatto male, sarebbe stata una emostasi più efficace. Dopo 4-5 giorni, penso dovuta alla caduta dell'escara, c'è stata una emorragia e il giovane è stato portato al Pronto Soccorso dell'ospedale più vicino, in Ciociaria, basso Lazio. Per fortuna è bastato un tamponamento con garze compressive imbevute di Ugurol, coagulante.

Se leggiamo la letteratura si scopre che, con tre casi su molte centinaia, sono stato fortunato: il rischio di emorragia importante usando la messa a piatto o il setone è intorno al 20%, dopo impiego di lembo cutaneo per fistola transfinterica è del 10% (Ho e Ho, 2005).

Ecco ora tre consigli per prevenire il sanguinamento o almeno ridurne i rischi.

1. Fate un'accurata emostasi, non confidate troppo sulla compressione dello zaffo.

   Anche perché la garza, iodoformica o imbevuta di Betadine, non va spinta eccessivamente nella cavità, pena il dolore postoperatorio. Se avete

"sbrecciato" parte degli sfinteri meglio mettere un punto di sutura emostatico o del Tabbotamp o del Surgicel.

2. Marsupializzate anche le ferite di piccole dimensioni, specie in caso di emorroidi interne associate. Le potrete obliterare e ischemizzare con la sutura incavigliata della marsupializzazione (Fig. 3.2). Una recente review sistematica di Malik e Nelson, 2008, cita alcuni articoli, tra cui uno del nostro gruppo (Pescatori et al., 2006), che dimostrano l'utilità della marsupializzazione per migliorare l'emostasi e per far guarire prima la ferita. Senza provocare più dolore dopo l'intervento.

3. Infine, anche se sembra ovvio, controllate la ferita in reparto alla fine della seduta operatoria. Se lo zaffo è impregnato di sangue, è bene asportarlo ed esaminare la cavità con attenzione.

3.3 Fistola iatrogena

Può essere provocata da manovre energiche e incaute con lo specillo.

In particolare, se ci troviamo davanti a una fistola transfinterica, quando avremo incannulato l'orifizio esterno, in genere a una certa distanza dall'ano, ricordiamo che spesso il tramite cambia direzione. Da verticale e diretto alla fossa ischiorettale, in genere, dopo 2-3 cm, devia medialmente verso il canale anale e attraversa lo sfintere esterno. Se invece noi spingiamo troppo lo specillo verticalmente verso l'alto, oltrepassiamo il piano degli elevatori e creiamo una fistola extrasfinterica iatrogena, facendo comunicare la cute con lo spazio pelvirettale.

3.4 Sepsi residua persistente o precoce

Non c'è di peggio (mi è capitato...) che sentirsi dire dal paziente, poche ore o il giorno dopo l'intervento: "Dottore, ma io qui ho un bozzo che mi fa male" oppure "Guardi qui, mi esce del pus" e scoprire di aver lasciato un ascesso o un orifizio fistoloso esterno, magari scrotale o inguinale o coccigeo. O sulla coscia.

Ci sono fistole con tramiti e orifizi multipli localizzati non in sede perianale che possiamo inavvertitamente coprire con il lenzuolo verde quando "facciamo il campo". Specie nei pazienti con morbo di Crohn perineale.

Guardiamo bene la regione sacro-coccigea: è raro ma è possibile che vi siano una fistola pilonidale e una anale associate. In questo caso la posizione litotomica, che molti usano (me compreso) non ci consentirà di veder bene.

Guardiamo bene le regioni inguinali. A volte qui si trova un'estensione della sepsi non notata in ambulatorio, quando il paziente è in posizione di Sims.

Se c'è un ascesso o un tramite residuo, spesso è possibile metterlo a piatto in ambulatorio con anestesia locale. Più di rado bisogna reintervenire in sala operatoria.

Ancora più di rado guarisce con gli antibiotici o con un semplice curettage.

Poi ci sono i casi (e ne vedremo un esempio clamoroso, anzi memorabile, a fine capitolo) in cui il chirurgo opera con mano leggera, si limita a drenare e non va in cerca di quello che è in genere il *primum movens* della patologia, l'ascesso intersfinterico criptogenetico, a partenza cioè dalle cripte anali. Per farlo dovrebbe avere una conoscenza approfondita degli sfinteri anali e degli spazi che li circondano, ma se non è un coloproctologo sarà improbabile.

Infine attenzione alle fistole a ferro di cavallo. Hanno, per definizione, una estensione retroanale

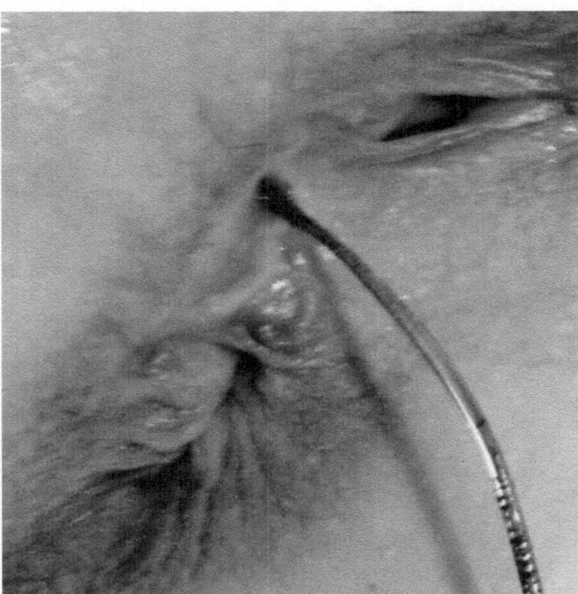

Fig. 3.3 La paziente è stata operata di fistulectomia e lembo di avanzamento rettale per una fistola anale conseguente a cisti di Bartolini suppurata. Nel decorso postoperatorio la cicatrizzazione della ferita ano-vulvare ha avuto un arresto dovuto a sepsi persistente. Si è preferito eseguire cicli di antibiotico-terapia, piuttosto che rioperare, ma il *sinus* "si è fatto strada" fino a creare una fistola transfinterica che ha richiesto un reintervento. La paziente è in posizione di Sims e uno specillo è stato inserito nel tramite

e/o retrorettale: se non dreniamo adeguatamente la cute posteriormente all'ano e ci limitiamo a due incisioni laterali, lasceremo un'area settica imprigionata in spazi dove i germi anaerobi potranno stazionare e mantenere attiva la sepsi. Koehler e coll. (2004) riferiscono discreti risultati con due incisioni laterali purchè associate a setoni di silicone e drenaggi posizionati in modo adeguato e a chiusura dell'orifizio interno con lembo rettale o cutaneo oppure con sutura.

Un ascesso e una fistola mal curati, con sepsi residua, cioè mai guarita perché trattata o seguita in modo inadeguato, dovranno essere rioperati (Figg. 3.3 e 3.4).

Quando si usa la colla di fibrina o si iniettano cellule staminali c'è il rischio di provocare un ascesso ovvero una sepsi precoce. È successo 12 volte su 49 pazienti a Garcia-Olmo e coll. (2009), ma, secondo gli autori, solo nella metà dei casi la sepsi era dovuta al trattamento. E sempre alla colla di fibrina, che infatti è ora piuttosto in declino rispetto ai primi report incoraggianti.

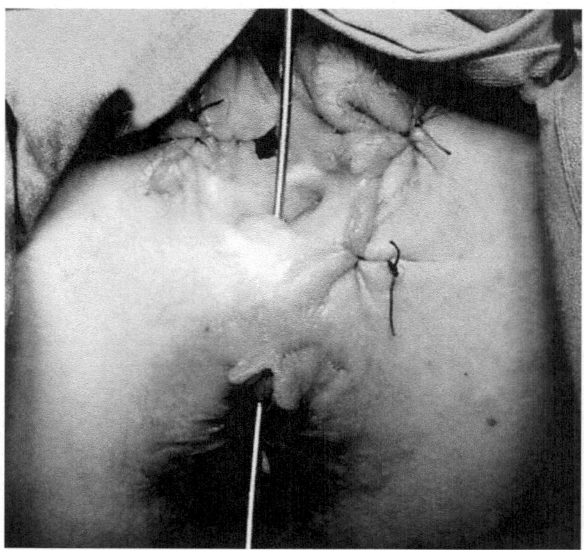

Fig. 3.4 a Sala operatoria, posizione litotomica. La fistola è anteriore alta e tutto lo sfintere esterno si trova al di sotto. La paziente ha 50 anni ed ha già subito due interventi all'ano: una fistulotomia sarebbe seguita da incontinenza. Si opta quindi per un "re-do flap", ovvero la confezione di un nuovo lembo rettale dopo curettage del tessuto fistoloso settico

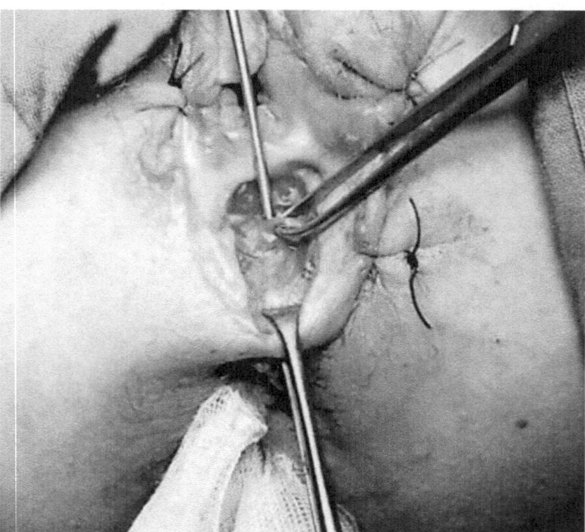

Fig. 3.4 b Lo specillo inserito nella fistola, che si trova tutta al di sopra dello sfintere esterno

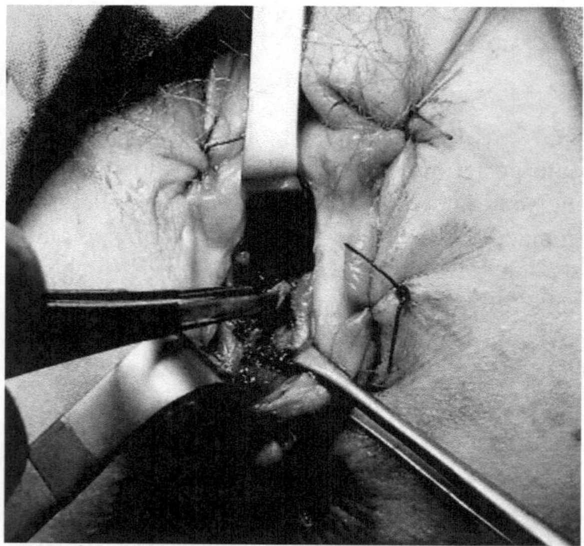

Fig. 3.4 c Il tramite fistoloso viene asportato (pinze)

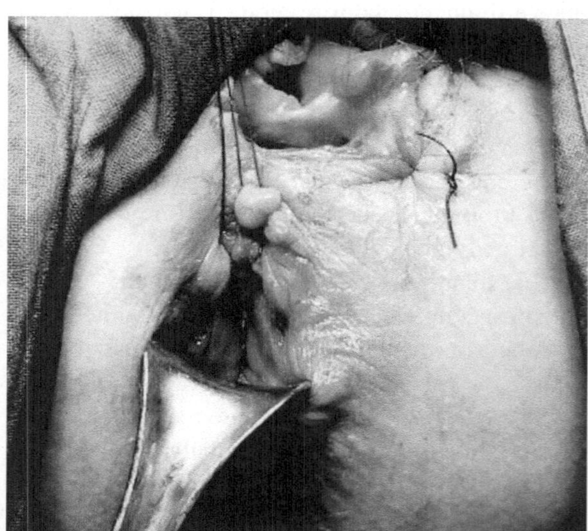

Fig. 3.4 d Riconfezionamento di un lembo di avanzamento mucoso rettale

3.5 Ferita che non guarisce e deiscenza della sutura

Tre casi di ascesso anale precoce da drenare (su otto pazienti) si sono verificati dopo combinazione di *plug* e lembo rettale di scorrimento, per cui è stato interrotto uno studio pilota da poco iniziato (Mitalas et al., 2010).

Come abbiamo in parte detto a proposito della ragade, i rischi maggiori li corrono il paziente diabetico, quello con morbo di Crohn, quello immunodepresso (con AIDS o HIV positivo), quello obeso e anche il paziente con ipertono anale se la ferita sarà endoanale.

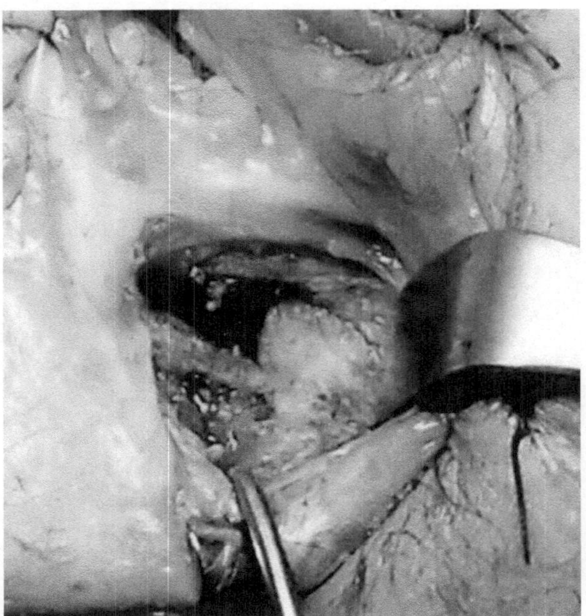

Fig. 3.4 e Levatorplastica anteriore per creare un ulteriore diaframma fra il canale anale e il perineo con del tessuto vitale non utilizzato in precedenza. Si osserva la branca laterale sinistra del muscolo puborettale

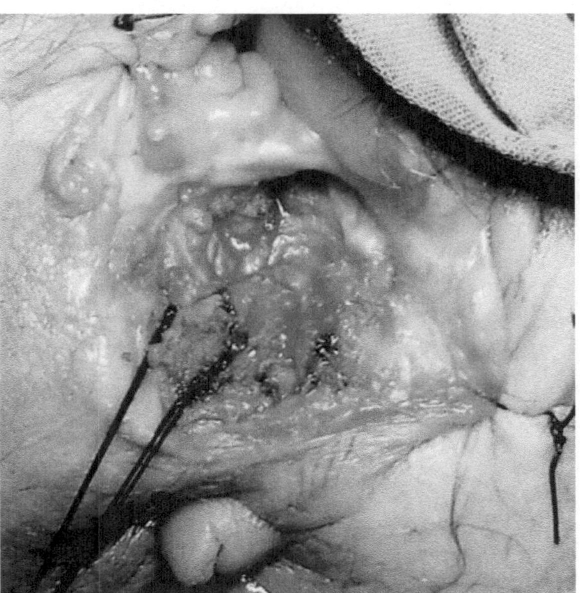

Fig. 3.4 f I due rami del puborettale accostati nella levatorplastica anteriore

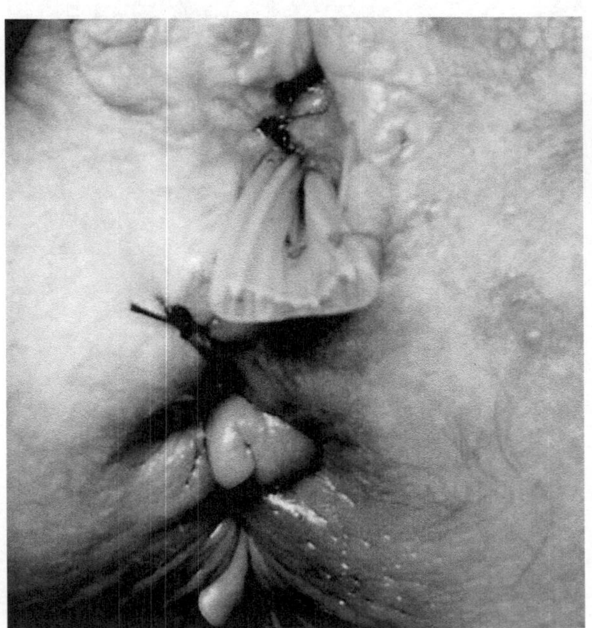

Fig. 3.4 g Aspetto del campo operatorio a fine intervento

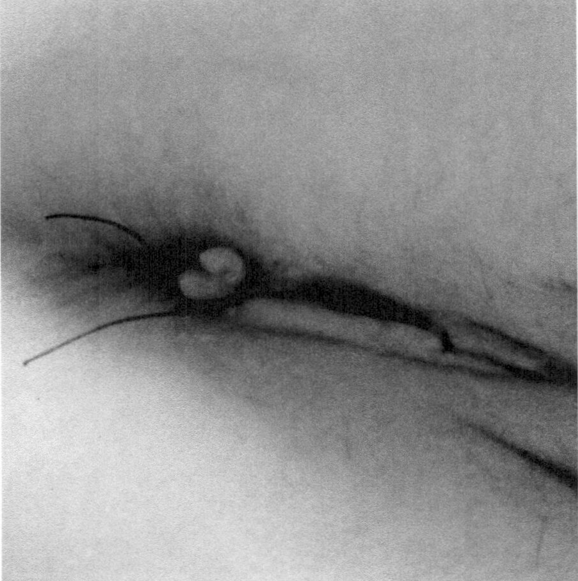

Fig. 3.4 h Complicanza in decima giornata postoperatoria quando la paziente, dopo una settimana di parenterale periferica e Loperamide, si è canalizzata: piccolo cedimento del lembo rettale, trattato con posizionamento di un setone drenante, per prevenire la sepsi. Questo sarà poi convertito in un setone tagliente. La gran parte del lembo e la levatorplastica "hanno tenuto". Paziente in posizione di Sims

È a rischio il paziente che non curerà molto l'igiene anale, che non farà bene i frequenti semicupi con i disinfettanti che gli avremo prescritto; quello molto sensibile al dolore, che farà resistenza stringendo i glutei durante le medicazioni. Ecco perché talvolta, in questi soggetti, le prime medi-

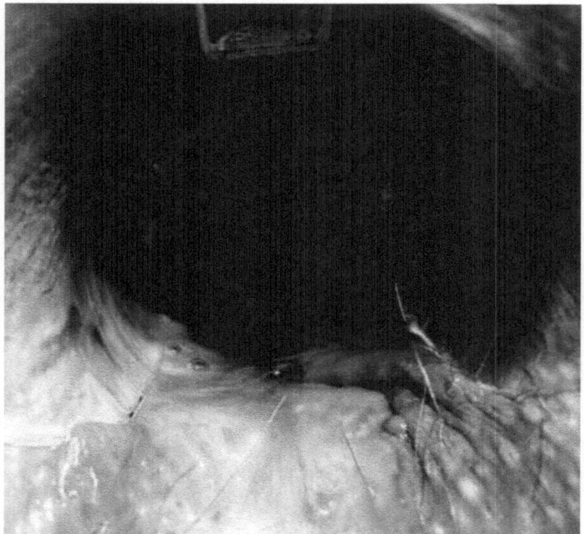

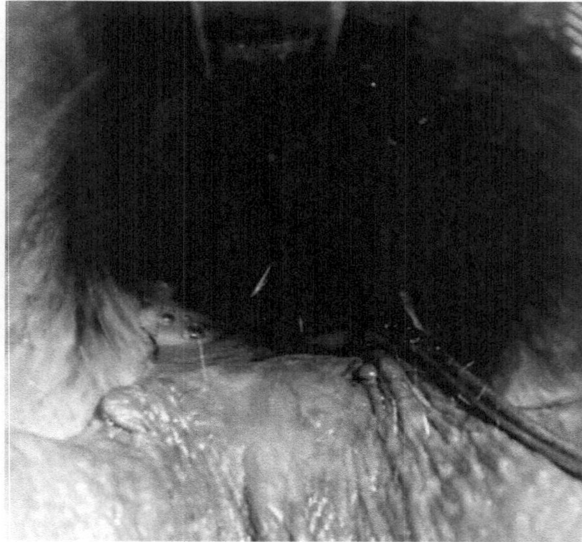

Fig. 3.5 a Ferita endoanale non cicatrizzata che si è trasforma-
ta in ulcera cronica in paziente fumatore operato per fistola
anale intersfinterica recidiva posteriore. L'ecografia endoanale
preoperatoria mostrava un piccolo ascesso cronico posteriore al
di sotto della ferita chirurgica. Il paziente è in sala operatoria
per una revisione chirurgica in posizione litotomica

Fig. 3.5 b Il fondo dell'ulcera viene specillato: non si reperta
orifizio fistoloso interno

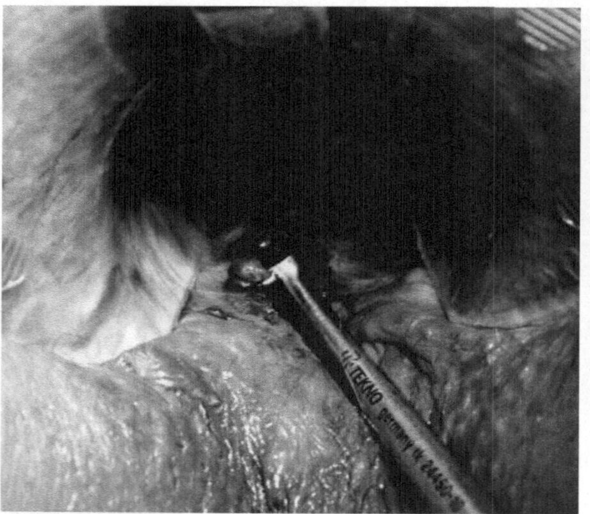

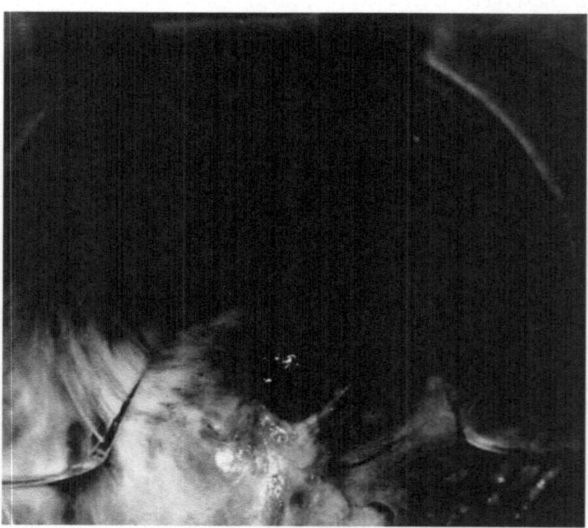

Fig. 3.5 d Aspetto della ferita chirurgica endoanale dopo curettage e recentazione dei margini fibrotici dell'ulcera

Fig. 3.5 c Curettage con asportazione di tessuto malacico ovvero il piccolo ascesso cronico segnalato in precedenza

cazioni vanno fatte in narcosi o anestesia locale o
dopo aver somministrato analgesici.

La manovra del curettage della ferita va eseguita non solo in ambulatorio col cucchiaio di
Volkmann, per asportare i detriti fecali e altre
secrezioni, ma anche suggerita al paziente che la

potrà fare a domicilio, usando ad esempio uno
spazzolino da denti o strofinando una garza sulla
ferita. Se la ferita endoanale si cronicizza rischia
di infettarsi per il passaggio delle feci. Prima che
recidivi un'importante sepsi locale sarà bene fare
una revisione chirurgica e la ferita dovrà essere
sottoposta a curettage e anoplastica con lembo
cutaneo (Fig. 3.5).

Quando la ferita che non guarisce è di grandi
dimensioni si può usare il sistema della suzione a

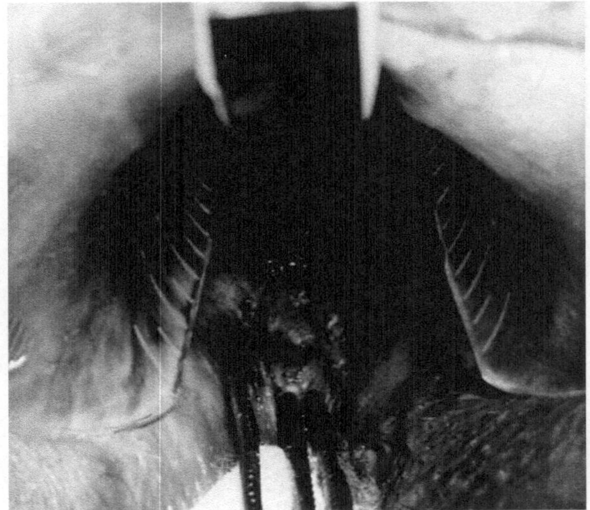

Fig. 3.5 e Si osservano le fibre biancastre dello sfintere interno sul fondo della ferita

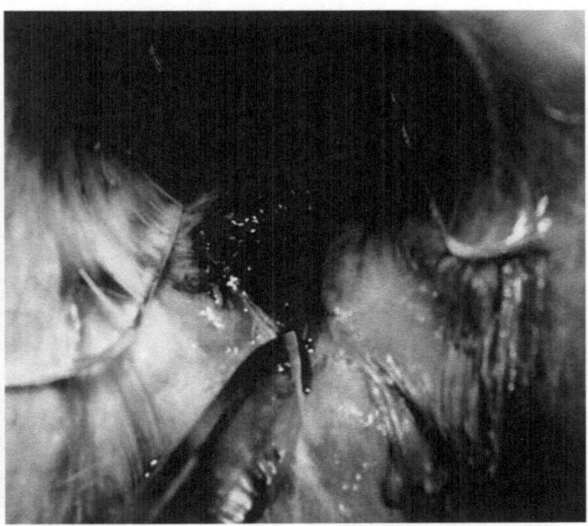

Fig. 3.5 f Sezione di mezzo centimetro dello sfintere interno, nella sua porzione media, per eseguire una messa a piatto

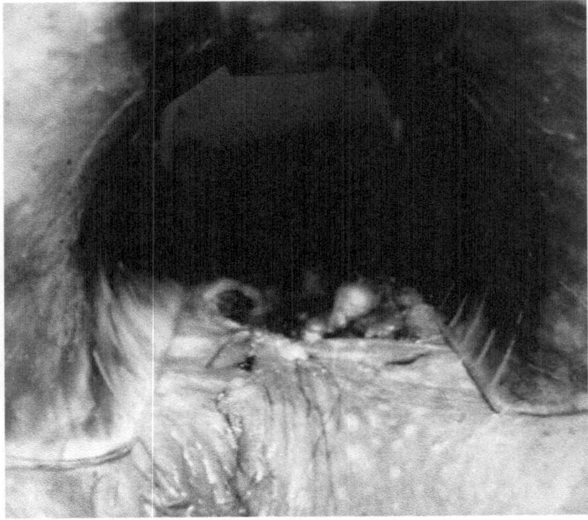

Fig. 3.5 g Il paziente è anziano, plurioperato, forte fumatore e vi è una fibrosi e ischemia cronica nel canale anale posteriore: fattori che rallentano la cicatrizzazione. Si opta quindi per una ano plastica con lembo cutaneo in modo da "coprire" la ferita

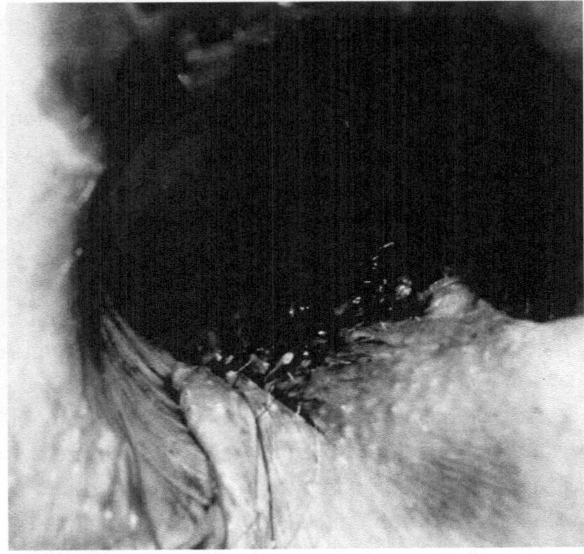

Fig. 3.5 h L'anoplastica è completata e con un lembo di cute ben vascolarizzata viene suturato al canale anale a livello dell'ex linea dentata, posteriormente

vuoto, la VAC (vacuum assisted closure). Ce lo riferiscono autori irlandesi, tra cui Ronan O'Connell, in una corrispondenza (praticamente un caso clinico) sull'*International Journal of Colorectal Disease* (2010). Per chi voglia approfondire l'impiego di questo nuovo ed efficace sistema in coloproctologia, suggerisco la review di Bemelman (2009).

In rari casi, se la ferita che non guarisce si cronicizza e diventa una fibrosi retraente, con il rischio di deformare il canale anale e dare incontinenza, si dovrà eseguire una plastica.

Dodici casi operati per questo motivo sono riportati in un articolo che ho scritto con Claudio Bernardi, chirurgo plastico (Bernardi et al., 2001). Vi è una interessante "Last Image" di

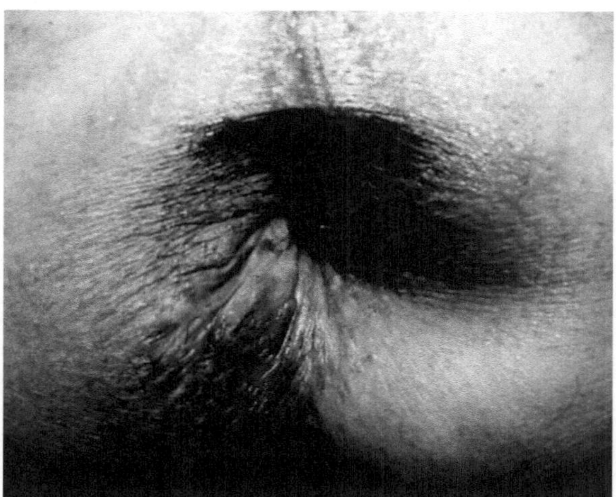

Fig. 3.5 i Al termine dell'intervento l'ano è chiuso. Il paziente sarà tenuto a digiuno e stiptizzato con liquidi in vena e antibioticoterapia per cinque giorni

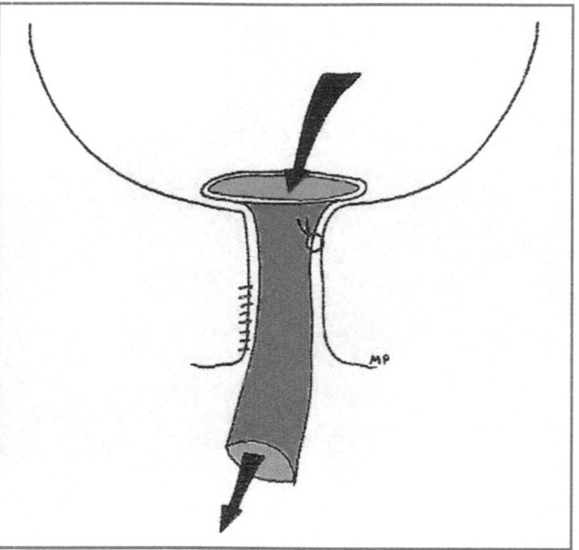

Fig. 3.6 Tubo di Kosarok per proteggere le ferite chirurgiche endoanali da contaminazione fecale

sante "Last Image" di Binda e Trizi (2007) su un *graft* cutaneo a tutto spessore.

Se il paziente ha ossiuri nelle feci (mi è capitato) la ferita perianale sarà contaminata e potrà non guarire. Un esame parassitologico delle feci ci sarà di aiuto.

Così pure un corpo estraneo ritenuto, ad esempio un frammento di garza o di Penrose, potrà impedire o ritardare la cicatrizzazione. Una volta ne vedemmo uscire uno dalla ferita di una anziana signora, sottoposta ad agopuntura elettrostimolata per una mancata guarigione.

A parte quanto detto sopra e oltre ad un accurata disinfezione della ferita, potrà essere utile usare dei cicatrizzanti come Colostrum o Fitostimoline o Vulnamin (e altri già indicati nei capitoli precedenti).

Ma, anche se lo scrivo in fondo al paragrafo, c'è una manovra chirurgica intraoperatoria che, se fatta male, causerà una ferita che non guarisce: la fistulotomia fatta senza asportare bene, con un adeguato curettage, l'epitelio patologico che è sul fondo della fistola. Ce lo dicono Van Koperen e coll. su Colorectal Disease 2009.

Un'alternativa tecnologica al curettage è la distruzione del tessuto patologico fistoloso residuo eseguito introducendo una *laser-probe* della Biolitec attraverso l'orifizio esterno. Nessuna complicanza su 11 casi, solo un paziente con *soiling* (Wilhelm, 2011).

Poche righe ora sulla deiscenza della sutura. Mi riferisco a quella dopo costruzione di un lembo di avanzamento rettale, in genere dopo fistulectomia di un tramite transfinterico o intersfinterico alto.

Se la sutura è fatta in presenza di proctite o di sepsi acuta (presenza di pus) oppure se il paziente ha il morbo di Crohn o ancora se è un forte fumatore (Zimmerman et al., 2003) il rischio che la sutura ceda sarà maggiore. Se si usa la colla di fibrina, più corto è il tramite più c'è pericolo di esito negativo. Associare la colla di fibrina ad un lembo rettale non aumenta le probabilità di tenuta della sutura, al contrario le riduce (Van Koperen et al., 2008; Alexander et al., 2008).

Anni fa abbiamo riportato una serie di otto pazienti, alcuni dei quali operati per fistola con un lembo rettale, in cui la sutura endoanale era stata protetta dalle feci con un tubo di gomma in precedenza usato nelle stomie dallo sloveno Kosorok (Pescatori, 1997) (Fig. 3.6).

3.6 Incontinenza anale postoperatoria: come prevenirla

Comincio da quando il paziente entra in ambulatorio. Prima ancora che si metta sul lettino, se ci dirà che viene per una fistola, soltanto facendo l'anamnesi, sapremo se è a rischio di incontinenza postoperatoria.

Se ha il morbo di Crohn o una rettocolite ulcerosa o semplicemente ha diarrea, due dei fattori della continenza, il serbatoio rettale e la consistenza delle feci, saranno alterati. E quindi avrà più facilmente "perdite".

Se ha stitichezza e/o è una donna pluripara (vaginale) con neonati pesanti e/o con storia di prolungate spinte defecatorie, dovrebbe suonare un campanello di allarme. Neuropatia del pudendo? Deficit motorio o sensoriale?

Se vi è associata una iposensibilità rettale (che possiamo valutare in 10 minuti gonfiando un palloncino nel retto) il paziente, anche un maschio adulto con gli sfinteri integri, sarà più a rischio di incontinenza postoperatoria, sia pur non grave. Lo dimostra un nostro studio pubblicato nel 2004 (Pescatori et al.), sul valore predittivo della manometria anale nella chirurgia delle fistole.

Se il paziente è anziano, se è già stato operato all'ano, se in definitiva rischia di avere gli sfinteri deboli, con l'anamnesi dobbiamo valutare la sua continenza, insistendo con le domande: non tutti ammettono con disinvoltura di avere perdite e "incidenti".

Nei casi che ho sopra elencato staremo attenti a valutare bene l'anatomia e la funzione sfinteriale, sia con la visita che con altri esami come la manometria o l'ecografia. O la defecografia o la RMN in casi selezionati.

E saremo pronti a programmare, prima o (meglio) dopo l'intervento, un ciclo di riabilitazione pelvi-perineale con i nostri fisioterapisti di riferimento (è bene averli). E avvertiremo il paziente dei rischi funzionali che corre. Meglio far firmare un consenso bene informato prima, che avere una denuncia dopo.

Però, ecco una possibile sorpresa...

Messo di fronte a due rischi: a) soffrire di incontinenza dopo l'operazione... oppure: b) non avere incontinenza ma rischiare che gli ritorni la fistola... il paziente sceglie la seconda ipotesi! E noi saremo costretti a risparmiare i suoi sfinteri, anche a costo di non sradicare la sepsi.

È quanto emerge da un articolo di Ellis (2010) dopo un inchiesta condotta su 74 candidati all'intervento. Come vedete ben pochi sono pronti a fare quel che dice Phillips nel suo bel libro sulle fistole, ovvero per guarire "pagare un prezzo" in termini di continenza.

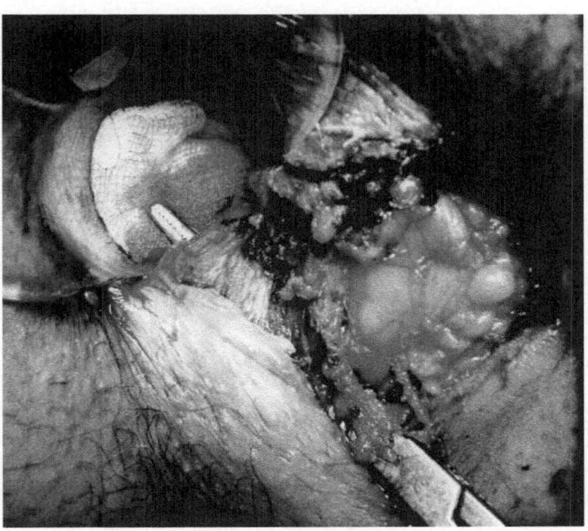

Fig. 3.7 Fistola anale trans-sfinterica. La messa a piatto provocherebbe incontinenza fecale, poiché le tre porzioni dello sfintere esterno (sottocutanea, superficiale e profonda) si trovano al di sotto del tramite e verrebbero sezionate

Come ha riferito Bruno Roche in un Convegno in cui era presente la Dottoressa De Stefano, coloproctologa di Orbassano, che mi ha dato suggerimenti per questo libro, un suo paziente ha preferito avere un setone drenante "a vita" piuttosto che rischiare l'incontinenza con un'ampia fistulotomia.

Il sesso del paziente, l'età, la storia ostetrica, le malattie associate, lo stato del retto: sono cose importanti, lo abbiamo scritto prima.

E il tipo di fistola: questo sì che fa differenza. Se è alta o bassa. Anteriore o posteriore. Semplice o complessa. Primitiva o recidiva.

Intersfinterica o transfinterica (Fig. 3.7). A "ferro di cavallo" ecc.

In caso di fistola complessa l'incontinenza postoperatoria varia dallo 0 al 25% per il controllo dei gas, fino al 26% per feci liquide e solide (Whiteford et al., 2005).

E infine ha un ruolo importante il tipo di intervento che faremo.

3.6.1 Messa a piatto oppure fistulectomia

Fistulectomia con setone (la facevano Hanley e tanti altri) o con sfinterotomia interna (Parks) o con lembo rettale (Aguilar, Fazio, Hull, e uno stu-

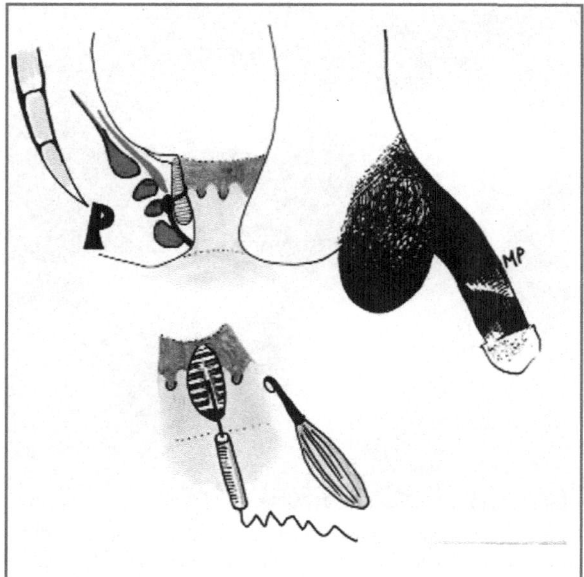

Fig. 3.8 a Una fistola intersfinterica bassa posteriore (*P*) in un maschio può essere in genere messa a piatto senza problemi per la continenza. Posteriormente c'è il muscolo puborettale. Dopo la fistulotomia si esegue curettage con cucchiaio di Volkman per prevenire la sepsi residua

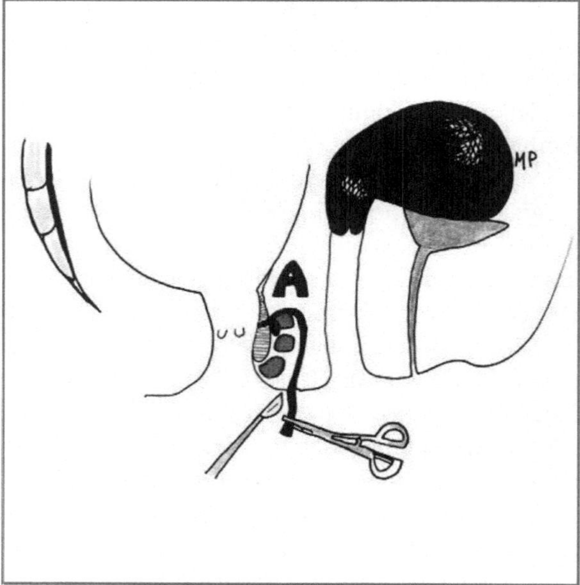

Fig. 3.8 b Una fistola transfinterica (o intersfinterica) alta anteriore (*A*) in una donna, se messa a piatto provoca quasi di certo incontinenza. È preferibile una fistulectomia. Anteriormente non c'è il muscolo puborettale

dio di Schouten et al., 1999) o con lembo cutaneo (Nelson et al., 2000). Con sutura diretta dell'orifizio interno (Athanasiadis et al., 2004) o con colla di fibrina (tra gli italiani Altomare, uno studio multicentrico SICCR e poi il trial prospettico di Buchanan et al., 2003) o con Permacol®, collagene porcino (Hammond et al., 2011) o con *plug* (Christoforidis et al., 2009; Lenisa et al., 2010).

Oppure il LIFT (legatura intersfinterica del tratto fistoloso) del thailandese Rojanasakul (2009, ispirato da Phillips), un'operazione che ha avuto l'*imprimatur* di Stan Goldberg (Bleier et al., 2010) o il bio-LIFT di Ellis (2010) ancora da valutare bene.

O il *re-routing* di Mann e Clifton (1985, da pochi adottato) o la VAAFT (tecnica video-assistita di Meinero, già in commercio ma mai pubblicata, almeno fino al 2010) o le cellule staminali (Garcia-Olmo et al., 2009) o qualcos'altro.

Le opzioni sono molte, come vedete.

Ai fini del rischio di incontinenza diciamo subito quanto segue:

• La fistola intersfinterica bassa posteriore in un maschio non anziano mai operato all'ano è quella meno a rischio. Si può mettere a piatto e stare tranquilli.

• La fistola transfinterica anteriore alta in una donna anziana o pluripara già operata all'ano è quella più a rischio. Si dovrà fare una fistulectomia e salvare gli sfinteri.

Anteriormente non c'è il muscolo puborettale che preserva la continenza (Fig. 3.8).

Ma tra queste due evenienze, purtroppo (o per fortuna, perché questo rende difficile e attraente la chirurgia proctologica) ci sono una serie di possibilità, ognuna da affrontare con un intervento "su misura". In più... non ci sono solo le fistole, magari ci sono anche gli ascessi. È per questo motivo che serve lo specialista.

Allora, prima di tagliare ecco cosa dobbiamo fare in sala operatoria: determinare l'anatomia, la classificazione della sepsi anale di questo particolare paziente che abbiamo davanti. Guardare, palpare, esplorare, specillare, iniettare blu di metilene (oppure acqua ossigenata o latte o Intralipid).

Veniamo al pratico, sempre avendo in mente che manovre fare (o non fare) per salvare la continenza o per non causare una incontinenza grave.

• Se la fistola è alta o anteriore meglio non fare la messa a piatto.

• Se la fistola è trans-sfinterica medio-alta e il paziente ha gli sfinteri deficitari, anche in questo caso, meglio non fare la messa a piatto.

Dunque fistulectomia e non fistulotomia.

E dopo la fistulectomia... qual è l'intervento migliore per preservare la continenza?

Potrebbe essere il setone, ma causerà comunque un danno, sia pur lieve, agli sfinteri e una deformità anale. Meglio il *plug* o la colla di fibrina o, più radicale ed economico, il lembo di avanzamento rettale, che conserva l'epitelio sensitivo del canale anale, utile per la continenza.

Dopo aver detto che la colla di fibrina può dare infezione locale, prurito e dolore nel 47% dei casi (Zmora et al., 2005), ma che un misto di collagene (Permacol®) e colla di fibrina non ha dato alcuna complicanza settica di rilievo (e neppure incontinenza) nelle mani di Hammond e coll. (2011), vediamo le complicanze dopo posizionamento del *plug*.

O'Connor e coll. (2006) riferiscono l'80% di guarigioni, si sottintende senza alterazioni *de novo* sulla continenza perché non si sezionano gli sfinteri, con il *plug* Surgisis® (sottomucosa intestinale porcina liofilizzata) nelle fistole di Crohn. È giusto dire che il Dottor O'Connor riceve dalla ditta delle *royalties* sui *plug* che usa. Almeno lo scrive, agli americani è richiesto per legge. In Europa c'è più elasticità. Uno studio prospettico italo-spagnolo, i cui autori (Lenisa et al., già citati) non dichiarano alcun conflitto di interessi, ci informa che, su 60 pazienti, solo tre hanno avuto complicanze: dolore ed edema intenso. Ma nessun caso di incontinenza. Idem, sfinteri risparmiati, nei 49 pazienti operati all'Università del Minnesota (Christoforidis et al., 2008), ma ben 14 casi di protrusione del *plug*. E 10 su 43, pari al 22%, nello studio di Thekkinkattil e coll. (2009).

Per accennare alle recidive: 80% col *plug* vs. il 13% col lembo di avanzamento rettale! Lo riporta un trial di Ortiz e coll. (2009).

Ecco perché molti colleghi non ricorrono al *plug*. Ma neppure alla colla di fibrina, che non ha consentito la guarigione del 69% dei pazienti trattati da Loungnarath e coll. (2004). Invece usano spesso l'economico setone.

A parte la minore frequenza di recidive... hanno imparato che serve per non sezionare gli sfinteri.

Poco fa invece hanno letto che può dare deformità anale e quindi *soiling*, si sono allarmati e vorrebbero conoscere meglio i dati della letteratura. Giusto: eccoli.

Cito tre studi importanti: Shukla, 1991; Ho, 2001; Zbar, 2003. Sono tutti trial prospettici randomizzati, rispettivamente su 502, 108 e 34 pazienti.

Vediamo le percentuali di incontinenza a flati e feci liquide: 5%, 8% e 5%. Anche noi abbiamo riportato il 5% (Pescatori et al.,1995), vs. il 13% dopo fistulotomia.

Perdita di feci solide: mai.

Nelle fistole complesse del morbo di Crohn si può usare il setone di lunga durata con un catetere di Depezzer, a fungo, senza alcun impatto negativo sulla continenza (Thornton et al., 2005).

Sentite però che cosa scrivono Ritchie e coll. in una review del 2009 sull'uso del setone tagliente nelle fistole anali. Gli autori hanno consultato ben 37 studi sull'argomento: ebbene, la frequenza media di disturbi della continenza è del 12,3% (mediana 16%, range da 0 a 67%), più alta quindi rispetto a quanto abbiamo letto prima. Tuttavia molti degli studi citati nella review sono retrospettivi, il setone è stretto in modo diverso, sono compresi casi di morbo di Crohn. Gli stessi autori ci dicono onestamente nella discussione che, se dovessero catalogare il loro articolo per una metanalisi, sarebbero per un livello di evidenza C, che è il più basso.

Comunque l'incontinenza la può dare... ecco perché il setone va usato con giudizio.

Un'altra cosa interessante nello studio appena citato: solo un terzo dei 37 chirurghi usa un setone di seta (come faccio io). Molti adoperano altro: Silastic, Penrose, Prolene ecc.

Per coloro che usano il setone, ecco un'affermazione incoraggiante:

"Il setone tagliente deve continuare a far parte dell'armamentario del chirurgo colorettale". Ce lo dicono Abarca e coll., di Chicago (2010, abstract al congresso ASCRS) che hanno usato un setone di Silastic o di Penrose in 65 pazienti. Solo quattro hanno avuto incontinenza: tre ai gas e uno alle feci solide. Per la cronaca: il 10% di recidive. Ma erano tutte fistole complesse.

Un recente trial della SICCR (Altomare et al., 2011) ha confrontato setone e colla di fibrina Baxter: il setone dà meno recidive, ma, secondo gli autori, la colla di fibrina andrebbe usata come prima terapia nei pazienti con fistole trasfinteriche e difetti della continenza. Lo studio è stato in parte finanziato dalla Baxter ed è un ottimo esempio di chirurgia su misura supportata da un trial *evidence based*. Di questo concetto si riparlerà nell'introduzione del capitolo sul prolasso del retto. Gli autori dello studio sono tutti coordinatori di Unità di Colonproctologia della Società Italiana di Chirurgia Colo-Rettale.

Ultima buona notizia. Il setone tagliente non ha mai dato incontinenza nelle fistole transfinteriche operate da Sung e coll. (2010, presentato all'ASCRS).

Supponiamo di fare una fistulectomia per un tramite anteriore, transfinterico medio-alto.

Ai fini della continenza, stiamo attenti a non asportare dei frammenti di sfintere insieme alla fistola. Asportata la fistola avremo diverse opzioni, ognuna con pro e contro. Le abbiamo appena elencate sopra e abbiamo ampiamente commentato l'opzione più usata dai chirurghi: il setone.

Io uso o il setone o il lembo di avanzamento rettale. In caso di setone non stringo troppo per non causare dolore postoperatorio al paziente. E naturalmente (mi riferisco al setone tagliente) incido la cute: il setone va annodato intorno al muscolo.

Vediamo una tabella (Tabella 3.1) sull'effetto del lembo rettale e del lembo cutaneo sulla continenza. Il primo si fa scorrere dal retto distale al canale anale, a scendere, il secondo dalla cute perianale al canale anale, a salire, entrambi a coprire l'ex-orifizio interno della fistola. Il primo è più usato, il secondo sembra faccia rischiare meno la deiscenza nei pazienti fumatori.

Questi dunque i risultati dell'impiego di lembi, rettale o anocutaneo, effettuati dopo asportazione di fistole transfinteriche o intersfinteriche alte in alcuni centri specialistici.

A Maastricht, il gruppo di Cor Baeten (Van der Hagen et al., 2011) ha da poco terminato uno studio interessante, su 10 pazienti, nei quali, dopo la fistulectomia, l'impiego di setone drenante per tre mesi e la confezione del lembo rettale, è stato iniettato del plasma ad alta concentrazione di piastrine, per via perianale, dall'ex-tramite fistoloso dopo curettage. Lo scopo è stato di rinforzare il lembo e ridurre al minimo il rischio di deiscenze.

Quindi un trattamento in due tempi, riservato a fistole alte trans-, sopra- ed extrasfinteriche. Un

Tabella 3.1 Continenza anale dopo lembo rettale e lembo anocutaneo per fistole

Autore	Anno	N. casi	Follow-up (mesi)	% Difetti della continenza
Lembo rettale				
Schouten	1999	99	12	35[*]
Ortiz	2000	103	12	8
Mizrahi	2002	66	40	9[°]
Koehler	2004	52[^]	48	32[+]
Van der Hagen	2007	41	72	51[**]
Jarrar	2010	94	38	3
Lembo anocutaneo				
Zimmerman	2001	23	NR	30
Amin	2003	18	19	0
Sungurtekin	2004	65	32	0
Ho	2005	20	4	1,3[§]
Hossack	2005	16	NR	30[^]

[*]Probabilmente dovuta all'uso prolungato del divaricatore di Parks.
[°]Continenza deteriorata nei pazienti già sottoposti a ricostruzione sfinteriale.
[^]33 Pz con lembo rettale, 8 con lembo cutaneo e 11 con chiusura diretta.
[+]Il 44% dei pazienti aveva difetti della continenza prima dell'intervento.
[**]Continenza dopo più tentativi di lembo rettale.
[§]Score medio di Wexner dell'incontinenza postoperatoria.
[^]Casi in cui la continenza non è migliorata dopo l'intervento.

trattamento complesso per casi difficili. Non vi sono state complicanze postoperatorie. Risultati: una sola recidiva a un anno.

Un'opzione insolita ma interessante in caso di fistola transfinterica è la fistulectomia seguita da sutura dell'orifizio interno senza confezione di lembo. Vediamo le complicanze pubblicate pochi anni fa (Tabella 3.2).

Risultati più che discreti, se consideriamo che il successo (ovvero la "tenuta") del lembo è intorno all'80% e la percentuale di recidive, nelle mani degli specialisti, è in genere al di sotto del 10%. Sostengono Koehler e coll. (stesso gruppo, ma in un altro articolo del 2004, dedicato alle fistole a ferro di cavallo) che è bene ricorrere alla sutura diretta solo quando il canale anale è elastico. Tuttavia i reinterventi dopo sutura diretta non sono rari. Forse per questo la tecnica viene poco usata.

Un'alternativa è di associare il lembo a un *rerouting* cioè a una trasposizione lenta e program-

Tabella 3.2 Complicanze postoperatorie e recidive dopo sutura dell'orifizio interno per fistola trans-sfinterica, senza confezione di lembo rettale (90 pazienti di Athanasiadis et al., 2004)

Complicanza	N. casi	(%)
Deiscenza della sutura	15	(14)
Rapporto maschi/femmine (%)	12,3	(17,1)
Giornata p.o. della deiscenza	4-10	(mediana 8,1)
Deiscenze con persistenza della fistola	12	(13)
Deiscenze con chiusura spontanea	3	(3,3)
Fistola recidiva dopo la cicatrizzazione	7	(6,6)
Reinterventi a causa di:		
fistola	19	(18)
ascesso	5	(4,5)
percentuale		22,5

Tabella 3.3 Incontinenza dopo fistulotomia di un tramite trans-sfinterico

Autore	Anno	N. casi	Follow-up (mesi)	% Difetti della continenza
Van Tets	1994	312	12	24
Garcia-Aguilar	1996	375	29	54
Mylonakis	2001	74	3	21
Cavanaugh	2002	110	24-60	64
Westerterp	2003	60	12-48	50
Atkin	2011	58	> 1	35*

*Solo il 9% deve usare pannoloni per l'incontinenza.

mata del tramite fistoloso, con una tecnica che preserva totalmente lo sfintere interno e quindi previene l'incontinenza postoperatoria perché evita la sfinterotomia interna secondo Parks (Zbar e Pescatori, 2004). Come in quella di Athanasiadis, anche nella nuova tecnica di Meinero, la VAAFT, si esegue una sutura diretta dell'orifizio interno, ma con suturatrice lineare. Non abbiamo però, a fine 2010, dati sulle deiscenze e sulle recidive.

Se invece la fistola è intersfinterica alta e vogliamo metterla a piatto, meglio non sezionare tutto lo sfintere interno: una sezione completa causerà quasi di certo un difetto della continenza. Se fatta con la radiofrequenza darà meno sanguinamento e meno dolore (Gupta, 2003; Malik e Nelson, 2008).

È chiaro però che ci sono dei casi in cui dobbiamo avere "la mano pesante"; in fondo il nostro obiettivo primario è guarire il paziente, cioè non far venire una recidiva.

Ecco quello che Phillips e Lunniss, nel loro bel libro pubblicato da Chapman e Hall, definiscono "il prezzo da pagare". Lo abbiamo già scritto, ma giova ripeterlo, affinché ci si ricordi che il paziente va informato dei pro e contro delle varie opzioni chirurgiche.

Dopotutto, nella casistica del St Mark's Hospital riferita da Nicholls nel 1983 a Roma alla Società Italiana di Chirurgia, un terzo circa dei pazienti aveva disturbi della continenza, ma quasi tutti erano guariti dalla fistola!

Al contrario, se si evita la messa a piatto delle fistole alte, ben pochi pazienti avranno incontinenza, però oltre due su 10 torneranno con una recidiva.

Se chi opera è un chirurgo generale e avrà dubbi, la cosa migliore da fare è individuare l'orifizio interno, mettere un setone e inviare il paziente a uno specialista.

Vediamo i rischi, in base alla letteratura, quando il paziente ha una fistola transfinterica che viene messa a piatto.

Difficile trovare lavori recenti con casistiche importanti perché da qualche anno, in questi casi, si cerca più spesso di fare una chirurgia che conservi la continenza. Ovvero non una fistulotomia, ma una fistulectomia con setone o lembo di avanzamento rettale. Oppure *plug* o colla di fibrina.

Non trovate casistiche molto recenti, a parte quella del St Mark's di Atkin e coll. (2011).

Un po' per i progressi di tecniche e tecnologie, un po' per la paura crescente dell'incontinenza da parte di pazienti sempre più informati, la tendenza degli specialisti, come dicevo, è di fare sempre meno fistulotomie e cercare invece di preservare gli sfinteri.

Lo documenta anche uno studio di Blumetti e coll. (2010) presentato al congresso ASCR in cui si riferisce che, fino al '90, a Chicago Abcarian e i suoi facevano l'80% di fistulotomie e il 20% di conservazione degli sfinteri. Dal 2005 invece i due tipi di chirurgia sono entrambi intorno al 50%.

Non abbiamo parlato finora dell'incisione e drenaggio di un ascesso acuto. Vediamo il rischio di incontinenza (per lo più minore) in questi casi (Tabella 3.3). Cosa dice la letteratura?

Tabella 3.4 Incontinenza anale dopo chirurgia per vari tipi di fistola (Jordàn et al., 2010)

Tipo di fistola	% di incontinenza postoperatoria
Soprasfinterica	42,3
Extrasfinterica	40,0
Transfinterica	7,5
Intersfinterica	5,9
Complessa	17,6
Semplice	8,1
Recidiva	4,6
Primitiva	8,7

Una review sistematica di Malik e Nelson, pubblicata nel 2007 su Colorectal Diseases, cita cinque studi (Hebjorn et al., 1987; Schouten e van Vroonhoven, 1991; Tang et al., 1996; Ho et al., 1997; Oliver et al., 2003).

Una cosa salta agli occhi: se si drena soltanto l'ascesso, i più hanno incontinenza zero, se invece si fa subito anche l'intervento per fistola, il rischio sale fino al 39%.

Solo Tang (bravo e fortunato) opera ascesso e fistola senza danni.

Ohana e coll. (2004) sono stati invece sfortunati e hanno avuto una complicanza grave dopo il drenaggio di un ascesso: un ascesso epidurale, con dolore lombare, febbre e aumento della VES. Il problema è stato diagnosticato con una RMN e ha richiesto la decompressione chirurgica.

Il mio consiglio è di mettere quasi sempre un setone e tornare sul paziente in seguito, quando si sono ridotti o sono scomparsi l'edema e il pus. Specie nei soggetti a rischio, quelli con sfinteri deboli.

Le fistole alte, soprattutto se soprasfinteriche, e quelle recidive sono più a rischio di incontinenza postoperatoria, come mostra la Tabella 3.4.

Per finire, prendiamo in considerazione le fistole intersfinteriche, le più frequenti, e le transfinteriche alte, tra le più ostiche. Quali sono i fattori che determinano i rischi di incontinenza dopo chirurgia per fistole intersfinteriche? Li hanno presi in esame Toyonaga e coll. (2007). Sembra che siano due: il fatto che il paziente abbia in precedenza subito il drenaggio di un ascesso e una ridotta contrazione volontaria alla manometria preoperatoria.

Nessun caso invece di incontinenza dopo LIFT per fistole transfinteriche nella serie di Bleier e coll., già citati. Solo due complicanze postopera-

rie su 39 pazienti: una ragade e un caso di dolore persistente, che ha richiesto un reintervento.

3.7 Incontinenza anale postoperatoria: come curarla

Se è lieve, sarà utile la riabilitazione sfinteriale. Fisiokinesiterapia o bio-feedback o elettrostimolazione transanale, la prima e l'ultima anche a domicilio.

Un articolo importante e recente di Terra e coll. (studio multicentrico olandese pubblicato nel 2006) ci dice che la presenza di una cicatrice ovvero di importante fibrosi perineale e l'assenza dello sfintere interno sono fattori predittivi negativi per l'esito della riabilitazione. Un altro articolo sull'argomento, più ottimistico, è quello di Lacima e coll., del 2010.

Altre cure sono l'elettrostimolazione transcutanea del nervo tibiale posteriore (Eleouet et al., 2010) o la neuromodulazione sacrale (Ratto, Altomare, Ganio fra gli italiani, molte pubblicazioni nell'ultimo decennio).

Ma attenzione, occorre un reintervento in quattro casi su 10 (Faucheron et al., 2010).

Se il danno è localizzato allo sfintere interno è possibile fare un'iniezione di agenti volumizzanti (piuttosto costosi): Durasphere (Altomare et al., 2008, multicentrico della SICCR, la Società Italiana di Chirurgia Colo-Rettale) o Coaptite (Ganio e Trompetto, 2008) o PTQ cioè silicone (Tjandra et al., 2004). Oppure di grasso autologo preso dalla coscia e centrifugato ("lipofilling" perineale: Bernardi e Pescatori, 1998). Il grasso, a differenza degli agenti volumizzanti, è gratis... ma si disperde nei tessuti circostanti e diminuisce di efficacia.

Con l'iniezione di *bulking agents* (agenti volumizzanti) la continenza migliora, ma non sempre migliora la qualità della vita. Lo riferisce lo studio multicentrico SICCR già citato.

Se l'intervento per fistola ha sezionato lo sfintere esterno, questo può essere ricostruito. I risultati saranno buoni, a meno che il paziente non abbia un alvo irregolare perché soffre di colon irritabile (vedete, si torna al soggetto diarroico che vi arriva in ambulatorio a inizio capitolo). Questo ce lo dicono Chaudary e coll. (2010).

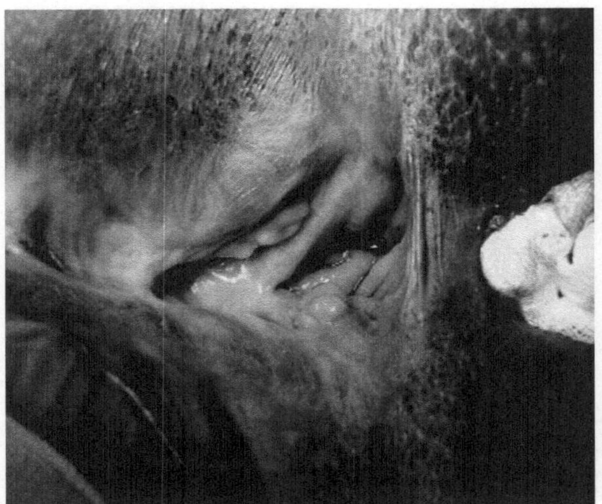

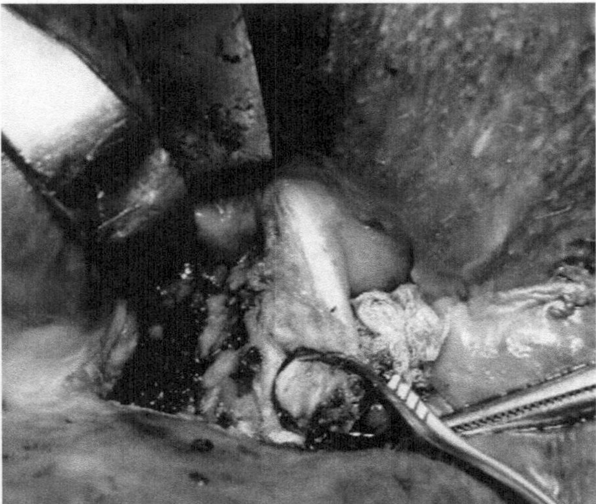

Fig. 3.9 a Paziente (donna di 34 anni nullipara) in posizione prona che necessita di un reintervento di ricostruzione sfinteriale perché lo sfintere esterno è deficitario e fibrotico dopo varie operazioni per fistola anale transfinterica posteriore. La paziente ha una sigmoidostomia escludente. *A sinistra* la regione sacro-coccigea e *a destra* la vagina con una garza inserita. Fotografata di lato (testa a sinistra), si osserva l'ano beante, il canale anale accorciato, la mucosa del retto e, posteriormente, una cavità post-chirurgica con area di fibrosi

Fig. 3.9 b Incisione retroanale curvilinea a concavità anteriore. La sezione si approfonda nello spazio intersfinterico, lasciando sul davanti lo sfintere interno, in parte fibrotico, e la porzione posteriore del canale anale. *Posteriormente* si osserva un'area cicatriziale nella quale verranno identificati i capi retratti e fibrotici dello sfintere esterno

Nordenstam e coll. (2010) ci dicono invece che la sfinteroplastica funzionerà poco se il soggetto ha iposensibilità rettale. Ricordate? Ne abbiamo parlato... il paziente che entra in ambulatorio e vi riferisce stitichezza. Ci riferiamo sempre a quella sensibilità che potete misurare gonfiando un palloncino nel retto, è semplicissimo farlo.

In casi estremi, quando gli sfinteri sono fortemente lesionati o atrofici o quasi assenti, si può considerare una plastica con tessuto muscolare omologo spostato intorno al canale anale (il bulbocavernoso, il gracile elettrostimolato, il gluteo) o l'impianto di ABS ovvero lo sfintere artificiale (ormai pochissimo usato, per i non pochi reinterventi) o ancora l'*encirclement*, moderna versione dell'anello di Tiersch, con protesi di Dacron o Teflon o con il Jackson-Pratt modificato di Devesa (2011), che sarà commercializzato dalla ditta che in Italia distribuisce il *device* per la THD. In pratica un anello che sostituirà, in maniera passiva però, lo sfintere assente o deficitario.

Vedremo i risultati futuri.

Per adesso nei casi di incontinenza grave io preferisco la ricostruzione dello sfintere lesionato, più spesso con la tecnica dell'*overlapping*. La

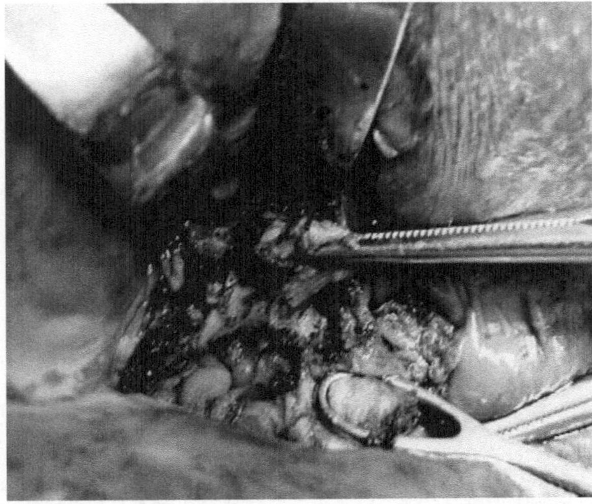

Fig. 3.9 c La pinza ad anelli è posizionata sulle fibre biancastre dello sfintere interno e solleva la porzione posteriore del canale anale. Dietro, a sinistra, è stato repertato lo sfintere esterno che viene isolato per non più di due centimetri in modo da non devascolarizzarlo

casistica, in un articolo con primo nome Bondurri, è pubblicata su *Techniques in Coloproctology*, 2011 (Fig. 3.9).

Un articolo da leggere è quello sulle linee-guida americane per la cura dell'incontinenza fecale, del compianto Tjandra e coll. (2007).

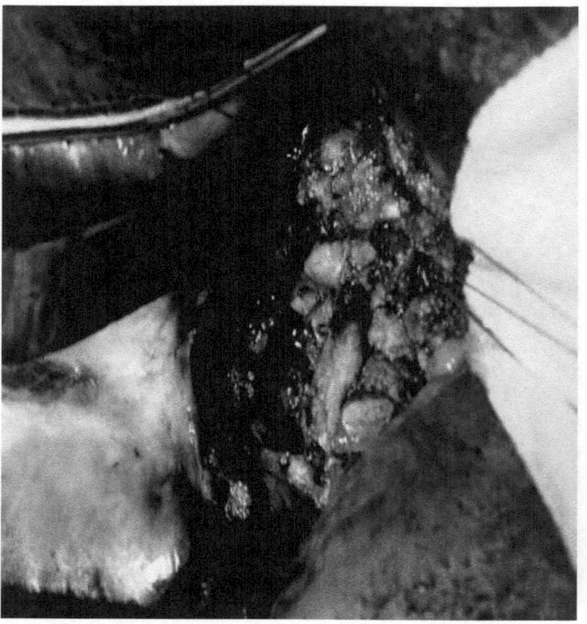

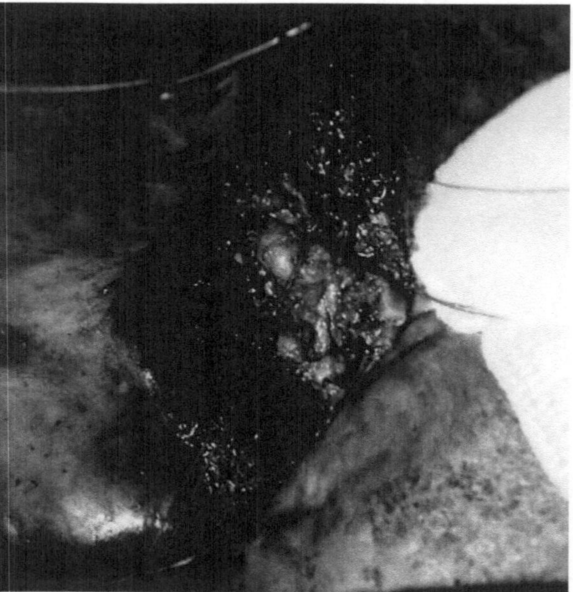

Fig. 3.9 d Una garza è stata posizionata nel retto. Nella parte centrale della cavità si osserva, più biancastro del contro laterale il capo sezionato di destra dello sfintere esterno. Più avanti si osserva la plastica dello sfintere interno già eseguita con punti di prolene

Fig. 3.9 e È stata completata anche la plastica, con il metodo dell'*overlapping*, dello sfintere esterno, posteriormente

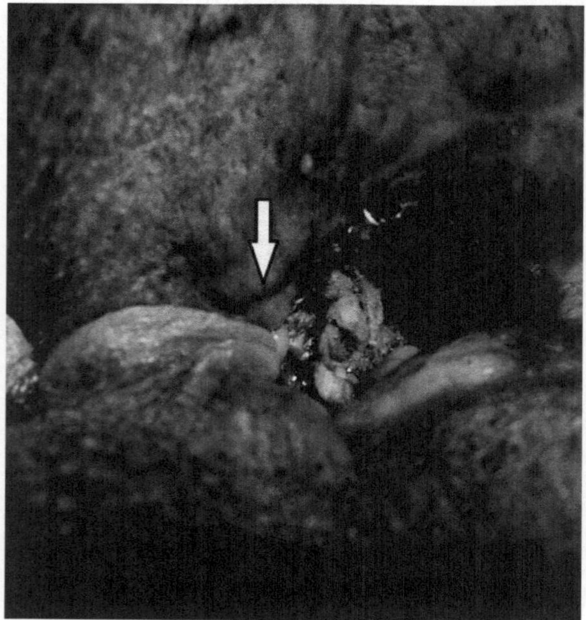

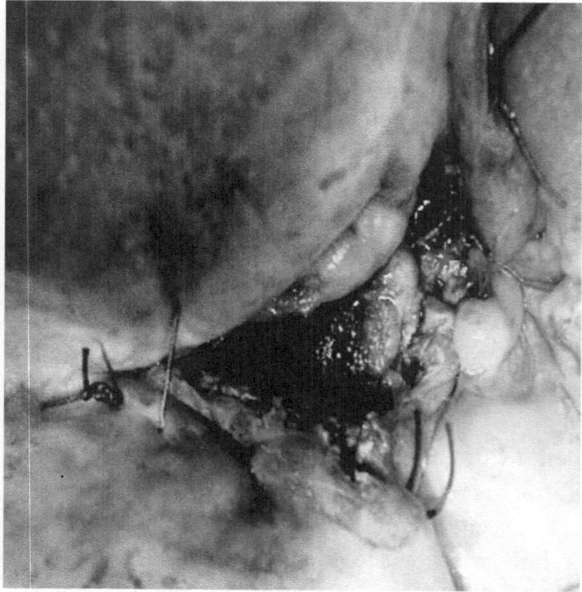

Fig. 3.9 f La ricostruzione dello sfintere interno e dello sfintere esterno è terminata. Il canale anale, che è un importante fattore di continenza, è stato allungato. La freccia indica l'ano chiuso, non più beante come era all'inizio dell'intervento

Fig. 3.9 g La ferita chirurgica viene parzialmente chiusa con dei punti a croce

3.8 Complicanze dopo chirurgia per idrosadenite suppurativa

In questi pazienti la suppurazione è a carico delle ghiandole apocrine, quindi per definizione si estende in ampiezza, non in profondità. È perciò molto improbabile il coinvolgimento degli sfinteri anali da parte della sepsi: di conseguenza le sezioni sfinteriali sono rare e perciò è rara anche l'incontinenza postoperatoria.

Se le lesioni sono purulente la messa a piatto con guarigione per seconda è il metodo migliore (Fig. 3.10) e ciò che si può avere è un ritardo di guarigione della ferita per sovrainfezione o per il persistere dei fattori responsabili della malattia (diabete, obesità, fumo. Soprattutto il fumo) (Fig. 3.11).

Se per la cura è necessario asportare aree molto ampie di cute, si può rendere necessaria una ricostruzione plastica con lembi fascio(mio)cutanei di scorrimento. Come abbiamo visto per la chirurgia delle fistole transfinteriche o intersfinteriche alte e come vedremo per la chirurgia del *sinus pilonidalis*, in questo caso possibili complicanze sono gli ematomi, i sieromi e la deiscenza delle suture (favorita dal diabete) oltre alle stenosi anali e dolore (Rubin e Chinn, 1994; Buimer et al., 2009).

Altre possibili complicanze, relative al trattamento chirurgico o, più spesso, alla malattia, sono riportate da Hartschuh (2008), e sono elencate nella Tabella 3.5.

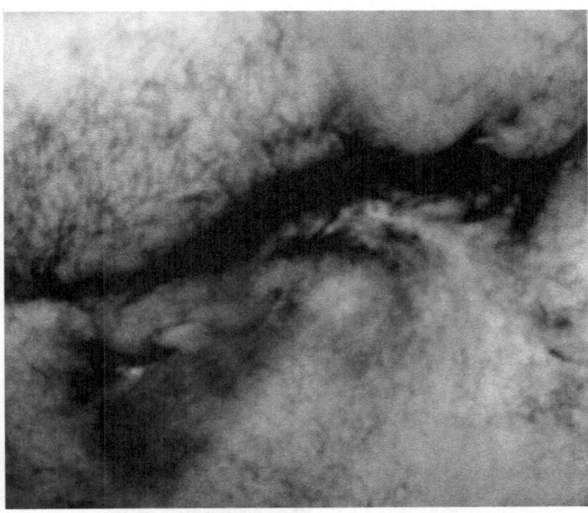

Fig. 3.11 Posizione di Sims. Recidiva di fistola in paziente forte fumatore con idrosadenite suppurativa già sottoposto a perineo plastica

Tabella 3.5 Complicanze nella idrosadenite suppurativa o acne inversa

Retrazione del derma da cicatrice
Infezione locale o sistemica
Erisipela (rara nell'area anogenitale)
Fistole rettali o uretrali (spesso iatrogene)
Osteomielite, sindrome nefrosica, linfedema
Poliatrite simmetrica, amiloidosi sistemica
Meningite batterica, bronchite, polmonite
Anemia da infezione cronica
Carcinoma a cellule squamose (ulcera di Marjolin)

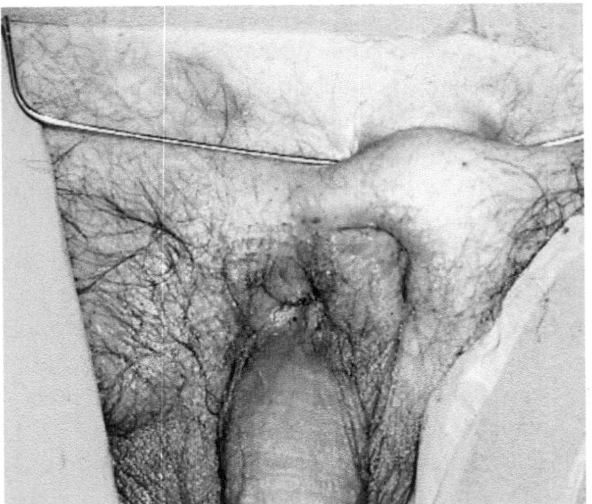

Fig. 3.10 Paziente con idrosadenite suppurativa. Fistola superficiale sovrapubica

3.9 Trucchi del mestiere

1. Avete fatto una fistulectomia perché il tramite era alto e transfinterico e non volevate sezionare lo sfintere e causare incontinenza con una messa a piatto. Però siete indecisi se fare un lembo rettale di scorrimento o un setone. Conoscete bene i pro e contro di entrambe le opzioni e non vi sapete decidere. Setone o lembo?

Ebbene, c'è una terza opzione: fate tutt'e due le cose. Piano A e piano B.

Prima passate il vostro setone attraverso l'orifizio interno, che sarà stato, lievemente, mi

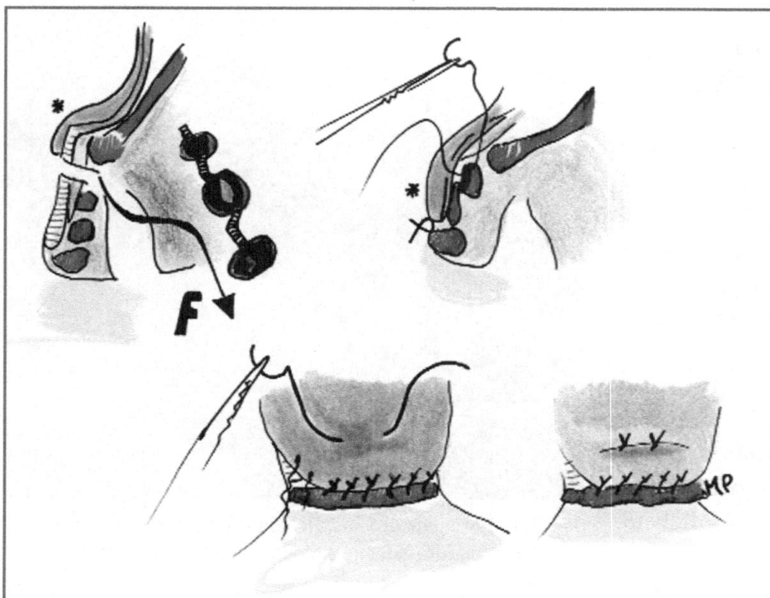

Fig. 3.12 Manovra chirurgica per ridurre il rischio di deiscenza del lembo di avanzamento rettale dopo fistulectomia F (*in alto a sinistra* i tessuti asportati: fistola transfinterica alta e 3 ascessi cronici, perianale-rosso, ischiorettale-viola, intersfinterico-blu). Dopo aver suturato il lembo rettale (*), come di norma, alla porzione sottocutanea dello sfintere esterno (*in alto a destra*), si mettono due punti supplementari al centro del lembo. Ancorati ai muscoli sottostanti potranno impedire il distacco del lembo in caso di deiscenza della sutura sottostante

raccomando, allargato dalla exeresi del tramite fistoloso. Messo il setone, tagliate con bisturi freddo la cute al di sopra della rima anale lungo il decorso della parte distale del setone, e stringete poco il nodo, non da farlo cadere sul bordo inferiore del muscolo, ma da lasciarlo flottare uno-due centimetri più in basso.

Ora preparate il vostro lembo come fate di solito, ignorate che sotto c'è il setone che avete appena posizionato.

Suturate poi la porzione distale del lembo, senza tensione, al margine superiore della parte sottocutanea dello sfintere esterno e lasciate che il setone lasso emerga da uno spazio tra una sutura e l'altra del lembo. Poi andate a casa e dormite sonni tranquilli. Se la sutura del lembo cederà in modo importante, ci sarà pronto il setone sotto. Dovrete solo appena stringerlo un po' in ambulatorio, in modo che svolga la sua funzione da setone tagliente e migri lentamente in basso come è consuetudine.

Ho usato questo "trucco" tre volte, due volte il setone non è servito perché il lembo rettale ha tenuto (e allora l'ho tagliato via, la piccola ferita cutanea si è rimarginata senza problemi), una volta invece il lembo si è staccato, ma sotto c'era pronto il piano B e ha funzionato perfettamente. Su questo c'è un nostro lavoro (Pescatori et al., 2002).

2. Sempre una fistola transfinterica, medio-alta. Dopo la fistulectomia avete deciso di costruire un lembo rettale di scorrimento. Però è un reintervento; vedete la mucosa del retto un po' infiammata (non tanto da controindicare il lembo), il paziente è disprotidemico, fumatore. Insomma avete paura che il lembo non regga, che dall'ex-orifizio fistoloso possa filtrare un po' di secrezione fecaloide, infettare e mandare tutto all'aria. Provate a fare come faccio io in questi casi: due su due andati bene (mi dispiace di non potervi citare grossi numeri). Mettete uno o due punti di Vicryl a metà lembo, in corrispondenza dell'ex tramite, con due scopi: a) chiuderlo e b) soprattutto, dare al lembo stesso un ulteriore ancoraggio. Prendete col punto lo spessore del lembo e la muscolatura dello sfintere sottostante, da mezzo a un centimetro di profondità (Fig. 3.12).

3. Questo è ancora più banale. C'è un ascesso pelvirettale, non volete esagerare con il curettage per non lesionare il retto, non volete aprire troppo la culla degli elevatori per non causare sanguinamenti dal muscolo, ma siete preoccupati che permanga lì della sepsi. Posizionate il palloncino di un Foley nello spazio sopra agli elevatori e vi servirà sia come spia che come drenaggio di eventuali secrezioni (Fig. 3.13).

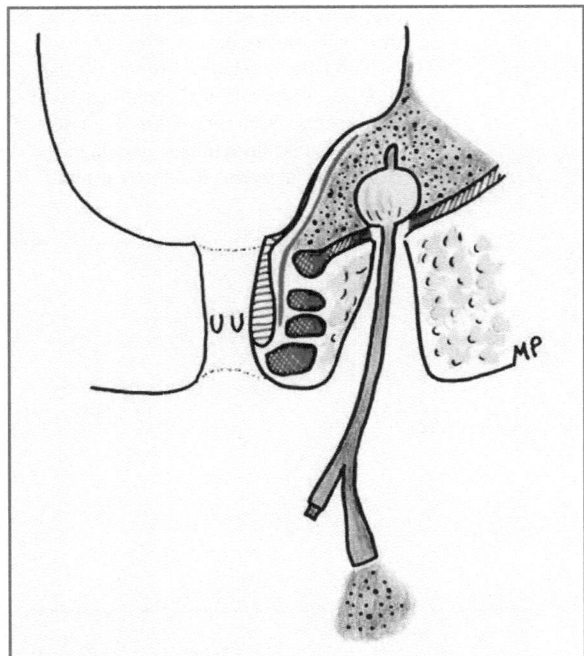

Fig. 3.13 Dopo aver drenato chirurgicamente un ascesso al di sopra degli elevatori, un catetere di Foley viene posizionato nello spazio pelvirettale per irrigazioni postoperatorie in caso di sepsi residua

Lo potrete sgonfiare e togliere in seconda giornata.

4. Ascesso ischiorettale cronico che avete appena asportato.

   Resta una cavità profonda da zaffare, il paziente è eretistico, di quelli che sentono molto dolore appena li toccate, sanguina, avete paura che quando cambierete lo zaffo soffra molto e possa sanguinare perché avrete "sbrecciato" la superfice inferiore degli elevatori.

   Ebbene, in sala operatoria avvolgete lo zaffo di garza imbevuta di Betadine in una striscia, mezzo "lenzuolino" di Tabbotamp. Questo farà l'emostasi e si trasformerà in una "pappetta" che vi permetterà di cambiare lo zaffo in modo indolore perché non avrà aderito alla cavità.

5. State per iniziare una fistulectomia, avete incannulato l'orifizio fistoloso esterno con uno specillo. Ecco un "trucco" per procedere meglio con l'exeresi e non creare false strade né "perdere" la fistola nella dissezione. Magari lo fate già… ma non l' ho mai visto nella figura di un libro o di un articolo e dunque ve lo riferisco.

Fate un'incisione circolare subito intorno all'orifizio fistoloso, come di norma, sulla cute e poi procedete con la dissezione per mezzo centimetro, nel sottocute, sempre con lo specillo dentro il tramite. Prendete una Kocher e afferrate con la punta il tessuto all'interno dell'incisione (l'inizio della cosiddetta "carota" per intenderci) e lo specillo. Continuate l'exeresi esercitando una trazione sulla Kocher, leggera, altrimenti vi resterà in mano la parte distale della fistola.

In questo modo seguirete più facilmente il tramite.

6. Eccone un altro. Serve a non lasciare tramiti secondari e ad asportare completamente un ascesso ischiorettale e/o pelvirettale e prevenire la sepsi postoperatoria. Uno dei problemi è vedere bene nella cavità.

   Ebbene, è molto utile il divaricatore anale di Eisenhammer.

   In questo caso non inserito, per l'appunto, nell'ano, bensì nella fossa ischiorettale e/o nello spazio sopra gli elevatori. Consente un'ottima visione (Fig. 3.14).

7. State operando un paziente che oltre a fistola e ascesso ha anche delle emorroidi interne. Avete già sistemato la fistola, per esempio con una messa a piatto e vi state preoccupando che il paziente possa avere un'emorragia postoperatoria dalle emorroidi, contigue alla breccia della fistulotomia. Vi consiglio di fare una marsupializzazione con una sutura incavigliata partendo dall'apice prossimale della sfinterotomia, nella parte altra del canale anale, e prendere con i punti, per ischemizzarlo, un po' più di tessuto da ambo le parti, in modo da suturare anche il plesso emorroidario. Una volta che non l'ho fatto il paziente ha sanguinato e l'hanno portato in Pronto Soccorso.

8. Avete sempre davanti un paziente con fistola, ascesso cronico (se è acuto non si può usare questo "trucco") ed emorroidi, questa volta anche esterne.

   Sapete che sono sintomatiche e volete asportarle. Sono tre noduli. Se li levate (avete appena asportato anche tessuto sede di ascesso e fistola) e lasciate le ferite così come sono avrete l'ano e il canale anale disepitelizzati per gran parte della circonferenza.

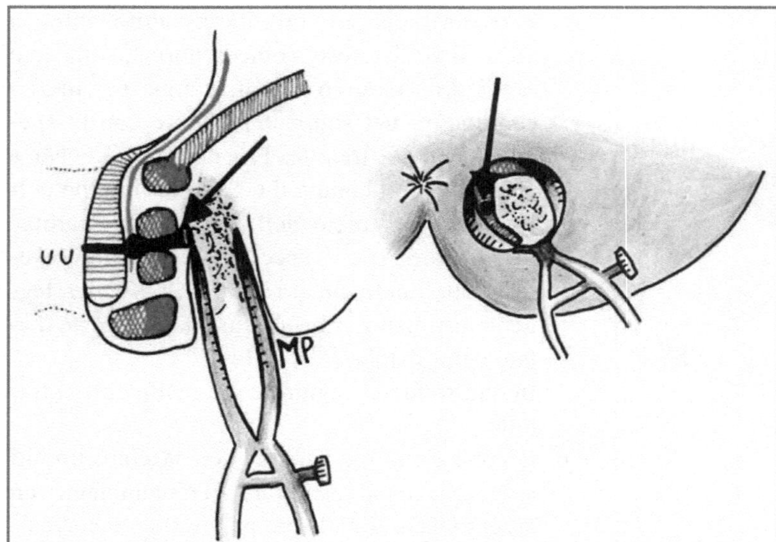

Fig. 3.14 Impiego del divaricatore bivalve di Eisenhammer per esplorare la fossa ischiorettale. *A sinistra*: visione sagittale. *A destra*: visione frontale con il paziente in posizione litotomica. Oltre il grasso della fossa ischio-rettale è visibile la fistola che attraversa lo sfintere esterno (*freccia*)

Ecco una manovra per evitare la stenosi.

Preparate un lembo a "V" di cute perianale e fatelo "scivolare" all'interno, con la tecnica che sapete già o che trovate nel capitolo della stenosi anale. In questo modo avrete riepitelizzato parte del canale anale e, si spera, non avrete stenosi (Fig. 3.15).

Il "trucco" è stato pubblicato nel 1996 (Pescatori et al.).

9. Una banale manovra, utile anche per altre patologie, per esempio un'adenoma asportato con escissione transanale con ferita non chiusa con la sutura o solo marsupializzata. Serve a evitare la rettorragia postoperatoria.

Avete la vostra breccia chirurgica nel retto distale o nel canale anale, esce sangue a nappo, avete deciso di non coagulare più per l'emostasi, ma non vi fidate della semplice compressione dello zaffo. D'altra parte se mettete troppa garza per comprimere, tipo tampone anale, causerete dolore postoperatorio.

Ebbene, prendete un piccolo rettangolo ripiegato di Tabbotamp, mettetelo sulla ferita e suturatelo al canale anale o al retto distale con due o tre punti di Vicryl Rapid. Poi aspettate un minuto e osservate. La garzina emostatica diventerà rosa o rossa, imbevuta di sangue, ma in genere la piccola emorragia si arresterà quasi subito. Il "trucco" era stato già descritto nel capitolo sulle emorroidi (Fig. 2.23).

10. Infine un "trucco" per ridurre il dolore della

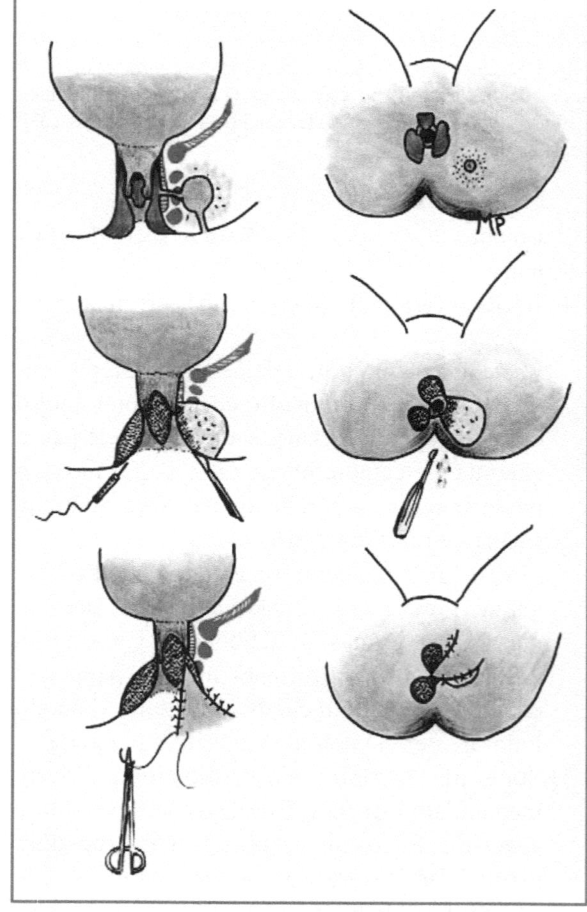

Fig. 3.15 Lembo cutaneo che viene fatto "avanzare" nel canale anale per prevenire la stenosi dopo ampia disepitelizzazione da emorroidectomia e fistulotomia. *In blu* le emorroidi. *In grigio* e *in giallo* le ferite chirurgiche

prima medicazione e prevenire il sanguinamento che può derivare dallo staccare uno zaffo adeso ai tessuti della cavità nella ferita perianale. Al letto del malato presentatevi con una siringa piena di fisiologica e iniettate con l'ago il liquido nella garza dello zaffo una-due volte. Questo si rigonfierà e si staccherà dai tessuti con una leggera trazione, senza che il paziente avverta dolore.

3.10 Una complicanza memorabile (Fig. 3.16)

Che ne direste se una soave ragazza di 23 anni venisse da voi sofferente, con una fistola anale recidiva (o meglio mai cicatrizzata) e con un intenso dolore anale, forse anche con un sospetto morbo di Crohn, dopo essere stata operata da due chirurghi, il secondo dei quali molto bravo in questa patologia? La prendereste in cura o lascereste perdere?

Io ci provato e vi racconto come è andata.

Se ho scelto questo caso, uno solo, su quasi 800 pazienti operati di fistola, già potete immaginare che "liscia" non è andata. D'altra parte questo è un libro sulle complicanze, non sui casi "lisci".

Tutto cominciò quando la paziente S. si affidò, per il suo ascesso perianale, al di sopra del quale vi era una fistola, non a un coloproctologo, ma a un bravo chirurgo vascolare. Forse fu il "bravo" che rimase impresso alla madre della ragazza (il padre c'è ma non l'ho mai visto in dieci anni e questo dovrà pur significare qualcosa riguardo al pattern psicologico della paziente...). E fu in base a quel "bravo" (ahimè... non in base al "vascolare") che la madre decise che doveva essere lui a operare sua figlia.

All'intervento la fistola non fu classificata, dalle cartelle risulta che il collega drenò l'ascesso e null'altro, come spesso (non sempre, per carità) fanno i chirurghi generali (o vascolari).

Di fronte alla sepsi persistente, sempre convinto di aver fatto l'intervento giusto, pensò fosse solo una questione di medicare la ferita nel modo migliore, ovvero più vigoroso possibile. S. e sua madre si fidarono di lui, anche perché fra i tre si era instaurato un ottimo rapporto: il chirurgo voleva guarire la sua giovane paziente e si dedicò a lei

personalmente (lodevole, ma alla fine dannoso, come vedremo). Non solo, ma, giustamente, non voleva farla soffrire durante le medicazioni. Per questo, ogni medicazione, e ne fece circa 20 in tre mesi perché il pus continuava a uscire, fu preceduta da una anestesia sacrale.

Provate a sottoporre un paziente a 20 anestesie sacrali ravvicinate e vedrete che un dolore perineale cronico intenso non sarà una sorpresa, ma un evento prevedibile, visto che il pudendo parte dai nervi sacrali e va a innervare il perineo.

Basta, non la faccio lunga, la ragazza in difficoltà si rivolse al chirurgo più esperto della zona in ano-retto, il quale, senza farle fare una eco anale a sonda rotante o una RMN preoperatoria (come del resto il suo predecessore) mise a piatto la fistola, che era transfinterica bassa, ottenendo una temporanea guarigione ma provocando una lieve incontinenza.

La sepsi purtroppo tornò dopo sei mesi e il dolore rimase.

È come se sfogliaste un atlante di complicanze dopo fistulotomia, siamo in tema.

La ragazza sta ancora male ed è a questo punto che si rivolge a me.

Alla manometria il tono anale di base è ridotto, come pure la contrazione volontaria.

Il dolore, alla misura delle sensibilità rettali, scatta a volumi bassi di riempimento del retto. Ipersensibile dunque, come ci si aspetta da una paziente con proctalgia.

All'eco anale lo sfintere interno appare discontinuo, come se fosse lesionato.

Il consulto con la psicologa (che fa molta fatica a far uscire la madre dalla stanza durante il colloquio) evidenzia livelli contenuti di stress. Vi ricordo che lo stress provoca un deficit immunitario con ridotte difese di fronte all'aggressione delle cripte anali da parte dei germi patogeni che sono nelle feci. Quindi lo stress facilita le recidive. Sono i risultati di nostre ricerche in corso.

Per fortuna comunque tutti gli esami per il morbo di Crohn, studio dell'ultima ansa ileale, colonscopia con biopsie ecc., danno esito negativo.

Siamo nel 2002 e devo rioperare la paziente: curettage, minisezione dello sfintere interno per ben drenare il piano intersfinterico che mi pareva ancora ingombro da un ascesso cronico visto all'ecografia. Ci vado piano per non danneggiare la continenza, ma non riesco a sradicare la sepsi. Dopo un mese la paziente ha ancora i suoi due problemi: ferita anale secernente e proctalgia.

Allora prendo da parte la madre e spiego che per fare un intervento davvero radicale devo sezionare più ampiamente gli sfinteri, il che potrà peggiorare la continenza. Inoltre spiego che, se le feci continueranno a passare sulla ferita, la sepsi tornerà. Dunque suggerisco una sigmoidostomia escludente di protezione. A guarigione avvenuta si vedrà il da farsi: semplice chiusura della stomia oppure chiusura e sfinteroplastica.

Il piano appare razionale e viene accettato. Procedo con un reintervento e faccio la stomia. Siamo nel 2003.

La ragazza si ripresenta dopo un mese, finalmente guarita dalla sepsi anale. Non vi sono più fistola né ascesso. L'ano è beante alla trazione e la contrazione volontaria è debole, come previsto. La paziente non perde le feci perché ha una colostomia, comunque escludente e ben funzionante. Impara a fare l'irrigazione e diventa in parte continente, in casa non porta il sacchetto. Quando arriva il momento della chiusura dello stoma, con eventuale sfinteroplastica, rifiuta però il reintervento.

"Il mio problema", mi spiega S. con la sua voce pacata sorridendo, "non è tenere la stomia, ma mandare via il dolore che ancora ho".

La ascolto. Continua: "Capisco che la fistola è guarita, ma ho paura che, se ricomincio a evacuare dall'ano, il dolore aumenti". Il ragionamento non fa una piega e non mi resta che accettare la sua decisione.

Arriva il 2004. La madre della paziente mi telefona: "Mia figlia è stata meglio per un po', usciva con le amiche. Ma adesso ha dei dolori fortissimi che la bloccano in casa. Era depressa e le abbiamo comprato un cane. Ora è più allegra, ma i dolori la tormentano. Come la può aiutare?".

È il momento in cui chi legge può intervenire. Come aiutare questa paziente?

Riassumo: quattro interventi per fistola anale. La sepsi è guarita. Ha una colostomia escludente. Ha proctalgia grave. Non ha morbo di Crohn. È molto provata.

"Come aiutarla?", penso io.

Le faccio fare un'elettromiografia del nervo pudendo che mostra un deficit. Prevedibile. Le faccio fare cicli di elettrostimolazione transanale, talvolta per il dolore funziona.

Non in questo caso purtroppo.

L'ecografia transanale mostra una fibrosi postchirurgica dove lei sente dolore.

La madre chiede: "Se asportiamo la cicatrice passerà il dolore?". "Potrebbe migliorare", rispondo, "ma sono scettico, non me la sento di farlo io". "A chi la potremmo portare?", mi chiede. Suggerisco uno specialista inglese molto bravo, che dopo un mese la vede e dopo un altro mese la opera: asportazione del granuloma e sfinteroplastica (già che c'era, in vista di una futura ricanalizzazione).

Tutti aspettiamo con ansia la fine della convalescenza e intanto arriva il 2005.

Niente da fare, la poverina resta con la sua stomia e i suoi dolori.

La vedo ancora, mi porta il suo cane, è depressa, non arrabbiata, ma riesce sempre a sorridere. La madre mi chiede se, avendo speso tanti soldi senza concludere, potrebbero fare causa ai primi due chirurghi. "Decidete voi", le rispondo, "il secondo è bravo ed è mio amico, non credo abbia colpe".

La causa parte. Dopo due mesi ricevo una citazione: i due chirurghi fanno causa a me, sostenendo che la colpa è mia perché ho operato la paziente dopo di loro. Mia la colpa della recidiva, del dolore, dell'incontinenza.

Trovo un avvocato e avvio le pratiche. Non sono seccato, sono triste perché penso a come sta la ragazza: ha l'età di mia figlia e la vita rovinata.

Ma i guai non sono finiti.

Arriva il 2007 e la paziente si ricovera al Policlinico Gemelli, mi avverte la madre.

La vado trovare in una calda estate, non c'è nemmeno l'aria condizionata. Le hanno appena tolto un ovaio per una neoplasia e ha ancora la stomia, ma riesce ancora a sorridermi. Cerco di confortarla.

Le chiedo se ha il dolore all'ano. Mi risponde: "Sempre".

Una storia così non può avere una fine davvero lieta, cari lettori. Tuttavia nel 2009 vengo convocato in un tribunale, a due ore da Roma. C'è anche la madre di S., sorridente perché il giudice, una donna, ha deciso che i primi due chirurghi le dovranno versare un cospicuo risarcimento. Alla fine baci,

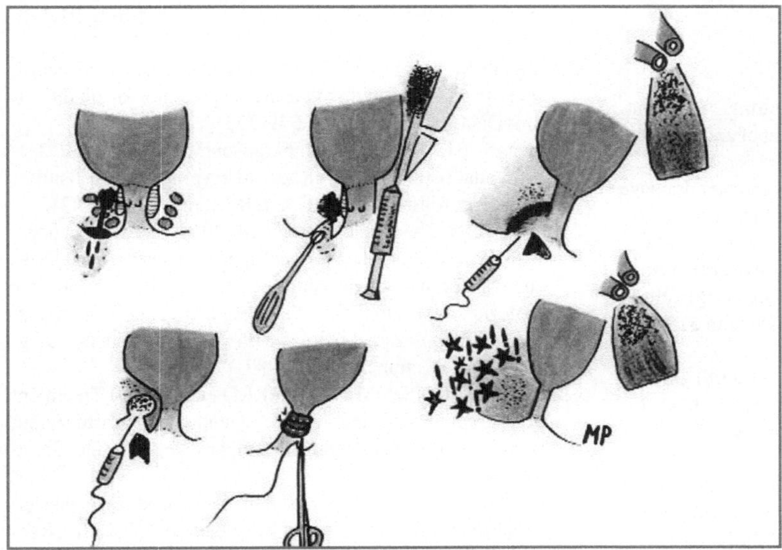

Fig. 3.16 Proctalgia cronica grave dopo drenaggio di ascesso perianale, anestesie sacrali ripetute e fistulectomia con sigmoidostomia escludente (*in alto*). La paziente è stata anche sottoposta ad asportazione di granuloma perirettale e sfinteroplastica, ma senza esito (*in basso*)

abbracci e un po' di commozione. La signora mi dice che la figlia, a parte il dolore, sta bene.

Volete un commento finale? Ve ne do due:

- Ogni chirurgo deve fare il suo mestiere: come il proctologo non opera gli aneurismi, così il chirurgo vascolare si astenga dalle fistole anali.
- Se vi capita di dover medicare un paziente 10 o 20 volte in narcosi... vuol dire che va rioperato.

Sommario

Tra le varie complicanze dopo chirurgia per ascessi e fistole anali quella più frequente e temuta dai pazienti è l'incontinenza fecale. Spesso lieve e temporanea, talvolta grave e permanente.

In caso di ascesso acuto è opportuno posizionare, se possibile, un setone lasso per drenare e marcare il tramite e rimandare l'intervento per la fistola.

L'iposensibilità rettale può essere un fattore predittivo di incontinenza. Non sezionando gli sfinteri potremo prevenirla, ma è la fistulotomia l'intervento che dà più chances di guarigione e più rapida cicatrizzazione. Se effettuata con radiofrequenza può dare meno dolore e meno sanguinamento. Secondo alcuni autori anche le fistole alte possono essere messe a piatto, con meno del 10% di incontinenza di rilievo. Le fistole posteriori basse, soprattutto se intersfinteriche, si possono in genere mettere a piatto senza rischi. Quelle ante-

riori alte, specie in una donna pluripara, vanno invece asportate senza sezionare fibre muscolari.

I pazienti con diabete, morbo di Crohn, età avanzata e precedenti interventi all'ano sono a rischio di incontinenza.

Il setone può dare *soiling* ma non incontinenza alle feci solide. Il lembo di avanzamento rettale o anocutaneo, il *plug* (che si può dislocare in un quarto dei casi) e la colla di fibrina (che può dare sepsi e molte recidive) sono metodi per cercare di preservare la funzione sfinterica.

È anche possibile, eseguita la fistulectomia transfinterica, suturare l'orifizio interno senza costruire un lembo o eseguire un *re-routing* del tramite senza sfinterotomia interna.

In caso di incontinenza iatrogena, la ricostruzione chirurgica degli sfinteri sezionati dà buoni risultati. Se la lesione è localizzata a carico dello sfintere interno si possono iniettare agenti volumizzanti. Nei casi meno gravi si può ricorrere alla riabilitazione.

Altre complicanze sono l'emorragia (rara), la persistenza della sepsi, specie in caso di ascessi trascurati o retroanali o retrorettali, la mancata o ritardata guarigione della ferita e la creazione di fistole iatrogene per manovre errate. La marsupializzazione della ferita riduce i rischi di emorragia e abbrevia i tempi di cicatrizzazione.

La chirurgia delle fistole anali, specie se complesse o recidive, dovrebbe essere riservata agli specialisti.

Letture consigliate

Abarca F, Brand M, Saclarides T (2010) Cutting seton: outcomes, safety, and efficacy for the treatment of anorectal fistulas. Dis Colon Rectum 53:574

Adams J, Whitlow C, Beck D et al (2010) Does catheter drainage time affect outcome of perianal abscesses? Dis Colon Rectum 53:570

Adams T, Yang J, Kondylis LA et al (2008) Long-term outlook after successful fibrin glue ablation of cryptoglandular transsphincteric fistula-in-ano. Dis Colon Rectum 51:1488-1490

Alexander SM, Mitalas LE, Gosselink MP et al (2008) Obliteration of the fistulous tract with BioGlue adversely affects the outcome of transanal advancement flap repair. Tech Coloproctol 12:225-228

Altomare DF, Greco VJ, Tricomi N et al (2011) Seton or glue for trans-sphincteric anal fistulae: a prospective randomized crossover clinical trial. Colorectal Dis 13:82-86

Altomare DF, La Torre F, Rinaldi M et al (2008) Carbon-coated microbeads anal injection in outpatient treatment of minor fecal incontinence. Dis Colon Rectum 51:432-435

Amin SN, Tierney GM, Lund JN et al (2003) V-Y advancement flap for treatment of fistula-in-ano. Dis Colon Rectum 46:540-543

Athanasiadis S, Helmes C, Yazigi R et al (2004) The direct closure of the internal fistula opening without advancement flap for transsphincteric fistulas-in-ano. Dis Colon Rectum 47:1174-1180

Atkin GK, Martins J, Tozer P et al (2011) For many high anal fistulas, lay open is still a good option. Tech Coloproctol 15:143-150

Bassi R, Rademacher J, Savoia A (2006) Rectovaginal fistula after STARR procedure complicated by haematoma of the posterior vaginal wall: report of a case. Tech Coloproctol 10:361-363

Bemelman WA (2009) Vacuum assisted closure in coloproctology. Tech Coloproctol 13:261-263

Bernardi C, Pescatori M (1998) Perineal lipofilling: a new surgical treatment for fecal incontinence. Tech Coloproctol 2:46-51

Bernardi C, Pescatori M (2001) Reconstructive perineoplasty in the management of non-healing wounds after anorectal surgery. Tech Coloproctol 5:27-32

Binda GA, Trizi F (2007) Treatment of unhealed wound after anal fistulotomy with full-thickness skin graft. Tech Coloproctol 11:294

Bleier JI, Moloo H, Goldberg SM (2010) Ligation of the intersphincteric fistula tract: an effective new technique for complex fistulas. Dis Colon Rectum 53:43-46

Blumetti J, Quinteros F, Abcarian A et al (2010) The evolution of treatment of fistula-in-ano. Dis Colon Rectum 53:570

Browder LK, Sweet S, Kaiser AM (2009) Modified Hanley procedure for management of complex horseshoe fistulae. Tech Coloproctol 13:301-306

Buchanan GN, Bartram CI, Phillips RK et al (2003) Efficacy of fibrin sealant in the management of complex anal fistula: a prospective trial. Dis Colon Rectum 46:1167-1174

Buchanan GN, Owen HA, Torkington J et al (2004) Long-term outcome following loose-seton technique for external sphincter preservation in complex anal fistula. Br J Surg 91:476-480

Cavanaugh M, Hyman N, Osler T (2002) Fecal incontinence severity index after fistulotomy: a predictor of quality of life. Dis Colon Rectum 45:349-353

Champagne BJ, O'Connor LM, Ferguson M et al (2006) Efficacy of anal fistula plug in closure of cryptoglandular fistulas: long-term follow-up. Dis Colon Rectum 49:1817-1821

Chaudhary BN, Chadwick M, Roe AM (2010) Selecting patients with fecal incontinence for anal sphincter surgery: the influence of irritable bowel syndrome. Colorect Dis 12-750-753

Christoforidis D, Etzioni DA, Goldberg SM et al (2008) Treatment of complex anal fistulas with the collagen fistula plug. Dis Colon Rectum 51:1482-1487

Christoforidis D, Pieh MC, Madoff RD et al (2009) Treatment of transsphincteric anal fistulas by endorectal advancement flap or collagen fistula plug: a comparative study. Dis Colon Rectum 52:18-22

Choi D, Sung KH, Seo HI et al (2010) Patient-performed seton irrigation for the treatment of deep fistulas. Dis Colon Rectum 53:812-816

Chung W, Kazemi P, Ko D et al (2009) Anal fistula plug and fibrin glue versus conventional treatment in repair of complex anal fistulas. Am J Surg 197:604-608

Cintron JR, Park JJ, Orsay CP et al (2000) Repair of fistulas-in-ano using fibrin adhesive: long-term follow-up. Dis Colon Rectum 43:944-999

Cox SW, Senagore AJ, Luchtefeld MA et al (1997) Outcome after incision and drainage with fistulotomy for ischiorectal abscess. Am Surg 63:686-689

Devesa JM, Hervás PL, Vicente R et al (2011) Anal encirclement with a simple prosthetic sling for faecal incontinence. Tech Coloproctol 15:17-22

Eitan A, Koliada M, Bickel A (2009) The use of the loose seton technique as a definitive treatment for recurrent and persistent high trans-sphincteric anal fistulas: a long-term outcome. J Gastrointest Surg 13:1116-1119

Eléouet M, Spiroudhis L, Guillou N et al (2010) Chronic posterior tibial nerve transcutaneous electrical nerve stimulation (TENS) to treat fecal incontinence. Int J Colorectal Dis 25:1127-1132

Ellis CN (2007) Bioprosthetic plugs for complex anal fistulas: an early experience. J Surg Educ 64:36-40

Ellis CN (2010) Outcomes with the use of bioprosthetics grafts to reinforce the ligation of the intersphincteric fistula tract (BioLIFT procedure) for the management of complex anal fistulas. Dis Colon Rectum 53:1361-1364

Ellis CN (2010) Sphincter-preserving fistula management: what patients want. Dis Colon Rectum 53:1652-1655

Ellis CN (2010) Management of anal fistulas: what patients want. Dis Colon Rectum 53:571

Ellis CN, Clark S (2006) Fibrin glue as an adjunct to flap repair of anal fistulas: a randomized, controlled study. Dis Colon Rectum 49:1736-1740

Eykyn SJ, Grace RH (1986) The relevance of microbiology in the management of anorectal sepsis. Ann R Coll Surg Engl 68:237-239

Faucheron JL, Voirin D, Badic B (2010) Sacral nerve stimulation for fecal incontinence: causes of surgical revision from a series of 87 consecutive patients operated on in a single institution. Dis Colon Rectum 53:1501-1507

Filingeri V, Gravante G, Baldessari E et al (2004) Radiofrequency fistulectomy vs. diathermic fistulotomy for submucosal fistulas: a randomized trial. Eur Rev Med Pharmacol Sci 8:111-116

Gaertner W, Finne C, Mellgren A et al (2010) Perianal hidradenitis suppurativa and Crohn's desease: is nonoperative treatment associated with better outcomes? Dis Colon Rectum 53:601

Ganio E, Marino F, Giani I et al (2008) Injectable synthetic calcium hydroxylapatite ceramic microspheres (Coaptite) for passive fecal incontinence. Tech Coloproctol 12:99-102

Garcia-Aguilar J, Belmonte C, Wong WD et al (1996) Anal fistula surgery. Factors associated with recurrence and incontinence. Dis Colon Rectum 39:723-729

Garcia-Olmo D, Herreros D, Pascual I et al (2009) Expanded adipose-derived stem cells for the treatment of complex perianal fistula: a phase II clinical trial. Dis Colon Rectum 52:79-86

Garg P, Song J, Bhatia A et al (2010) The efficacy of anal fistula plug in fistula-in-ano: a systematic review. Colorect Dis 12:965-970

Grace RH, Harper IA, Thompson RG (1982) Anorectal sepsis: microbiology in relation to fistula-in-ano. Br J Surg 69:401-403

Gupta PJ (2003) Radiosurgical fistulotomy; an alternative to conventional procedure in fistula in ano. Curr Surg 60:524-528

Gustafsson UM, Graf W (2002) Excision of anal fistula with closure of the internal opening: functional and manometric results. Dis Colon Rectum 45:1672-1678

Hammond TM, Porrett TR, Scott SM et al (2011) Management of idiopathic anal fistula using cross-linked collagen: a prospective phase 1 study. Colorectal Dis 13:94-104

Hartschuh W (2008) Hidradenitis suppurativa. In: Herold A, Lehur PA et al (eds) Coloproctology. Springer, Berlin Heidelberg New York

Hasegawa H, Radley S, Keighley MR (2000) Long-term results of cutting seton fistulotomy. Acta Chir Iugosl 47:19-21

Hebjørn M, Olsen O, Haakansson T et al (1987) A randomized trial of fistulotomy in perianal abscess. Scand J Gastroenterol 22:174-176

Heidenreich A, Collarini HA, Paladino AM et al (1966) Cancer in anal fistulas: report of two cases. Dis Colon Rectum 9:371-376

Ho KS, Ho YH (2005) Controlled, randomized trial of island flap anoplasty for treatment of trans-sphincteric fistula-in-ano: early results. Tech Coloproctol 9:166-168

Ho KS, Tsang C, Seow-Choen F et al (2001) Prospective randomized trial comparing ayurvedic cutting seton and fistulotomy for low fistula-in-ano. Tech Coloproctol 5:137–141

Ho YH, Tan M, Chui CH et al (1997) Randomized controlled trial of primary fistulotomy with drainage alone for perianal abscesses. Dis Colon Rectum 40:1435-1438

Ho YH, Tan M, Leong AF et al (1998) Marsupialization of fistulotomy wounds improves healing: a randomized controlled trial. Br J Surg 85:105-107

Holzheimer RG, Siebeck M (2006) Treatment procedures for anal fistulous cryptoglandular abscess-how to get the best results. Eur J Med Res 11:501-515

Hossack T, Solomon MJ, Young JM (2005) Ano-cutaneous flap repair for complex and recurrent supra-sphincteric anal fistula. Colorectal Dis 7:187-192

Johnson EK, Gaw JU, Armstrong DN (2006) Efficacy of anal fistula plug vs. fibrin glue in closure of anorectal fistulas. Dis Colon Rectum 49:371-376

Jongen J, Koepcke A, Peleikis H et al (2010) Results of rectal advancement flap for high anal fistula. Dis Colon Rectum 53:574

Jordán J, Roig JV, García-Armengol J et al (2010) Risk factors for recurrence and incontinence after anal fistula surgery. Colorectal Dis 12:254-260

Kleinübing H Jr, Jannini JF, Campos AC et al (2007) The role of transperineal ultrasonography in the assessment of the internal opening of cryptogenic anal fistula. Tech Coloproctol 11:327-331

Koehler A, Risse-Schaaf A, Athanasiadis S (2004) Treatment for horseshoe fistulas-in-ano with primary closure of the internal fistula opening: a clinical and manometric study. Dis Colon Rectum 47:1874-1882

Lacima G, Pera M, Amador A et al (2010) Long-term results of biofeedback treatment for fecal incontinence: a comparative study with untreated controls. Colorectal Dis 12:742-749

Lenisa L, Espìn-Basany E, Rusconi A et al (2010) Anal fistula plug is a valid alternative option for the treatment of complex anal fistula in the long term. Int J Colorectal Dis 25:1487-1493

Loungnarath R, Dietz DW, Mutch MG et al (2004) Fibrin glue treatment of complex anal fistulas has low success rate. Dis Colon Rectum 47:432-436

Malik AI, Nelson RL (2008) Surgical management of anal fistulae: a systematic review. Colorectal Dis 10:420-430

Mann CV, Clifton MA (1985) Re-routing of the track for the treatment of high anal and anorectal fistulae. Br J Surg 72:134-137

Mitalas LE, van Onkelen RS, Gosselink MP et al (2010) The anal fistula plug as an adjunct to transanal advancement flap repair. Dis Colon Rectum 53:1713

Mizrahi N, Wexner SD, Zmora O et al (2002) Endorectal advancement flap: are there predictors of failure? Dis Colon Rectum 45:1616-1621

Mylonakis E, Katsios C, Godevenos D et al (2001) Quality of life of patients after surgical treatment of anal fistula; the role of anal manometry. Colorectal Dis 3:417-421

Nadal SR, Manzione CR, Horta SH et al (2010) Anal fistulas are associated with condyloma in HIV-infected patients. Int J Colorectal Dis 25:663-664

Nelson RL, Cintron J, Abcarian H (2000) Dermal island-flap anoplasty for transsphincteric fistula-in-ano: assessment of treatment failures. Dis Colon Rectum 43:681-684

Nordenstam JF, Altman DH, Mellgren AF et al (2010) Impaired rectal sensation at anal manometry is associated with anal incontinence one year after primary sphincter repair in primiparous women. Dis Colon Rectum 53:1409-1414

Oberwalder M, Dinnewitzer A, Baig MK et al (2006) Do internal anal sphincter defects decrease the success rate of anal sphincter repair? Tech Coloproctol 10:94-97

Ohana G, Salem L, Arich A et al (2004) Development of epidural abscess following surgical drainage of perianal abscess: report of a case. Dis Colon Rectum 47:392-394

Oliver I, Lacueva FJ, Pérez Vicente F et al (2003) Randomized clinical trial comparing simple drainage of anorectal abscess with and without fistula track treatment. Int J Colorectal Dis 18:107-110

Ortiz H, Marzo J, Ciga MA et al (2009) Randomized clinical trial of anal fistula plug versus endorectal advancement flap for the treatment of high cryptoglandular fistula in ano. Br J Surg 96:608-612

Ozuner G, Hull TL, Cartmill J et al (1996) Long-term analysis of the use of transanal rectal advancement flaps for complicated anorectal/vaginal fistulas. Dis Colon Rectum 39:10-14

Patrlj L, Kocman B, Martinac M et al (2000) Fibrin glue-antibiotic mixture in the treatment of anal fistulae: experience with 69 cases. Dig Surg 17:77-80

Perez F, Arroyo A, Serrano P et al (2005) Fistulotomy with primary sphincter reconstruction in the management of complex fistula-in-ano: prospective study of clinical and manometric results. J Am Coll Surg 200:897-903

Perez F, Arroyo A, Serrano P et al (2006) Randomized clinical and manometric study of advancement flap versus fistulotomy with sphincter reconstruction in the management of complex fistula-in-ano. Am J Surg 192:34-40

Pescatori M (1997) Use of a rubber tube to protect endoanal sutures. Tech Coloproctol 1:32-35

Pescatori M (2011) Ascessi, fistole anali e retto-vaginali. Springer, Milano

Pescatori M, Ayabaca S, Caputo D (2004) Can anal manometry predict anal incontinence after fistulectomy in males? Colorect Dis 6: 97-102

Pescatori M, Ayabaca SM, Cafaro D et al (2006) Marsupialization of fistulotomy and fistulectomy wounds improves healing and decreases bleeding: a randomized controlled trial. Colorectal Dis 8:11-14

Pescatori M, Interisano A, Basso L et al (1995) Management of perianal Crohn's disease. Results of a multicenter study in Italy. Dis Colon Rectum 38:121-124

Pescatori M, Maria G, Anastasio G et al (1989) Anal manometry improves the outcome of surgery for fistula-in-ano. Dis Colon Rectum 32:588-592

Pescatori M, Mungo M, Guarino E (2002) Combined seton-double flap procedure for complex high anal fistula. Tech Coloproctol 6:71

Phillips RKS, Lunniss PJ (1996) Anal fistula: surgical evaluation and management. Chapman & Hall, London

Quah HM, Tang CL, Eu KW et al (2006) Meta-analysis of randomized clinical trials comparing drainage alone vs primary sphincter-cutting procedures for anorectal abscess-fistula. Int J Colorectal Dis 21:602-609

Queralto M, Portier G, Bonnaud G et al (2010) Efficacy of synthetic glue treatment of high crypoglandular fistula-in-ano. Gastroenterol Clin Biol 34:477-482

Ritchie RD, Sackier JM, Hodde JP (2009) Incontinence rates after cutting seton treatment for anal fistula. Colorectal Dis 11:564-571

Roig JV, García-Armengol J, Jordán JC et al (2010) Fistulectomy and sphincteric reconstruction for complex cryptoglandular fistulas. Colorectal Dis 12:145-152

Roig JV, Jordán J, García-Armengol J et al (2009) Changes in anorectal morphologic and functional parameters after fistula-in-ano surgery. Dis Colon Rectum 52:1462-1469

Rojanasakul A (2009) LIFT procedure: a simplified technique for fistula-in-ano. Tech Coloproctol 13:237-240

Rubin RJ, Chinn BT (1994) Perianal hidradenitis suppurativa. Surg Clin North Am 74:1317-1325

Safar B, Jobanputra S, Sands D et al (2009) Anal fistula plug: initial experience and outcomes. Dis Colon Rectum 52:248-252

Sainio P (1985) A manometric study of anorectal function after surgery for anal fistula, with special reference to incontinence. Acta Chir Scand 151:695-700

Schouten WR, van Vroonhoven TJ (1991) Treatment of anorectal abscess with or without primary fistulectomy. Results of a prospective randomized trial. Dis Colon Rectum 34:60-63

Schouten WR, Zimmerman DD, Briel JW (1999) Transanal advancement flap repair of transsphincteric fistulas. Dis Colon Rectum 42:1419-1422

Shukla NK, Narang R, Nair NGK et al (1991) Multicentric randomized controlled clinical trial of Kshaarasootra (Ayurvedic medicated thread) in the management of fistula-in-ano. Indian J Med Res 94:177–185

Schwandner O (2010) Surgery: Are bioprosthetic plugs for complex anal fistulas effective? Nat Rev Gastroenterol Hepatol 7:419-420

Schwartz DA, Wiersema MJ, Dudiak KM et al (2001) A comparison of endoscopic ultrasound, magnetic resonance imaging, and exam under anesthesia for evaluation of Crohn's perianal fistulas. Gastroenterology 121:1064-1072

Sentovich SM (2003) Fibrin glue for anal fistulas: long-term results. Dis Colon Rectum 46:498-502

Sonoda T, Hull T, Piedmonte MR et al (2002) Outcomes of primary repair of anorectal and rectovaginal fistulas using the endorectal advancement flap. Dis Colon Rectum 45:1622-1628

Stremitzer S, Strobl S, Kure V et al (2011) Treatment of perianal sepsis and long-term outcome of recurrence and continence. Colorect Dis 13:703-707

Subhas G, Gupta A, Balaraman S et al (2011) Non-cutting setons for progressive migration of complex fistula tracts: a new spin on an old technique. Int J Colorectal Dis 26:793:798

Sungurtekin U, Sungurtekin H, Kabay B et al (2004) Anocutaneous V-Y advancement flap for the treatment of complex perianal fistula. Dis Colon Rectum 47:2178-2183

Swinscoe MT, Ventakasubramaniam AK, Jayne DG (2005) Fibrin glue for fistula-in-ano: the evidence reviewed. Tech Coloproctol 9:89-94

Takesue Y, Ohge H, Yokoyama T et al (2002) Long-term results of seton drainage on complex anal fistulae in patients with Crohn's disease. J Gastroenterol 37:912-915

Tan JJ, Chan M, Tjandra JJ (2007) Evolving therapy for fecal incontinence. Dis Colon Rectum 50:1950-1967

Tang CL, Chew SP, Seow-Choen F (1996) Prospective randomized trial of drainage alone vs. drainage and fistulotomy for acute perianal abscesses with proven internal opening. Dis Colon Rectum 39:1415-1417

Terra MP, Deutekom M, Beets-Tan RG et al (2006) Relationship between external anal sphincter atrophy at endoanal magnetic resonance imaging and clinical, functional, and anatomic characteristics in patients with fecal incontinence. Dis Colon Rectum 49:668-678

Thekkinkattil DK, Botterill I, Ambrose NS et al (2009) Efficacy of the anal fistula plug in complex anorectal fistulae. Colorectal Dis 11:584-587

Thornton M, Solomon MJ (2005) Long-term indwelling seton for complex anal fistulas in Crohn's disease. Dis Colon Rectum 48:459-463

Tjandra JJ, Dykes SL, Aumar RR et al (2007) Practice parameters for the treatment of fecal incontinence. Dis Colon Rectum 50:1497-1507

Tjandra JJ, Lim JF, Hiscock R et al (2004) Injectable silicone biomaterial for fecal incontinence caused by internal anal sphincter dysfunction is effective. Dis Colon Rectum 47:2138-2146

Toyonaga T, Matsushima M, Kiriu T et al (2007) Factors affecting continence after fistulotomy for intersphincteric fistula-in-ano. Int J Colorectal Dis 22:1071-1075

Toyonaga T, Matsushima M, Tanaka Y et al (2007) Non-sphincter splitting fistulectomy vs conventional fistulotomy for high trans-sphincteric fistula-in-ano: a prospective functional and manometric study. Int J Colorectal Dis 22:1097-1102

Tyler KM, Aarons CB, Sentovich SM (2007) Successful sphincter-sparing surgery for all anal fistulas. Dis Colon Rectum 50:1535-1539

van der Hagen SJ, Baeten CG, Soeters PB et al (2011) Autologous platelet-derived growth factors (platelet-rich plasma) as an adjunct to mucosal advancement flap in high cryptoglandular perianal fistulae: a pilot study. Colorectal Dis 13:215-218

van Koperen PJ, Safiruddin F, Bemelman WA et al (2009) Outcome of surgical treatment for fistula in ano in Crohn's disease. Br J Surg 96:675-679

van Koperen PJ, ten Kate FJ, Bemelman WA et al (2009) Histological identification of epithelium in perianal fistulae: a prospective study. Colorectal Dis 12:891-895

van Koperen PJ, Wind J, Bemelman WA et al (2008) Fibrin glue and transanal rectal advancement flap for high transsphincteric perianal fistulas; is there any advantage? Int J Colorectal Dis 23:697-701

van Tets WF, Kuijpers HC (1994) Continence disorders after anal fistulotomy. Dis Colon Rectum 37:1194-1197

Vial M, Parés D, Pera M et al (2010) Faecal incontinence after seton treatment for anal fistulae with and without surgical division of internal anal sphincter: a systematic review. Colorectal Dis 12:172-178

Wang JY, Garcia-Aguilar J, Sternberg JA et al (2009) Treatment of transsphincteric anal fistulas: are fistula plugs an acceptable alternative? Dis Colon Rectum 52:692-697

Westerterp M, Volkers NA, Poolman RW et al (2003) Anal fistulotomy between Skylla and Charybdis. Colorectal Dis 5:549-551

Whiteford MH, Kilkenny J 3rd, Hyman N et al (2005) Practice parameters for the treatment of perianal abscess and fistula-in-ano (revised). Dis Colon Rectum 48:1337-1342

Wilhelm A (2011) New technique for anal fistula repair using a novel radial emitting laser probe (FilacTM). Tech Coloproctol (in press)

Zbar AP, Pescatori M (2005) Internal anal sphincter preservation with seton rerouting in high transsphincteric anal fistula. Dis Colon Rectum 48:1666-1667

Zbar AP, Ramesh J, Beer-Gabel M et al (2003) Conventional cutting vs. internal anal sphincter-preserving seton for high trans-sphincteric fistula: a prospective randomized manometric and clinical trial. Tech Coloproctol 7:89-94

Zimmermann DDE, Delemarre JB, Gosselink MP et al (2003) Smoking affects the outcome of transanal mucosal advancement flap repair of trans-sphinteric fistulas. Br J Surg 90:351-354

Zmora O, Neufeld D, Ziv Y et al (2005) Prospective, multicenter evaluation of highly concentrated fibrin glue in the treatment of complex cryptogenic perianal fistulas. Dis Colon Rectum 48:2167-2172

4.1 Introduzione

È una patologia *borderline*, nel senso che se ne possono anche occupare i ginecologi, ma spesso finisce nelle mani del chirurgo colorettale o del proctologo.

Più raramente del chirurgo generale.

Una fistola retto-vaginale (FRV) può essere iatrogena, magari provocata dal chirurgo generale o colorettale dopo una resezione bassa anteriore del retto o dopo una PPH o dopo una Delorme o una STARR o una TEM o una Altemeier.

Una *survey* di Rex e Khubchandani condotta fra gli specialisti dell'American Society of Colon and Rectal Surgeons e pubblicata nel 1992 riferisce che il 3,5% (ovvero il 7% se si considerano solo i pazienti di sesso femminile) degli operati di resezione anteriore per neoplasia del retto vanno incontro a tale complicanza. Non è poco, tutt'altro.

Le FRV post-ostetriche sono le più frequenti, ma anche quelle con prognosi migliore dopo riparazione chirurgica (Fig. 4.1).

Secondo la classificazione di Rothenberger, le FRV possono essere *semplici*, ovvero basse, di piccole dimensioni dovute a trauma o infezione e con retto sano; oppure *complesse,* con un lume ampio, maggiore di 2,5 cm, alte e con un retto patologico (in genere nel morbo di Crohn o dopo radioterapia) o con precedenti tentativi di riparazione falliti.

Queste ultime, che possono richiedere un intervento per via addominale con escissione parziale del retto, sono le più soggette a complicanze e a recidive.

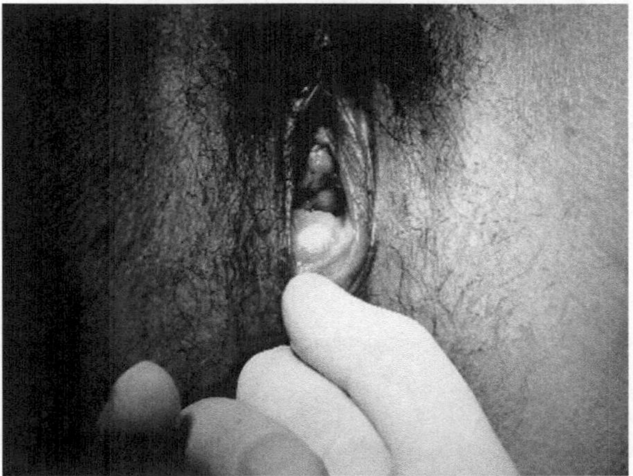

Fig. 4.1 a La paziente è giunta alla nostra osservazione con una colostomia escludente. È in posizione litotomica. Si evidenzia la fistola retto-vaginale bassa

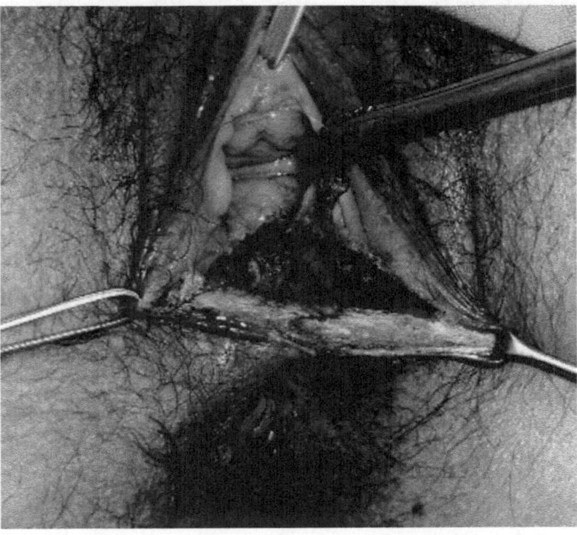

Fig. 4.1 b Incisione transvaginale bassa e asportazione del tratto vaginale della fistola

M. Pescatori, *Prevenzione e trattamento delle complicanze in chirurgia proctologica,*
© Springer-Verlag Italia 2011

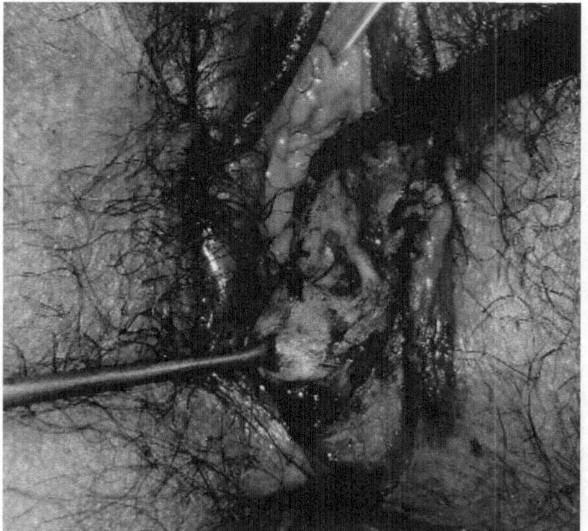

Fig. 4.1 c Asportazione del tratto rettale della fistola

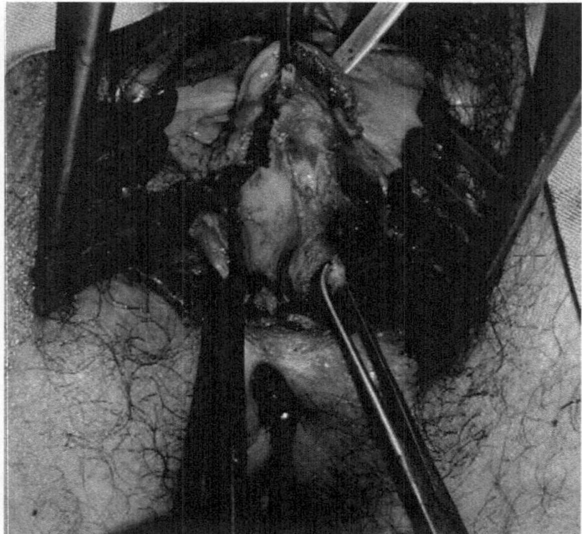

Fig. 4.1 d Si identificano le branche laterali del muscolo puborettale

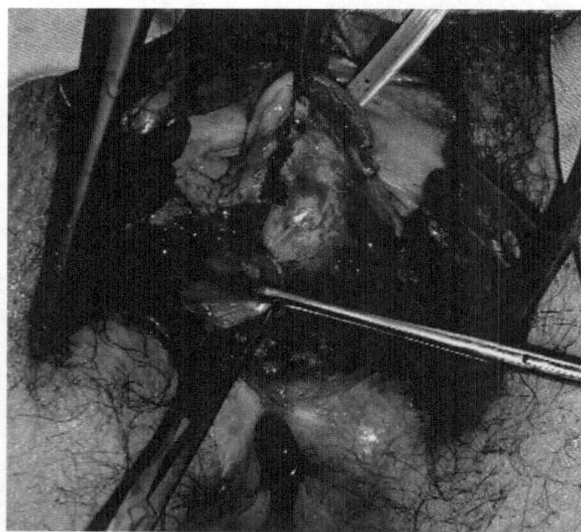

Fig. 4.1 e È ben visibile la branca laterale destra del muscolo

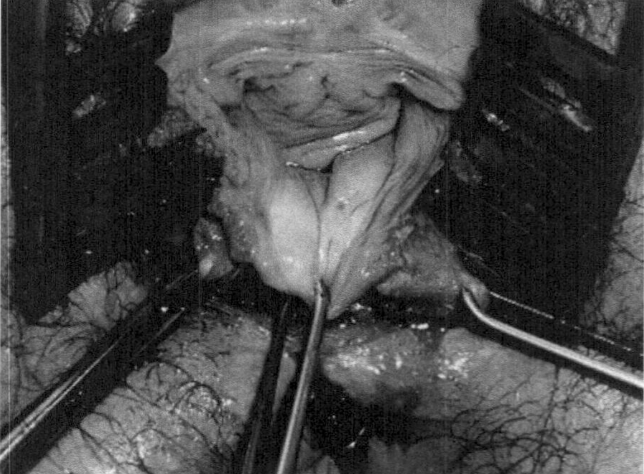

Fig. 4.1 f La parete posteriore della vagina e, ai lati, il muscolo puborettale che verrà usato per la plastica

Le FRV semplici si possono quasi sempre operare per via transanale o transvaginale o transperineale.

4.2 Complicanze più frequenti

Vediamo quali sono gli interventi per FRV e le complicanze più frequenti.

4.2.1 Emorragia e dispareunia

Sono complicanze non frequenti (Tancer et al., 1990). Tuttavia l'emorragia, come leggerete in un caso clinico riportato in fondo a questo capitolo, può richiedere un reintervento impegnativo. Spesso si risolve con una sutura dell'area emorragica, ma talvolta richiede una colostomia escludente. Ovvio che dopo un'intervento per FRV è opportuno mantenere un catetere vescicale (su questo fa riflettere la "complicanza memorabile" a fine capitolo). In tre pazienti sulle 184 operate per

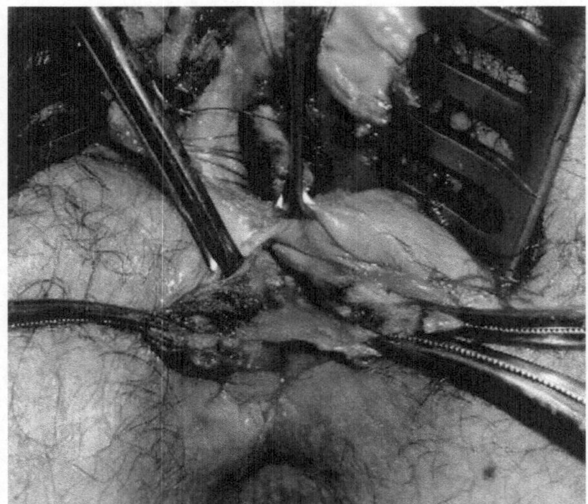

Fig. 4.1 g Si prepara il lembo di avanzamento rettale per coprire l'orifizio rettale della fistola

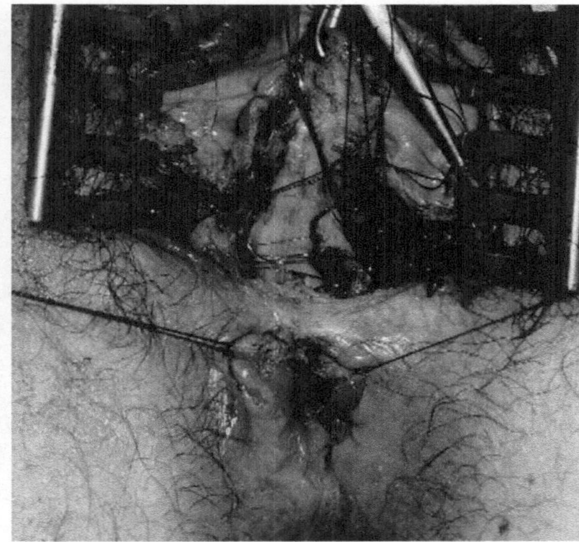

Fig. 4.1 h I punti di sutura in prolene a U della levatorplastica sono stati passati nel muscolo puborettale

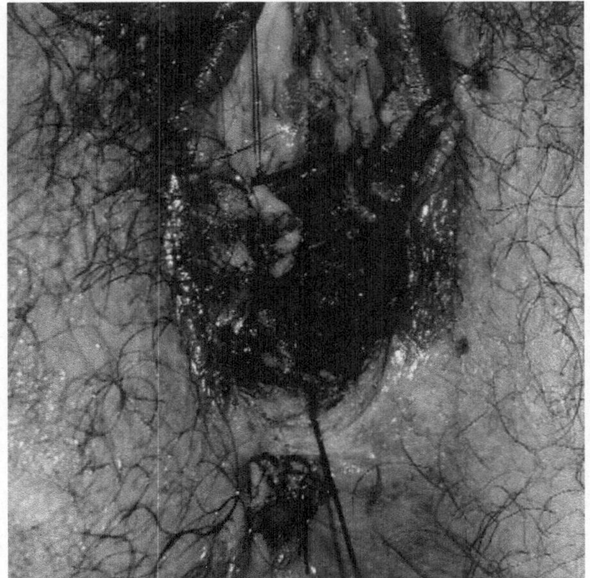

Fig. 4.1 i Dopo aver suturato il lembo rettale allo sfintere esterno per via endoanale, i punti della levatorplastica vengono annodati

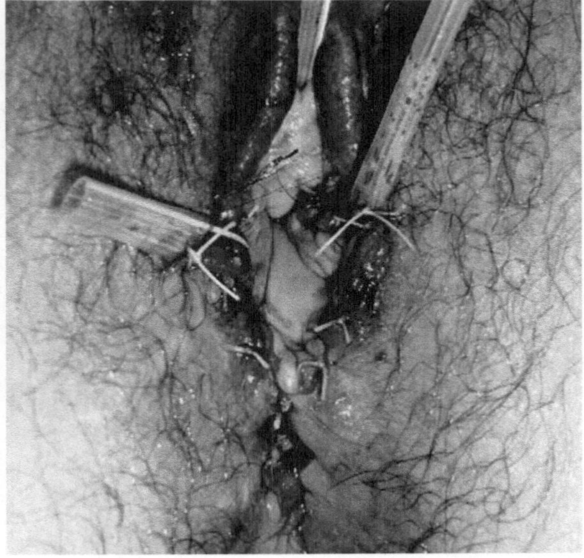

Fig. 4.1 l Vengono posizionati due drenaggi laminari e si esegue plastica cutanea ano-vulvare

FRV alla Cleveland Clinic Florida (Pinto et al., 2010) si è verificata un'emorragia che ha richiesto un reintervento.

La dispareunia si può verificare dopo levatorplastica anteriore per FRV ed è causata da interposizione di tessuto muscolare a livello del setto retto-vaginale. È descritta, associata a calo della libido, anche dopo gracileplastica per FRV recidiva (Lefevre et al., 2009). Usando invece un lembo rettale eseguito per via transcoccigea, e non transanale o transperineale, secondo quanto suggerito da Schouten e Oom (2009), si previene questa complicanza.

Solo una paziente su nove, dopo plastica della FRV con muscolo bulbo-cavernoso, (Cui et al., 2009) ha sofferto di dispareunia. La seguente Tabella 4.1 riporta i principali interventi eseguiti per FRV, utilizzando diversi approcci.

Tabella 4.1 Interventi per fistole retto-vaginali descritti in letteratura con i rispettivi autori e alcune delle possibili complicanze. Sono esclusi gli interventi per via addominale

Intervento	Autore e anno	Complicanze
Per via transanale		
Lembo di avanzamento rettale	Goldberg 1990	Deiscenza
	Hoexter 1990	Sepsi e deiscenza
	Lowry 1992	Deiscenza
	Marchesa 1998	Sepsi e deiscenza
Plug Surgisis®	Gonsalves 2009	Deiscenza
Plastica con TEM	Darwood 2008*	
Per via perineale		
Fistulotomia e sutura a strati	Hudson 1977	Emorragia
Interposizione del m. puborettale	Oom 2006	Sepsi locale
Plastica col m. bulbo-cavernoso	Cui 2009	Dispareunia
Plastica con m. gracile	Lefevre 2009	Dispareunia, calo libido
Plastica con m. gluteo	Levefre 2009	Dispareunia
Messa a piatto	Belt 1969	Incontinenza anale
	Francois 1990	Incontinenza anale
Escissione, sutura, sfinteroplastica	Gagliardi 2007	Deiscenza
	Pinto 2010	Deiscenza, emorragia
Per via vaginale		
Inversione e sutura a strati	Given 1970	Deiscenza
Episiotomia e chiusura a strati	Tancer 1990	Emorragia, cellulite
Lembo di avanzamento vaginale	Ruffolo 2009	Deiscenza
Per via transcoccigea		
Lembo di avanzamento rettale	Schouten 2009	Deiscenza

*Un solo caso.

4.2.2 Sepsi e deiscenza delle suture

Nella nostra esperienza (Gagliardi e Pescatori, 2007) si verifica una volta su dieci. Idem nella casistica di Wexner (Pinto et al., 2010): è avvenuta in 13 casi su 125. La deiscenza può guarire spontaneamente o può richiedere la confezione di una sigmoidostomia escludente temporanea.

Per ridurre il rischio di una deiscenza importante, quando si esegue una plastica complessa, strato per strato e con levatorplastica, oppure con spostamento di un lembo muscolare, ad esempio il bulbo-cavernoso (*Martius flap*) o mediante confezione di un lembo rettale di scivolamento, è opportuno ritardare il passaggio delle feci nel canale anale tenendo la paziente in alimentazione parenterale totale per una-due settimane oppure confezionando una sigmoidostomia escludente.

Gli autori americani di cui sopra affermano che non vi è evidenza che dimostri se sia meglio fare o non fare la stomia di protezione. Ricordo che Alan Parks a Londra la faceva spesso.

Opportuna in questi casi, per ridurre il rischio di sepsi, un'adeguata antibioticoprofilassi e una antibioticoterapia. La stomia temporanea è d'obbligo se si opera una paziente con FRV post-attinica.

Le pazienti in cui si verifica una complicanza postoperatoria, come emorragia, ascesso o deiscenza, sono più a rischio di recidiva della FRV?

Wexner dice di no (Pinto et al., già citati).

Sempre lui ci ricorda invece che sono più a rischio le fumatrici accanite, perché il fumo stimola la produzione di catecolamine, la vasocostrizione e quindi la ipoperfusione tissutale, il che si traduce in una difficoltà di cicatrizzazione.

In caso di morbo di Crohn, la percentuale di successo è intorno al 60% (Lowry e Goldberg, 1992), il che significa che in quasi metà dei casi si verifica una deiscenza delle suture. Altri autori riferiscono risultati migliori, con deiscenza delle suture in due casi su 10 (Fry e Kodner, 1989). Interessante l'esperienza di Garcia-Olmo e coll. (2003) con l'impianto di cellule staminali nelle pazienti con FRV da morbo di Crohn.

Premesso che la costruzione di un lembo, specie in caso di FRV da morbo di Crohn, dà dei vantaggi rispetto alla continenza perché evita una ferita perineale e una deformità dell'ano, è meglio fare un lembo vaginale o rettale?

Sulla questione Ruffolo e coll. (2010) hanno revisionato la letteratura e tendono a favorire la prima opzione. Secondo Marchesa e coll. (1998) è utile nelle FRV da morbo di Crohn la stomia di protezione.

Nell'introduzione ho ricordato le FRV post-resezione anteriore.

Ebbene, c'è un report di Darwood e Borley (2008) che sostiene sia vantaggiosa la TEM per la riparazione di queste fistole perché dà una minore morbilità rispetto all'intervento convenzionale. Ma si tratta di una pubblicazione basata su un solo caso.

Passiamo ai *reinterventi*.

Nell'articolo già citato del gruppo Wexner (Pinto et al., 2010) si afferma che spesso la guarigione di una FRV operata si ottiene dopo interventi multipli: deiscenze e recidive sono quindi problemi frequenti e prevedibili.

È più a rischio di complicanze una paziente che viene sottoposta a un reintervento? In teoria sì, poiché si opera su tessuti più fibrotici e meno irrorati, su sfinteri già a volte toccati dal chirurgo; quindi sepsi, deiscenze, emorragia (e incontinenza) sono più probabili. Schouten e Oom (2009; già citati prima a proposito della dispareunia) hanno descritto per le FRV recidive un approccio transacrale (senza quindi toccare gli sfinteri anali o reintervenire su tessuti meno vitali), costruendo un lembo di mucosa rettale. L'esito è stato buono in termini di complicanze: solo un caso di sepsi su otto pazienti. C'è da dire però che la maggior parte avevano una FRV post-ostetrica, quelle a migliore prognosi.

Invece, lo stesso gruppo (Oom et al., 2006) avevano descritto il 42% di sepsi locale dopo un altro tipo di intervento: la interposizione del muscolo puborettale.

È utile il posizionamento di un drenaggio per prevenire la sepsi e la deiscenza?

Secondo quanto suggeriscono gli Editors Beck e Wexner nel volume *Fundamentals of Anorectal Surgery* (1992), è opportuno drenare solo le FRV più alte, con tratto di lunghe dimensioni; negli altri casi non occorre.

La deiscenza (però il termine è poco appropriato perché in questo caso non si tratta di una vera e propria sutura che cede, ma solo di pochi punti di appoggio) si verifica spesso dopo inserzione nella FRV del *plug* della Surgisis®. Nel 42% la FRV si riapre entro 4 settimane ed è sovente necessario reinserire un altro *plug*. Nell'esperienza di questi autori non si è verificato nessun caso di sepsi (Gonsalves et al., 2009).

4.2.3 Incontinenza fecale

È una complicanza sempre in agguato: nella mia esperienza personale colpisce il 15% dei casi. Si tratta sempre di incontinenza alle feci liquide, due volte su tre di "perdite settimanali", una su tre di perdite occasionali; rispettivamente B2 (score 4) e B1 (score 3) secondo la nostra classificazione (Pescatori et al., 1992). Oltretutto, sia per il possibile morbo di Crohn o comunque per Inflammatory Bowel Disease o IBD (feci liquide, ampolla rettale con ridotta *compliance*) sia per i concomitanti danni post-ostetrici (sfinteri danneggiati), non sono poche le pazienti con FRV che giungono alla riparazione chirurgica con deficit della continenza.

Secondo Belt (1969) è costante l'incontinenza dopo la messa a piatto di una FRV. Devo dire che io l'ho fatto in un solo caso e non ho avuto conseguenze benché la paziente avesse il morbo di Crohn. Ma era una fistola molto bassa, quasi ano-vulvare. Francois e coll. (1990) hanno avuto solo tre casi di incontinenza su nove pazienti così operate.

Per la prevenzione dell'incontinenza è opportuno (come spesso accade in colonproctologia) cercare un intervento su misura per la paziente.

Ad esempio, in caso di sfinteri fragili, evitare un approccio transanale, perché questo comporta un inevitabile stiramento degli stessi ad opera di un divaricatore anale mantenuto per lungo tempo. Il *Martius-flap* con il muscolo bulbo-cavernoso potrebbe essere una valida opzione (Cui et al., 2009).

Oppure, come suggeriscono Beck e Wexner nel loro libro, o meglio come scrive Ann Lowry, autrice

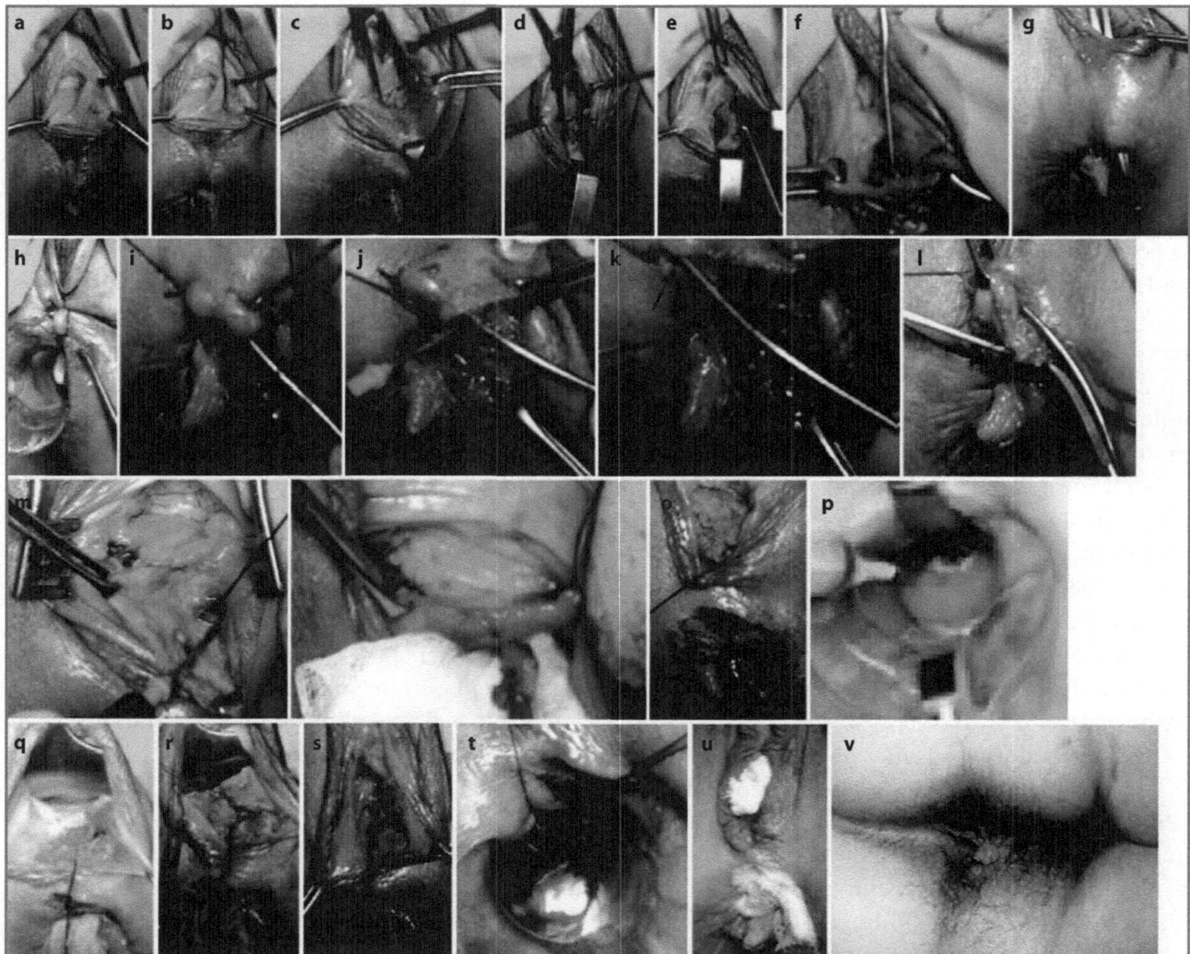

Fig. 4.2 a Paziente in posizione litotomica. Orifizio fistoloso presente sul piccolo labbro di sinistra (foto di N. Clemente); **b** l'orifizio fistoloso viene sondato con specillo; **c** apertura della cavità ascessuale cronica -sede della ghiandola di Bartolini; **d** il muscolo bulbo cavernoso e il muscolo trasverso superficiale del perineo di sinistra sono stati sezionati, con completa messa a piatto della cavità flogistica; **e** curettage della cavità ascessuale con Volkmann; **f** individuazione del tragitto fistoloso principale retto-vaginale; **g** con l'aiuto di una pinza, si passa un filo di seta attraverso il tramite fistoloso, così da repertarlo; **h** viene individuato un orifizio fistoloso esterno perianale, secondario. Lo stesso viene sottoposto a curettage; **i** si specilla il tragitto fistoloso secondario che con andamento ad emiferro di cavallo, si porta controlateralmente, passando anteriormente all'orifizio anale; **j** si mette a piatto con bisturi elettrico il tragitto fistoloso secondario, sezionando poche fibre della parte sottocutanea dello sfintere esterno; **k** il tragitto fistoloso secondario è stato completamente messo a piatto (freccia); **l** "Trimming" del bordo esuberante e fibrotico del tramite fistoloso secondario; **m** asportazione del tessuto fibrotico-infiammatorio della porzione vaginale, extrasfinterica della fistola retto vaginale (fistulectomia); **n** viene mostrato, tenuto dalla pinza e poggiato sulla garza, il tessuto fibrotico fistoloso asportato; lo stesso viene inviato per esame istologico definitivo; **o** Viene posizionata un garza imbevuta di Betadine nella sede, vaginale, della fistulectomia; **p** preparazione del lembo rettale dopo introduzione di anoscopio Beak Sapimed: iniezione di fisiologica nella sottomucosa rettale ottenendo lo scollamento delle tuniche; **q** esposizione del versante vaginale della precedente fistulectomia; **r** sutura della cavità residua dopo fistulectomia sul versante vaginale: 1) ricostruzione del m. bulbo-cavernoso (strato profondo) con Vicryl 2/0; **s** 2) sintesi della parete vaginale (strato superficiale) con Vicryl Rapid 2/0; **t** il lembo rettale viene fissato con punti staccati a lento riassorbimento al margine superiore della parte sottocutanea della sfintere esterno; **u** aspetto al termine della procedura chirurgica; **v** due mesi dopo, totale cicatrizzazione e completa continenza

del relativo capitolo, si può associare una sfinteroplastica alla riparazione della FRV, specie quando non vi è integrità dello sfintere esterno anteriormente. Noi l'abbiamo fatto varie volte (Gagliardi e Pescatori, già citati). Anche Hannaway e Hull (2008) ne sostengono l'utilità.

In questo può essere di notevole aiuto l'ecografia preoperatoria transvaginale e transanale a sonda rotante, che è in grado di svelare lesioni da parto del muscolo che non abbiano ancora dato una incontinenza clinicamente evidente, soprattutto in donne pluripare, con perineo discendente e/o colon

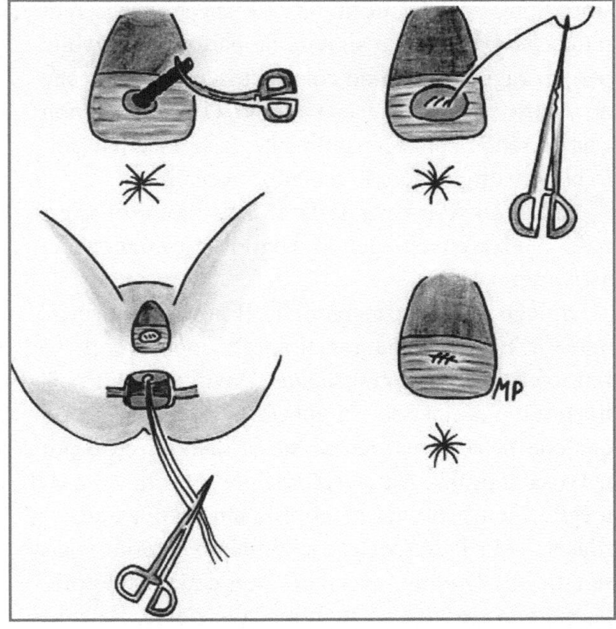

Fig. 4.3 La manovra chirurgica di inversione della sutura dopo escissione transvaginale di fistola retto-vaginale alta (*in nero*). L'inversione dei punti, traslocati nel versante rettale, consente di non affrontare le suture ed eseguire una plastica più efficace

irritabile, di non giovane età e già operate all'ano-retto. Anche se non si ha a disposizione la manometria e l'ecografia, è bene sempre rammentare che *vi sono categorie a rischio* di incontinenza postoperatoria. Tuttavia, un intervento mirato a preservare lo sfintere può essere eseguito anche quando una fistola anale è associata ad una FRV (Fig. 4.2).

4.3 Trucchi del mestiere

Questo l'ho imparato da Parks, ed è anche descritto in letteratura: scusatemi se già lo conoscete, ma ho pensato che sarebbe stato per voi interessante sapere come lo faceva il famoso chirurgo inglese. Si tratta dell'inversione della sutura, ricordata anche in Tabella 4.1 all'inizio del capitolo.

Stiamo operando una FRV alta. Non si può mettere a piatto, non è il caso di mettere solamente un setone. Per via vaginale si comincia ad asportare a "carota" la fistola dilatando la vagina col divaricatore di Parks. Asportiamo anche la porzione di fistola che si indova nel retto. Resta il foro dopo l'escissione. Suturiamo lo strato profondo della parete vaginale. Ebbene, prima di stringere il filo e annodarlo *spostiamo i capi del filo sul versante rettale* in modo che il nodo venga a cadere nel retto e non nella vagina. Poi tagliamo. Adesso suturiamo con Vicryl Rapid la parete superficiale della vagina e diamo i nodi sul versante vaginale in

alto. Poi passiamo nel retto, divaricandolo un poco con un Beak Sapimed o un Fansler o un CAD della PPH, e suturiamo la breccia post-fistulectomia nel retto. Infine ricaviamoci un lembo rettale, con i soliti criteri, spessore, forma, non tensione ecc. e lo suturiamo alla parte superiore della porzione sottocutanea dello sfintere esterno.

Fatto. Nessuno dei nodi sarà apposto contro l'altro e la vostra plastica retto-vaginale avrà la massima tenuta (Fig. 4.3).

4.4 Una complicanza memorabile (Fig. 4.4)

La paziente ha 42 anni e arriva accompagnata dal marito e dalla figlia. Anche se sorride si vede che è nervosa. Un anno prima (nel 2001) le hanno fatto una STARR per ostruita defecazione, ma ancora non riesce a evacuare. Sta ore in bagno, spinge e rispinge, non si svuota, deve usare le dita, un calvario. Ormai pensa solo a quello, sembra non esserci altro nella sua vita. Mentre descrive accorata i suoi disturbi, il marito alza gli occhi al cielo.

La visito. All'esplorazione rettale, in ponzamento, sento il muscolo puborettale che non si rilascia. Anzi, ha una contrazione paradossa. Glielo dico. E lei: "Sì, è vero! Mi sento come se sotto ci fosse qualcosa che mi blocca". Anismo, penso, o per meglio dire: discinesia addomino-pelvica. Ci sta col nervosismo. Spingo il dito in avanti: c'è anche un discreto rettocele. Del resto la signora ha partorito due volte per via vaginale. Guardo col proctoscopio: c'è anche un vistoso prolasso mucoso interno. O la STARR non l'ha corretto o, più probabilmente, la signora ha spinto per un altro anno e lo ha fatto ritornare.

"Ma non si doveva parlare di fistole retto-vaginali?" vi starete chiedendo. Un po' di pazienza e ci arriveremo.

Spiego all'ansiosa signora: "Il problema principale è il muscolo che non si apre", dopo averglielo fatto vedere all'eco transanale. Dovrà fare la riabilitazione. La mando da una fisioterapista. Dopo qualche mese torna, ha gli stessi disturbi ed è più nervosa di prima. Altra esplorazione: questa volta va meglio, non bene ma meglio. Il muscolo a tratti si rilascia. Ma il rettocele e il prolasso interno sono sempre lì. "Dottore, mi operi! Non ce la faccio più, la mia vita è rovinata" supplica la paziente. La conforto e le dico di continuare con la riabilitazione. Dopo due mesi la rivedo. Sta ancora peggio, va in bagno varie volte al giorno ed evacua poco o niente.

Le dico che farò un intervento per il prolasso mucoso e il rettocele, ma mi faccio promettere che poi ripeterà un ciclo di riabilitazione.

Quando me la trovo davanti addormentata in sala operatoria opto per una Sarles: la mucosa rettale arriva all'ano e il rettocele è piuttosto ampio. Faccio la prolassectomia anteriore, con una certa difficoltà per via dei punti metallici, plico la muscolare sottostante, e poi suturo la mucosa del retto medio con l'epitelio del canale anale, sopra alla linea dentata. L'operazione si svolge in una clinica convenzionata a quattro ore da Roma, con un mio collaboratore e il chirurgo locale che mi aiutano.

Mi fermo un paio di giorni: tutto procede bene, a parte la prima evacuazione un po' laboriosa, nonostante i lassativi. La signora sente dolore e non può fare a meno di spingere molto. Riparto. Dopo altri due giorni mi chiamano. La paziente ha febbre e pare che esca pus dall'ano. Ha dolori sempre più forti. Sospetto una deiscenza della sutura. Il marito decide di portarmela a Roma, in clinica privata.

Arriva che sta male, è in preda all'ansia. Mi faccio spiegare bene i suoi disturbi e mi comunica che le esce aria dalla vagina. All'esplorazione sento che c'è una deiscenza della sutura, come sospettavo e palpo una tumefazione anteriore dolorabile. "Ma… l'aria in vagina… da quando, signora?" le chiedo. È quello il sintomo che mi allarma di più. "Mi era capitato anche dopo il primo intervento" fa lei. "Come sarebbe… ma non me l'aveva mai detto!", faccio io. "Lei non me l'aveva mai chiesto!" risponde. "Allora ci potrebbe essere una comunicazione tra il retto e la vagina. Può darsi che si debba fare una deviazione temporanea delle feci". "Per carità, assolutamente no, non la voglio!"

La riporto in sala operatoria. Un terzo della sutura retto-anale ha ceduto. C'è edema ma non pus. Ma soprattutto c'è una fistola retto-vaginale, non molto ampia ma piuttosto alta, ben al di sopra dell'anello anorettale. Visto il dato anamnestico, purtroppo tardivamente raccolto, mi faccio l'idea che si era creata dopo la STARR, era rimasta a lungo paucisintomatica e si era poi resa più evidente con il trauma da deiscenza dopo la Sarles. Del resto ne avevo vista e seguita un'altra dopo una PPH fatta altrove, che poi si era chiusa spontaneamente. Succede.

Il libro è sulle complicanze. Questo è il capitolo delle complicanze dopo chirurgia delle fistole retto-vaginali e io sto per operare una fistola retto-vaginale. Quel che vi ho raccontato è interessante, ma il *clou* della storia deve ancora arrivare, altrimenti non sarebbe una complicanza memorabile. Vi anticipo che la signora mi ha fatto causa. Immaginate di essere il giudice. Seguite bene il resto e provate a dirmi se l'ha vinta o l'ha persa. Un po' di suspense non guasta: vi dirò alla fine come è andata.

Descrivo in breve l'intervento, arrivo alla complicanza postoperatoria e poi farò una pausa per chiedervi come l'avreste trattata voi.

Quel che ho fatto è stata un'escissione del tramite fistoloso e una ricostruzione a strati dei tessuti e degli organi coinvolti, con levatorplastica anteriore. Intervento dopo due operazioni, quindi più a rischio di deiscenze. Sarebbe stato molto opportuno proteggere con una sigmoidostomia escludente. Ma la signora non aveva dato il consenso, purtroppo. Comunque è stata messa in parenterale, tenuta a Loperamide perché non evacuasse, a riposo e con il catere vescicale.

Dopo circa una settimana la signora, molto ansiosa come già detto, si è tolta da sola il catetere, con il palloncino del Foley ancora gonfio. La successiva medicazione è stata seguita da un sanguinamento. Io sono stato chiamato d'urgenza, ma non era possibile riportarla in sala operatoria perché intanto aveva cambiato clinica ed era in una struttura convenzionata, di quelle in cui non si può riaprire la sala operatoria di notte. Non ho potuto fare altro che comprimere l'area sanguinante, la ferita chirurgica sul versante vaginale e portarla al Pronto Soccorso di un grande ospedale.

Ecco il vostro turno per la discussione interattiva del caso. In sintesi: fistola retto-vaginale iatrogena operata, emorragia grave postoperatoria dalla plastica. Che fare?

Ecco cosa fu fatto: emotrasfusione, reintervento, sutura dell'area sanguinante, colostomia escludente. Ero presente e "lavato", in sala operatoria. In una decina di giorni la paziente è stata dimessa. Sono andato a trovarla più volte in ospedale e con me è stata sempre molto gentile. I parenti e i medici del reparto un po' meno. Dopo qualche mese ho ricevuto una citazione dal tribunale. Accusa: imperizia e negligenza. Ho preparato un promemoria difensivo, ho seguito la cosa per un po'. Sono andato in tribunale e ho spiegato al giudice la dinamica dei fatti: il nodo cruciale era la dinamica della fistola retto-vaginale. Poi ancora incontri con gli avvocati, rinvii delle udienze. Alla fine mi sono stancato di spendere tempo e soldi: in fondo la causa era civile ed ero coperto dalla mia assicurazione. Sono passati quattro anni e la paziente è stata risarcita. Intanto le avevano chiuso la stomia. Sei mesi fa ho saputo che, nove anni dopo il primo intervento, soffre ancora di ostruita defecazione.

Tento una breve epicrisi. I miei "errori": a) aver operato una paziente i cui disturbi erano essenzialmente di origine psicosomatica; b) non aver indagato a sufficienza, con una anamnesi insistita, sulla fistola retto-vaginale dopo la STARR; c) non essere stato presente in una fase cruciale del postoperatorio (mentre si verificava la deiscenza dopo la Sarles); d) aver accettato di fare una complessa ricostruzione retto-perineo-vaginale senza la stomia di protezione che lei rifiutava. Insegnamento finale: è essenziale un approccio cauto e olistico (corpo e psiche) nei pazienti con ostruita defecazione. Rettocele e prolasso mucoso sono spesso solo la punta dell'iceberg, mentre le vere cause, come l'anismo e lo stress, sono più difficili da individuare e da curare. A lungo termine, la chirurgia è poco efficace.

L'ho fatta un po' lunga… ma il caso era istruttivo, penso ne sia valsa la pena.

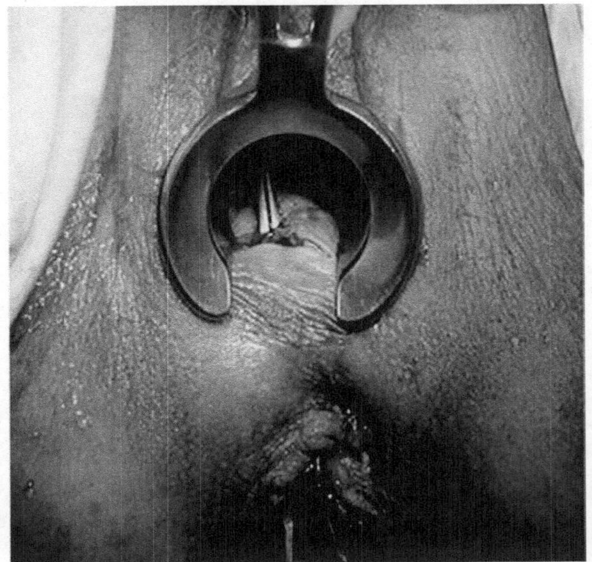

Fig. 4.4 a Complicanza memorabile: fistola retto-vaginale paucisintomatica dopo STARR, che si è resa clinicamente più evidente dopo deiscenza anastomotica per sepsi locale in seguito a prolassectomia secondo Delorme. Al reintervento, in posizione litotomica, si è effettuata una asportazione della fistola con levatorplastica. La paziente ha rifiutato la stomia di protezione ed è stata tenuta in alimentazione parenterale periferica. Per una emorragia acuta dalla ferita chirurgica in seguito a trauma locale è stato necessario rioperarla

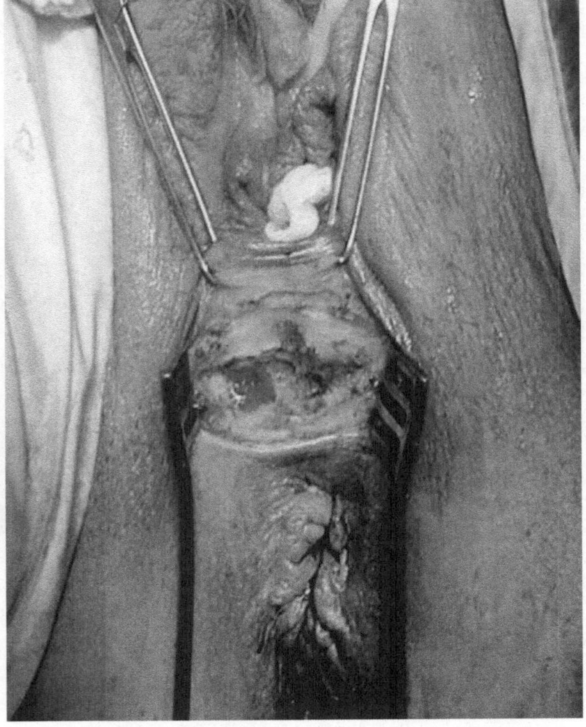

Fig. 4.4 b Incisione trasversale tra retto e vagina. Si osserva in basso la parte sottocutanea dello sfintere esterno e più in alto, *color rosa pallido*, i muscoli trasversi superficiali del perineo

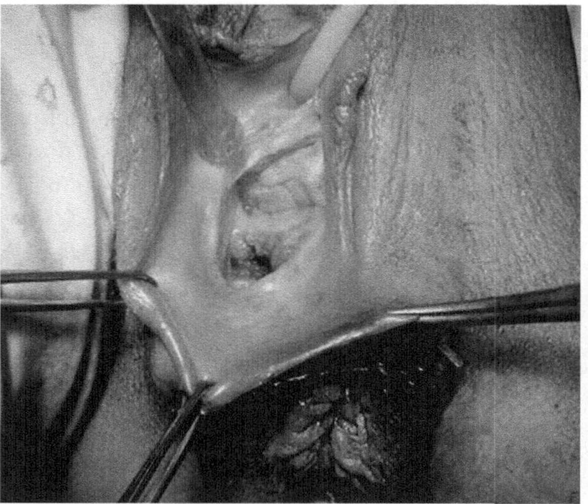

Fig. 4.4 c La porzione distale posteriore della vagina è integra e l'orifizio vaginale della fistola appare posizionato più alto

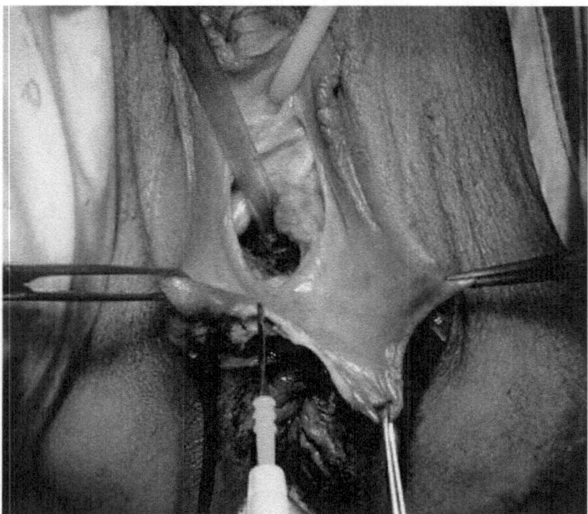

Fig. 4.4 d Incisione verticale sul versante vaginale

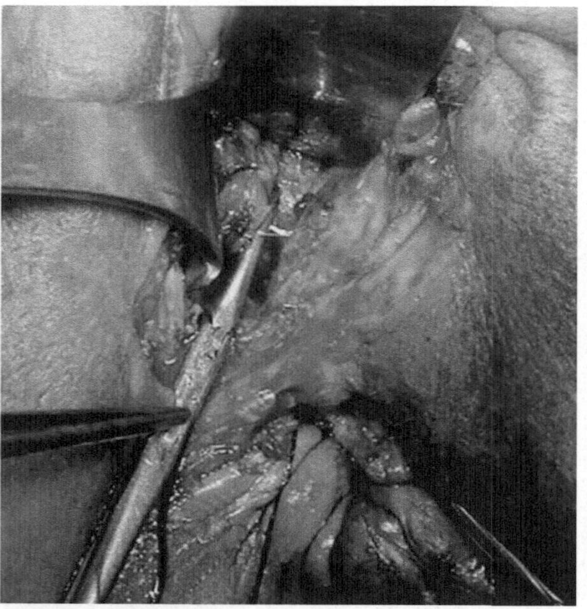

Fig. 4.4 e Sono posizionati dei punti di trazione per meglio visualizzare il campo operatorio. Dall'ano verso la vagina sono evidenti: la parte sottocutanea dello sfintere esterno, i muscoli trasversi superficiali e profondi del perineo e il muscolo bulbo-cavernoso

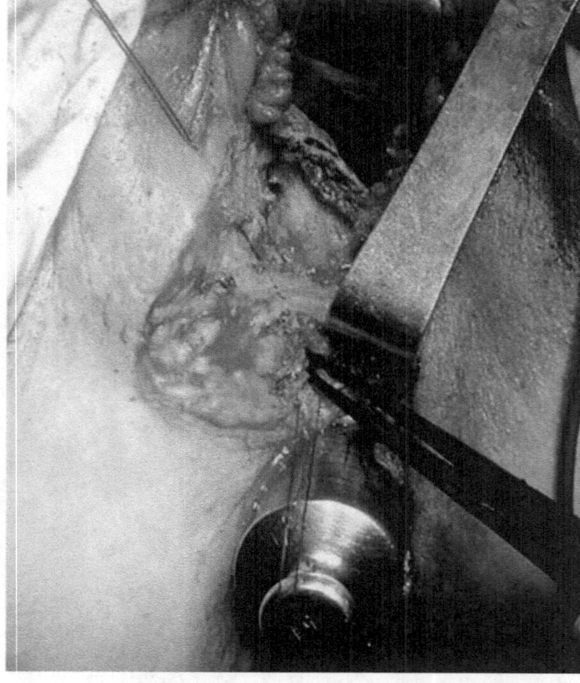

Fig. 4.4 f Le punte della pinza sono introdotte nell'orifizio fistoloso

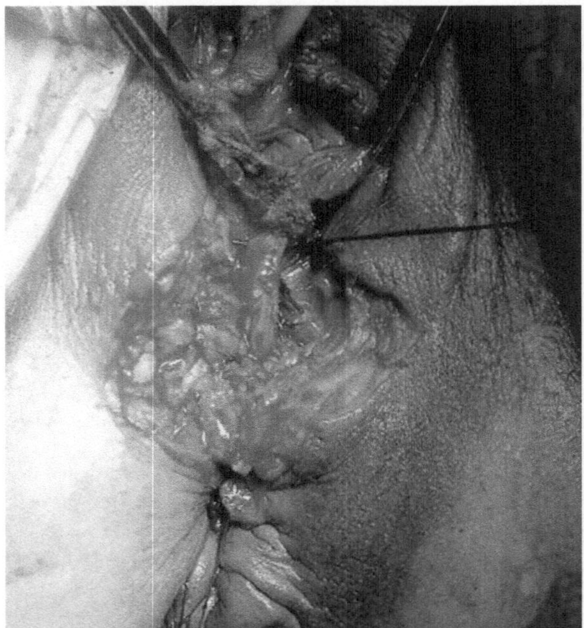

Fig. 4.4 g Le due branche laterali del muscolo puborettale sono state medializzate e suturate eseguendo una levatorplastica anteriore, in modo da interporre tessuto vitale integro e ben vascolarizzato tra retto e vagina

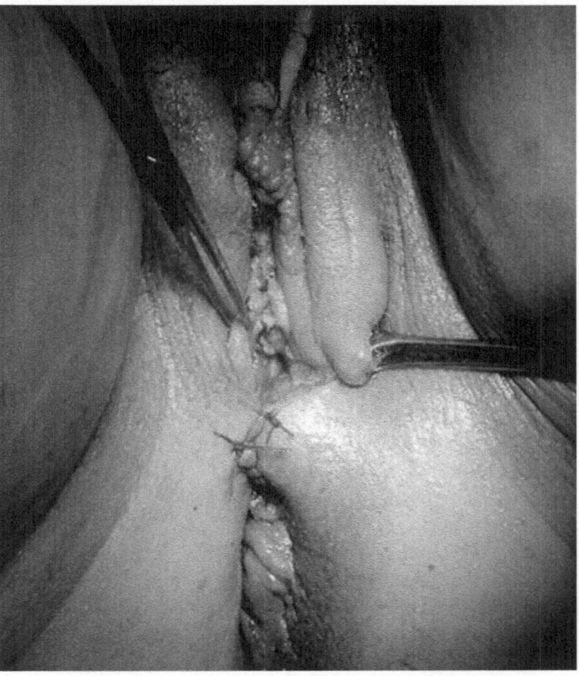

Fig. 4.4 h È stata eseguita una plastica cutanea distanziando l'ano dalla vulva

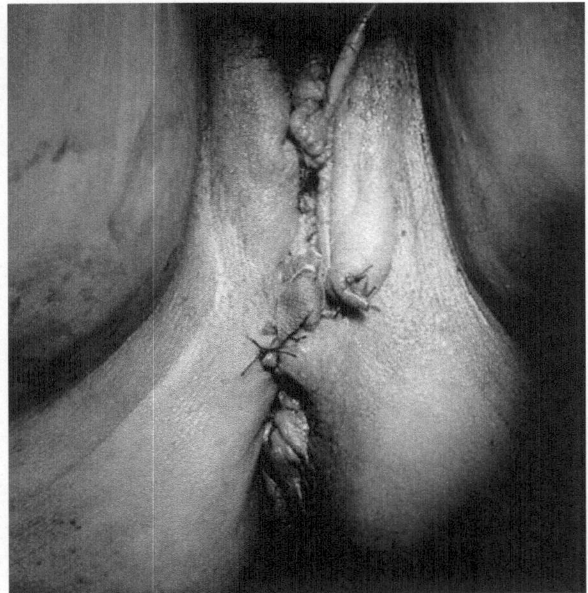

Fig. 4.4 i Si zaffa la ferita chirurgica che non viene completamente chiusa per prevenire la sepsi. La paziente ha rifiutato una stomia di protezione. In VII giornata postoperatoria si è verificato un sanguinamento dal fondo della ferita chirurgica e si è resa necessaria una sutura emostatica d'urgenza seguita poi da una colostomia escludente, chiusa dopo alcuni mesi (Pescatori, 2011)

Sommario

Dopo chirurgia per fistole retto-vaginali, la complicanza più temibile, che si verifica una volta su dieci, è la sepsi con deiscenza della sutura. Si può prevenire (o se ne possono limitare le conseguenze) proteggendo le ricostruzioni più complesse con una stomia escludente. Sono più frequenti una deiscenza o una mancata cicatrizzazione, circa tre-quattro volte su dieci, in caso di lembo di avanzamento rettale per fistola retto-vaginale in paziente con morbo di Crohn. L'emorragia postoperatoria è rara, ma può richiedere un reintervento. La dispareunia non è rara dopo levatorplastica anteriore e dopo gracileplastica. L'incontinenza fecale si può verificare in pazienti operate per via transanale con eccessivo stiramento degli sfinteri e può essere prevenuta associando alla fistulectomia una sfinteroplastica nelle pazienti con marcato deficit sfinteriale.

La prognosi migliore si ha nelle fistole semplici, ovvero basse, poco ampie e con retto sano, come sono in genere quelle post-ostetriche, mentre se il retto ha flogosi da morbo di Crohn o lesioni post-attiniche, se la fistola è alta e con ampio orifizio, il rischio di complicanze e di fallimenti è maggiore.

Occorre che il chirurgo sia preparato ad eseguire più interventi, il che avviene, per ottenere la guarigione, in un terzo circa dei casi.

Letture consigliate

Athanasiadis S, Yazigi R, Köhler A et al (2007) Recovery rates and functional results after repair for rectovaginal fistula in Crohn's disease: a comparison of different techniques. Int J Colorectal Dis 22:1051-1060

Bassi R, Rademacher J, Savoia A (2006) Rectovaginal fistula after STARR procedure complicated by haematoma of the posterior vaginal wall: report of a case. Tech Coloproctol 10:361-363

Belt RL Jr (1969) Repair of anorectal vaginal fistula utilizing segmental advancement of the internal sphincter muscle. Dis Colon Rectum 12:99-104

Chu M, Crist H, Zaino RJ (2010) Adenocarcinoma arising in a rectovaginal fistula in Crohn disease. Int J Gynecol Pathol 29:497-500

Cui L, Chen D, Chen W et al (2009) Interposition of vital bulbocavernosus graft in the treatment of both simple and recurrent rectovaginal fistulas. Int J Colorectal Dis 24:1255-1259

Darwood RJ, Borley NR (2008) TEM: an alternative method for the repair of benign recto-vaginal fistulae. Colorectal Dis 10:619-620

de Parades V, Dahmani Z, Blanchard P et al (2010) Endorectal advancement flap with muscular plication: a modified technique for rectovaginal fistula repair. Colorectal Dis [epub ahead of print]

Devesa JM, Devesa M, Velasco GR et al (2007) Benign rectovaginal fistulas: management and results of a personal series. Tech Coloproctol 11:128-134

El-Gazzaz G, Hull TL, Mignanelli E et al (2010) Obstetric and cryptoglandular rectovaginal fistulas: long-term surgical outcome; quality of life; and sexual function. J Gastrointest Surg 14:1758-1763

Ellis CN (2008) Outcomes after repair of rectovaginal fistulas using bioprosthetics. Dis Colon Rectum 51:1084-1088

Francois Y, Descos L, Vignal J (1990) Conservative treatment of low rectovaginal fistula in Crohn's disease. Int J Colorectal Dis 5:12-14

Fry RD, Shomesh EI, Kodner IS, Timmcke A (1989) Techniques and results in the management of anal and perianal Crohn's disease. Surg Gynaecol Obstet 168:42-48

Gagliardi G, Pescatori M (2007) Clinical and functional results after tailored surgery for rectovaginal fistula. Pelviperineology 26:78-81

Gagliardi G, Pescatori M, Altomare DF et al (2008) Results, outcome predictors, and complications after stapled transanal rectal resection for obstructed defecation. Dis Colon Rectum 51:186-195

García-Olmo D, García-Arranz M, García LG et al (2003) Autologous stem cell transplantation for treatment of rectovaginal fistula in perianal Crohn's disease: a new cell-based therapy. Int J Colorectal Dis 18:451-454

Giordano A, della Corte M (2008) Non-operative management of a rectovaginal fistula complicating stapled haemorrhoidectomy. Int J Colorectal Dis 23:727-728

Given FT Jr (1970) Rectovaginal fistula. A review of 20 years' experience in a community hospital. Am J Obstet Gynecol 108:41-46

Gonsalves S, Sagar P, Lengyel J et al (2009) Assessment of the efficacy of the rectovaginal button fistula plug for the treatment of ileal pouch-vaginal and rectovaginal fistulas. Dis Colon Rectum 52:1877-1881

Hannaway CD, Hull TL (2008) Current considerations in the management of rectovaginal fistula from Crohn's disease. Colorectal Dis 10:747-755

Hull TL, El-Gazzaz G, Gurland B et al (2011) Surgeons should not hesitate to perform episioproctotomy for rectovaginal fistula secondary to cryptoglandular or obstetrical origin. Dis Colon Rectum 54:54-59

Ijaiya MA, Mai AM, Aboyeji AP et al (2009) Rectovaginal fistula following sexual intercourse: a case report. Ann Afr Med 8:59-60

Jalim SL, McKinnon AO (2010) Surgical correction of rectovaginal fistula in mares and subsequent fertility. Aust Vet J 88:211-214

Kaymakcioglu N, Yagci G, Can MF et al (2006) An unusual complication of the use of stapler after Hartmann's procedure. West Afr J Med 25:289-291

Lee RC, Rotmensch J (2004) Rectovaginal radiation fistula repair using an obturator fasciocutaneous thigh flap. Gynecol Oncol 94:277-282

Lefèvre JH, Bretagnol F, Maggiori L et al (2009) Operative results and quality of life after gracilis muscle transposition for recurrent rectovaginal fistula. Dis Colon Rectum 52:1290-1295

Lowry AC, Thorson AG, Rothenberger DA, Goldberg SM (1988) Repair of simple rectovaginal fistulas. Influence of previous repairs. Dis Colon Rectum 31:676-678

Marchesa P, Hull TL, Fazio VW (1998) Advancement sleeve flaps for treatment of severe perianal Crohn's disease. Br J Surg 85:1695-1698

McDonald PJ, Bona R, Cohen CR (2004) Rectovaginal fistula after stapled haemorrhoidopexy. Colorectal Dis 6:64-65; Comment on: Colorectal Dis. 2003; 5:304-310

McNevin MS, Lee PY, Bax TW (2007) Martius flap: an adjunct for repair of complex, low rectovaginal fistula. Am J Surg 193:597-599

Mirnezami AH, Gonsalves S, Gatt M et al (2009) Ileal pouch-vaginal fistula: treatment with the new Surgisis Biodesign fistula plug. Tech Coloproctol 13:259-260

Mitalas LE, Gosselink MP, Oom DM et al (2009) Required length of follow-up after transanal advancement flap repair of high transsphincteric fistulas. Colorectal Dis 11:726-728

Neely DT, Minford EJ (2011) Nicorandil-induced rectovaginal fistula. Am J Obstet Gynecol epub ahead of print

Onodera H, Nagayama S, Kohmoto I et al (2003) Novel surgical repair with bilateral gluteus muscle patching for intractable rectovaginal fistula. Tech Coloproctol 7:198-202

Oom DM, Gosselink MP, Van Dijl VR et al (2006) Puborectal sling interposition for the treatment of rectovaginal fistulas. Tech Coloproctol 10:125-130

Penninckx F, Moneghini D, D'Hoore A et al (2001) Success and failure after repair of rectovaginal fistula in Crohn's disease: analysis of prognostic factors. Colorectal Dis 3:406-411

Pescatori M, Anastasio G, Bottini C et al (1992) New grading and scoring for anal incontinence. Evaluation of 335 patients. Dis Colon Rectum 35:482-487

Pescatori M, Dodi G, Salafia C et al (2005) Rectovaginal fistula after double-stapled transanal rectotomy (STARR) for obstructed defaecation. Int J Colorectal Dis 20:83-85

Pinto RA, Peterson TV, Shawki S et al (2010) Are there predictors of outcome following rectovaginal fistula repair? Dis Colon Rectum 53:1240-1247

Rabau M, Zmora O, Tulchinsky H et al (2006) Recto-vaginal/urethral fistula: repair with gracilis muscle transposition. Acta Chir Iugosl 53:81-84

Rex JC Jr, Khubchandani IT (1992) Rectovaginal fistula: complication of low anterior resection. Dis Colon Rectum 35: 354-356

Ruffolo C, Penninckx F, Van Assche G et al (2009) Outcome of surgery for rectovaginal fistula due to Crohn's disease. Br J Surg 96:1190-1195

Ruffolo C, Scarpa M, Bassi N et al (2010) A systematic review on advancement flaps for rectovaginal fistula in Crohn's disease: transrectal vs transvaginal approach. Colorectal Dis 12:1183-1191

Ruiz D, Bashankaev B, Speranza J et al (2008) Graciloplasty for rectourethral, rectovaginal and rectovesical fistulas: technique overview, pitfalls and complications. Tech Coloproctol 12:277-281

Sathappan S, Rica MA (2006) Pudendal thigh flap for repair of rectovaginal fistula. Med J Malaysia 61:355-357

Shelton AA, Welton ML (2006) Transperineal repair of persistent rectovaginal fistulas using an acellular cadaveric dermal graft (AlloDerm). Dis Colon Rectum 49:1454-1457

Stone JM, Goldberg SM (1990)The endorectal advancement flap procedure. Int J Colorectal Dis 5:232-235

Schouten WR, Oom DM (2009) Rectal sleeve advancement for the treatment of persistent rectovaginal fistulas. Tech Coloproctol 13:289-294

Schwandner O, Fuerst A (2009) Preliminary results on efficacy in closure of transsphincteric and rectovaginal fistulas associated with Crohn's disease using new biomaterials. Surg Innov 16:162-168

Singhal SR, Nanda S, Singhal SK (2007) Sexual intercourse: an unusual cause of rectovaginal fistula. Eur J Obstet Gynecol Reprod Biol 131:243-244

Tañag MA, Kubo T, Yano K et al (2004) Simple repair of complex rectovaginal fistulas. Scand J Plast Reconstr Surg Hand Surg 38:121-124

Tancer ML, Lasser D, Rosenblum N (1990) Rectovaginal fistula or perineal and anal sphincter disruption, or both, after vaginal delivery. Surg Gynecol Obstet 171:43-46

Tsang CB, Madoff RD, Wong WD et al (1998) Anal sphincter integrity and function influences outcome in rectovaginal fistula repair. Dis Colon Rectum 41:1141-1146

Ulrich D, Roos J, Jakse G et al (2009) Gracilis muscle interposition for the treatment of recto-urethral and rectovaginal fistulas: a retrospective analysis of 35 cases. J Plast Reconstr Aesthet Surg 62:352-356

Vavra P, Dostalik J, Vavrova M et al (2009) Transanal endoscopic microsurgery: a novel technique for the repair of benign rectovaginal fistula. Surgeon. 7:126-127

Yodonawa S, Ogawa I, Yoshida S et al (2010) Rectovaginal fistula after low anterior resection for rectal cancer using a double stapling technique. Case Rep Gastroenterol 4:224-228

Zimmerman DD, Briel JW, Gosselink MP et al (2001) Anocutaneous advancement flap repair of transsphincteric fistulas. Dis Colon Rectum 44:1474-1480

Zimmermann MS, Hoffmann M, Hildebrand P et al (2011) Surgical repair of rectovaginal fistulas—a challenge Int J Colorectal Dis 26:817:819

Zmora O, Tulchinsky H, Gur E et al (2006) Gracilis muscle transposition for fistulas between the rectum and urethra or vagina. Dis Colon Rectum 49:1316-1321

5.1 Introduzione

Avevo 25 anni e lavoravo in Clinica Chirurgica all'Università Cattolica di Roma, quando mi fecero operare la mia prima cisti pilonidale.

All'epoca, in quell'Istituto, l'intervento che si faceva più spesso era l'escissione con sutura della fascia glutea a quella presacrale, lasciando poi aperta la porzione superficiale della ferita, zaffandola e coprendola con una medicazione compressiva, in modo da farla guarire per seconda intenzione. Ricordo che si metteva una gran quantità di cerotti ancorati alle creste iliache a scopo emostatico e si fasciava il paziente come un salame, tenendolo per 24 ore prono e con la regione sacrococcigea ulteriormente compressa da un sacchetto pesante.

In reparto, dopo qualche ora, mentre ero in corridoio, vidi un gran trambusto di infermiere all'ingresso di una stanza, proprio quella dove era ricoverato il mio paziente. Entrai: era pallido e sudato, steso di fianco sul letto, con una flebo che scendeva a tutta velocità e un'infermiera che gli prendeva la pressione. La coperta tirata giù e una grande macchia rossa sotto le garze che coprivano la ferita, nella regione sacro-coccigea. Stava sanguinando. Anzi, peggio, stava andando in shock. Di complicanze importanti, in casi operati da me, ho avuto solo questa e ve l'ho riferita subito, per ricordarvi che, sebbene il *sinus pilonidalis* sia la Cenerentola della Proctologia, si può rischiare la vita (e la reputazione) anche dopo una banale exeresi con zaffo della ferita. Tutto finì bene perché l'emorragia cessò con una prolungata compressione. Ma lo spavento fu tanto. E la disistima per il giovane Pescatori durò per qualche mese in Istituto.

Mi sono consolato, molti anni più tardi, leggendo un articolo di Kement e coll. (2006), in cui, dopo una tecnica completamente aperta, senza nessuna sutura nemmeno profonda, viene riportata una complicanza simile, che richiese la diatermocoagulazione dell'area sanguinante in sala operatoria.

5.2 Tipi di intervento

Prima di entrare nel tema specifico delle complicanze vorrei dare al lettore un quadro generale sui tipi di intervento che sono stati descritti per il *sinus pilonidalis* (Tabella 5.1).

5.3 Emorragia postoperatoria

Nel caso dei già citati autori turchi (Kement et al., 2006) l'emorragia importante avvenne in uno su 62 pazienti, 18 ore dopo l'operazione. Un altro caso, uno soltanto su 91 pazienti operati con una tecnica simile (completamente aperta, senza nessuna sutura) è riferito da Petersen e coll. (2007), i quali hanno invece avuto quattro ematomi su un centinaio di pazienti operati con lembo di Karidakis. Il che si può spiegare con il più approfondito e prolungato scollamento dei tessuti per preparare i lembi. Nessuna emorragia invece nei 278 pazienti operati da Krand e coll. (2009) con una tecnica chiusa, preparando bilateralmente la fascia glutea, suturandola alla fascia presacrale e poi chiudendo completamente la ferita, per sutura diretta, senza lembi. Ematoma nel 15% dei 150 pazienti operati da Senapati e coll. con escissione della *natal cleft* e sutura asimmetrica (2011).

Vediamo l'esperienza di autori che hanno confrontato la tecnica aperta con quella chiusa con lembi a Z (Fig. 5.1).

M. Pescatori, *Prevenzione e trattamento delle complicanze in chirurgia proctologica*,
© Springer-Verlag Italia 2011

Tabella 5.1 Tipi di intervento descritti per cisti e fistola sacro-coccigea, in ordine cronologico. Sono indicati gli autori che hanno descritto per primi gli interventi

Intervento	Autore	Anno
Escissione e marsupializzazione	Mc Fee	1942
Escissione e lembo romboide	Limberg	1946
Escissione e messa a piatto	Palombo*	1951
Escissione e innesto di cute	Boger	1951
Escissione e sutura	Goodall	1961
Escissione e lembo senza angoli acuti	De Furmentel	1962
Escissione e plastica a Z	Monro	1965
Messa a piatto	Notaras°	1970
Escissione e lembo mio-cutaneo	Minami	1977
Incisione laterale e asportazione dei follicoli	Bascom	1983
Escissione e lembo dalla fascia glutea	Karidakis	1992
Escissione e lembo V-Y fascio-cutaneo	Khatri	1994
Escissione e lembo asimmetrico	Bascom	2002
Escissione, lembo laterale e colla di fibrina	Greenberg	2004
Escissione e doppio lembo romboide	El-Tawil	2008
Escissione e suture alternate	Muzi	2009

*Con schiuma di elastomero.
°Primo trial randomizzato fra tecnica chiusa e aperta.

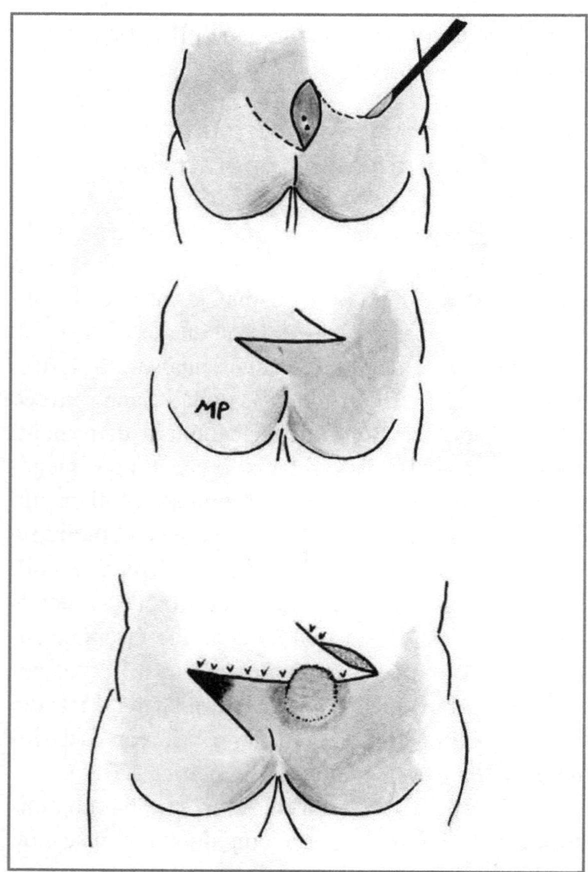

Fig. 5.1 Possibili complicanze del lembo a Z (*in basso*). Ischemia del vertice cutaneo, sieroma e deiscenza della sutura

Tabella 5.2 Emorragia e sepsi postoperatoria dopo tecnica aperta e con lembo a Z (Fazeli et al., 2006, 72 casi in ciascun gruppo)

Complicanza	Tecnica aperta	Lembo a Z	P
Emorragia	2,8%	0	< 0,05
Ematoma	5,6%	5,6%	n.s.
Sepsi locale	13,9%	9,7%	< 0,05

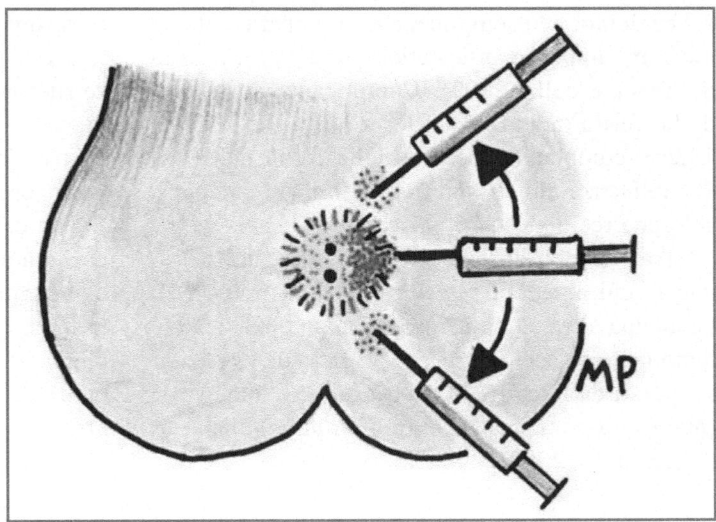

Fig. 5.2 Le manovre eseguite spostando l'ago dell'anestesia locale possono trasferire la sepsi in tessuti adiacenti l'ascesso sacro-coccigeo

I casi operati con la tecnica aperta o semiaperta sono quindi quelli in cui si rischia, seppur molto di rado, l'emorragia. Quelli operati con plastica preparando i lembi sono soggetti alla formazione di ematomi. La sepsi, inaspettatamente, è più frequente nella tecnica aperta.

5.3.1 Prevenzione

Consiste in una buona emostasi, ovviamente, ricordando che in genere, se l'intervento è in anestesia generale, al risveglio la pressione del paziente sale e si può verificare, come nel mio caso descritto all'inizio, una emorragia a nappo, del tutto assente in sala operatoria.

5.3.2 Trattamento

Irrigazione con adrenalina, compressione marcata e prolungata e, se l'emorragia continua, emostasi in sala operatoria con diatermocoagulazione o sutura dell'area sanguinante.

5.4 Sepsi locale, deiscenza delle suture e altre complicanze

Per quanto riguarda la sepsi il rapporto complicanza/tipo di intervento è opposto.

Mentre l'emorragia è più probabile dopo la tecnica aperta, la sepsi è più probabile dopo la tecnica chiusa per quanto alcuni studi sembrino dimostrare il contrario (Tabella 5.2). Almeno questo è ciò che molti chirurghi pensano.

Potrebbe esserci anche un rapporto con il tipo di anestesia. Se si esamina l'incidenza della sepsi in un confronto tra anestesia generale e anestesia locale, si nota (sporadici report in letteratura) che la sepsi è più frequente dopo anestesia locale; un'ipotesi potrebbe essere che l'ago con cui si infiltra con anestetico la cisti, se questa è infetta, trasporti la sepsi nei tessuti circostanti e determini la suppurazione della ferita nel postoperatorio (Fig. 5.2).

Su 62 pazienti operati con la tecnica aperta, Kement e coll. (già citati) non hanno comunque notato sepsi postoperatoria. Al contrario, una suppurazione, sia pur superficiale, si è verificata nel 3,2% dei pazienti operati da Krand con la tecnica chiusa che ho prima descritto. E altrettanti hanno avuto una raccolta di liquido (sieroma) che è stato necessario evacuare. Simile l'incidenza di infezione, 3,6%, poco minore quella di sieroma, 2,9%, in una serie di 411 pazienti operati con incisione a rombo e *Limberg flap* (Akin et al., 2008). È interessante, in questo studio, rilevare una complicanza possibile usando ampi lembi: una ipoestesia cutanea permanente (4,1% dei casi). Solo in sei casi è avvenuta una deiscenza "minore" delle suture, su 120 pazienti anch'essi operati con il lembo di Limberg (Faux et al., 2005).

Un lembo più semplice, che si prepara evitando incisioni ampie (e antiestetiche) è il *cleft lift* usato da Tezel e coll. (2009). Complicanze: deiscenza della ferita nel 14,5% dei casi, infezioni nel 13,2%, completa riapertura della ferita nel 5,3%. Complicanze quindi non trascurabili. In compenso solo una recidiva su 76 pazienti.

Tra i diversi articoli che ho consultato, ce n'è uno in cui non sono riferite infezioni o deiscenze né alcuna altra complicanza dopo una plastica con lembo adipo-fascio-cutaneo. Si tratta di 17 pazienti operati da Ekçi e Gökce di exeresi e lembo V-Y (mai usato prima per il *sinus pilonidalis*) in anestesia generale (2009).

5.4.1 Prevenzione

A parte l'antibioticoprofilassi, la prevenzione migliore è quella di non usare un metodo chiuso quando il *sinus* è infetto. In presenza di ascesso quasi sempre è bene non suturare la ferita. Doll e coll. (2008) lo hanno fatto solo nell'11% dei casi. Invece, se l'ascesso è cronico, gli stessi autori osservano che la sutura può essere eseguita in circa metà dei pazienti.

Per ridurre al minimo i rischi di deiscenza delle suture, è opportuno che le stesse non siano sotto tensione. Una ferita sulla linea mediana può quindi cedere più spesso di una ferita spostata lateralmente dalla costruzione dei lembi (a Z a rombo o di altro tipo), come confermato da una metanalisi Cochrane (Al Khamis A et al., 2010).

Dati i vantaggi del lembo di Karidakis, se si potesse allargarne l'applicazione, questo gioverebbe ai pazienti, scrivono sempre Petersen e coll., già citati. In particolare ritengono si debba cercare di allargare l'utilizzo di questa tecnica ad alcuni pazienti settici selezionati, regolandosi sulla loro carica batterica.

Concludono che alcuni casi selezionati di pazienti, benché settici, possono giovarsi del lembo di Karidakis che, se ha successo, riduce degenza, medicazioni, complicanze e recidive. In definitiva, riduce le spese.

Lynch e coll. (2004) hanno impiegato con successo in tre casi, sottoposti a sutura con lembo, la tecnica dell'aspirazione con pompa VAC. Autori israeliani (Greenberg et al., 2004) e inglesi (Lund e Leveson, 2005) sostengono l'utilità di aggiungere al lembo la colla di fibrina, senza rischi di complicanze rilevanti. Secondo uno studio prospettico randomizzato, l'impiego di un drenaggio tipo Jackson Pratt nel metodo chiuso non riduce il rischio di sepsi postoperatoria.

Un cenno infine all'importanza di medicazioni correttamente eseguite, meglio se dal chirurgo che ha operato, e all'igiene, per esempio l'uso di docce frequenti in caso di ferite aperte, associato all'impiego di endosponge. In caso di ferite chiuse i punti di sutura della cute non vanno asportate prima di 10 giorni.

5.4.2 Trattamento

A parte la ovvia antibioticoterapia guidata da una coltura e da prove di sensibilità, il trattamento può andare dal semplice svuotamento con siringa di quella potenziale pre-sepsi che è il sieroma (due volte su tre basta una sola aspirazione, purchè sia eseguita sterilmente), all'asportazione di alcuni punti cutanei, a più drastici metodi di drenaggio, a seconda ovviamente dell'estensione e della profondità della suppurazione.

In caso di plastica con lembo di Karidakis, il 12% dei pazienti operati da Petersen e coll. (sopra citati) ha avuto un'infezione che ha causato una deiscenza del lembo o ha richiesto una riapertura chirurgica della ferita cutanea, in anestesia, con toeletta della cavità sottostante. In un caso soltanto è stato necessario posizionare un drenaggio di Penrose. Gli stessi autori invece, nei pazienti operati con la tecnica aperta, hanno avuto solo un caso di cellulite e nessuna vera e propria sepsi.

Ogni medaglia ha il suo rovescio. Il *lembo* avrebbe il vantaggio di assicurare nella maggior parte dei casi una guarigione più confortevole (in termini di medicazioni dolorose) e in teoria più rapida. Avrebbe, sempre in teoria, lo svantaggio della sepsi, non rara, e della formazione di ematomi dovuti allo scollamento dei tessuti per la preparazione dei lembi. Tuttavia la già citata e recente review Cochrane di Al-Khamis e coll. (2010), condotta su 2530 pazienti e presentata all'ASCRS, ci dice che **non** sono state trovate chiare differenze, in termini di complicanze postoperatorie, tra intervento "aperto" e "chiuso". Tutta questa fatica per i

Tabella 5.3 Deiscenza delle suture dopo tecnica "chiusa" per fistola sacro-coccigea

Autore	Anno	N. casi	Tecnica	Degenza in giorni mediana (e range)	% Deiscenze
Kapan	2002	85	Lembo di Limberg	5,3 (3-12)	1,2
Anmugam	2003	53	Lembo romboide	4 (3-10)	13
Daphan	2004	147	Lembo di Limberg	5,9* (1-10)	4,1
Akca	2005	100	Escissione e sutura	5 (4-6)	5
Mentes	2006	493	Escissione e sutura	5,5 (2-17)	1
Muzi	2009	152	Escissione e sutura	8 (7-10)	5,3

*Media.

lembi e poi magari non servono! Invece la stessa *review* **indica** che una ferita chiusa sulla linea mediana dà più complicanze di una ferita chiusa non posizionata sulla linea mediana.

Simili le conclusioni di un'altra metanalisi su 1573 pazienti: in particolare, superiorità della ferita non sulla linea mediana, che cicatrizza più rapidamente.

Per finire ecco alcuni dati della letteratura (Tabella 5.3).

5.5 *Sinus pilonidalis* associato a fistola o ascesso anale

Un discorso a parte merita l'associazione tra *sinus pilonidalis* e fistola anale. Guai a non avvedersene... complicanze e recidive sono assicurate!

La prima che mi è capitata non l'ho riconosciuta se non dopo aver operato la lesione sacro-cocci-gea, che era in realtà collegata a un ascesso cronico intersfinterico e retroanale profondo (Fig. 5.3). Dei quali mi sono accorto quando la sepsi coccigea è tornata. Ecco dunque *un'altra potenziale causa di sepsi.*

Da allora, ogni volta che vedo un paziente con fistola anale gli esamino attentamente la regione sacro-coccigea. E, inutile dirlo, quando il paziente viene con un *sinus pilonidalis*, gli faccio esplorazione rettale, proctoscopia e, se ho sospetti, eco anale con sonda rotante da 7 megaHertz, così vedo a maggior distanza dall'ano. E, quando lo opero, in posizione *jack-knife* ovviamente, faccio un campo operatorio allargato verso il basso, tenendo l'ano scoperto e disinfettato. Ho visto almeno quattro casi in cui le due lesioni erano associate e ho dovuto fare un duplice intervento. In uno ho avuto, come complicanza, una sepsi importante nella regione sacro-coccigea: ho dovuto in parte riaprire la ferita, che era stata chiusa sulla linea

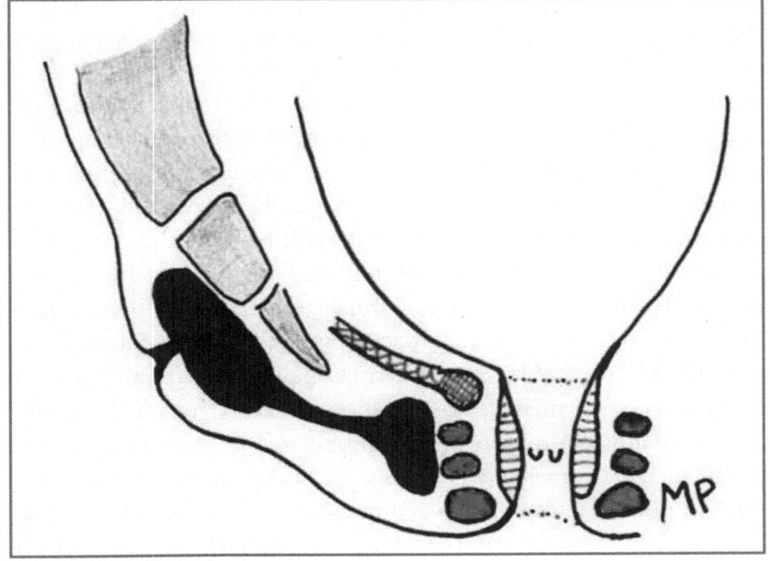

Fig. 5.3 Associazione di cisti e fistola sacro-coccigea con ascesso retroanale

mediana, drenare il pus ed eseguire un vigoroso curettage. Il tutto è stato possibile farlo in anestesia locale e in ambulatorio, con il paziente poi tornato a casa. Era un giovane del sud, simpatico ma disordinato, che dimenticava sempre di radersi la regione sacrococcigea (*non radersi*, ecco un'altra possibile causa di sepsi recidiva), che continuava a fumare (*fumo*, altra causa di deiscenza delle suture, abbiamo spiegato il perché nel capitolo sulle fistole retto-vaginali).

Sul radersi ecco una finezza, venuta fuori da uno studio pubblicato di recente (Petersen et al., 2009): radersi con il rasoio, con la lametta, è peggio, ai fini della sepsi recidiva, che asportare i peli periodicamente in maniera estensiva. Presumibilmente con il laser, ma questo comunque richiederà ulteriori studi. Quanti fattori non dipendono dall'atto chirurgico! Ma il chirurgo li deve conoscere per poterli suggerire al paziente.

Se vi sembra poco quanto scritto finora (e non è molto in effetti, se confrontato con gli altri capitoli), considerate che nella serie *European manual of medicine* nel volume dedicato alla Colonproctologia (a cura di Herold et al., 2008), sulle complicanze dopo chirurgia del *sinus pilonidalis* (capitolo scritto da Wolfgang Hartschuh, di Heidelberg) ci sono solo otto righe, metà delle quali dedicate dall'autore, con determinazione teutonica, a sostenere il concetto che tutte le tecniche che prevedono la formazione di lembi, essendo antiestetiche e gravate da molte complicanze, sono da considerare un *overtreatment*. Certo che se andiamo a vedere le foto delle cicatrici chirurgiche nell'articolo di El-Tawil e Carapeti (2009) sul doppio lembo romboide (otto casi con una deiscenza parziale della ferita) e riflettiamo sul successo della chirurgia laparoscopica anche per i suoi effetti cosmetici... Beh, vengono i brividi. E non possiamo dare torto al collega tedesco: la cicatrice è davvero antiestetica! D'altra parte alla stessa conclusione ("evitare metodi ricostruttivi maggiori") erano arrivati Keighley e Williams nel loro volume ormai storico *Surgery of the anus, rectum and colon* (1993). Wolfgang Hartschuh fa anche un'altra affermazione stentorea: le complicanze postoperatorie sono dovute ad una scarsa capacità ed esperienza del chirurgo. Potrebbe esserci del vero. Una cisti pilonidale la operano un po' tutti, non solo gli specialisti. E in fondo, in altre patologie, come ad esempio nel cancro del retto, si sa dalla letteratura che la capacità del chirurgo è determinante sulla prognosi quanto la stadiazione del tumore.

5.6 Una complicanza memorabile (Figg. 5.4 e 5.5)

Pochi giorni fa vedo in ambulatorio un giovane di 26 anni. La madre mi mette davanti un fascio di cartelle cliniche, da cui apprendo che, cinque anni prima, il paziente è stato operato per cisti e fistola sacro-coccigea da un chirurgo generale. Dopo sei mesi: recidiva. A questo punto, altro chirurgo, altro intervento. Chi lo opera stavolta è un primario di chirurgia toracica, che asporta i tessuti patologici con il laser. Passa qualche mese e l'ascesso ritorna. Questa volta il giovane ha anche rettorragia e tenesmo. Una rettosigmoidoscopia evidenzia un polipo del retto distale, sulla parete posteriore. Le biopsie danno la diagnosi di granuloma. Reintervento, stesso chirurgo, per via sacrale e trans anale. Alla fine della seduta, il collega va incontro alla madre preoccupata e le dice (questo almeno è quanto mi riferisce la signora): "Non so se questa operazione sarà risolutiva, speriamo bene, non è escluso che si debba fare in futuro una colostomia". "Ma come, dottore" risponde lei, "allora non possiamo stare tranquilli?" "Ma sì, signora, suo figlio guarirà. Si fidi di me, non dimentichi che sono abituato agli interventi delicati: lo sa che opero sui polmoni".

Passo alla visita. Sulla regione sacro-coccigea del giovane c'è un'ampia ferita chirurgica a losanga (8 x 4 cm) che granuleggia. La parte inferiore, come si vede nelle figure in fondo al caso clinico, è specillabile per circa cinque centimetri. La proctoscopia mostra un sorta di "fovea", posteriore, poco al di sopra dell'anello anorettale. Anch'essa specillabile, per uno-due centimetri. Inietto del colorante dalla fistola sacrale, con il proctoscopio inserito, e lo vedo uscire dall'orifizio interno.

All'ecografia transanale, usando la sonda da 7 mHtz, con l'aiuto di acqua ossigenata, evidenzio un tramite che si dirige verso lo spazio retrorettale superficiale. Si osserva anche un'area tondeggiante di circa un centimetro di diametro, iperecogena, un probabile ascesso. Con la sonda da 10 mHtz si nota una piccola interruzione dello sfintere interno, o meglio della muscolatura del retto, subito al di sopra del puborettale: l'orifizio interno della fistola. A questo punto il quadro è chiaro: fistola sacro-rettale bassa. Il tramite è al di sopra del rafe ano-coccigeo, extrasfinterico. Dal decorso della fistola e dalla storia clinica deduco che la patologia primitiva è stata il *sinus pilonidalis* e che poi, con le complicanze e con i reinterventi, si è creata la lesione nel retto.

Sentiamo il lettore: cosa fareste a questo punto?

Beh, ovvio: ho programmato un reintervento. Ho detto al paziente quel che intendo fare: asportare la fistola, in parte per via posteriore, sacro-coccigea e in parte per via transanale (forse anche trans-perineale) e fare un lembo mucoso rettale di scorrimento per chiudere l'orifizio interno. Gli spiego che forse servirà una stomia escludente, ma è più probabile che sarà sufficiente stiptizzare e fare una parenterale ipercalorica per sette-dieci giorni. Fra un paio di settimane opererò il paziente.

A voi aggiungo soltanto che un chirurgo toracico dovrebbe astenersi dagli interventi sacro-perineo-transanali. E che forse il laser, in questi casi, è uno specchietto per le allodole.

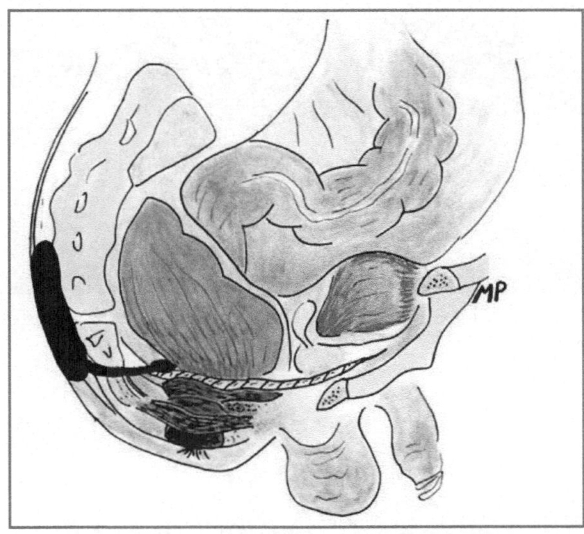

Fig. 5.4 a Fistola sacro-rettale (*in nero*) dopo ripetuti interventi con laser per cisti, fistola sacro-coccigea e successivo polipo granulomatoso rettale. Cinque anni di complicanze e recidive

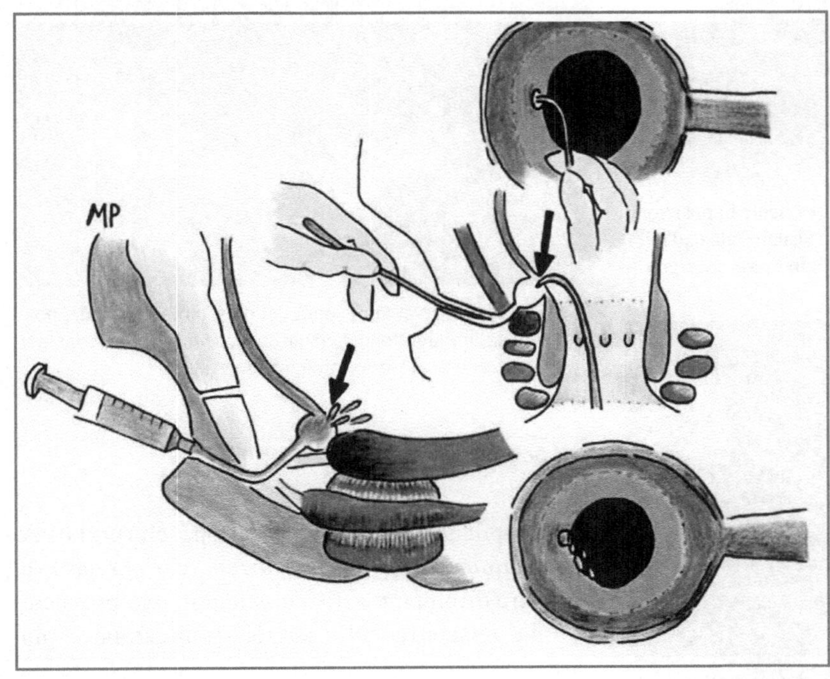

Fig. 5.4 b Fistola postoperatoria sacro-rettale con piccolo ascesso perirettale basso. Le frecce indicano l'orifizio interno della fistola situato poco al di sopra del muscolo puborettale. In alto: si specilla il tramite della ferita sacro-coccigea attraverso il proctoscopio. In basso: si inietta del colorante che dimostra la comunicazione con il retto

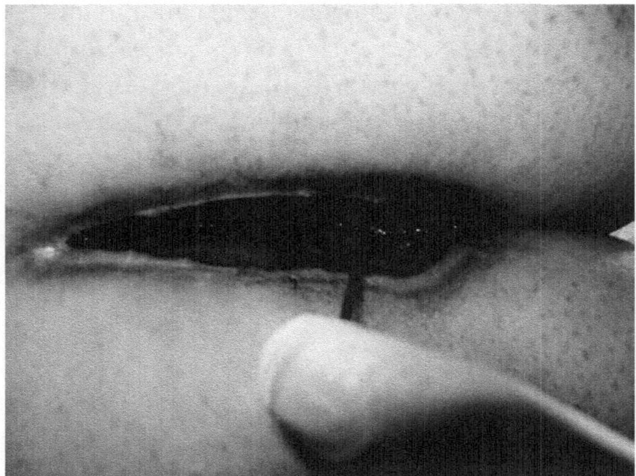

Fig. 5.5 a Si specilla il tramite fistoloso della ferita sacro-coccigea

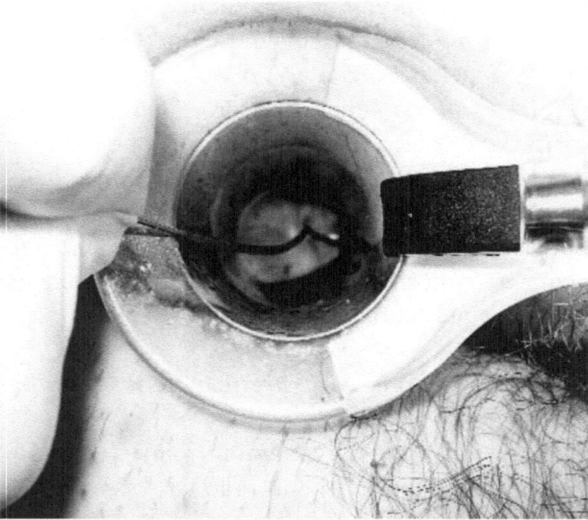

Fig. 5.5 b Si incannula con specillo l'orifizio interno della fistola

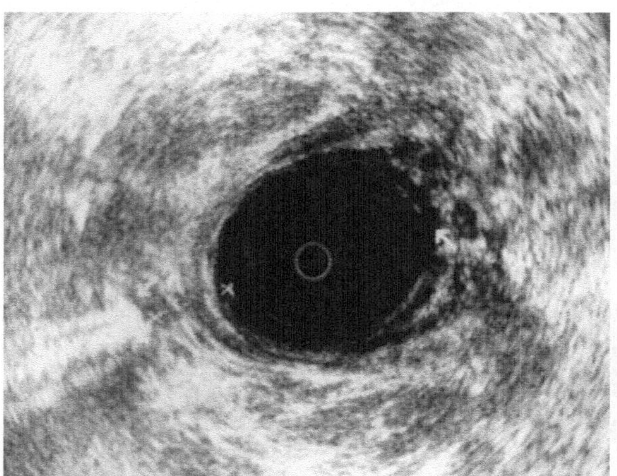

Fig. 5.5 c Ecografia anale a sonda rotante. Paziente in posizione di *Sims*. La fistola sacro-rettale posteriore è visualizzata dall'iniezione di acqua ossigenata attraverso l'orifizio sacro-coccigeo

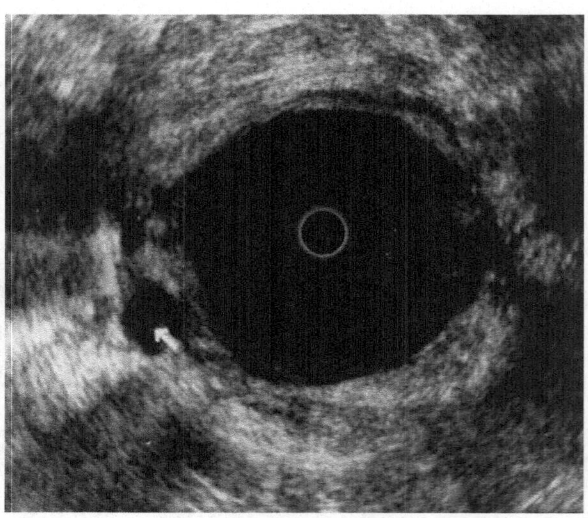

Fig. 5.5 d Si osserva, al di sopra del muscolo puborettale, posteriormente, un'area tondeggiante ipoecogena, che depone per un ascesso nello spazio retrorettale superficiale

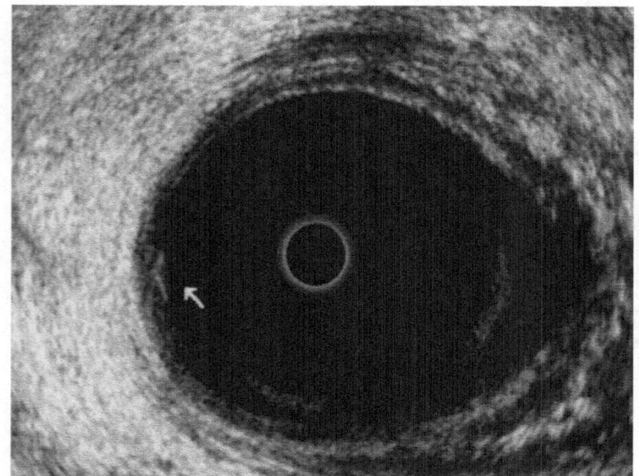

Fig. 5.5 e Al di sotto, in corrispondenza del muscolo puborettale la freccia indica un piccolo spot che interrompe parzialmente lo sfintere interno e depone per l'orifizio fistoloso interno

Sommario

La complicanza più frequente dopo chirurgia per *sinus pilonidalis* è la sepsi locale, che, in caso di chiusura diretta o plastica con lembi, può provocare una deiscenza delle suture. L'infezione è più rara quando, dopo l'exeresi, si lascia la ferita aperta.

L'ematoma o il sieroma si possono formare con più probabilità dopo lembi e suture. Il sieroma si risolve in genere dopo una sola aspirazione con siringa sterile. L'emorragia è rara, ma può richedere un reintervento. Più spesso una semplice diatermocoagulazione in anestesia locale. Due recenti metanalisi non hanno dimostrato differenze, in termini di complicanze e risultati, tra il metodo aperto e quello chiuso, mentre hanno stabilito che, in caso di sutura, è preferibile non eseguirla sulla linea mediana. Se vi è un ascesso acuto, meglio operare con il metodo aperto. Occorre stare in guardia nei rari casi in cui vi sia un'associazione tra *sinus pilonidalis* e fistola o ascesso anale, pena la persistenza o recidiva della sepsi. Nei casi sospetti è bene preparare un campo operatorio ampio che includa ano e regione sacro-coccigea.

Letture consigliate

Akin M, Gokbayir H, Kilic K et al (2008) Rhomboid excision and Limberg flap for managing pilonidal sinus: long-term results in 411 patients. Colorectal Dis 10:945-948

Al-Homoud SJ, Habib ZS, Abdul Jabbar AS et al (2001) Management of sacrococcygeal pilonidal disease. Saudi Med J 22:762-764

Al-Jaberi TM (2001) Excision and simple primary closure of chronic pilonidal sinus. Eur J Surg 167:133-135

Al-Khamis A, McCallum I, King PM et al (2010) Healing by primary versus secondary intention after surgical treatment for pilonidal sinus. Cochrane Database Syst Rev 20:CD006213

Al-Khayat H, Al-Khayat H, Sadeq A et al (2007) Risk factors for wound complication in pilonidal sinus procedures. J Am Coll Surg 205:439-444

Armstrong JH, Barcia PJ (1994) Pilonidal sinus disease. The conservative approach. Arch Surg 129:914-917

Bascom J (1980) Pilonidal disease: origin from follicles of hairs and results of follicle removal as treatment. Surgery 87:567-572

Bascom J (1983) Pilonidal disease: long-term results of follicle removal. Dis Colon Rectum 26:800-807

Bascom JU (1996) Procedures for Pilonidal Sinus. In: Pitt HA, Carter DC, Russell RCG (eds) Atlas of general surgery, 3rd edn. Chapman and Hall, Melbourne

Bascom J (2008) Surgical treatment of pilonidal disease. BMJ 336:842-843

Bascom J, Bascom T (2002) Failed pilonidal surgery: new paradigm and new operation leading to cures. Arch Surg 137:1146-1150

Bessa SS (2007) Results of the lateral advancing flap operation (modified Karydakis procedure) for the management of pilonidal sinus disease. Dis Colon Rectum 50:1935-1940

Bissett IP, Isbister WH (1987) The management of patients with pilonidal disease-a comparative study. Aust N Z J Surg 57:939-942

Borges VF, Keating JT, Nasser IA et al (2001) Clinicopathologic characterization of squamous-cell carcinoma arising from pilonidal disease in association with condylomata acuminatum in HIV-infected patients: report of two cases. Dis Colon Rectum 44:1873-1877

Brasel KJ, Gottesman L, Vasilevsky CA; Members of the Evidence-Based Reviews in Surgery Group (2010) Meta-analysis comparing healing by primary closure and open healing after surgery for pilonidal sinus. J Am Coll Surg 211:431-434

Brook I, Anderson KD, Controni G et al (1980) Aerobic and anaerobic bacteriology of pilonidal cyst abscess in children. Am J Dis Child 134:679-680

Can MF, Sevinc MM, Hancerliogullari O et al (2010) Multicenter prospective randomized trial comparing modified Limberg flap transposition and Karydakis flap reconstruction in patients with sacrococcygeal pilonidal disease. Am J Surg 200:318-327

Can MF, Sevinc MM, Yilmaz M (2009) Comparison of Karydakis flap reconstruction versus primary midline closure in sacrococcygeal pilonidal disease: results of 200 military service members. Surg Today 39:580-586

Cavanagh CR, Schnug GE, Girvin GW et al (1970) Definitive marsupialization of the acute pilonidal abscess. Am Surg 36:650-651

Cihan A, Mentes BB, Tatlicioglu E et al (2004) Modified Limberg flap reconstruction compares favourably with primary repair for pilonidal sinus surgery. ANZ J Surg 74:238-242

Collazo E, Luna M (1994) Obeid's technique for treatment of pilonidal sinus. Dis Colon Rectum 37:731-732

Courtney SP, Merlin MJ (1986) The use of fusidic acid gel in pilonidal abscess treatment: cure, recurrence and failure rates. Ann R Coll Surg Engl 68:170-171

Darwish AM, Hassanin A (2010) Reconstruction following excision of sacrococcygeal pilonidal sinus with a perforator-based fasciocutaneous Limberg flap. J Plast Reconstr Aesthet Surg 63:1176-1180

Doll D, Friederichs J, Dettmann H et al (2008) Time and rate of sinus formation in pilonidal sinus disease. Int J Colorectal Dis 23:359-364

Doll D, Krueger CM, Schrank S et al (2007) Timeline of recurrence after primary and secondary pilonidal sinus surgery. Dis Colon Rectum 50:1928-1934

Ekçi B, Gökçe O (2009) A new flap technique to treat pilonidal sinus. Tech Coloproctol 13:205-209

El-Tawil S, Carapeti E (2009) Use of a double rhomboid transposition flap in the treatment of extensive complex pilonidal sinus disease. Colorectal Dis 11:313-317

Ersoy E, Devay AO, Aktimur R et al (2009) Comparison of the short-term results after Limberg and Karydakis procedures for pilonidal disease: randomized prospective analysis of 100 patients. Colorectal Dis 11:705-710

Faux W, Pillai SC, Gold DM (2005) Limberg flap for pilonidal disease: the "no-protractor" approach, 3 steps to success. Tech Coloproctol 9:153-155

Fazeli MS, Adel MG, Lebaschi AH (2006) Comparison of outcomes in Z-plasty and delayed healing by secondary intention of the wound after excision of the sacral pilonidal sinus: results of a randomized, clinical trial. Dis Colon Rectum 49:1831-1836

Füzün M, Bakir H, Soylu M et al (1994) Which technique for treatment of pilonidal sinus—open or closed? Dis Colon Rectum 37:1148-1150

Gencosmanoglu R, Inceoglu R (2005) Modified lay-open (incision, curettage, partial lateral wall excision and marsupialization) versus total excision with primary closure in the treatment of chronic sacrococcygeal pilonidal sinus: a prospective, randomized clinical trial with a complete two-year follow-up. Int J Colorectal Dis 20:415-422

Gidwani AL, Murugan K, Nasir A et al (2010) Incise and lay open: an effective procedure for coccygeal pilonidal sinus disease. Ir J Med Sci 179:207-210

Goodall P (1961) The aetiology and treatment of pilonidal sinus. A review of 163 patients. Br J Surg 49:212-218

Greenberg R, Kashtan H, Skornik Y et al (2004) Treatment of pilonidal sinus disease using fibrin glue as a sealant. Tech Coloproctol 8:95-98

Gupta PJ (2003) Radiofrequency incision and lay open technique of pilonidal sinus (clinical practice paper on modified technique). Kobe J Med Sci 49:75-82

Hanley PH (1980) Acute pilonidal abscess. Surg Gynecol Obstet 150:9–11

Hosseini SV, Bananzadeh AM, Rivaz M et al (2006) The comparison between drainage, delayed excision and primary closure with excision and secondary healing in management of pilonidal abscess. Int J Surg 4:228–231

Jensen SL, Harling H (1988) Prognosis after simple incision and drainage for a first-episode acute pilonidal abscess. Br J Surg 75:60–61

Kayaalp C, Aydin C (2009) Review of phenol treatment in sacrococcygeal pilonidal disease. Tech Coloproctol 13:189-193

Keighley MA (2001) Anorectal Disorders. In: Baker RJ, Fischer JE (eds) Mastery of surgery, 4th edn. Lippincott Williams & Kilkins, Sydney

Kement M, Oncel M, Kurt N et al (2006) Sinus excision for the treatment of limited chronic pilonidal disease: results after a medium-term follow-up. Dis Colon Rectum 49:1758-1762

Kepenekci I, Demirkan A, Celasin H et al (2010) Unroofing and curettage for the treatment of acute and chronic pilonidal disease. World J Surg 34:153-157

Khan MN, Vidya R, Lee RE (2006) The limited role of microbiological culture and sensitivity in the management of superficial soft tissue abscesses. ScientificWorld Journal 6:1118–1123

Khatri VP, Espinosa MH, Amin AK (1994) Management of recurrent pilonidal sinus by simple V-Y fasciocutaneous flap. Dis Colon Rectum 37:1232-1235

Kitchen P (2010) Pilonidal sinus - management in the primary care setting. Aust Fam Physician 39:372–375

Korownyk C, Allan GM (2007) Evidence-based approach to abscess management. Can Fam Physician 53:1680–1684

Krand O, Yalt T, Berber I et al (2009) Management of pilonidal sinus disease with oblique excision and bilateral gluteus maximus fascia advancing flap: result of 278 patients. Dis Colon Rectum 52:1172-1177

Lee SL, Tejirian T, Abbas MA (2008) Current management of adolescent pilonidal disease. J Pediatr Surg 43:1124-1127

Licheri S, Pisano G, Erdas E et al (2004) Radical treatment of acute pilonidal abscess by marsupialization. G Chir 25:414–416

Lorant T, Ribbe I, Mahteme H et al (2011) Sinus excision and primary closure versus laying open in pilonidal disease: a prospective randomized trial. Dis Colon Rectum 54:300-305

Lukish JR, Kindelan T, Marmon LM et al (2009) Laser depilation is a safe and effective therapy for teenagers with pilonidal disease. J Pediatr Surg 44:282-285

Lund JN, Leveson SH (2005) Fibrin glue in the treatment of pilonidal sinus: results of a pilot study. Dis Colon Rectum 48:1094-1096

Lynch JB, Laing AJ, Regan PJ (2004) Vacuum-assisted closure therapy: a new treatment option for recurrent pilonidal sinus disease. Report of three cases. Dis Colon Rectum 47:929-932

Maghsoudi H, Nezami N, Ghamari AA (2011) Ambulatory treatment of chronic pilonidal sinuses with lateral incision and primary suture. Can J Surg 54 epub ahead of print

Mahdy T (2008) Surgical treatment of the pilonidal disease: primary closure or flap reconstruction after excision. Dis Colon Rectum 51:1816-1822

Marrie TJ, Aylward D, Kerr E et al (1978) Bacteriology of pilonidal cyst abscesses. J Clin Pathol 31:909

Matter I, Kunin J, Schein M et al (1995) Total excision versus non-resectional methods in the treatment of acute and chronic pilonidal disease. Br J Surg 82:752–753

McCallum I, King PM, Bruce J (2007) Healing by primary versus secondary intention after surgical treatment for pilonidal sinus: systematic review and meta-analysis. BMJ 336:868–871

McLaren CA (1984) Partial closure and other techniques in pilonidal surgery: an assessment of 157 cases. Br J Surg 71:561–562

Mentes BB, Leventoglu S, Cihan A et al (2004) Modified Limberg transposition flap for sacrococcygeal pilonidal sinus. Surg Today 34:419-423

Mentes O, Bagci M, Bilgin T et al (2006) Management of pilonidal sinus disease with oblique excision and primary closure: results of 493 patients. Dis Colon Rectum 49:104-108

Monro RS (1967) A consideration of some factors in the causation of pilonidal sinus and its treatment by Z-plasty. Am J Proctol 18:215-225

Monro Rs, Mcdermott FT (1965) The elimination of causal factors in pilonidal sinus treated by Z-plasty. Br J Surg 52:177-181

Muzi MG, Milito G, Nigro C et al (2009) A modification of primary closure for the treatment of pilonidal disease in day-care setting. Colorectal Dis 11:84-88

Notaras MJ (1970) A review of three popular methods of treatment of postanal (pilonidal) sinus disease. Br J Surg 57:886-890

Payne CJ, Walker TW, Karcher AM et al (2008) Are routine microbiological investigations indicated in the management of non-perianal cutaneous abscesses? Surgeon 6:204–206

Perruchoud C, Vuilleumier H, Givel JC (2002) Pilonidal sinus: how to choose between excision and open granulation versus excision and primary closure? Study of a series of 141 patients operated on from 1991 to 1995. Swiss Surg 8:255-258

Petersen S, Aumann G, Kramer A et al (2007) Short-term results of Karydakis flap for pilonidal sinus disease. Tech Coloproctol 11:235-240

Petersen S, Wietelmann K, Evers T et al (2009) Long-term effects of postoperative razor epilation in pilonidal sinus disease. Dis Colon Rectum 52:131-134

Pope CE, Hudson HW (1946) Pilonidal sinus; a review of 130 consecutive cases in which patients were treated by closure; a new closed operative method and management. Arch Surg 52:690-700

Rabie ME, Al Refeidi AA, Al Haizaee A et al (2007) Sacrococcygeal pilonidal disease: sinotomy versus excisional surgery, a retrospective study. ANZ J Surg 77:177-180

Rushfeldt C, Bernstein A, Norderval S et al (2008) Introducing an asymmetric cleft lift technique as a uniform procedure for pilonidal sinus surgery. Scand J Surg 97:77-81

Sakr M, El-Hammadi H, Moussa M et al (2003) The effect of obesity on the results of Karydakis technique for the management of chronic pilonidal sinus. Int J Colorectal Dis 18:36-39

Schoeller T, Wechselberger G, Otto A et al (1997) Definite surgical treatment of complicated recurrent pilonidal disease with a modified fasciocutaneous V-Y advancement flap. Surgery 121:258-263

Seleem MI, Al-Hashemy AM (2005) Management of pilonidal sinus using fibrin glue: a new concept and preliminary experience. Colorectal Dis 7:319-322

Senapati A, Cripps NP, Flashman K et al (2011) Cleft closure for the treatment of pilonidal sinus disease. Colorectal Dis 13:333-336

Shpitz B, Kaufman Z, Kantarovsky A et al (1990) Definitive management of acute pilonidal abscess by loop diathermy excision. Dis Colon Rectum 33:441–442

Søndenaa K, Andersen E, Nesvik I et al (1995) Patient characteristics and symptoms in chronic pilonidal sinus disease. Int J Colorectal Dis 10:39–42

Stephens FO, Stephens RB (1995) Pilonidal sinus: management objectives. Aust N Z J Surg 65:558-560

Stewart A, Donoghue J, Mitten-Lewis S (2008) Pilonidal sinus: healing rates, pain and embarrassment levels. J Wound Care 17:468-470

Tezel E, Bostanci H, Anadol AZ, Kurukahvecioglu O (2009) Cleft lift procedure for sacrococcygeal pilonidal disease. Dis Colon Rectum 52:135-139

Tezel E (2007) A new classification according to navicular area concept for sacrococcygeal pilonidal disease. Colorectal Dis 9:575–576

Tinsley P (2002) The management of a pilonidal sinus and its follow-up care. Br J Nurs 11:S31-S36

Tocchi A, Mazzoni G, Bononi M et al (2008) Outcome of chronic pilonidal disease treatment after ambulatory plain midline excision and primary suture. Am J Surg 196:28-33

Topgül K, Ozdemir E, Kiliç K et al (2003) Long-term results of Limberg flap procedure for treatment of pilonidal sinus: a report of 200 cases. Dis Colon Rectum 46:1545-1548

Vahedian J, Nabavizadeh F, Nakhaee N et al (2005) Comparison between drainage and curettage in the treatment of acute pilonidal abscess. Saudi Med J 26:553–555

Webb PM, Pthy B, Wysocki AP (2011) Does pilonidal abscess heal quicker with off-midline incision and drainage? Tech Coloproctol 15:179-183

Yalcin S, Ergul E (2010) A single-surgeon, single-institute experience of 59 sinotomies for sacrococcygeal pilonidal disease under local anesthesia. Bratisl Lek Listy 111:284-285

6.1   Introduzione

Come ho scritto nella Prefazione, il libro non considera gli interventi addominali. Non vi aspettate dunque che si parli di resezione anteriore del retto. Si parlerà invece molto di escissione locale.

Da quando si è sviluppata la TEM (*Transanal Endoscopic Microsurgery*), ideata dal compianto Buess quasi trent'anni fa, questo approccio curativo è sempre più praticato dai chirurghi. E già prima, con le numerose tecniche transanali a disposizione, e poi con la certezza che un adenocarcinoma del retto tipo Dukes A, o stadio I, o meglio ancora T1 sm1, possa essere trattato in modo radicale, si ricorreva alla escissione locale. Nei casi T1 sm3, quelli che hanno invaso il terzo inferiore della sottomucosa, i risultati oncologici non sono incoraggianti: si ha l'11,3% di recidive locali e il 24% di metastasi a distanza, con una sopravvivenza a cinque anni libera da tumore del 49,8% (Nascimbeni et al., 2004). Vi sono poi le escissioni locali con intervento palliativo, nei pazienti con adenocarcinoma rettale piccolo ma che abbia dato una disseminazione sistemica e nei pazienti che non sono in grado di affrontare una resezione anteriore del retto perché fragili (Nicholls, 2007). Senza contare l'asportazione chirurgica di polipi, in genere voluminosi adenomi del retto, in genere sessili.

In questo capitolo ci occuperemo di come prevenire e curare le complicanze postoperatorie legate all'asportazione transanale o intersfinterica o transperineale o transacrale di un tumore del retto, benigno o maligno. Potrebbe essere come dicevamo un adenoma o un adenocarcinoma. Ma anche un carcinoide. O un GIST. O un polipo granulomatoso.

Baseremo i paragrafi di questo capitolo sul tipo di intervento, più che sulla patologia.

6.2   Complicanze dopo TEM

Cominciamo con una domanda: la dilatazione dell'ano da parte del rettoscopio operatore, il cui diametro è di ben 40 mm, può causare incontinenza fecale? La risposta, avendo esaminato molti articoli sull'argomento, è: sì, ma di rado e in forma lieve e temporanea. Doornebosch e coll. (2008) ci dicono che, sotto questo aspetto, la qualità della vita dei pazienti sottoposti a TEM è assolutamente normale. Tsai e coll. (2010), riportano solo il 4% di incontinenza postoperatoria. Il gruppo di Morino (Allaix et al., 2009), come vedrete fra poco nella Tabella 6.1, ha avuto soltanto un caso di incontinenza grave su 300 TEM. Quindi, benché alla manometria dopo TEM vi sia un deficit postoperatorio, è improbabile che si instauri una disfunzione sfinteriale permanente (Cataldo et al., 2005).

Le complicanze davvero temibili sono altre.

Buess (1984) ne riporta un primo tipo: la mancata chiusura della breccia chirurgica a causa di scarsa visione per un sigma diverticolare (un solo caso su 14 operati). L'intervento finì con una Hartmann.

La perforazione del retto è stata descritta ed è preoccupante se avviene al di sopra della riflessione peritoneale. La quale, anteriormente, talvolta è molto più bassa di quanto si pensi. I soggetti a rischio sono le donne isterectomizzate e/o con perineo discendente (quando, alla visita, l'ano si sposta in basso di oltre 2 cm in ponzamento) e/o con prolasso del Douglas, peritoneocele (elitrocele) ed enterocele. Posteriormente le conseguenze di una eventuale perforazione sono meno importanti, perché il retto è sottoperitoneale e poggia sui muscoli elevatori (Fig 6.1).

A volte il chirurgo che esegue la TEM per asportare un tumore, sia esso benigno o maligno,

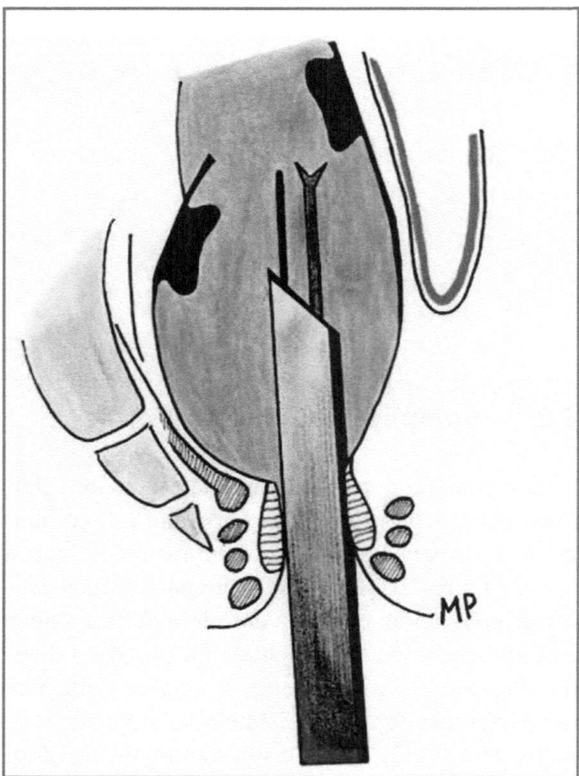

Fig. 6.1 In caso di neoformazione anteriore del retto da asportare con la TEM (*in nero*), per i rapporti anatomici tra il viscere e il cavo di Douglas (*in rosso*) è possibile che si verifichi una perforazione nel peritoneo

volutamente esegue una resezione a tutto spessore. In tal caso non parliamo di perforazione. In altre parole, se c'è resezione di tutta la parete del retto, potrebbe essere meglio suturare, specie se siamo in alto e sul davanti, dove una breccia residua provocherebbe una contaminazione del cavo peritoneale da parte delle feci. Posteriormente e in basso, per i motivi anatomici detti prima, è meno essenziale che la ferita venga suturata. È un fatto che se si fa un'escissione transanale submucosa secondo Parks a questo livello, si può lasciare la ferita aperta. Anzi, ci sono fior di chirurghi che, se asportano un adenocarcinoma, lasciano la ferita aperta per evitare di "intrappolare" al di sotto dei punti cellule neoplastiche, che potrebbero poi dar luogo a una recidiva. Così fa Ian Lavery, della Cleveland Clinic, in Ohio, come mi raccontò lui stesso.

Se avviene una lacerazione/perforazione (par

liamo di quelle che mettono in comunicazione il lume del retto con la cavità peritoneale) e si fa la diagnosi all'istante, la breccia va subito suturata. In genere questo è sufficiente. Meglio non alimentare subito il paziente e tenerlo con liquidi in vena due o tre giorni, anche se questa ai fautori del *fast-track* potrà sembrare un'eccessiva precauzione. Se invece l'operatore non si avvede della perforazione, il paziente presenterà peritonismo e dolore addominale.

In caso di aria libera sottodiaframmatica in grande quantità alla diretta all'addome, se l'intestino era stato ben pulito e si era fatta l'antibioticoprofilassi, evitate l'alimentazione per os, passate a un'antibioticoterapia con metronidazolo e cefalosporine di ultima generazione e somministerate liquidi in vena. Rx Addome e TAC, fatti periodicamente, nonché un attento monitoraggio clinico, vi diranno poi che condotta mantenere, se conservativa o interventistica. Sono rari i casi in cui è necessaria una Hartmann. Può avere successo, specie se non vi è peritonite e se la lesione è bassa, tentare una sutura.

Su due casi di perforazione riferiti da un lavoro israeliano (Lebedyev et al., 2009) uno è guarito con terapia conservativa e l'altro ha richiesto una ileostomia escludente. Le altre complicanze di questi autori? Quattro casi di febbre e due di ritenzione urinaria (16%). Nella loro casistica di 269 pazienti sottoposti a TEM, i chirurghi della Minnesota University (Tsai et al., 2010) riferiscono in totale 56 casi di complicanze (21%). Eccole in dettaglio: ritenzione urinaria (11%), incontinenza fecale (4%, già riferita all'inizio del paragrafo), febbre (4%), deiscenza della sutura (1,5%), emorragia (1,5%).

Secondo Dias e coll. (2009) la frequenza di "conversione" da TEM a chirurgia convenzionale è del 5% e la causa principale del cambiamento di rotta è l'aver incontrato difficoltà tecniche.

Cosa può accadere quando il tumore da asportare è di grandi dimensioni? Ovvero ha un diametro di almeno 5 cm e coinvolge 3 o 4 quadranti del retto? Ce lo dice Andrea Scala, che con Jay Simson ha presentato la sua casistica a Londra alla Royal Society of Medicine - Coloproctology Section nel febbraio 2010 (abstract su Colorect Dis, stesso anno). Su 149 pazienti, uno è deceduto per peritonite dopo una perforazione, otto hanno avuto sepsi pelvica e due emorragia. Fecaloma, ritenzione urinaria e stenosi rettale fra le complicanze minori. In tutto, un paziente su cinque ha avuto una complicanza. Ripeto: si tratta di *giant adenomas*. Il 21% di complicanze, una cifra accettabile, identica a quanto riportato sopra dai colleghi americani in una casistica che comprende anche adenomi di minori dimensioni.

C'è differenza, nelle complicanze, tra i casi operati per tumore benigno e quelli operati per cancro? Ganai e coll. (2006) fanno notare di no. Vi sono diversi report in letteratura di decessi dopo TEM effettuata per palliazione di neoplasie avanzate, ma sono principalmente legati alla presenza di metastasi e sono avvenuti nel tardo postoperatorio. Su 22 casi di exeresi di carcinoidi rettali con la TEM, Kumar e coll. (2010) hanno registrato solo due emorragie arteriose intraoperatorie, subito fermate, e un caso di ritenzione urinaria. Ottimo, se consideriamo che diversi erano pazienti candidati alla resezione anteriore, perché il tumore si trovava tra i 6 e 12 cm dall'ano.

Una complicanza riportata, specie dopo resezioni a tutto spessore ("full thickness"), sia dopo TEM che per via transanale convenzionale, è il retropneumoperitoneo con eventuale pneumomediastino ed enfisema cervicale. Si può prevenire? Beh... non con certezza. Insufflare poca aria ed evitare una colonscopia subito prima o subito dopo può essere raccomandabile. Che sintomi presenta il paziente con questa complicanza? Li leggerete più avanti. E più avanti parleremo della cura, che raramente è chirurgica.

L'emorragia è possibile, sia durante che dopo l'intervento. Ma è raro che sia rilevante. In un articolo di Darwood e coll. (2008), benché si descrivano anche casi di voluminosi adenomi che occupavano i due terzi della circonferenza del viscere, non sono riportate emorragie. Se si identifica il punto sanguinante durante la TEM, si può stringere il vaso con un'ansa da polipectomia, lo si può coagulare o ancora si può applicare una clip emostatica oppure infiltrare con adrenalina. Altrimenti si può re-intubare l'ano del paziente dopo averlo equilibrato dal punto di vista emodinamico e, aspirato il sangue, procedere con le manovre di cui sopra.

La stenosi rettale si crea soprattutto dopo asportazione di lesioni circonferenziali: nella casi-

tica inglese di Barker e Hill (2011), 8 su 11 delle stenosi createsi dopo 354 TEM erano tali, circonferenziali appunto. Tre di queste erano dovute a una recidiva del tumore, le altre a fibrosi e sono state curate con dilatazioni pneumatiche o con dilatatori di Hagar.

Negli ultimi anni la TEM ha fatto progressi e vi sono esperti che, di fronte a un cancro operabile con resezione transanale, associano l'asportazione della porzione posteriore del mesoretto approfondendo la resezione al di sotto del tumore, fuori del viscere, per un tratto localizzato ma il più possibile ampio. Magari associando una *port* laparoscopica. C'è su questo un recente lavoro Last Image del gruppo Lezoche, primo nome Paganini (2009). In questi casi il rischio di emorragia è più consistente (Fig. 6.2).

Un'altra applicazione della TEM è l'asportazione di tumori retrorettali.

Serra Aracil e coll. (2010) ne descrivono un caso e, a proposito della prevenzione di complicanze, consigliano di non eseguire una biopsia intraoperatoria per evitare sanguinamento, sepsi e disseminazione di cellule tumorali. La loro paziente aveva comunque una cisti, non un tumore maligno.

Nel complesso dunque le complicanze dopo TEM sono del tutto accettabili (4,8 - 9% secondo De Graaf, 2009). Vediamole in dettaglio, col relativo trattamento, in un'ampia casistica italiana.

Tabella 6.1 Complicanze dopo TEM per 300 lesioni apparentemente al di sopra della riflessione peritoneale (adenoma, *early cancer*, ulcera rettale, GIST, leiomiosarcoma) (*da*: Allaix et al., 2009)

Tipo di complicanza	Trattamento
11 rettorragie	3 emostasi endoscopiche 5 tamponamenti rettali 5 emotrasfusioni
5 deiscenze della sutura	3 terapia medica 1 TEM 1 chirurgia addominale
4 fistole retto-vaginali	2 suture transvaginali 2 alimentazione parenterale totale
1 ascesso perirettale	antibioticoterapia
1 incontinenza grave	biofeedback
1 fistola retto-vescicale	chirurgia addominale

Complicanze totali: 7,7%. Nessun paziente ha richiesto una stomia di protezione. Più di un trattamento per le rettoragie.

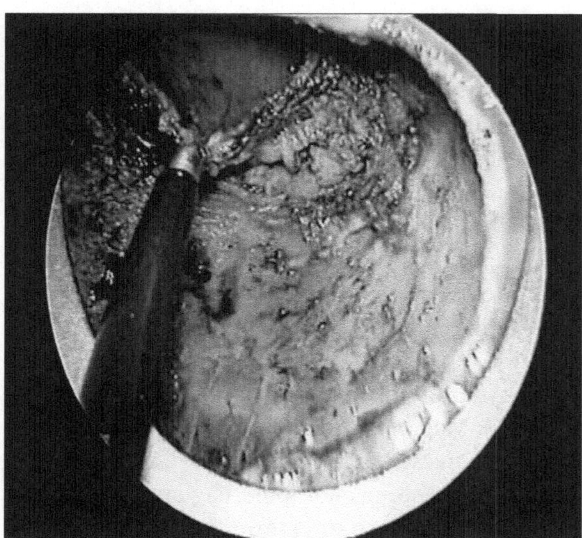

Fig. 6.2 TEM: Escissione mesorettale parziale posteriore (*da:* Paganini et al., 2007)

6.3 Escissione transanale secondo Parks (intervento in diretta e complicanze)

È questo l'intervento "classico", che io uso abitualmente.

Siamo in sala operatoria: la paziente, una donna di 70 anni, è in posizione litotomica. Posizione buona, soprattutto per i tumori (in genere grandi adenomi villosi, ma anche adenocarcinomi T1 sm1 oppure altre neoplasie ma a scopo palliativo) che siano sulla parete posteriore del retto, come in questo caso. Per un tumore anteriore potrebbe essere meglio la posizione *jack-knife*. Io comunque uso sempre la litotomica, ormai sono abituato.

In questa paziente siamo tranquilli per la vagina, il tumore è dalla parte opposta. Comunque se fosse benigno, non sarebbe nemmeno previsto sconfinare in caso di formazione anteriore facendo una escissione cosiddetta sottomucosa. Prima di entrare accidentalmente in vagina dovrei superare la parete muscolare del retto e il setto rettovaginale... ma sono strutture così sottili o talvolta diastasate in una donna pluripara e anziana, che sconfinare non è impossibile, come vedremo per

la chirurgia del prolasso e del rettocele. Quindi attenzione alle fistole retto-vaginali perchè, come già detto per la PPH, non avvengono soltanto per lesione diretta, ma possono essere anche tardive, secondarie a ischemia o ematoma.

Per non provocare incontinenza fecale evito di mettere un divaricatore anale che stiri troppo gli sfinteri. L'intervento durerà almeno mezz'ora, troppo *stretch*; il divaricatore di Parks ad esempio non va bene, ci sono studi del gruppo Schouten che lo dimostrano. Meglio un Fansler medio o un Beak Sapimed o un Eisenhammer, che potremo regolare e chiudere a tratti. Melis e coll. (2009) riferiscono il 13% di disturbi della continenza nella loro casistica di escissioni transanali. Anche un Lonestar potrebbe andar bene, ma con i suoi uncini è possibile che provochi delle lacerazioni nel canale anale o nella cute perianale e, in caso di neoplasia, faciliterebbe l'impianto di cellule neoplastiche esfoliate.

Ho davanti a me l'adenoma, preparo l'elettrobisturi (o la pinza, per usare quel trucco di cui vi ho parlato in occasione della emorroidectomia) ma prima, per ridurre il sanguinamento infiltro alla base con adrenalina in soluzione fisiologica 1:200.000. È importante *prevenire* la formazione di un ematoma, per evitare sepsi e deiscenze. Vado avanti, il tumore è asportato, ora resta la breccia chirurgica. Se è piccola posso anche non suturarla. Se è grande preferisco farlo, con punti staccati orizzontali, altrimenti si potrebbe sviluppare una stenosi rettale. Mi torna in mente l'articolo di Ramirez e coll. (2002), che parlava proprio di questo: suturare o no, sia dopo TEM che dopo escissione transanale di Parks. I chirurghi spagnoli sostenevano che non fa differenza. Se l'escissione è stata a tutto spessore o quasi, ovvero se ho asportato anche la muscolare del retto, e se la ferita è grande, la sutura potrebbe essere in tensione. Per prevenire la deiscenza metto prima dei punti nello strato più profondo, in modo ad accostare i margini, e poi ricostruisco la continuità della mucosa. Ma (ricito gli spagnoli) potrebbe non servire a ridurre le complicanze, incluse le perdite di sangue. E ci porta via una ventina di minuti.

Controllo l'emostasi e non metto tamponi anali, per prevenire il dolore.

Se questo intervento si fa per adenomi molto

estesi o circonferenziali, i rischi di stenosi rettale o deiscenza della sutura o incontinenza anale saranno più alti, per la durata maggiore della dilatazione sfinteriale.

Se il tumore è sulla parete anteriore e nel retto medio, specie se non c'è l'utero e la paziente ha un perineo discendente o un enterocele, si potrà accidentalmente perforare il retto ed entrare nella cavità peritoneale. Sarà in genere sufficiente suturare la breccia. Se l'intestino è stato adeguatamente preparato, non vi sarà contaminazione fecale del peritoneo. Occasionalmente vi può essere sepsi con gangrena di Fournier, come dopo qualsiasi altro intervento proctologico, specie nei pazienti a rischio, come quelli immunodepressi o diabetici. Featherstone e coll. (2004) su 50 casi operati non riportano complicanze di rilievo.

Se il tumore è di dimensioni più ampie (5 cm di diametro) le complicanze sono più frequenti: ce lo dicono alcuni autori americani (Orkin et al., 2010) che hanno operato con TEM e con escissione manuale (59 e 41%, rispettivamente) 216 pazienti, 63 con lesioni grandi. In questo gruppo le complicanze sono state maggiori (32 vs. 8%). Ritenzione urinaria, stenosi rettale e lieve incontinenza le più frequenti.

Mortalità del 2% in 52 casi operati da Bergamaschi e coll. (1999), una perforazione del retto senza conseguenze e il 10% di complicanze per problemi extra-resezione, ad esempio polmonite.

6.4 Altri tipi di escissione transanale: tecniche e complicanze

Vi parlo di quelli che mi è capitato di fare, quando il tumore era nel retto medio-alto e occorreva "tirarlo in basso" per renderlo aggredibile per via transanale. Oggi si usano poco perché esiste la TEM, ma non tutti fanno la TEM e allora li accenno.

6.4.1 La tecnica del "paracadute" di Francillon

Si mettono dei punti sulla mucosa intorno al tumore, almeno in basso e ai lati, e poi si tirano i fili, il tumore scenderà di qualche centimetro e sarà più facilmente aggredibile (Fig. 6.3).

Complicanze: le stesse già dette.

6.4.2 La tecnica del "lembo trattore" di Faivre

Si fa un'incisione "a racchetta" partendo dalla rima anale o dal solco intersfinterico verso l'alto. Prima si ricava il "manico" della racchetta, ovvero il "lembo trattore", costituito da cute e una strisccetta di sfintere interno coperto dall'epitelio del canale anale. Si tira in basso poi la racchetta stessa, ovvero la mucosa incisa con sopra il tumore (Fig. 6.4).

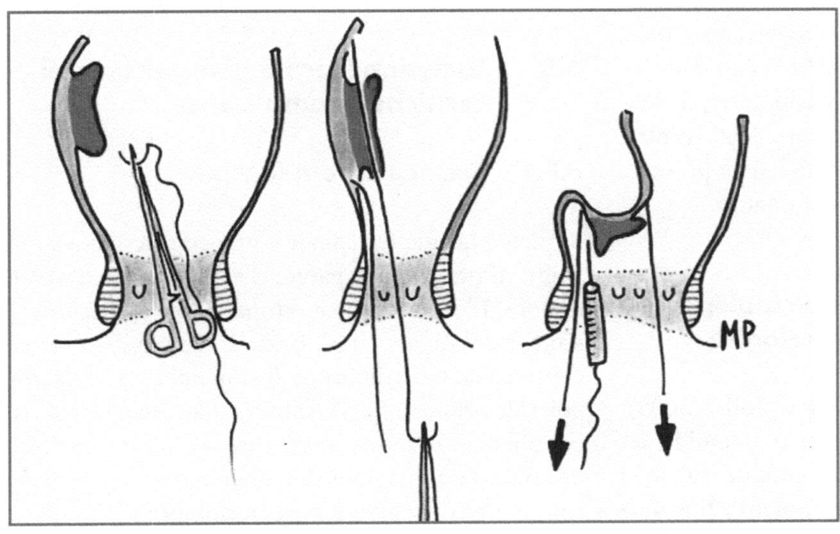

Fig. 6.3 Tecnica di escissione transanale con il "lembo a paracadute" secondo Francillon. Suture a trazione vengono poste sulla parete del retto intorno al tumore e lo rendono così più accessibile per la resezione

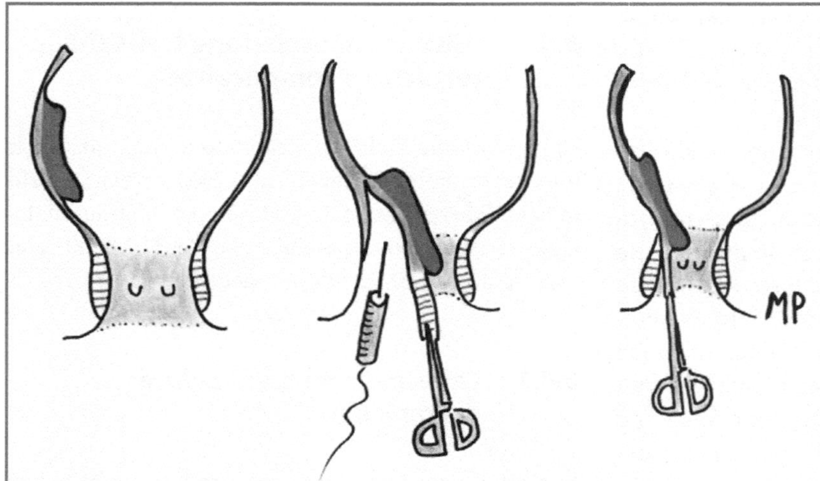

Fig. 6.4 Tecnica del "lembo trattore" secondo Faivre. Una striscia di canale anale viene trazionata in basso e rende più accessibile il tumore. Se il segmento comprende lo sfintere interno vi potranno essere deficit della continenza anale

Complicanze: le stesse già dette più il rischio di incontinenza anale dovuto alla parziale sfinterectomia interna. L'intervento non è da fare se il paziente ha un ipotono anale.

6.4.3 La trazione attraverso il rettosigmoidoscopio

Keighley e Williams, nel loro libro già citato, riportano una tecnica di simile concezione, ovvero che si pone come obiettivo di rendere la lesione più facilmente aggredibile avvicinandola all'operatore. Inserite un rettosigmoidoscopio rigido, prendete il polipo con una pinza bioptica e trazionatelo in basso.

Specie negli anziani o in donne isterectomizzate o in pazienti con una intussuscezione retto-rettale, la manovra (più usata in era pre-TEM) può risultare molto utile, anche perché evita incisioni supplementari come nella Faivre e stiramenti degli sfinteri come nella Francillon. È dunque da tenere presente per far correre meno rischi di incontinenza.

6.4.4 La resezione con endo-stapler o con resettoscopio urologico

La prima è descritta da Maeda e coll. (2002). Nessuna complicanza in otto casi (carcinoidi del diametro di 3 cm, confinati alla sottomucosa) se si eccettua lieve e temporanea incontinenza tipo *soi-ling* in un paziente. Gli autori hanno usato un divaricatore anale tri-valve e una endo-GIA.

Tsai e coll. (2006) hanno invece impiegato un resettoscopio urologico per asportare adenomi o *early cancer*, ma anche aree di displasia e fibrosi, in 131 pazienti. Tre sono stati i reinterventi, due dovuti a perforazione del retto (Hartmann) e uno per emorragia (gli autori non specificano il tipo di reintervento). Un altro paziente è stato trasfuso per rettorragia grave e nove hanno avuto febbre dovuta probabilmente a una perforazione subclinica nel grasso perirettale. Tuttavia i due pazienti con perforazione sottoposti poi a Hartmann erano entrambi a rischio perché affetti da diverticolite e già sottoposti a TEM o a resezione transanale di adenomi del retto.

6.5 Escissione locale non transanale: tecniche e complicanze

6.5.1 Tecnica di York-Mason

Si incide la cute retroanale e preoccigea, poi a strati gli sfinteri, poi la parete del retto e si arriva al tumore. L'esposizione è ottima e non si stirano gli sfinteri col divaricatore, il che è vantaggioso per la continenza. Gli sfinteri però si incidono e vengono poi ricostruiti… Se la sutura cede, questo per la continenza non è vantaggioso affatto. Inoltre, dovendo fare incisioni di tessuti molto vascolarizzati, c'è più rischio di **sanguinamento**.

6.5.2 Intervento di Kraske

La tecnica è nota. Ne ho fatti sei e due volte ho avuto quella che è la complicanza più frequente, tra quelle temibili: la deiscenza delle suture con fistola sacrale o coccigea, possibile dal 5 al 70% dei casi (Groebli e Tschantz, 1994) e simile a quella descritta nell'ultima figura del capitolo 5. In entrambi i pazienti è stata sufficiente un'alimentazione parenterale totale per due settimane.

Gervaz e coll. (2008), che hanno usato la Kraske in un GIST del retto, sostengono che, benché l'intervento sia datato, uno specialista deve ancora saperlo fare.

Un'evoluzione della tecnica è rappresentata dall'approccio dorsale trans-sacrococcigeo, descritto da Canessa (2004). A differenza della Kraske e della York-Mason, si risparmiano sia il sacro che gli sfinteri e si sezionano solo le fibre del muscolo coccigeo, che non svolge alcun ruolo nella continenza.

6.5.3 Escissione intersfinterica

Questa l'ho descritta nel 2005, col collega Binda e altri autori (Pescatori et al., 2005). È indicata per i tumori che hanno sviluppo prevalente intramurale e non luminale, tipo i GIST. In termini di complicanze, il vantaggio è il sanguinamento minore perché si procede nel piano intersfinterico che è embriologicamente avascolare. Anche la **continenza** è meglio preservata perché non occorre mettere un divaricatore per dilatare il retto, quindi gli sfinteri non vengono stirati.

6.6 Complicanze dopo chirurgia per tumori dell'ano

Questo breve paragrafo tratta essenzialmente delle complicanze postoperatorie dopo l'escissione locale di una neoplasia anale. Le principali e le più temibili sono l'incontinenza e la stenosi.

Avremo di sicuro incontinenza in quei rari casi in cui l'exeresi si esegue per una neoplasia del canale anale, perché dovremo necessariamente asportare una porzione consistente dello sfintere esterno. Mi è capitato due volte e due volte ho fatto direttamente una sfinteroplastica per limitare i danni funzionali.

La stenosi è in agguato se la disepitelizzazione della circonferenza anale è estesa.

In questi casi è opportuno eseguire una anoplastica alla fine dell'intervento.

Un altro problema è la mancata cicatrizzazione e la sepsi della ferita. Per cercare di *prevenirle* è importante la cura e la disinfezione della ferita, con eventuale impiego dei soliti cicatrizzanti più volte elencati. Per *risolverle* si può ricorrere ad un'anoplastica, asportando il tessuto malacico e fibroso, rispettivamente sul fondo e sui bordi della ferita e "riempiendo" la breccia con tessuto sano e ben vascolarizzato, in genere cute perianale fatta "scivolare" sul difetto e suturata senza tensione. Occorre in genere un lembo a "diamante" o a "casa" protetto da una adeguata antibioticoprofilassi ed eseguito rispettando i principi della chirurgia plastica. Ovvero preparandolo con la base più ampia dell'altezza, usando poco la diatermocoagulazione, non traumatizzandolo nelle manovre chirurgiche, facendolo avanzare e ancorandolo anche e soprattutto con una sutura sottocutanea a punti introflettenti. Vedremo i dettagli tecnici nell'intervento "in diretta" del prossimo capitolo.

Va detto comunque che questi non sono i pazienti ideali per la tenuta di un lembo, poiché spesso sono stati sottoposti a radio-chemioterapia. L'elasticità e il trofismo della cute non sono ottimali. Secondo Ronan O'Connell (nel volume dedicato alla Colonproctologia, collana *European manual of medicine* a cura di Herold et al., 2008) l'escissione locale di una neoplasia anale è controindicata se **ritarda i tempi** della chemio-radioterapia.

6.7 Due complicanze memorabili

6.7.1 La prima

Questa per fortuna è finita bene, anche se è stata diagnosticata con un po' di ritardo. Vi parlo di una decina di anni fa. La paziente aveva superato di poco i sessanta ed era in lista operatoria per un adenoma villoso del retto medio-basso. Parete posteriore (meno rischioso), dimensioni discrete,

5 x 4 cm circa. Displasia e non cancro alle biopsie preoperatorie. Non usando la TEM (ed essendo peraltro la lesione aggredibile con intervento convenzionale) programmo una resezione transanale, a tutto spessore. Beh, non proprio "tutto"… avevo deciso di portare via parte della muscolare del retto. Poi ci saremmo regolati con l'esame istologico del pezzo, probabilmente (almeno si sperava, e così è stato) non avremmo dovuto fare altro.

La paziente non aveva eseguito una colonscopia per escludere altri polipi, per cui avevamo programmato di farla in sala operatoria, subito prima dell'intervento, approfittando dell'anestesia. Raccomando all'endoscopista di insufflare poca aria o comunque di aspirarla il più possibile alla fine. So che altrimenti renderebbe più fastidiosa la prima evacuazione.

L'intervento è un po' indaginoso, essendo il margine superiore del tumore a circa 9 cm dalla rima anale. Ma tutto va come da programma. Sutura della breccia chirurgica dopo l'escissione. La colonscopia aveva dato esito negativo.

Nulla per os e flebo i primi due giorni, poi la paziente si comincia ad alimentare. La segue il dottor Luigi Basso, che mi aveva aiutato in sala operatoria.

In terza giornata mi telefona e mi dice "Mario, questa donna è proprio una difficile! È ansiosa, agitata, dice che respira male, sente dolori al petto…" "Come sta col cuore?" chiedo io. "A posto" mi risponde "ma quasi quasi per scrupolo un ECG glielo faccio fare". Dopo un'ora lo fa. Niente, tutto normale. "Vedi, era ansiosa" commento.

Il giorno dopo la visito e mi sembra tranquilla. Polso, pressione, diuresi: tutto OK. Niente febbre. Mangia la sua minestrina, non ha ancora evacuato, i dolori anali sono lievi, minime secrezioni dall'ano, si parla di dimissione il giorno dopo. Nel pomeriggio Luigi mi telefona allarmato: "la paziente è sempre più agitata, ha dolori al petto, dispnea. Continua a dirmi: dottore, senta che voce stridula che ho! Sembro una Paperina!" e aggiunge "Ha il collo gonfio". Decidiamo di farle un Rx Torace. Dopo due ore il collega mi richiama. "Vieni subito!".

Stop: una pausa di riflessione. Provate a pensare cosa era venuto fuori.

Quando arrivo ci sono le radiografie appese al diafanoscopio. Non solo RX Torace, ma anche Addome. Vedo più aria di quella che dovrebbe esserci. Il radiologo ha fatto anche una lastra al collo. Guardo Luigi, preoccupato e lui mi fa: "Retro-pneumoperitoneo. Pneumomediastino. Enfisema cervicale" e indica le zone iperdiafane per la presenza di aria. È la prima volta che mi capita, penso. Dentro mi agito un po'. E adesso? Poi mi ricordo di quando, da giovane, al Gemelli, in era pre-TAC, facevo io "il Retropneumo" iniettando aria sotto al coccige con un ago e poi mandando il paziente in Radiologia, quando c'era un sospetto di tumore retroperitoneale o renale. Beh… non era mai morto nessuno! Ma qui l'aria è nel mediastino, penso, e più su ancora…

Per farla breve… vado a visitare la signora. Il collo in effetti è gonfio e si avverte chiaramente un crepitio premendolo ai lati. La voce è bitonale. La faccio vedere da un chirurgo toracico che mi tranquillizza. Mi dice che tutt'al più si dovranno mettere degli aghi nel collo per evacuare l'aria, ma che probabilmente passerà. Decidiamo di far stare la paziente sdraiata, di sospendere l'alimentazione, di rimetterla sotto antibiotici e flebo, con ossigenoterapia ad alto flusso. Dopo due giorni sta bene. Nulla alle radiografie di controllo. Dopo tre giorni si alimenta di nuovo ed evacua. Il giorno successivo esce.

Passa un mese e vado a un congresso. Durante la cena chiacchiero con un collega che fa la TEM e mi dice che ha avuto un paio di casi simili. L'aria si era infiltrata attraverso la sutura nel retto ed era salita su. Intanto Basso legge un po' di letteratura e ci rendiamo conto che l'endoscopia pre-operatoria ha facilitato la complicanza: Luigi ha trovato descritti casi di aria libera in peritoneo e nel retroperitoneo dopo semplice colonscopia. Poi, negli anni, ho letto vari *case report* simili dopo PPH (ne riferiscono Seow Choen, Filingieri, Kanellos). Tutti guariti con terapia conservativa, tranne uno che ha richiesto una colostomia. Anche lì, una sutura rettale all'origine del problema.

Nel caso qui esposto, l'adenoma villoso era benigno. La paziente, seguita per un anno, è stata bene. Quella complicanza non mi è più successa. Ne ho tratto due insegnamenti: non ho più fatto fare una colonscopia prima di una escissione transanale e ci ho sempre pensato due volte prima di attribuire all'ansia i disturbi postoperatori di una paziente.

6.7.2 La seconda (Fig. 6.5)

Questa è più triste, mi è capitata quattro anni fa. Il paziente aveva 78 anni e un adenocarcinoma del retto basso, parete posteriore, un T2, polipoide, appena ulcerato e abbastanza sanguinante, grande come metà mandarino, 4x4 cm, senza metastasi a distanza. Era diabetico e iperteso, con un discreto enfisema. Rifiutava assolutamente la stomia, per cui (al di là delle condizioni generali precarie che sconsigliavano una colo-anale "protetta") abbiamo scartato insieme l'amputazione addomino-perineale. Programmata un'escissione locale, che sapevamo (noi chirurghi e i parenti, non lui) essere probabilmente palliativa, siamo arrivati al giorno dell'intervento. Sulla scelta dell'operazione ero confortato da un lavoro di Bergamaschi e coll. (1999), su 52 casi di cancro operati per via transanale. Quasi metà avevano la stessa indicazione del nostro paziente. Mortalità operatoria 2%, accettabile.

Il malato era un'ottima persona, un anziano di paese, tranquillo e ottimista, mai operato prima, con figlie e nipoti.

Inizio a fare l'intervento che prediligo in caso di neoformazioni del retto medio-basso, l'escissione transanale secondo Parks. Che so di non dover fare sottomucosa ovviamente, ma a tutto spessore. In sostanza qualcosa di simile al caso precedente. Ma questa volta il tumore è più basso ed è certamente una neoplasia. Cerco di stare più largo, di asportare almeno due centimetri ai lati. In basso scendo al di sotto dell'anello anorettale e alla fine la breccia chirurgica è piuttosto ampia, il che mi fa temere la stenosi. Avendo una certa pratica di plastiche ano-perineali-endoanali, un centinaio, mi ricavo un lembo di anoderma e lo sposto in alto a coprire la ferita. Tecnicamente l'intervento viene bene. Alla fine lo dico ai parenti.

Antibiotici prima e dopo (Deflamon e Rocefin), parenterale periferica ipercalorica (Cabimix), nulla per os a parte mezzo litro d'acqua. Prima giornata, seconda. Tutto liscio. In terza febbre alta, il paziente è un po' confuso, la diuresi si contrae, ha tolto l'elastomero però è ancora sotto antidolorifici. Nonostante tutto si lamenta, ha molto male al perineo. Quando me lo dice non mi sorprendo troppo, so che i punti della plastica sono ancorati alla cute perianale e allo sfintere interno, zone parecchio innervate.

È arrivato il momento della prima medicazione approfondita. Levo le garze, c'è molto edema. Ano, perineo e scroto, tutto gonfio. Più del dovuto. Io e il collega che mi ha aiutato, uno esperto, ci guardiamo preoccupati. C'è una infezione, sarà il caso di far saltare qualche punto. Escono secrezioni corpuscolate, non vero e proprio pus.

In quarta giornata compaiono aree di necrosi alla radice dello scroto, mezzo lembo ha ceduto, la sera prima il paziente ha avuto una minima evacuazione. Perché non ne abbia altre che possano contaminare la ferita gli diamo Imodium, 3 per 2. Ma la ferita peggiora. Quello che sospettavamo si sta verificando, forse, probabilmente… una gangrena di Fournier. Il paziente è tachipnoico, confuso, la creatininemia è salita, ha febbre alta, le figlie sono molto preoccupate.

La mattina dopo lo riportiamo in sala operatoria. Sono passati cinque giorni dall'intervento. La plastica perineo-endoanale è uno sfacelo, ha ceduto per i due terzi. Ci sono aree necrotiche, molto edema. È anche diabetico, ha quasi ottant'anni… non ce lo diciamo, ma dentro di noi temiamo il peggio.

Ora prendetevi un minuto per pensare. Cosa avreste fatto?

Beh, certo, non c'era molta scelta: necrosectomia e sigmoidostomia escludente. Meno di un'ora. Dò la notizia ai parenti, stavolta in reparto c'è anche il marito di una figlia e la nipote grande. La ragazza piange. Il paziente è stabile. Mezzo addormentato anche dopo qualche ora, ma con i parametri vitali discreti. Cerco di ripetermi quel che ho letto una volta sulla gangrena di Fournier, e che un paio di volte ho sperimentato nella pratica: "Spesso dopo la necrosectomia il miglioramento è drammatico e inaspettato". È anche scritto nel capitolo 2 del libro. Qui però il paziente è di base molto fragile. Ci chiediamo se sia il caso di portarlo in Rianimazione in ospedale. Ma siamo in una clinica convenzionata toscana ben attrezzata. È in parenterale, l'anestesista ha preso una vena centrale e, comunque, il paziente ha la stomia, in prospettiva a breve si potrà alimentare. I liquidi che servono ci sono. Il laboratorio fa fronte. Se occorre arriva il sangue. Di notte c'è un chirurgo esperto di guardia e un'infermiera lo segue costantemente. È come se il paziente fosse in terapia sub-intensiva.

Ma ora dopo ora le cose peggiorano, la diuresi si contrae, il malato è in stato soporoso. Passa un altro giorno senza progressi. Fuori è bel tempo, metà settembre.

Arriva la sera, l'Imodium è stato sospeso, ma il paziente non si è canalizzato, nemmeno aria nel sacchetto. Non mi riconosce. A metà notte muore.

Errori? Forse siamo reintervenuti tardi. Forse non dovevo fare la plastica in un paziente diabetico: troppo scollamento, troppe suture in un terreno potenzialmente contaminato (benché avesse fatto una buona preparazione intestinale). Magari bastava ridurre le dimensioni della ferita con una marsupializzazione. Una triste esperienza.

TEM, se il tumore da asportare è ampio, alto e/o anteriore, è la perforazione nel peritoneo, rara per fortuna, meno di 1 caso su 100 pazienti. Spesso richiede una sutura, molto di rado una stomia. Sono state riportate fistole retto-vaginali e stenosi rettali. Sia dopo TEM che dopo escissione transanale si può avere un retropneumoperitoneo con eventuale pneumomediastino ed enfisema cervicale. La cura è in genere conservativa. Un'escissione transacrale secondo Kraske può dare una fistola sacro-coccigea, che spesso si risolve con alimentazione parenterale prolungata. Qualsiasi escissione locale può provocare, ma di rado, una emorragia importante. Ancora più di rado può esser seguita da incontinenza, evento invece non raro, insieme alla mancata cicatrizzazione, dopo asportazione di un tumore dell'ano, per via dei tessuti resi fibrotici dalla radioterapia.

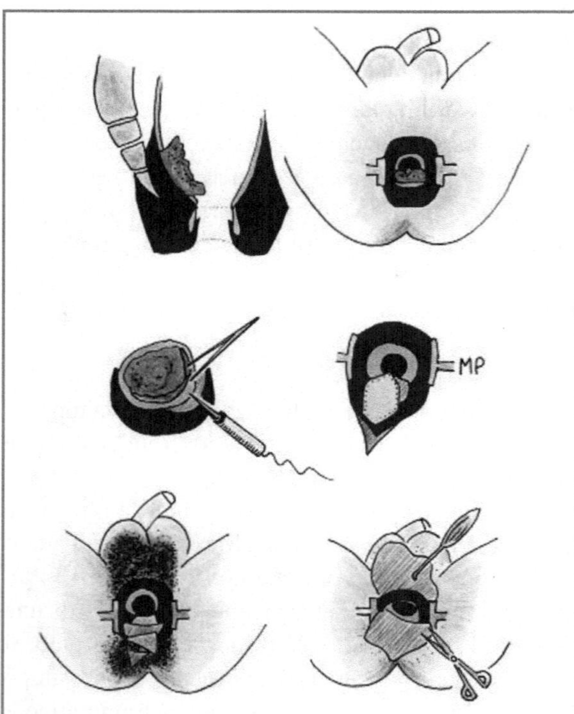

Fig. 6.5 *In alto*: tumore del retto distale in paziente anziano e diabetico. *Al centro*: escissione transanale della neoplasia e ano-rettoplastica con lembo cutaneo per prevenire la stenosi. *In basso*: gangrena di Fournier e necrosectomia perineale. Il paziente è deceduto

Letture consigliate

Allaix ME, Arezzo A, Caldart M et al (2009) Transanal endoscopic microsurgery for rectal neoplasms: experience of 300 consecutive cases. Dis Colon Rectum 52:1831-1836

Baatrup G, Elbrønd H, Hesselfeldt P et al (2007) Rectal adenocarcinoma and transanal endoscopic microsurgery. Diagnostic challenges, indications and short term results in 142 consecutive patients. Int J Colorectal Dis 22:1347-1352

Bach SP, Hill J, Monson JR et al (2009) A predictive model for local recurrence after transanal endoscopic microsurgery for rectal cancer. Br J Surg 96:280-282

Barker JA, Hill J (2011) Incidence, treatment and outcome of rectal stenosis following transanal endoscopic microsurgery. Tech Coloproctol 15 (in press)

Bergamaschi R, Manunta A, Arnaud JP (1999) Endoscopic trans-anal resection for palliation of acutely obstructed rectal cancer in frail elderly patients. Tech Coloproctol 3:15-17

Betambeau N, Simson JN (2007) Staged anterior resection and TEM to preserve rectal function in synchronous malignant and benign rectal lesions. Colorectal Dis 9:469-471

Bignell MB, Ramwell A, Evans JR et al (2010) Complications of transanal endoscopic microsurgery (TEM): a prospective audit. Colorectal Dis 12:99-103

Buess G (1998) Complications following transanal endoscopic microsurgery. Surg Technol Int 7:170-173

Buess G, Theiss R, Gunther M et al (1984) Endoscopic operative procedure for the removal of rectal polyps. Coloproctology 6:254-261

Canessa CE, Miegge LM, Bado J (2004) Anatomic study of lateral pelvic lymph nodes: implications in the treatment of rectal cancer. Dis Colon Rectum 47:297-303

Cataldo PA, O'Brien S, Osler T (2005) Transanal endoscopic microsurgery: a prospective evaluation of functional results. Dis Colon Rectum 48:1366-1371

Sommario

Vi sono diversi modi per eseguire un'escissione locale e il tipo di complicanza può dipendere dall'approccio adottato. Un evento temibile dopo

Darwood RJ, Wheeler JM, Borley NR (2008) Transanal endoscopic microsurgery is a safe and reliable technique even for complex rectal lesions. Br J Surg. 95:915-918

de Graaf EJ, Doornebosch PG, Tetteroo GW, Geldof H, Hop WC (2009) Transanal endoscopic microsurgery is feasible for adenomas throughout the entire rectum: a prospective study. Dis Colon Rectum 52:1107-1113

Dias AR, Nahas CS, Marques CF et al (2009) Transanal endoscopic microsurgery: indications, results and controversies. Tech Coloproctol 13:105-111

Doornebosch PG, Gosselink MP, Neijenhuis PA et al (2008) Impact of transanal endoscopic microsurgery on functional outcome and quality of life. Int J Colorectal Dis 23:709-713

Duek SD, Issa N, Hershko DD et al (2008) Outcome of transanal endoscopic microsurgery and adjuvant radiotherapy in patients with T2 rectal cancer. Dis Colon Rectum 51:379-384

Endreseth BH, Wibe A, Svinsås M et al (2005) Postoperative morbidity and recurrence after local excision of rectal adenomas and rectal cancer by transanal endoscopic microsurgery. Colorectal Dis 7:133-137

Featherstone JM, Grabham JA, Fozard JB (2004) Per-anal excision of large, rectal, villous adenomas. Dis Colon Rectum 47:86-89

Forshaw MJ, Maphosa G, Sankararajah D et al (2006) Endoscopic alternatives in managing anastomotic strictures of the colon and rectum. Tech Coloproctol 10:21-27

Ganai S, Kanumuri P, Rao RS, Alexander AI (2006) Local recurrence after transanal endoscopic microsurgery for rectal polyps and early cancers. Ann Surg Oncol 13:547-556

Gavagan JA, Whiteford MH, Swanstrom LL (2004) Full-thickness intraperitoneal excision by transanal endoscopic microsurgery does not increase short-term complications. Am J Surg 187:630-634

Gervaz P, Huber O, Bucher P et al (2008) Trans-sacral (Kraske) approach for gastrointestinal stromal tumour of the lower rectum: old procedure for a new disease. Colorectal Dis 10:951-952

Groebli Y, Tschantz P (1994) Should the posterior approach to the rectum be forgotten? Helv Chir Acta 60:599-604

Guerrieri M, Baldarelli M, de Sanctis A et al (2010) Treatment of rectal adenomas by transanal endoscopic microsurgery: 15 years' experience. Surg Endosc 24:445-449

Heintz A, Mörschel M, Junginger T (1998) Comparison of results after transanal endoscopic microsurgery and radical resection for T1 carcinoma of the rectum. Surg Endosc 12:1145-1148

Jeong WK, Park JW, Choi HS et al (2009) Transanal endoscopic microsurgery for rectal tumors: experience at Korea's National Cancer Center. Surg Endosc 23:2575-2579

KeighleyMA(2001) Anorectal Disorders. In: Baker RJ, Fischer JE (eds) Mastery of surgery, 4th edn. Lippincott Williams & Kilkins, Sydney

Kosciñski T, Malinger S, Drews M (2003) Local excision of rectal carcinoma not-exceeding the muscularis layer. Colorectal Dis 5:159-163

Kreissler-Haag D, Schuld J, Lindemann W et al (2008) Complications after transanal endoscopic microsurgical resection correlate with location of rectal neoplasms. Surg Endosc 22:612-616

Kumar A, Stahl T, Fitzgerald J et al (2010) Rectal carcinoid tumors resected by transanal endoscopic microsurgery (TEM): first reported U.S. series. ASCRS Meeting Abstracts, Dis Colon Rectum 53:639

Langer C, Liersch T, Süss M et al (2003) Surgical cure for early rectal carcinoma and large adenoma: transanal endoscopic microsurgery (using ultrasound or electrosurgery) compared to conventional local and radical resection. Int J Colorectal Dis 18:222-229

Lebedyev A, Tulchinsky H, Rabau M et al (2009) Long-term results of local excision for T1 rectal carcinoma: the experience of two colorectal units. Tech Coloproctol 13:231-236

Lev-Chelouche D, Margel D, Goldman G et al (2000) Transanal endoscopic microsurgery: experience with 75 rectal neoplasms. Dis Colon Rectum 43:662-667

Lezoche G, Baldarelli M, Guerrieri M et al (2008) A prospective randomized study with a 5-year minimum follow-up evaluation of transanal endoscopic microsurgery versus laparoscopic total mesorectal excision after neoadjuvant therapy. Surg Endosc 22:352-358

Lezoche G, Guerrieri M, Baldarelli M et al (2010) Transanal endoscopic microsurgery for 135 patients with small nonadvanced low rectal cancer (iT1-iT2, iN0): short- and long-term results. Surg Endosc 25:1222-1229

Maeda K, Maruta M, Utsumi T et al (2002) Minimally invasive transanal surgery for localized rectal carcinoid tumors. Tech Coloproctol. 6:33-36

Melis M, Gruel R, Darwin P et al (2009) Full thickness transanal re-excision following endoscopic removal of malignant rectal polyps. Int J Colorectal Dis 24:531-536

Meng WC, Lau PY, Yip AW (2004) Treatment of early rectal tumours by transanal endoscopic microsurgery in Hong Kong: prospective study. Hong Kong Med J 10:239-243

Middleton PF, Sutherland LM, Maddern GJ (2005) Transanal endoscopic microsurgery: a systematic review. Dis Colon Rectum 48:270-284

Moore JS, Cataldo PA, Osler T et al (2008) Transanal endoscopic microsurgery is more effective than traditional transanal excision for resection of rectal masses. Dis Colon Rectum 51:1026-1030

Moraes Rda S, Malafaia O, Telles JE et al (2008) Transanal endoscopic microsurgery in the treatment of rectal tumors: a prospective study in 50 patients. Arq Gastroenterol 45:268-274

Nano M, Ferronato M, Solej M et al (2006) T1 adenocarcinoma of the rectum: transanal excision or radical surgery? Tumori 92:469-473

Nascimbeni R, Nivatvongs S, Larson DR et al (2004) Long-term survival after local excision for T1 carcinoma of the rectum. Dis Colon Rectum 47:1773-1779

Nicholls JC (2007) Local excision of rectal carcinoma. Colorectal Dis 9:771-772

Orkin BA, Sinykin SB, Lloyd PC (2010) The digital rectal examination scoring system (DRESS). Dis Colon Rectum 53:1656-1660

Paganini AM, Guerrieri M, Rotundo A et al (2007) When can local excision be considered adequate for treatment of non advanced low rectal cancer (NALRC)? Tech Coloproctol 11:378

Palma P, Freudenberg S, Samel S et al (2004) Transanal endoscopic microsurgery: indications and results after 100 cases. Colorectal Dis 6:350-355

Palma P, Horisberger K, Joos A et al (2009) Local excision of early rectal cancer: is transanal endoscopic microsurgery an alternative to radical surgery? Rev Esp Enferm Dig 101:172-178

Pescatori M, Brusciano L, Binda GA et al (2005) A novel approach for perirectal tumours: the perianal intersphincteric excision. Int J Colorectal Dis 20:72-75

Ramirez JM, Aguilella V, Arribas D et al (2002) Transanal full-thickness excision of rectal tumours: should the defect be sutured? a randomized controlled trial. Colorectal Dis 4:51-55

Ramwell A, Evans J, Bignell M et al (2009) The creation of a peritoneal defect in transanal endoscopic microsurgery does not increase complications. Colorectal Dis 11:964-966

Saclarides TJ (2007) TEM/local excision: indications, techniques, outcomes, and the future. J Surg Oncol 96:644-650

Seman M, Bretagnol F, Guedj N et al (2010) Transanal endoscopic microsurgery (TEM) for rectal tumor: the first French single-center experience. Gastroenterol Clin Biol 34:488-493

Serra Aracil X, Gómez Díaz C, Bombardó Junca J et al (2010) Surgical excision of retrorectal tumour using transanal endoscopic microsurgery. Colorectal Dis 12:594-595

Stanley JD, Bell C, Hinkle N et al (2010) The Ferguson Operating Anoscope as a minimally invasive option for the treatment of rectal tumors. Am Surg 76:850-856

Tsai BM, Finne CO, Nordenstam JF et al (2010) Transanal endoscopic microsurgery resection of rectal tumors: outcomes and recommendations. Dis Colon Rectum 53:16-23

Tsai JA, Hedlund M, Sjoqvist U et al (2006) Experience of endoscopic transanal resections with a urologic resectoscope in 131 patients. Dis Colon Rectum 49:228-232

van den Broek FJ, de Graaf EJ, Dijkgraaf MG et al (2009) Transanal endoscopic microsurgery versus endoscopic mucosal resection for large rectal adenomas (TREND-study). BMC Surg 13:4

Zieren J, Paul M, Menenakos C (2007) Transanal endoscopic microsurgery (TEM) vs. radical surgery (RS) in the treatment of rectal cancer: indications, limitations, prospectives. A review. Acta Gastroenterol Belg 70:374-380

7.1 Introduzione

Non che i condilomi acuminati siano particolarmente frequenti, ma li tratto in un capitolo a parte per associarli con il tema della *stenosi anale*, che può complicare la chirurgia sia dei condilomi che di altre patologie proctologiche, e con il tema della *stenosi rettale* che è in genere la conseguenza di deiscenze anastomotiche più alte.

Abbiamo già detto quando, quanto spesso e perché si instaura una stenosi anorettale (dopo chirurgia per le emorroidi, ad esempio). E abbiamo anche spiegato in dettaglio con quali manovre (o "trucchi") possa essere prevenuta. Non si è scritto ancora, invece, almeno non in dettaglio, su come la stenosi anorettale possa essere curata, in particolare con la chirurgia. E neanche quali possano essere le complicanze dopo un intervento per stenosi anorettale.

Non solo uno specialista, ma anche un chirurgo generale che opera la colite ulcerosa o la poliposi diffusa adenomatosa oppure uno che opera il cancro del retto è consapevole che, in caso di deiscenza della sutura superiore al 25% della circonferenza del viscere, si troverà a dover trattare una stenosi anorettale. Lo farà lui stesso o lo manderà a un coloproctologo? Magari quel che leggerà in questo capitolo lo aiuterà a fare la scelta migliore per il suo paziente.

Tre anni fa un chirurgo generale molto bravo, *open* e laparoscopico, si è trovato di fronte a una signora di 55 anni, operata altrove per un cancro del retto basso da un ottimo specialista inglese. Alla paziente, che aveva subito una chemio-radioterapia adiuvante, era purtroppo capitata una deiscenza importante della anastomosi colorettale ultrabassa meccanica. Soffriva di proctalgia e incontinenza fecale. E naturalmente di depressione, vista anche la patologia di base. Aveva un diverticolo perianastomotico, una stenosi anorettale e una intussuscezione colo-anale che le provocavano una ostruita defecazione. In sintesi: era un caso difficile di sindrome da resezione anteriore (Fig. 7.1). Il collega ce l'ha saggiamente inviata perché sapeva che, oltre alle conoscenze specifiche del tema in questione (patogenesi, diagnosi, terapia) avevamo nel nostro centro chi la poteva seguire dal punto di vista endoscopico, riabilitativo, psicologico e nutrizionale.

Mi sono trovato a dover rioperare la paziente, col placet del collega, per la sua triade stenosi anorettale - diverticolo del retto - prolasso intra-anale della mucosa colica. Ecco perché questo è un capitolo molto specialistico del libro. Tratterà temi particolari: dalla sepsi e deiscenza dopo asportazione di condilomi, alla stenosi serrata del retto dopo resezione anteriore bassa. Quale chirurgo generale ha voglia o sa bene come cimentarsi in situazioni così ingarbugliate, che implicano la valutazione di così tanti fattori? Dal valore predittivo dei linfociti CD4 al ruolo dello psico-eco-biofeedback? Dalla prolassectomia transanale alla anoplastica con lembi da scivolamento? Dall'apposizione di uno *stent* in endoscopia ad una strittu-roplastica magari in corso di TEM?

Chirurgia dei condilomi quindi, stenosi anorettale (con annessi e connessi), prevenzione-cura delle relative complicanze postoperatorie. Ecco di cosa ci occuperemo in questo capitolo.

7.2 Complicanze dopo chirurgia per condilomi anali

Potrei non dire nulla sulle complicanze dopo crio- e laserterapia, perché queste metodiche, come hanno scritto Keighley e Williams sul loro "sacro testo" quasi venti anni fa, sono state "abbandonate

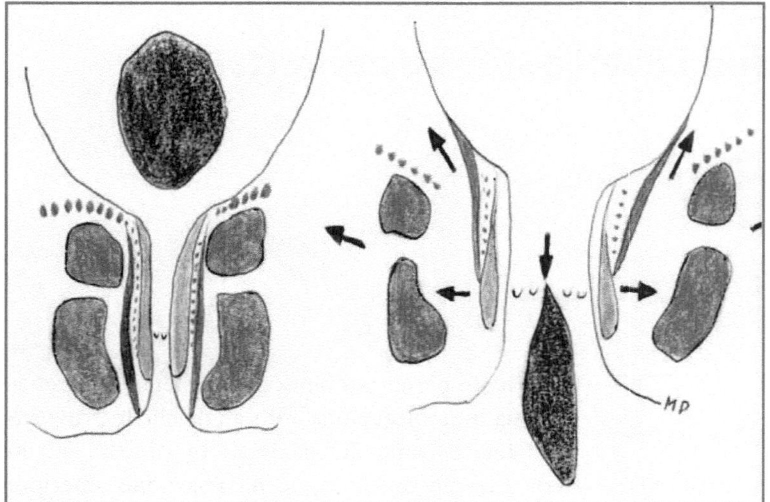

Fig. 7.1 a Lo schema mostra i rapporti dinamici, ad anatomia integra, fra gli elevatori dell'ano, il muscolo puborettale, lo sfintere esterno, il muscolo longitudinale del retto e lo sfintere interno. Durante l'evacuazione i rapporti fra le strutture variano come indicato nella figura

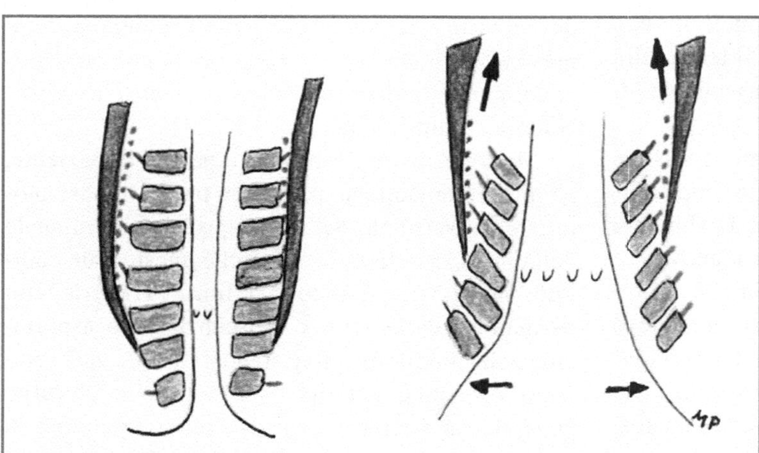

Fig. 7.1 b Si osserva la struttura lamellare dello sfintere interno e come l'orientamento delle "lamelle" da orizzontale diventa obliquo durante l'apertura del canale anale. Lateralmente allo sfintere interno vi sono le strutture nervose e il muscolo longitudinale del retto che si solleva

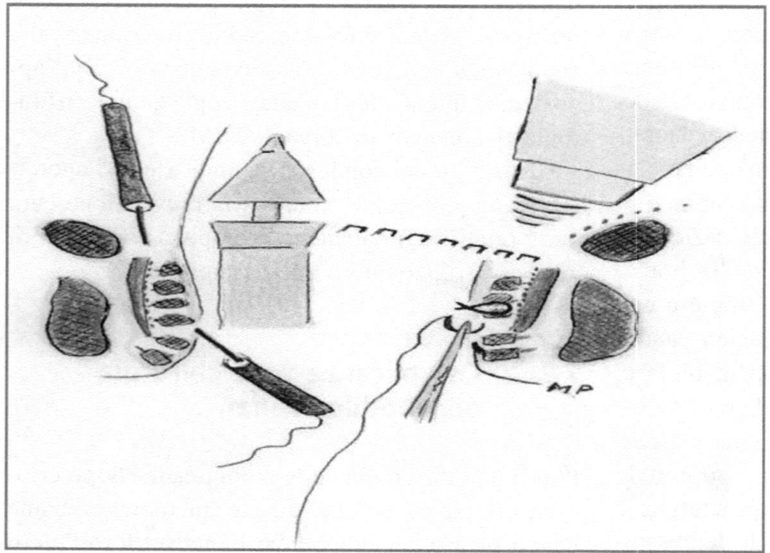

Fig. 7.1 c È evidente che l'intervento di resezione anteriore nelle sue fasi, con l'eventuale radioterapia pre- o postoperatoria danneggi le fini strutture e i delicati meccanismi illustrati in precedenza. In particolare: la radioterapia provoca una fibrosi, la dilatazione transanale uno stiramento degli sfinteri, la sutura di una colo-anale può danneggiare lo sfintere interno, la dissezione tra il retto e gli elevatori, per via addominale, può causare un danno sulle terminazioni dei nervi sacrali. Sono i presupposti della cosiddetta "sindrome da resezione anteriore", che si manifesta con proctalgia, tenesmo, urgenza defecatoria e incontinenza anale

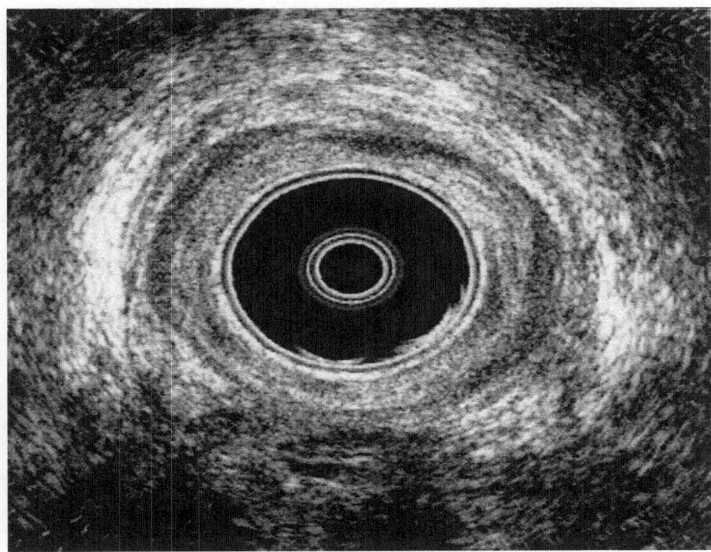

Fig. 7.1 d Ecografia transanale con sonda rotante in una paziente sottoposta a resezione anteriore ultrabassa del retto per neoplasia. Paziente in posizione di Sims. *In basso* (a sinistra della paziente) si nota un assottigliamento fino alla rarefazione di entrambi gli sfinteri, soprattutto quello interno (anello ipoecogeno), come conseguenza del trauma chirurgico

o quasi". Ma alcuni dermatologi (e proctologi) ancora usano il laser. E allora ricordo ciò che molti lettori sanno ovvero che i condilomi possono trovarsi non solo intorno all'ano, ma anche nel canale anale o persino, come vedremo a fine capitolo, nel retto. Dove un dermatologo, che non fa la proctoscopia, non potrà vederli. E li lascerà crescere e moltiplicarsi indisturbati.

Aggiungo che, piuttosto che distruggerli col laser, è meglio asportarli ed esaminarli, per confermare la diagnosi istologica ed escludere che vi sia un cancro squamo-cellulare. La maggior parte dei condilomi sono causati da HPV (human papillomavirus). Alcuni tipi di HPV sono oncogeni e un'infezione persistente può provocare displasia e cancro. Questo è un buon motivo per farli esaminare. Inoltre, vari autori (ad esempio Billingham e Lewis, 1982) hanno dimostrato che la laserterapia è più costosa e dolorosa di altri metodi e che particelle di condilomi si possono diffondere nell'aria intorno e infettare le vie respiratorie.

Chiarito questo, vi ricordo che la tecnica più diffusa tra gli specialisti è la escissione. Se i condilomi sono pochi ed esterni all'ano è difficile che vi siano complicanze intra- o postoperatorie. Quando i condilomi sono grandi o numerosi (o vi è sospetto di neoplasia, in genere un carcinoma squamoso) e la escissione è seguita da perdita di cute rilevante, o coinvolge il canale anale, è opportuno farla seguire da una anoplastica immediata.

Uribe e coll., chirurghi spagnoli, hanno pubblicato nel 2004 una casistica di sei pazienti immunodepressi (un caso di neoplasia) operati di escissione ampia e anoplastica V-Y per condilomatosi anale estesa ovvero condilomi giganti, *senza complicanze* postoperatorie. Sono stati fortunati, perché secondo uno studio olandese (Consten et al., 1995) la mancata guarigione della ferita chirurgica dipende dallo stato immunitario del paziente, che può essere valutato con una conta preoperatoria dei linfociti CD4, parametro che anche secondo altri studi influenza la prognosi (Nadal et al., 1998).

Secondo Wexner -lo ha scritto nel volume *Fundamentals of ano-rectal surgery*, a cura di Beck e Wexner (1992)- la tecnica di escissione dei condilomi con le forbici dopo aver infiltrato la base con fisiologica e adrenalina (tecnica di James Thomson del St Mark's Hospital, la stessa che uso io) offre il vantaggio di poter esaminare all'istologia le lesioni, per essere certi che non siano neoplastiche (Fig. 7.1). Ho conosciuto Thomson nel 1981, aveva già ideato la sua tecnica e pubblicato, con Roger Grace, una casistica di 75 pazienti con solo quattro sanguinamenti degni di nota (5%).

L'alternativa è la diatermocoagulazione, che però non consente l'esame istologico e può, se troppo profonda, causare un'ustione (compare il nero anzichè il bianco della giusta coagulazione) e un escara, che potrà dar luogo a emorragie tardive. Questa tecnica può anche provocare spasmo anale e dolore. Il dolore postoperatorio d'altra parte è anche frequente dopo escissione con le forbici, come riferito da Khawaja (1989). Ne hanno sofferto 11 pazienti su 16.

È importante curare bene l'emostasi per prevenire emorragie intraoperatorie o postoperatorie (alla caduta dell'escara come si è detto) e risparmiare quanto più possibile di anoderma per prevenire la stenosi. Se questa si dovesse instaurare, vale quanto indicato nel paragrafo precedente o nell'intervento in diretta descritto più avanti, in cui si parla di un caso di stenosi anale serrata da "folgorazione" di condilomi anali.

7.3 Complicanze dopo chirurgia per stenosi anale

Bene, archiviamo i condilomi.

La stenosi anale più frequente per un proctologo è quella dopo emorroidectomia secondo Milligan-Morgan (Fig. 7.2). L'intervento forse più semplice, l'anoplastica di Martin, ovvero l'avanzamento in basso di un lembo mucoso, può dare ectropion e *soiling* mucoso (Rosen, 1988) ed è quindi poco usato. L'incontinenza è un'altra possibile complicanza degli interventi per stenosi anale; si è verificata in 5 pazienti su 60 nella casistica di Farid e coll. (2010) con anoplastica cutanea. Mai un'incontinenza grave comunque, solo ai gas e al muco. Gli stessi autori riferiscono invece la deiscenza della sutura in 4 pazienti su 20 sottoposti ad anoplastica Y-V (20%, non poco), provocata in un caso da sepsi e in tre casi da ischemia del lembo cutaneo. Idem dopo plastica con lembo romboidale.

Dopo *Torpedo flap*, anoplastica con lembo ellittico che consente una facile sutura lineare della ferita cutanea, Olver e coll. (dati non ancora pubblicati), riportano due parziali deiscenze su 12 casi (16%), con due pazienti che a un anno riferivano difetti della continenza, a gas e feci liquide. Meglio invece usando un lembo a forma di casa: solo una deiscenza su 20 pazienti (il 5%). Pfeifer e coll. (1995; Wexner come ultimo autore) hanno pubblicato una casistica di pazienti la cui stenosi anale è stata corretta con il lembo a forma di casa. Su 12 pazienti, solo in uno si è avuta una lieve complicanza, lieve necrosi marginale.

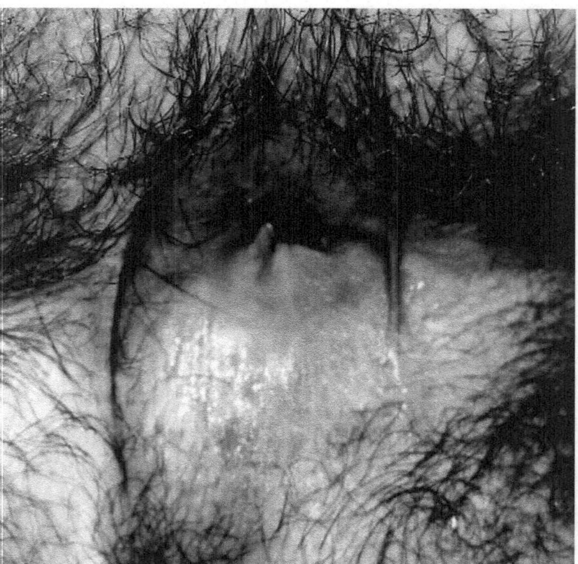

Fig. 7.2 Stenosi anale post-emorroidectomia

Torniamo all'anoplastica Y-V: da notare che Farid l'ha eseguita con un solo lembo. Vi sono autori che suggeriscono di farne due, uno a destra e uno a sinistra, in modo da scaricare la tensione e ridurre i rischi di deiscenza. Io adotto in genere questa tecnica del lembo bilaterale (Figg. 7.3, 7.4).

Un altro accorgimento per ridurre i rischi di deiscenza è non impiegare un lembo di cute posteriore perché a questo livello i tessuti sono irrorati meno bene, per motivi anatomici. Risulta anche al doppler. È per questo che le ragadi anali sono più frequenti nella commissura posteriore.

Nelle stenosi anali del morbo di Crohn, l'anoplastica ha più insuccessi e sono state descritte più recidive della stenosi (Linares et al., 1988). Per prevenire una re-stenosi, si possono eseguire, dopo l'intervento, incisioni dell'anoderma e dilatazioni anali. Una casistica importante di autori giapponesi (Tsuchiya et al., 2011) incoraggia la chirurgia: in 18 casi di stenosi anale di Crohn gli autori non hanno avuto alcuna complicanza con la stritturoplastica anale. Occorrono strumenti particolari per valutare lo stato del retto in caso di stenosi anale serrata: strumenti sottili, simili a un otoscopio (Fig. 7.5).

Un problema particolarmente complesso da risolvere è la stenosi da anastomosi ileoanale o

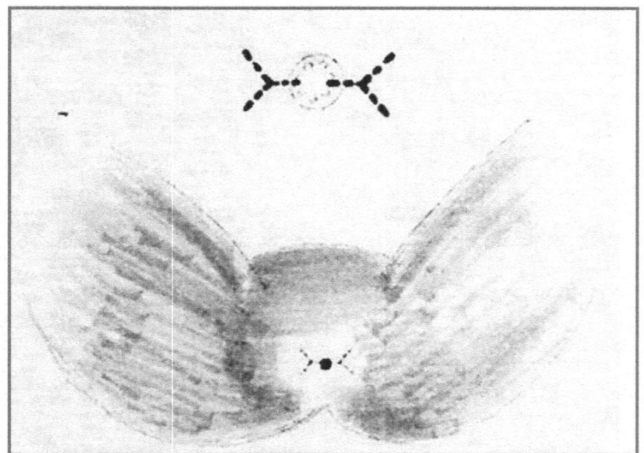

Fig. 7.3 Incisione bilaterale Y-V per il trattamento della stenosi anale

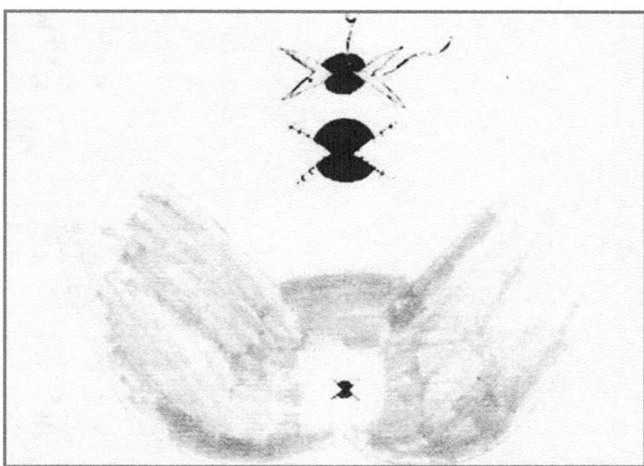

Fig. 7.4 Il vertice dei due lembi viene suturato all'interno del canale anale, bilateralmente, in modo da ridurre la tensione sulle suture e, di conseguenza, il rischio di deiscenze

Fig. 7.5 Proctoscopia con strumento simile a otoscopio per valutare il retto nelle stenosi anali serrate

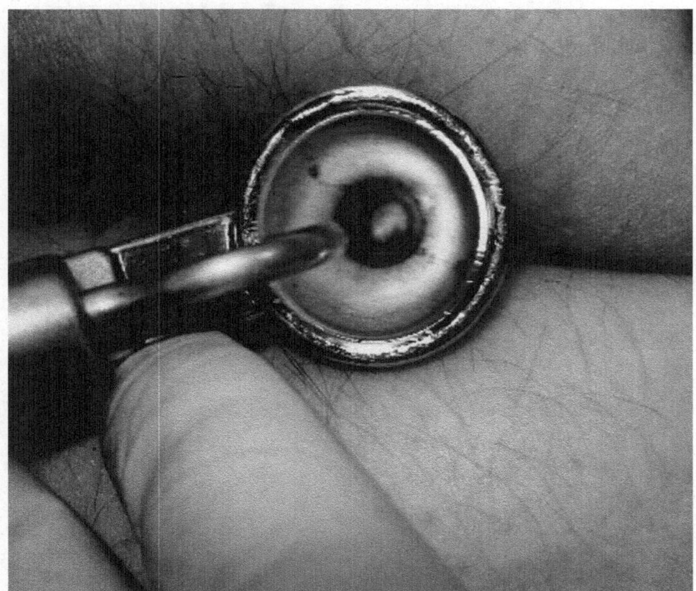

ancora peggio la sua obliterazione. Abbiamo descritto un caso risolto con un *rendez-vous* chirurgico-endoscopico in una paziente che aveva ancora la sua ileostomia escludente attraverso la quale è stato introdotto un colonscopio, fatto poi avanzare fino al di sopra dell'obliterazione, dando modo al chirurgo di ricreare il lume intestinale per via transanale (Pescatori et al., 1992) (Fig. 7.6).

Per la cura dell'incontinenza fecale dopo il fallimento di una operazione per stenosi anale, rimandiamo al capitolo dell'incontinenza, non senza prima aver detto che la ricostruzione degli sfinteri è il primo intervento da prendere in considerazione se essi sono lesionati in maniera importante, mentre, se la lesione è minore ed è a carico dello sfintere esterno, si può tentare con la neuromodulazione sacrale. Se la lesione invece colpisce il solo sfintere interno, sono indicati gli agenti volumizzanti. Se gli sfinteri sono integri o quasi e non vi è una fibrosi perineale pronunciata, il bio-feedback può dare discreti risultati senza effetti collaterali. In ultima analisi si può ricorrere, in caso di sintomi lievi, alla irrigazione periodica. Se i problemi sono gravi, si può fare una colostomia definitiva.

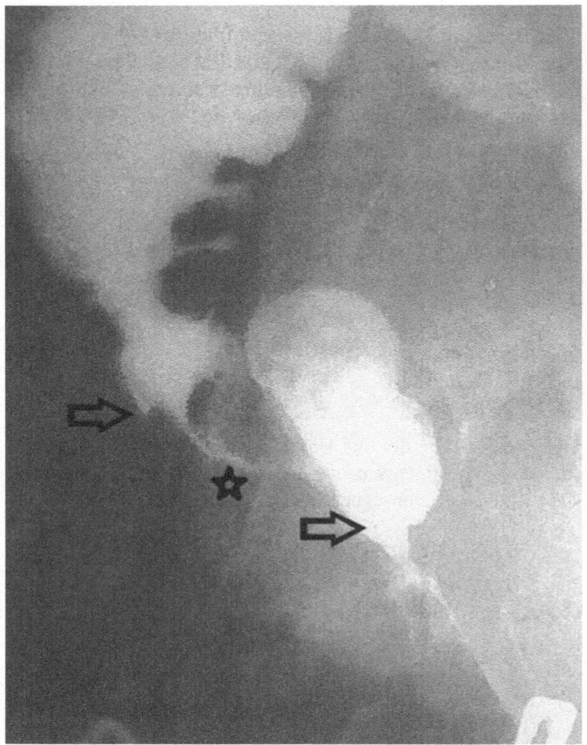

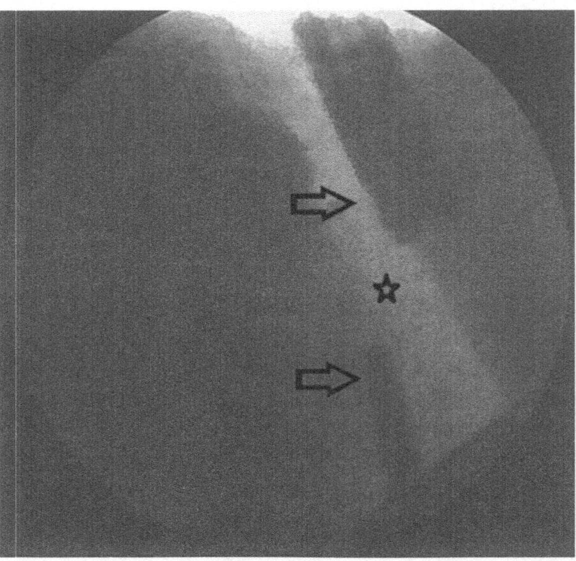

Fig. 7.6 b Rx diretta Addome: stessi simboli della figura precedente. Un colonscopio (*freccia in alto*) è inserito nel reservoir attraverso la stomia escludente e un Klemmer (*freccia in basso*) nel canale anale. Per via transanale, seguendo la luce dell'endoscopio, è stato sezionato il tratto stenotico (*stella*) ed effettuata poi una plastica fra la mucosa ileale e l'epitelio del canale anale, ripristinando la continuità intestinale. Un cosiddetto rendez-vous endoscopico-chirurgico (*da*: Pescatori et al., 1992)

Fig. 7.6 a Pouch-grafia: stenosi marcata dopo deiscenza di anastomosi ileo-anale. La *freccia in alto* indica il reservoir ileale, la *freccia in basso* indica il canale anale, la *stella* il tratto stenotico

7.4 Complicanze dopo chirurgia per stenosi rettale

Le stenosi rettali possono essere alte, medie e basse.

Per quelle basse, poco al di sopra dell'anello anorettale, vale quanto si è detto per le stenosi anali e per l'anoplastica.

In quelle medie e alte, essendo meno accessibili per l'operatore e non raggiungibili da parte di un lembo cutaneo da scivolamento, si dovranno adottare altre soluzioni. Sono in genere stenosi da ischemia o da deiscenza di una anastomosi colorettale.

La prima opzione è in genere una dilatazione endoscopica pneumatica, che può, anche se di rado, essere seguita da una fissurazione, con emorragia e/o con perforazione. Le conseguenze varieranno a seconda che l'operatore se ne accorga subito o no e a seconda della sede. Ciò vale soprattutto per le perforazioni: se avvengono nel cavo peritoneale o se sono coperte dai muscoli elevatori

e dal grasso perirettale. Dipendono quindi da questi fattori il tipo di complicanze (peritonite, pneumoperitoneo, retropneumoperitoneo, eventuale pneumomediastino ed enfisema cervicale) e di reinterventi, con o senza la necessità di eseguire una stomia escludente.

Baatrup e coll. (2010), riferiscono sei casi di stenosi rettali, a circa 8 cm dall'ano, risolte con la TEM. In nessun paziente vi sono state complicanze postoperatorie. Dai e coll. (2010), riportano 14 casi di stenosi rettale, per lo più sulla sede di una anastomosi colorettale, in due terzi dei pazienti a oltre 6 cm dall'ano. Sei pazienti avevano anche una fistola perianastomotica. Tutti sono stati sottoposti a posizionamento di un *self-expanding stent* in endoscopia e controllo radiologico. Vi sono state quattro complicanze precoci (una proctite, una proctalgia, due dislocazioni dello *stent*) e quattro tardive (una proctite e tre dislocazioni dello *stent*).

È anche possibile resecare la stenosi con una stapler circolare o manualmente per via transanale,

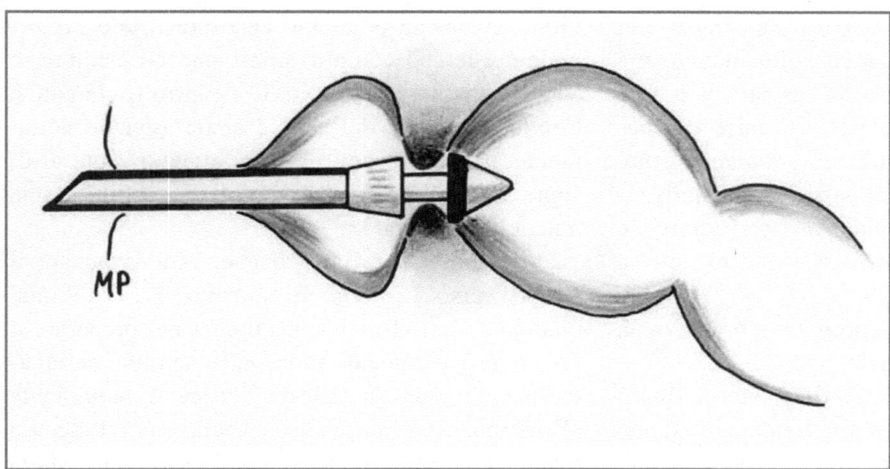

Fig. 7.7 Impiego della suturatrice circolare nel trattamento della stenosi rettale

anche se questo accesso, che ho tentato una volta, è piuttosto indaginoso e si presta a recidive e emorragie. Rees e coll. (2004) hanno trattato con stapler circolare (Fig. 7.7) tre stenosi; una delle stenosi era bassa, subito al di sopra dell'anello anorettale, ed è stata operata con accesso transanale e pre-dilatazione endoscopica, le altre con accesso combinato transanale e laparotomico. Non hanno riportato complicanze, ma i pazienti avevano una stomia escludente. Una di queste è stata chiusa immediatamente dopo la resezione della stenosi.

7.5 Intervento in diretta: anoplastica, prevenzione delle complicanze

Descrivo una seduta "in trasferta" avvenuta sette anni fa, tanto per farvela un po' più colorita e perché il mese scorso, a un congresso, ho saputo da un collega piemontese che il paziente operato quel giorno sta bene.

Arrivo in sala operatoria a Cuneo e trovo il paziente che mi aspetta per fare due chiacchere prima dell'intervento. È un quarantenne, operato un anno prima per condilomatosi anale, con "folgorazione" (come mi dice lui stesso) dei condilomi (io mi immagino la folgore, il fulmine divino, che si abbatte sul suo ano disastrandolo). Difatti, continua, ebbe "ustioni, infezione e restringimento anale", quest'ultimo così grave che, dopo un paio di infruttuosi e dolorosi tentativi di dilatazione, "in altro ospedale, non in questo", tenne a precisare, gli fu fatta una colostomia perché "non riusciva più ad andare di corpo". Di tutta la storia travagliata prendo l'unica buona notizia, almeno per me, e cioè che ha una stomia e quindi la mia anoplastica sarà protetta e avrà meno rischi di sepsi da contaminazione fecale e più probabilità di successo.

L'intervento comincia. Mi aiuta un simpatico collega, dietro ho l'amico Diego Segre e il suo ospitale primario, oltre a qualche specializzando (e specializzanda).

La stenosi è serratissima, per fortuna non ci sono condilomi. Dopo aver dilatato l'ano con Hegar, fino al 16, mi rendo conto che il canale anale è totalmente disepitelizzato, con un cercine fibroso, come un cilindro di almeno 3 cm di altezza, forse quattro. Ci vuole qualcosa di drastico e opto per una anoplastica con lembo a forma di casa, un pentagono di cute integra ed elastica, che preparo con il bisturi freddo, facendolo ampio come si deve fare, molto ampio, grande come mezza mano (5 cm di diametro). Chi vede questo tipo di anoplastica per la prima volta si sorprende. Ma è così che va preparato se la stenosi è importante e lunga, perché ampia è la porzione di canale anale da riepitelizzare e il lembo, una volta preparato e spostato, si retrarrà non poco.

Nel fare l'incisione non tengo la lama del bisturi verticale, cioè perpendicolare alla cute, ma obliqua, in modo che la base del lembo sia più larga del pentagono cutaneo, al fine di avere una vascolarizzazione migliore ed evitare l'ischemia e il distacco postoperatorio.

C'è un lieve sanguinamento dai bordi del lembo, dal derma e dal grasso sottocutaneo, ma evito di coagulare, in modo da lasciare il lembo ben vascolarizzato, sempre per prevenire l'ischemia. In genere l'emorragia cessa spontaneamente entro mezzo minuto. D'altra parte la vascolarizzazione del lembo è assicurata dai vasi perforanti che passano nel grasso sottocutaneo e questo non va dunque coagulato.

Bene, il lembo cutaneo è preparato, ora bisogna spostarlo verso il canale anale.

Metto dei punti introflettenti di Vicryl Rapid 3/0, prendendo il sottocute del lembo, iniziando sul lembo a 2 cm dall'ano, passando poi il punto sul sottocute della rima anale, stringendo il nodo e tagliando i fili molto corti. Il nodo sparirà nel sottocute, in profondità. Mano a mano che questa sutura a punti staccati procede, il lembo avanzerà verso il canale anale. Alla fine sarà già quasi nella sede in cui deve essere alla fine. Sto attento a non traumatizzare il lembo, cerco di non prenderlo con le pinze chirurgiche, meno che mai con Kelly o Kocher, durante questa sutura, che è fondamentale per ridurre i rischi di distacco.

Infatti i punti che darò tra poco, quelli che uniranno la cute del lembo all'epitelio del canale anale, verranno a contatto con le secrezioni anali (con le feci e con i germi patogeni nei casi in cui non c'è una stomia). Il che vuol dire che, se si staccheranno alcuni dei punti superficiali, come avviene non di rado, ci saranno quelli profondi a mantenere il lembo nella giusta posizione e a prevenire rischiose infezioni con deiscenze e recidive della stenosi.

La maggior parte del lembo è ancorata. Adesso mi occupo di preparare il canale anale ad accoglierlo. Devo asportare il cercine fibrotico, almeno in parte. Diciamo per un terzo della circonferenza. Lo faccio con le forbici, delicatamente perché subito sotto (siamo sulla rima anale e nel canale anale) c'è distalmente la parte sottocutanea dello sfintere esterno e poco più su lo sfintere interno (o almeno quel che ne è rimasto dopo il processo di fibrosi). Meno fibre si tagliano meglio è. Talvolta è necessario fare una parziale sfinterotomia interna, ma è meglio se lo evitiamo, per prevenire l'incontinenza.

Una porzione di canale anale è ora denudata della fibrosi stenosante. È più morbida, elastica, vitale. A questa possiamo ancorare il lato prossimale del lembo con altri punti staccati, sempre in Vicryl, stavolta non Rapid. L'incontro fra la cute e l'epitelio integro del canale anale avviene nettamente all'interno dello stesso, almeno 2 cm al di sopra della rima anale, come a ricostituire una nuova linea dentata.

Mi rendo conto così di aver fatto avanzare il lembo verso l'interno di almeno 4 cm. Prima, quando ho fatto l'incisione cutanea per preparare il lembo, era nettamente fuori dall'ano (cute perianale, per l'appunto). Adesso invece è nettamente all'interno, fra rima anale e anello anorettale. La tensione del lembo è sostenuta in gran parte dalla sutura sottocutanea, in minima parte si scarica sull'epitelio del canale anale. Ed è un bene che sia così, perché, ripeto, qualche punto superficiale potrà anche staccarsi nell'immediato postoperatorio. Ma se i punti che "reggono" sono al di sotto, coi nodi scomparsi in profondità, non ci sarà una deiscenza clinicamente significativa.

L'intervento è quasi finito.

Certo, l'ano non è del tutto chiuso, perché ci ho "lavorato sopra" per oltre un'ora. In questo particolare paziente, con la stomia da qualche mese e con gli sfinteri non allenati alla contrazione quotidiana e, per di più, con parte dello sfintere interno danneggiato dalla fibrosi della stenosi e dal trauma degli interventi ("folgorazione" dei condilomi e dilatazioni anali) l'ano non può che essere parzialmente beante.

Ma una tendenza alla chiusura c'è. Un terzo almeno, quasi metà (ecco perché il lembo deve essere grande) del canale anale è ora riepitelizzato. La sua circonferenza è più ampia, sia perché ho asportato gran parte del cercine fibrotico, sia perché è stata allargata dall'arrivo di tessuto sano (la cute del lembo).

Alla base del lembo, ben fuori dall'ano, c'è però una ferita non trascurabile, ciò che resta dopo che il lembo si è spostato non poco verso l'interno. Preferisco non chiuderla. Le suture anali sono soggette a infezione, ma in questo caso c'è una stomia escludente e non passeranno le feci. Tuttavia ho il timore che una sutura vicino all'ano possa "ri-stirare" in basso il lembo e aprire l'ano. Marsupializzo la ferita quindi, solo nelle porzioni laterale e distale, non in quella prossimale, per non ritrazionare in basso il lembo.

Marsupializzando, con una sutura incavigliata o a punti staccati di Vicryl Rapid 3/0, la ferita si riduce quasi della metà. Alla fine resta un rettangolino di 2,5 per 1,5 cm, esterno dall'ano e quindi facilmente disinfettabile con semicupi medicati, sul quale il paziente potrà mettere eventualmente una pomata o un gel o una garza o un liquido cicatrizzante (Vulnamin, Colostrum, Fitostimoline o VEA olio base).

Ora l'intervento è finito davvero.

Sono passati sette anni. La stomia è stata chiusa. Il paziente è continente. Non ha più stenosi anale. Non fila sempre tutto così liscio, naturalmente.

7.6   Trucco del mestiere

L'ho già accennato nel capitolo delle emorroidi, dopo semi-obliterazione o stenosi del retto da PPH (Pescatori, 2002).

Se la stenosi che volete trattare è nel retto distale o medio e volete aggredirla per via transanale e renderla più accessibile, più visibile, più vicina a voi insomma, ecco cosa vi consiglio di fare. Prendete un catetere di Foley, sottile se la stenosi è marcata, e inseritelo sgonfio nel retto finchè la punta del catetere supera la stenosi. Poi gonfiate il palloncino e tirate verso di voi. Il tratto stenotico "scenderà" di vari centimetri. Potrete far tenere l'estremità distale del Foley al collega che vi sta aiutando oppure fissarla con un cerotto al gluteo o meglio con una Kelly al telino del campo operatorio. Tirando, il cercine circolare della stenosi diventerà più aggredibile per le manovre chirurgiche. È ovvio che, se volete fare delle incisioni radiali della stenosi col bisturi, freddo o elettrico, dovrete stare attenti a non bucare il palloncino.

7.7   Una complicanza memorabile (Fig. 7.8)

Sono passati quasi vent'anni. Lo ricordo con certezza perché le foto di questo caso clinico apparvero sul primo numero della nostra rivista UCP News poco dopo gli eventi.

Il paziente era un 37enne siciliano, quattro figli. Quando glielo chiesi, giurò con veemenza di non essere omosessuale. Non avevo nessun motivo per non credergli. Del resto, a quel punto, non faceva alcuna differenza. Era stato già operato sei volte per condilomi anali e per sei volte gli erano tornati.

Quando lo feci spogliare e mettere sul lettino fu dura. Non volevo credere ai miei occhi. Una cosa è vedere una patologia sui libri, una cosa è trovarsela davanti.

Il perineo era pieno zeppo di condilomi, un rombo fitto e ispessito, di 10 cm per lato.

Mi trovavo davanti il primo tumore di Busche-Loewenstein della mia carriera. Dei tre che mi sono capitati in molti anni, quello resta il peggiore.

L'ano era stenotico, ingombro di condilomi. Il perineo, lateralmente alla massa, era solcato da fistole secernenti, che invadevano la radice dello scroto e le regioni inguinali, dove erano palpabili, grossi e duri, diversi linfonodi (negativi alla biopsia). Questa lesione si chiama anche *Carcinoma verrucoide cunnicolato* e ora capivo il perché: nelle fistole, che scavavano il perineo come cunicoli, si infiltravano i condilomi, come i tentacoli di un polipo.

Chiaramente si doveva procedere con un settimo intervento chirurgico: le lesioni, di cui avevo il referto istologico (consultai per scrupolo la letteratura e un collega oncologo) non erano radio- o chemiosensibili.

Il paziente rifiutava con decisione una stomia.

Gli obiettivi della chirurgia erano due: asportare la massa e mantenere la funzione anorettale e sfinterica. Ma più che anorettale dovrei dire intestinale... all'endoscopia sia il canale anale che il retto, fino a quasi 10 cm dall'ano, erano invasi dai condilomi.

Avevo poco più di 40 anni, l'età in cui un chirurgo è abbastanza esperto da concepire ed eseguire interventi spericolati, ma non abbastanza saggio da astenersene. Programmai un primo tempo per l'exeresi del tumore, che è a malignità locale e infatti, ai vari esami, non aveva dato metastasi a distanza, e un secondo tempo per la ricostruzione, in cui pensavo di far "incontrare" lembi cutanei, spostati dal basso verso l'alto, con lembi mucosi intestinali tirati giù verso l'ano. Ci sapevo abbastanza fare con queste tecniche e avevo comunque a disposizione un bravo chirurgo plastico per farmi aiutare.

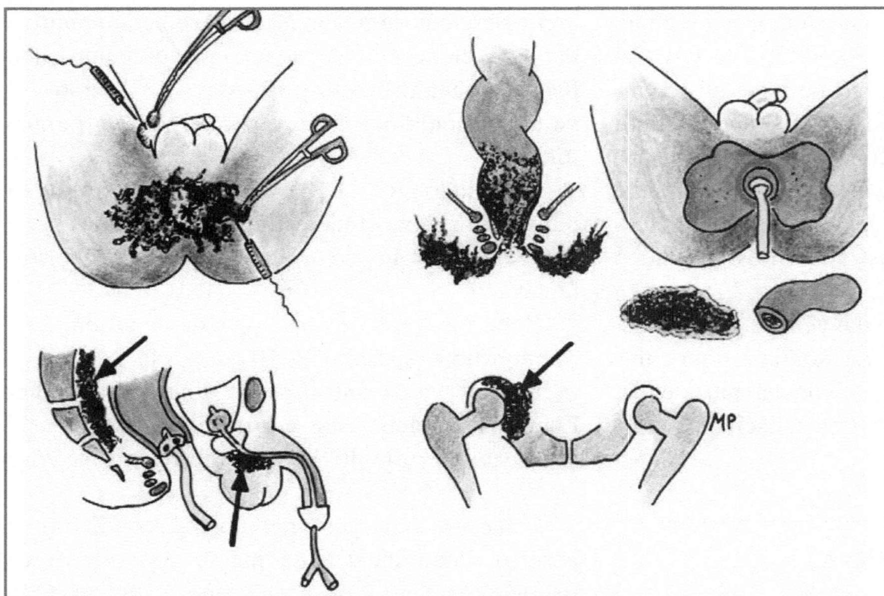

Fig. 7.8 Tumore di Buschke-Löwenstein o carcinoma condilomatoso cunnicolato. Biopsia di linfonodo inguinale e macrobiopsia sul tumore per la conferma della diagnosi. I condilomi invadono il perineo, il canale anale e il retto distale. Asportazione del tumore per via perineale ed escissione intersfinterica del retto. In un secondo tempo i condilomi hanno invaso lo spazio presacrale, l'uretra e l'acetabolo del femore (*frecce*)

Una sigmoidostomia escludente nella prima fase avrebbe aiutato... ma il paziente non ne voleva assolutamente sapere. Confidavo di far passare poco tempo fra la prima e la seconda operazione e intanto tenerlo in alimentazione parenterale totale con un grosso tubo di Depezzer inserito nel retto, per convogliare all'esterno le secrezioni e permettere alla ferita perineale di cicatrizzarsi. Confidavo che i condilomi, per la natura stessa della malattia, non avessero invaso in profondità gli sfinteri anali e consentissero perciò di preservare la continenza.

Dopo aver dato calorie al paziente con flebo ipertoniche per oltre una settimana, in sala operatoria feci quello che avevo programmato: asportai la massa condilomatosa ano-perineale (quel rombo di cui vi parlavo) e la metà inferiore del retto. Solo il viscere tappezzato di condilomi, per via intersfinterica ovviamente, ma lasciando integro lo sfintere interno. Venne via, insieme ai "cunicoli fistolosi" superficiali, solo una piccola parte della porzione sottocutanea dello sfintere esterno. Si poteva quindi sperare in una discreta continenza nella futura auspicabile ricanalizzazione o meglio riepitelizzazione plastica.

Bene, ora fate le vostre supposizioni. Provate a ipotizzare com'è andata.

Purtroppo, non solo la cicatrizzazione fu lenta, ma altri condilomi e fistole perineali comparvero nelle settimane successive, tanto che dovetti reintervenire.

Le "colate" condilomatose si erano propagate nello spazio presacrale (un tentativo di portarle via avrebbe certo causato un sanguinamento massivo dalle vene) e avevano perfino intaccato l'uretra alla radice dello scroto. Tanto che, nell'asportarle, l'uretra si sbrecciò e dovetti suturarla su un catetere di Foley. La TAC postoperatoria, tre mesi prima negativa, mostrò masse di condilomi fino all'acetabolo del femore! Eccola la malignità locale, pensai, peggio delle metastasi. Niente da fare... tristemente per tutti il povero paziente se ne tornò in Sicilia dove morì dopo qualche mese.

Impossibile dimenticarlo.

Sommario

L'asportazione di pochi condilomi esterni all'ano non è in genere seguita da complicanze. In caso di diatermocogulazione è possibile il dolore, lo spasmo anale e l'emorragia tardiva da caduta dell'escara.

Per vari motivi non è opportuna la laserterapia. Si preferisce l'escissione locale con forbici, ma, in caso di estesa rimozione dell'anoderma per asportare condilomi massivi che invadono il canale anale, è concreto il rischio di stenosi anale, per cui va eseguita, dopo l'escissione, un'anoplastica.

Nei pazienti immunodepressi la guarigione delle ferite chirurgiche è spesso ritardata.

Per curare una stenosi anale vi sono diversi tipi di anoplastica. Meglio quella cutanea, perché l'anoplastica mucosa può causare ectropion e *soiling*. Le complicanze dopo una anoplastica Y-V o con lembo a forma di casa o di diamante o a S sono: la deiscenza delle suture, favorita dalla tensione o dall'ischemia del lembo, la sepsi, favorita dalla contaminazione fecale (prevenibile con una stomia escludente) e l'incontinenza fecale, facilitata da un'eventuale sfinterotomia o fibrosi sfinteriale. È importante che non si traumatizzi il lembo durante l'anoplastica.

In caso di parziale deiscenza, sono utili le dilatazioni anali nel postoperatorio.

Le stenosi rettali sono in genere trattate per via endoscopica con dilatazioni o *stent*. Le possibili complicanze sono la perforazione e la proctite (rare) e la dislocazione precoce o tardiva dello *stent* (più frequente).

Letture consigliate

Aitola PT, Hiltunen KM, Matikainen MJ (1997) Y-V anoplasty combined with internal sphincterotomy for stenosis of the anal canal. Eur J Surg 163:839-842

Angelchik PD, Harms BA, Starling JR (1993) Repair of anal stricture and mucosal ectropion with Y-V or pedicle flap anoplasty. Am J Surg 166:55-59

Baatrup G, Svensen R, Ellensen VS (2010) Benign rectal strictures managed with transanal resection—a novel application for transanal endoscopic microsurgery. Colorectal Dis 12:144-146

Billingham RP, Lewis FG (1982) Laser versus electrical cautery in the treatment of condylomata acuminata of the anus. Surg Gynecol Obstet 155:865-867

Bonnichon P, Bellouard A, Richardson A et al (1988) Anal plasty after excision of giant condyloma acuminata. Presse Med 17:74-76

Brisinda G, Vanella S, Cadeddu F et al (2009) Surgical treatment of anal stenosis. World J Gastroenterol 15:1921-1928

Caplin DA, Kodner IJ (1986) Repair of anal stricture and mucosal ectropion by simple flap procedures. Dis Colon Rectum 29:92-94

Casadesus D, Villasana LE, Diaz H et al (2007) Treatment of anal stenosis: a 5-year review. ANZ J Surg 77:557-559

Christensen MA, Pitsch RM Jr, Cali RL et al (1992) "House" advancement pedicle flap for anal stenosis. Dis Colon Rectum 35:201-203

Consten EC, Slors FJ, Noten HJ et al (1995) Anorectal surgery in human immunodeficiency virus-infected patients. Clinical outcome in relation to immune status. Dis Colon Rectum 38:1169-1175

Crawshaw AP, Pigott L, Potter MA et al (2004) A retrospective evaluation of rectal irrigation in the treatment of disorders of faecal continence. Colorectal Dis 6:185-190

Dai Y, Chopra SS, Wysocki WM et al (2010) Treatment of benign colorectal strictures by temporary stenting with self-expanding stents. Int J Colorectal Dis 25:1475-1479

De Toma G, Cavallaro G, Bitonti A et al (2006) Surgical management of perianal giant condyloma acuminatum (Buschke-Löwenstein tumor). Report of three cases. Eur Surg Res 38:418-422

Duieb Z, Appu S, Hung K et al (2010) Anal stenosis: use of an algorithm to provide a tension-free anoplasty. ANZ J Surg 80:337-340

Farid M, Youssef M, El Nakeeb A et al (2010) Comparative study of the house advancement flap, rhomboid flap, and y-v anoplasty in treatment of anal stenosis: a prospective randomized study. Dis Colon Rectum 53:790-797

Gingold BS, Arvanitis M (1986) Y-V anoplasty for treatment of anal stricture. Surg Gynecol Obstet 162:241-242

Giordano P, Gravante G, Grondona P et al (2009) Simple cutaneous advancement flap anoplasty for resistant chronic anal fissure: a prospective study. World J Surg 33:1058-1063

González AR, de Oliveira O Jr, Verzaro R et al (1995) Anoplasty for stenosis and other anorectal defects. Am Surg 61:526-529

Guan YS, Sun L, Li X et al (2004) Successful management of a benign anastomotic colonic stricture with self-expanding metallic stents: a case report. World J Gastroenterol 10:3534-3536

Habr-Gama A, Sobrado CW, de Araújo SE et al (2005) Surgical treatment of anal stenosis: assessment of 77 anoplasties. Clinics 60:17-20

Katdare MV, Ricciardi R (2010) Anal stenosis. Surg Clin North Am 90:137-145

Khawaja HT (1989) Podophyllin versus scissor excision in the treatment of perianal condylomata acuminata: a prospective study. Br J Surg 76:1067-1068

Klaristenfeld D, Israelit S, Beart RW et al (2008) Surgical excision of extensive anal condylomata not associated with risk of anal stenosis. Int J Colorectal Dis 23:853-856

Liberman H, Thorson AG (2000) How I do it. Anal stenosis. Am J Surg 179:325-329

Linares L, Moreira LF, Andrews H et al (1988) Natural history and treatment of anorectal strictures complicating Crohn's disease. Br J Surg 75:653-655

Maria G, Brisinda G, Civello IM (1998) Anoplasty for the treatment of anal stenosis. Am J Surg 175:158-160

Menteş BB, Yavuzer R, Cavu o lu T et al (2001) Surgical treatment of anal stenosis following perineal shotgun injury. Plast Reconstr Surg 107:891-893

Mestrović T, Cavcić J, Martinac P et al (2003) Reconstruction of skin defects after radical excision of anorectal giant condyloma acuminatum: 6 cases. J Eur Acad Dermatol Venereol 17:541-545

Milsom JW, Mazier WP (1986) Classification and management of postsurgical anal stenosis. Surg Gynecol Obstet 163:60-64

Mistrangelo M, Mobiglia A, Cassoni P et al (2005) Verrucous carcinoma of the anus or Buschke-Lowenstein tumor of the anus: staging and treatment. Report of 3 cases. Suppl Tumori 4:S29-S30

Nadal SR, Manzione CR, Galvao VM et al (1998) Healing after anal fistulotomy: comparative study between HIV+ and HIV- patients. Dis Colon Rectum 41:177-179

Nickell WB, Woodward ER (1972) Advancement flaps for treatment of anal stricture. Arch Surg 104:223-224

Oh C, Zinberg J (1982) Anoplasty for anal stricture. Dis Colon Rectum 25:809-810

Pearl RK, Hooks VH 3rd, Abcarian H et al (1990) Island flap anoplasty for the treatment of anal stricture and mucosal ectropion. Dis Colon Rectum 33:581-583

Pescatori M (2002) Management of post-anopexy rectal stricture. Tech Coloproctol 6:125-126

Pescatori M, Maria G, Anastasio G (1992) Obliterated ileoanal anastomosis managed by intraoperative colonoscopy. Coloproctology 14:86-88

Pfeifer J, Reissman P, Gonzales A et al (1995) "House" flap procedure for anal stenosis. Technique and results. Tech Coloproctol 3:62-65

Pidala MJ, Slezak FA, Porter JA (1994) Island flap anoplasty for anal canal stenosis and mucosal ectropion. Am Surg 60:194-196

Rakhmanine M, Rosen L, Khubchandani I et al (2002) Lateral mucosal advancement anoplasty for anal stricture. Br J Surg 89:1423-1424

Rees JR, Carney L, Gill TS et al (2004) Management of recurrent anastomotic stricture and iatrogenic stenosis by circular stapler. Dis Colon Rectum 47:944-947

Rosen L (1988) Anoplasty. Surg Clin North Am 68:1441-1446

Sakai S, Yoshinaga R (1999) The prepuce flap in the reconstruction of male anal stenosis. Br J Plast Surg 52:660-662

Schlegel RD, Dehni N, Parc R et al (2001) Results of reoperations in colorectal anastomotic strictures. Dis Colon Rectum 44:1464-1468

Thompson JPS, Grace PH (1978) The treatment of perianal and anal condylomata: a new operative technique. Proc R Soc Med 71:180-185

Trombetta LJ, Place RJ (2001) Giant condyloma acuminatum of the anorectum: trends in epidemiology and management: report of a case and review of the literature. Dis Colon Rectum 44:1878-1886

Tsuchiya S, Sakuraba M, Asano T et al (2011) New application of the gluteal-fold flap for the treatment of anorectal stricture. Int J Colorectal Dis 26:653-659

Uribe N, Millan M, Flores J et al (2004) Excision and V-Y plasty reconstruction for giant condyloma acuminatum. Tech Coloproctol 8:99-101

Ostruita defecazione (OD) e patologie correlate: rettocele, prolasso mucoso interno e intussuscezione rettale, discinesia addomino-pelvica, ulcera solitaria del retto

8.1 Introduzione

Si tratta indubbiamente di un tema attuale. Le cose sono infatti molto cambiate rispetto al passato recente, visto che 25 anni fa la chirurgia del rettocele la facevano per lo più i ginecologi e il termine "ostruita defecazione" lo usavano solo i superspecialisti. I chirurghi e i gastroenterologi poco si occupavano del muscolo puborettale e soltanto qualche radiologo faceva la defecografia.

Adesso invece capita spesso di ricevere una telefonata e sentire dall'altra parte del filo una signora agitata: "Dottore, non riesco a evacuare perché ho un rettocele".

In quanto al prolasso mucoso interno del retto, al suo rapporto con la defecazione, alla sua classificazione endoscopica o radiologica, un tempo erano oscuri ai più. La sindrome dell'ulcera solitaria veniva non di rado scambiata per un tumore o per una colite. E gli psicologi conoscevano il "vaginismo" ma non l'"anismo".

Ben venga il progresso delle conoscenze e porte aperte ai progressi tecnologici, purchè non portino all'eccessivo interventismo.

Teniamo presente che allora come adesso, fare una resezione del retto per ostruita defecazione (OD) al St Mark's Hospital è una evenienza eccezionale.

L'attuale direttore del SMH, il professor Phillips, ha scritto che, per i chirurghi esperti di patologie funzionali, "resecare il retto a uno stitico è come togliere un polmone a un asmatico" (*Invited commentary* al primo articolo di Boccasanta et al. sulla STARR, 2004). E il professor Nicholls, al penultimo *Educational Meeting* della SICCR, avvenuto a Roma nel 2008) ha ribadito che al SMH non operano quasi mai i pazienti con OD.

Nella nostra Unità di Colonproctologia operiamo solo il 14% dei pazienti che si presentano con ostruita defecazione (Pescatori et al., 2006). Gli altri li curiamo con discreti risultati in altri modi.

Ecco esposti, per i lettori, i motivi del nostro atteggiamento poco interventista.

È il decalogo che seguiamo.

1. La letteratura e la nostra esperienza ci dicono che circa metà dei casi di OD, dopo qualunque intervento chirurgico, a lungo termine hanno *recidiva* dei sintomi.
2. Qualsiasi operazione per OD comporta *complicanze* postoperatorie, talvolta molto gravi, come ischemia del retto dopo Delorme o sepsi pelvica fatale dopo STARR (più avanti troverete i riferimenti bibliografici).
3. Qualsiasi operazione per OD implica dei *reinterventi*, ovvero altre spese per l'ospedale e travagli per il paziente.
4. Abbiamo a disposizione mezzi diagnostici e consulenti in grado di individuare le concause dei sintomi dovute ad alterazioni funzionali e quindi non suscettibili di terapia chirurgica. Ci basiamo sullo "schema dell'Iceberg" che vedremo più avanti.
5. Possiamo offrire diversi metodi di *cura conservativa*: elettrostimolazione, psico-eco-bio-feedback, irrigazione o idrocolonterapia, psicoterapia, osteopatia, variazioni controllate della dieta, yoga, ipnosi. Sono tutte descritte in letteratura, abbastanza efficaci e soprattutto prive di effetti collaterali.
6. Non abbiamo con l'industria rapporti talmente stretti da spingerci a usare le innovazioni tecnologiche più spesso degli interventi manuali o delle cure conservative.
7. Siamo consapevoli dei limiti finanziari delle nostre istituzioni e cerchiamo di contenere le spese e quindi gli interventi chirurgici, specie

M. Pescatori, *Prevenzione e trattamento delle complicanze in chirurgia proctologica*,
© Springer-Verlag Italia 2011

con costosi strumenti. In molte regioni d'Italia il bilancio sanitario è in deficit.

8. Siamo convinti, come dimostrato per rettocele e OD (Vermeulen et al., 2005; con il sostegno di un *invited commentary* di Wexner), che il ripristino dell'anatomia non significhi necessariamente il ripristino della funzione.

9. Siamo fautori dell'approccio *olistico* che considera non solo l'asportazione o riparazione di un piccolo segmento d'organo, ma una valutazione globale di mente e corpo, tra loro inscindibili.

10. Siamo convinti sostenitori della PNEI, una sorta di sistema a rombo cibernetico basato sulla mutua regolazione o feed-back Psico-Neuro-Endocrino-Immunitario, nel quale la chirurgia rappresenta solo una piccola parte.

Vi sono colleghi, molto competenti ma più interventisti, che si ispirano ad altri criteri. Ecco tre esempi.

- Paolo Boccasanta, che ha fatto 100 resezioni del retto con STARR e transSTARR su 130 casi di OD in un anno (2011).
- Oliver Schwandner, che ha operato in due anni 52 pazienti con stapler circolare per prolasso mucoso interno del retto (2011), il doppio di quanti ne abbiamo operati noi in 14 anni dopo aver ideato la metodica (Pescatori et al., 1997).
- Mario Trompetto e Ezio Ganio, che hanno operato di Delorme interna oltre 150 pazienti con OD in pochi anni nel loro Centro Eporediense in Piemonte. Da noi, per prolasso interno, ne sono state fatte una decina dal 1985.

Nessuno di questi colleghi ha ancora pubblicato risultati a lungo termine (più di 3 anni) che possano confermare la stabilità e la validità delle suddette procedure.

Vi sono poi purtroppo altri chirurghi, di certo meno competenti, in genere chirurghi generali ma non solo, che, per vari motivi su cui non mi vorrei dilungare, tendono a favorire la soluzione chirurgica. Ecco un esempio, una donna vista pochi giorni fa. Di casi come questo ne potrei raccontare a decine, purtroppo.

Paziente di 75 anni, un'amabile signora del sud, madre di un ortopedico che me l'ha accompagnata alla visita. Stipsi grave, talmente grave che durante uno sforzo defecatorio ha avuto di recente un lieve TIA. Un paio di subocclusioni da fecalomi. Feci

dure, stimolo all'evacuazione quasi assente. Deve sforzarsi sempre. Mai incontinenza fecale per fortuna. Abita nella cittadina in cui lavora il figlio, dove c'è un buon ospedale con agganci universitari, nel quale è stata "studiata". Pluripara vaginale, isterectomizzata, con un modesto sigmoidocele alla defecografia. Nessuna intussuscezione retto-rettale, né rettocele importante, né prolasso mucoso interno del retto di rilievo. Riflesso anale alterato bilateralmente, iposensibilità perianale, come per neuropatia del pudendo. Alla visita e alla defecografia non c'è rilascio del muscolo puborettale in ponzamento. Transito rallentato in tutto il colon allo studio con i markers radiopachi.

Un caso non chirurgico quindi, un misto di deficit funzionali, di ostruita defecazione da anismo e probabile iposensibilità rettale (conseguenza della isterectomia), stipsi colica da rallentato transito, forse modeste aderenze. In prima battuta, come terapia le avrei suggerito: bio-feedback per anismo, casomai elettrosimolazione transanale per il deficit della sensibilità, fibre e acqua direi, eventualmente idrocolonterapia. In caso di insuccesso, forse… chirurgia. Ma *soft* di sicuro, considerando l'età e il recente TIA. Per esempio: neuromodulazione sacrale. Invece le era stata subito consigliata una STARR!

Ecco, scusate se mi sono dilungato, l'ho fatto per dirvi come a volte si ponga, in caso di OD, una indicazione chirurgica errata ed eccessiva. Io personalmente sono più conservativo. Come i chirurghi della Mayo Clinic, della Cleveland Clinic e della Minnesota University, per citare tre ottimi centri USA. Il che non significa essere conservatore, anzi… Credo che il decalogo prima enunciato rappresenti un'impostazione moderna e aggiornata della medicina.

Una cosa è certa: se facciamo la chirurgia della OD dobbiamo imparare a prevenirne e a curarne le complicanze intra- e postoperatorie. Se possibile non con un reintervento, che rischia di darci altri problemi. Il caso alla fine del capitolo sarà in questo senso davvero "memorabile", vedrete.

Lasciatemi dire subito che i due terzi dei pazienti con OD, che sono in gran parte di sesso femminile, soffrono di *ansia e/o depressione*, come dimostra un nostro studio prospettico (Pescatori et al., 2006). E fin dagli anni '80, sappiamo dal chirurgo inglese Mike Keighley che l'alterato *pattern* psicologico è un fattore predittivo negativo per l'esito della colectomia e ileorettoanastomosi eseguita per stipsi cronica.

Inoltre, nel 1993 pubblicammo uno studio di 46 pazienti stitici operati, 13 per OD: sette, più della metà, avevano ansia, depressione, psicosi o isteria, valutate dalla nostra psicologa. Ebbene, ancora adesso dopo quasi 20 anni, pochissimi chirurghi ritengono utile una psicodiagnosi nei loro pazienti stitici candidati all'intervento chirurgico. Questo, secondo me, è da criticare.

Qualcosa di simile abbiamo trovato nei nostri pazienti con OD operati per prolasso interno del retto prima che adottassimo lo schema dell'Iceberg e le cautele dell'approccio psicosomatico. Tre anni dopo la prolassectomia (manuale o con stapler), i sintomi erano tornati solo due volte su dieci nei soggetti senza ansia e depressione, ma ben otto volte su dieci in quelli con pattern psicologico alterato (Pescatori et al., 2006)!

Idem quando abbiamo rioperato pazienti con complicanze o recidiva di OD dopo STARR (Pescatori e Zbar, 2009). Metà sono andati male. Ebbene, avevano una cosa in comune: erano ansiosi o depressi.

Siamo quindi in un terreno minato, di fronte a pazienti "difficili" per i quali è necessario un approccio olistico. Molti di questi pazienti hanno una genesi psicosomatica dei loro disturbi e, come ho scritto nella Prefazione, il modo migliore per non avere complicanze postoperatorie è quello di non operarli affatto. Il che spesso è l'opzione più saggia.

Ma poiché a una piccola parte di loro, uno-due su dieci forse, un intervento può servire e poiché ve ne saranno altri, spero pochi per voi, i quali vi chiederanno un'operazione con tale insistenza che non saprete resistere (a me è successo)... ebbene è con piacere che scriverò tra poco quanto dalla letteratura e dalla mia esperienza emerge in fatto di complicanze.

Non senza prima avervi anticipato che uso chiamare l'OD la "Sindrome dell'ICEBERG", poiché è sugli scogli sott'acqua, quelli più difficili da vedere, che può naufragare, come il Titanic, la nostra "nave" chirurgica; e perché gli scogli visibili, quelli affioranti, i più facili da distinguere (e cioè il rettocele e il prolasso mucoso interno del retto, che rappresentano spesso il bersaglio della chirurgia) altro non sono che gli *effetti* e non le cause dei disturbi del paziente. Solo in fase avanzata, molto avanzata, si trasformano in concause ed è opportuno correggerle chirurgicamente. Le vere cause, quelle che dobbiamo curare, sono invece spesso occulte e funzionali, cioè non risolvibili in sala operatoria.

E sovente sono quelle che provocano gli insuccessi e le complicanze.

Ecco perché ho accluso al testo uno schema dell'iceberg con alcuni quadri clinici (Fig. 8.1, 8.2 e 8.3). Io lo tengo davanti (o lo ho impresso in mente) ogni volta che visito un paziente con OD. Spero che dopo aver letto questo capitolo lo userete anche voi.

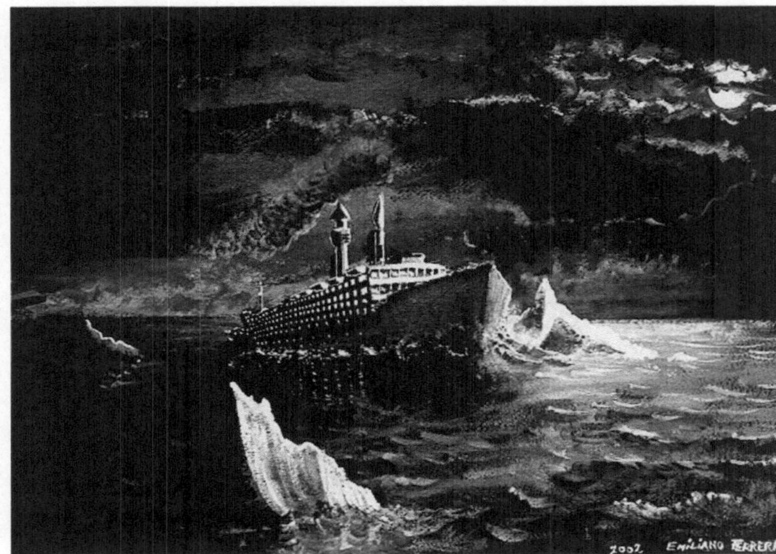

Fig. 8.1 a L'immagine ha lo scopo di ricordare al lettore che la nave chirurgica (con stapler e bisturi) rischia di naufragare sugli scogli sommersi di un iceberg. Se ci riferiamo alla ostruita defecazione, gli scogli sommersi sono rappresentati dalle patologie occulte, organiche e funzionali. Queste si associano a quelle più evidenti, come il rettocele e il prolasso mucoso, che sono troppo spesso il bersaglio della chirurgia

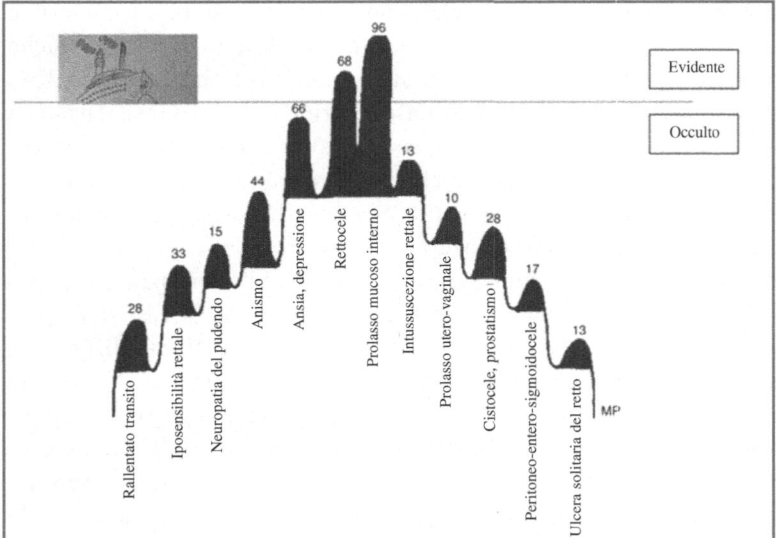

Fig. 8.1 b Lo schema mostra come i problemi occulti, spesso responsabili dei sintomi nel paziente con ostruita defecazione, siano assimilabili agli scogli sommersi di un iceberg, contro il quale può "fare naufragio la nave chirurgica" (*da*: Pescatori et al., 2006, modificato)

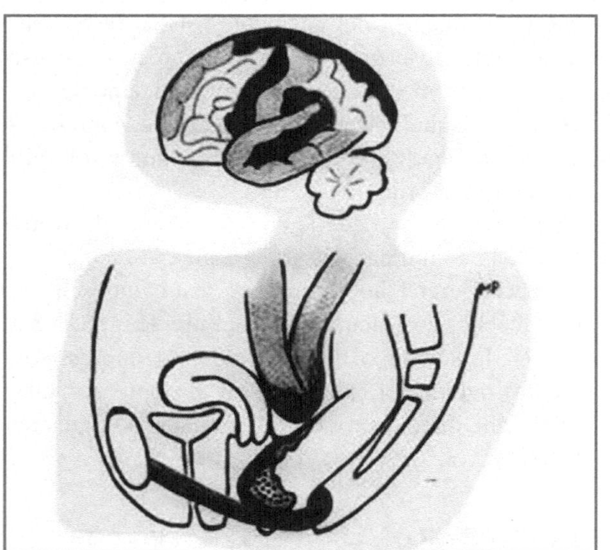

Fig. 8.2 La figura richiama i rapporti frequenti, ma spesso misconosciuti (anche perché poco ricercati dai chirurghi), tra la psiche e le alterazioni morfofunzionali della pelvi e del perineo tipiche dell'ostruita defecazione. In particolare sono rappresentate, in basso: l'enterocele, il prolasso mucoso interno del retto e la contrazione paradossa del muscolo puborettale. I due terzi dei pazienti con ostruita defecazione hanno un pattern psicologico alterato, che è un fattore predittivo di insuccesso della chirurgia

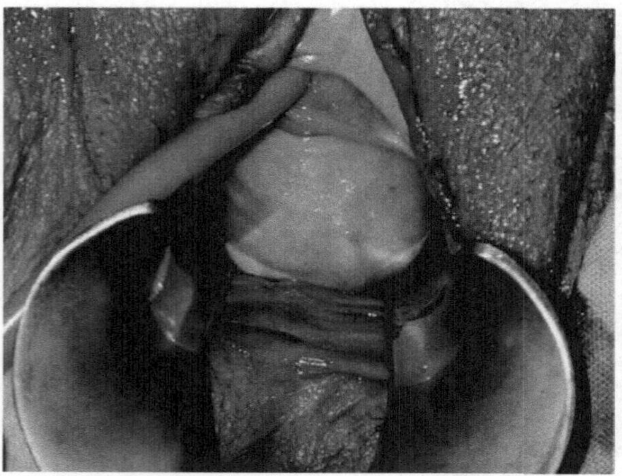

Fig. 8.3 a Paziente con voluminoso rettocele evidente attraverso la vagina

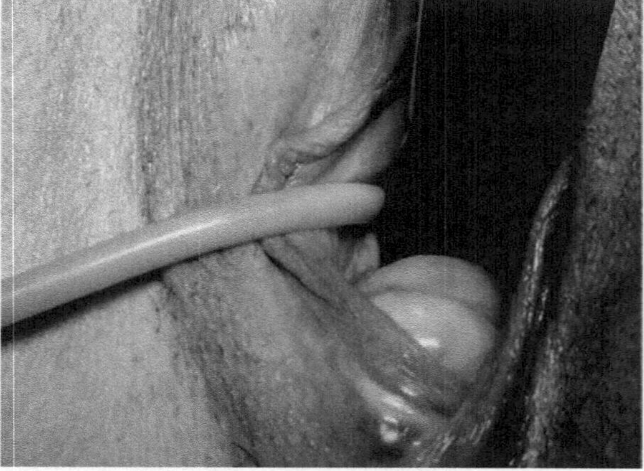

Fig. 8.3 b Posizionando una valva e invitando la paziente a ponzare si nota che la tumefazione è duplice: a monte del rettocele (punta dell'iceberg) vi è un enterocele (scoglio sommerso)

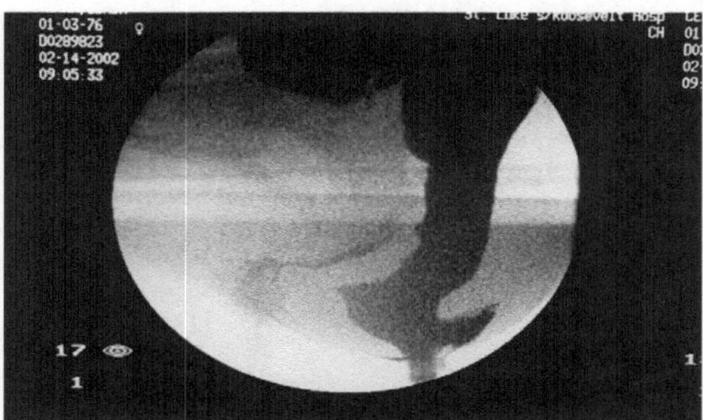

Fig. 8.3 c La defecografia della stessa paziente mostra il rettocele anteriore e un certo grado di intussuscezione retto-anale. Secondo lo schema dell'Iceberg vi sono dunque, oltre alla patologia evidente (rettocele) due lesioni occulte o "scogli sommersi" (enterocele e intussuscezione) svelate con una opportuna manovra strumentale o con un'ulteriore indagine

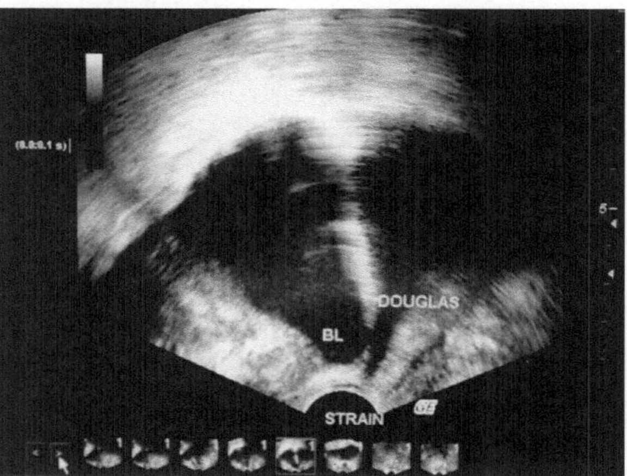

Fig. 8.3 d Ecografia perineale dinamica in una paziente con enterocele. In ponzamento il cavo di Douglas discende fra la vagina e il canale anale. *BL* (*bladder*), vescica. *Strain*, spinta defecatoria

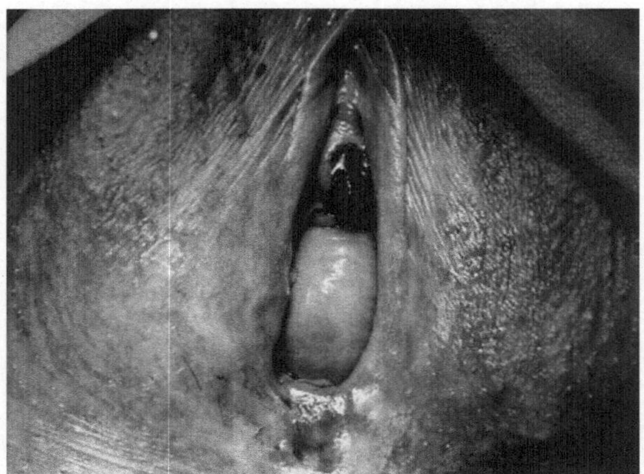

Fig. 8.3 e Uretrocele e cistocele. Tra gli "scogli sommersi" sono frequenti le alterazioni urologiche

8.2 Le nostre complicanze rilevanti dopo chirurgia per OD

Sono quelle che hanno richiesto riospedalizzazione e/o ulteriore trattamento e/o allungamento significativo della degenza e sono indicate nella seguente Tabella 8.1 (Pescatori et al., 2009. L'articolo contiene anche una metanalisi).

Da notare che tutti i nostri pazienti rioperati per intussuscezione retto-rettale soffrivano di ansia e/o depressione, a conferma di quanto detto nell'introduzione di questo capitolo.

Non è compreso in tabella un caso di transitoria e lieve *emospermia*, avvenuto di recente dopo

escissione manuale di un prolasso mucoso rettale interno anteriore di secondo grado. A differenza del solito, avevo posizionato una Kelly alla base del prolasso e avevo sezionato con elettrobisturi distalmente alla pinza. Poi avevo suturato a punti staccati, con la Kelly in sede. L'ecografia prostatica ha mostrato una piccola area di fibrosi molto contigua alla capsula prostatica, che appariva comunque indenne (Fig. 8.4). L'emospermia è durata tre-quattro giorni e poi non è più ricomparsa. È evidente che un lieve trauma locale post-chirurgico c'era stato.

Tornando alla tabella, le complicanze dopo chirurgia per OD non sono rare.

Tuttavia, per fortuna, solo 5 dei 26 pazienti con significativi problemi postoperatori riportati nella tabella hanno avuto complicanze gravi.

Ma è la casistica di uno specialista, temo che i chirurghi generali che operano la OD corrano più rischi, avendo meno dimestichezza con le patologie del pavimento pelvico. Lo affermano anche Binda e coll. (2005).

Dalla tabella risulta che le tre complicanze più frequenti sono state l'*emorragia*, la *deiscenza* delle suture e la *stenosi* anorettale.

L'emorragia può essere tamponata con un catetere di Foley, come abbiamo descritto per le emorroidi, ma più spesso il sistema non funziona perché il sanguinamento non viene dalla parte alta del canale anale o dall'anello anorettale. Una revisione con una re-sutura può essere necessaria ed è servita infatti cinque volte su sei.

Tabella 8.1 Complicanze e reinterventi dopo chirurgia per OD in 183 pazienti operati per via transanale o transperineale, su 203 complessivi operati nella nostra Unità di Colonproctologia dal 1988 al 2007

Diagnosi	Tecnica	(n.)	Complicanza	(n.)	Trattamento	(n.)	Esito
Rettocele	Block	(49)	Granuloma retto-vaginale	(1)	Escissione e stomia		OD
			Colite ischemica	(1)	Emicolectomia sin		M
Rettocele	Sarles	(27)	Sepsi pelvica	(1)	Stomia escludente		G
			Stenosi rettale	(2)	Dilatazione	(2)	M
			Incontinenza	(1)	Ag. volumizzanti		M
Rettocele	Levatorplastica	(20)	Sepsi perineale	(2)	Drenaggio	(2)	OD,G
Rettocele	Mesh retto-vag.	(1)		0			
Intussuscezione retto-rettale	Delorme interna	(8)	Deiscenza sutura	(1)	NPT dilatazione		M
			Stenosi rettale	(1)			G
Intussuscezione retto-anale	Mucosectomia manuale	(13)	Stenosi rettale	(2)	Dilatazione		G
			Rettorragia	(1)	Emotrasfusione e sutura		G
Intussuscezione retto-anale	Mucosectomia con stapler	(23)	Rettorragia	(1)	Emotrasfusione e sutura PPH	(1)	G
			Stenosi rettale	(2)	Dilatazione	(1)	G
Intussuscezione retto-anale	Cauterizzazione plicatura	(4)	Rettorragia	(1)	Sutura		OD
Intussuscezione retto-anale	STARR	(1)	Rettorragia		Sutura		OD
Prolasso mucoso rettale interno	Mucosectomia MA	(13)	Rettorragia	(3)	Tamponamento		G
	Sutura endoanale	(5)		0			
Ulcera solitaria	Mucosectomia MA	(7)		0			
Ulcera solitaria	Altemeier	(1)		0			
Rettocele dopo-STARR	Cauterizzazione plicatura	(1)		0			
Rettocele e incont. dopo STARR	Levatorplastica	(2)		0			
Proctalgia e OD dopo STARR	Agraffectomia e anoplastica	(2)		0			
Prolasso mucoso FRV dopo STARR	Levatorplastica	(1)	Deiscenza-rettoragia		Sutura e colostomia		OD
Intussuscezione retto-rettale e anale dopo STARR	Sarles	(5)	Deiscenza della sutura		Sutura		Persa al F-U
			sepsi pelvica		Stomia		Persa al F-U

FRV, fistola retto-vaginale; *F-U*, follow-up; *G*, guarito; *MA*, manuale; *M*, migliorato; *NPT*, nutrizione parenterale totale; *OD*, persistenza della ostruita defecazione.

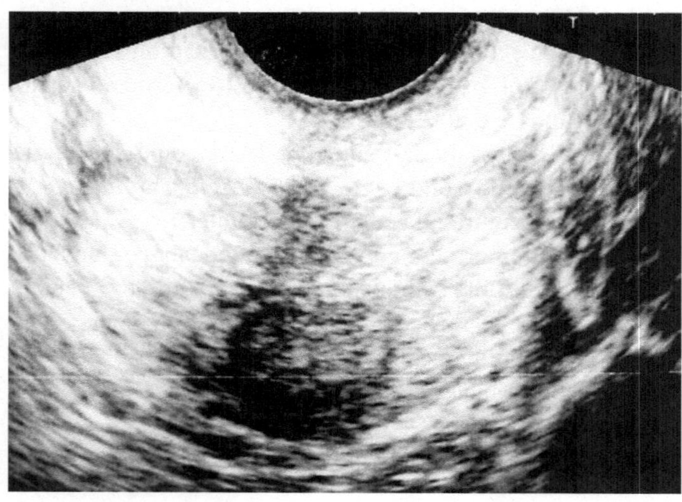

Fig. 8.4 Paziente con emospermia transitoria dopo resezione endoanale di prolasso mucoso interno del retto con sintomi di ostruita defecazione. Nella parte alta della figura è localizzato l'ano-retto con la sonda e si osserva un'area iperecogena contigua alla capsula prostatica che depone per fibrosi postchirurgica e lieve trauma locale. L'emospermia è durata pochi giorni ed è regredita spontaneamente

Non è rara la deiscenza dell'anastomosi, sia essa una vera e propria anastomosi circonferenziale retto-anale, come nella Delorme interna, oppure una sutura più circoscritta, lineare, verticale, orizzontale o curvilinea come nella Block o nella parziale mucosectomia manuale, o una doppia sutura come nella STARR.

Se circolare e se deiscente per più del 25% della sua circonferenza, può esitare in stenosi importante.

8.3 Complicanze postoperatorie dopo Delorme interna

Il caso più preoccupante, per il quale ogni tanto ricevo telefonate di colleghi che chiedono consiglio, è il seguente: donna anziana e multipara, con alle spalle anni di ponzamento per OD, con gli sfinteri deficitari e un perineo discendente, alla quale è stata fatta una Delorme interna per una intussuscezione rettale. Seguita da sepsi locale e deiscenza estesa della anastomosi, con risalita della mucosa del retto a 3-4 cm al di sopra della linea dentata, con un cilindro di retto denudato della mucosa e con la porzione disepitelizzata del viscere che si è stenosata. La paziente ha tenesmo, rettorragia, proctalgia, urgenza defecatoria, incontinenza. Presenta ancora OD, da stenosi del viscere.

Questo a me personalmente è capitato tre volte. Un maschio e due femmine.

Dilatare la stenosi? Certo, è la prima cosa che ho fatto: in un caso ha funzionato.

Rifare la sutura? Non ha tenuto, troppa tensione.

Escludere il retto dal transito? Fatto anche quello, con una stomia, anche perché c'era una sepsi pelvica. Quella era per la verità una emi-Delorme anteriore. La paziente si è fatta ricanalizzare altrove.

È questo il motivo per cui ho scelto di fare una Delorme interna per OD solo una decina di volte, mentre altri colleghi, come riferivo nell'Introduzione, ne hanno fatte più di cento (vedi anche Trompetto et al., 2006; hanno pubblicato belle foto dell'intervento) (Fig. 8.5).

Nel capitolo sulle stenosi anorettali abbiamo visto quali sono gli artifizi di tecnica che possiamo adoperare. Tra i rimedi c'è anche la rettoplastica con la TEM.

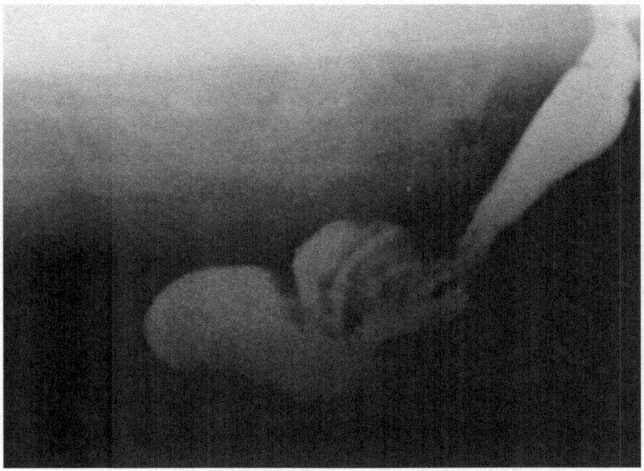

Fig. 8.5 a Defecografia di una paziente con ostruita defecazione da rettocele e intussuscezione rettale (*da*: Trompetto et al., 2006)

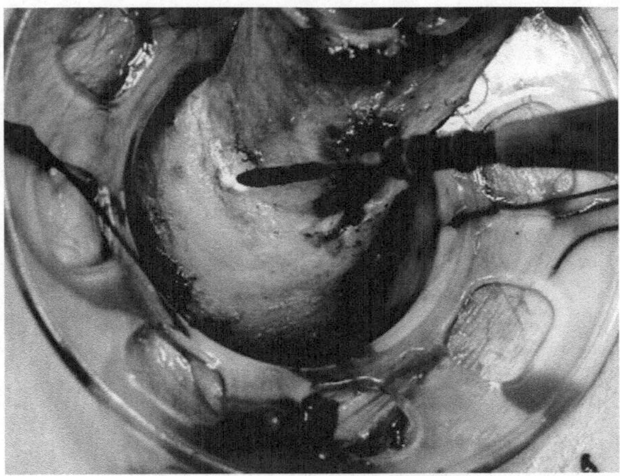

Fig. 8.5 b Intervento di Delorme interna: prolassectomia transanale (*da*: Trompetto et al., 2006)

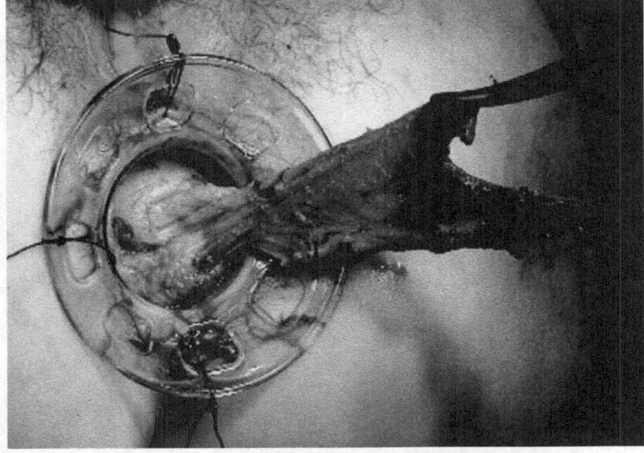

Fig. 8.5 c La demucosazione è terminata e si osserva la muscolare biancastra del retto (*da*: Trompetto et al., 2006)

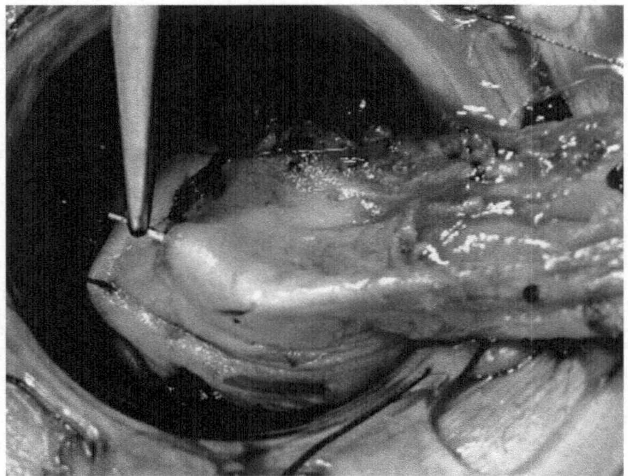

Fig. 8.5 d Plicatura della stessa (*da*: Trompetto et al., 2006)

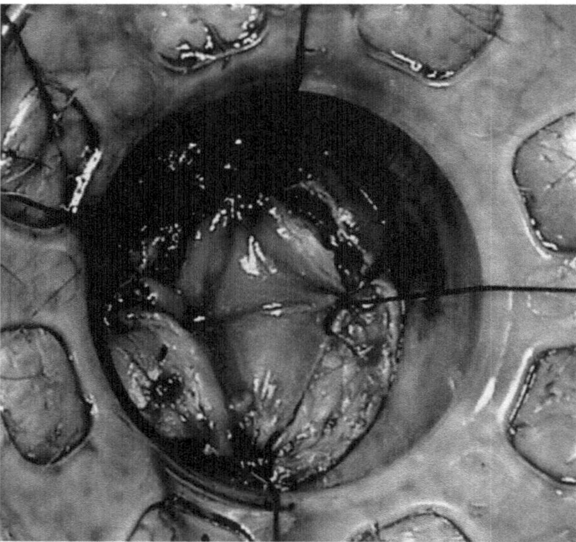

Fig. 8.5 e I primi punti dell'anastomosi tra retto e canale anale (*da*: Trompetto et al., 2006)

Continuo con le complicanze dopo Delorme. O meglio Delorme-Rehn, perché l'originaria Delorme non prevedeva la plicatura della muscolare del retto prima della anastomosi retto-anale. Nel libro *Rectal prolapse: diagnosis and clinical management* (2008) curato da Altomare e Pucciani, in particolare nel capitolo scritto da Ganio e Giani, sono riportate le complicanze dopo Delorme interna (all'epoca 53 casi): 9,4% di deiscenze della sutura retto-anale, di cui 3,8% hanno richiesto un reintervento per stenosi. Un caso di ematoma del setto retto-vaginale. In quanto all'urgenza, essendoci nella Delorme, in comune con la STARR, una riduzione del serbatoio rettale, un paziente su due ha riferito urgenza dopo un paio di settimane. Ma solo il 7,5% ne soffrivano dopo un mese e nessuno dopo sei mesi.

Il problema, a differenza di quanto accade nella STARR (tre pazienti su dieci con urgenza a tre anni dall'intervento secondo Boccasanta e coll. (2011), è temporaneo, perché i punti di Vicryl della Delorme vengono assorbiti (molto meno i punti metallici) e il retto può riprendere buona parte della sua elasticità. Inoltre nella STARR (non nella Delorme) viene asportato un segmento di retto, compresa la muscolare, sede dell'innervazione responsabile del riflesso dell'adattamento, che permette di dilazionare l'evacuazione.

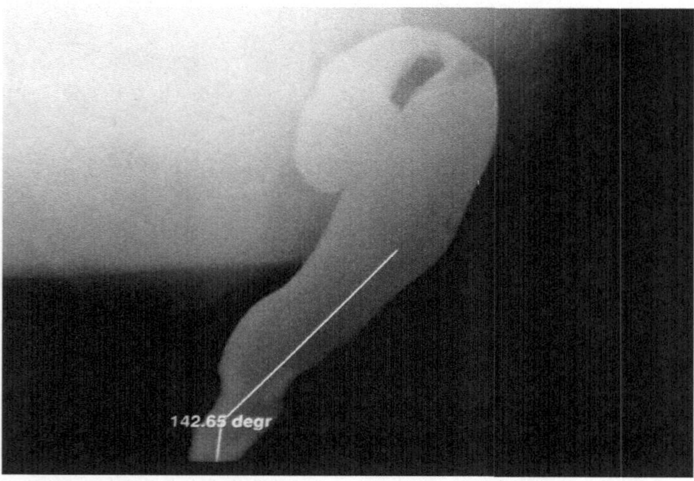

Fig. 8.5 f Defecografia postoperatoria che mostra la correzione dei difetti prima evidenziati. Sono stati descritti sanguinamenti, deiscenze e stenosi dopo questo intervento. Sono possibili difetti della continenza poiché viene ridotto il serbatoio rettale. Le complicanze tuttavia non sono frequenti (*da*: Trompetto et al., 2006)

8.4 Incontinenza anale dopo chirurgia per rettocele e prolasso mucoso interno del retto

8.4.1 Gli interventi

Vediamo quali sono alcuni degli interventi proposti per la correzione del rettocele, che nella gran parte dei pazienti è associato a prolasso mucoso interno del retto (Tabella 8.2).

Molto si può trovare nella review di Zbar e coll. (2003).

Un nostro studio (Ayabaca et al., 2006) dimostra che, dopo un intervento per rettocele usando Block, Sarles e levatorplastica, l'incontinenza *de novo* è solo il 5% (Figg. 8.6 e 8.7).

Non è sempre così, in letteratura. Ci sono studi, ad esempio uno di Boccasanta e coll. (2006), che riferiscono oltre il 20% di incontinenza e/o urgenza defecatoria dopo STARR, rettotomia transanale con stapler, per OD. Il motivo non è tanto il trauma del CAD (36 mm) e della suturatrice sugli sfinteri. Abbiamo visto infatti che c'è solo un 4% di incontinenza dopo TEM, che prevede l'inserzione

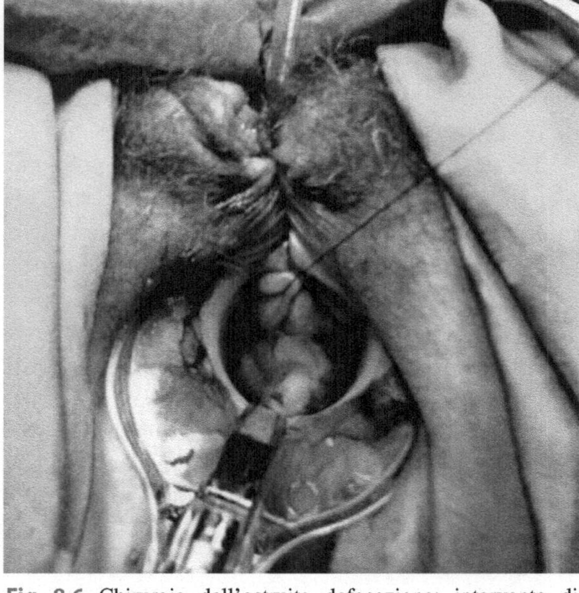

Fig. 8.6 Chirurgia dell'ostruita defecazione: intervento di Block. Paziente in posizione litotomica. Si osserva la fase finale della sutura obliterante transanale del rettocele e dell'associato prolasso rettale mucoso interno. Nei circa 60 casi operati l'autore ha avuto due complicanze di rilievo: una non legata all'intervento, una colite ischemica che ha richiesto una emicolectomia sinistra ed una sì, un granuloma del setto retto vaginale che ha causato proctalgia grave ed è stato asportato chirurgicamente. Meno del 5% i casi di incontinenza anale *ex novo*

Tabella 8.2 Alcuni interventi per rettocele proposti in letteratura e tra i più usati dai proctologi, per via transanale e perineale

Via transanale
1. Sutura obliterativa transanale secondo Block
2. Mucosectomia anteriore e plicatura del retto secondo Sarles
3. Plastica secondo Khubchandani
4. Plastica secondo Sullivan
5. Prolassectomia secondo Delorme modificata
6. Mucosectomia transanale con stapler circolare (PPH)
7. Resezione transanale con rettotomia (STARR e Transtar)
8. Resezione del rettocele con EndoGIA

Via perineale
1. Levatorplastica anteriore
2. Plastica con interposizione di mesh non riassorbibile (polipropilene)
3. Plastica con interposizione di mesh riassorbibile (Permacol® e Surgisis®)
4. Plastica con interposizione di fascia lata
5. Resezione e plastica con interposizione di Goretex
6. Resezione e plastica con interposizione di Permacol® (EXPRESS)

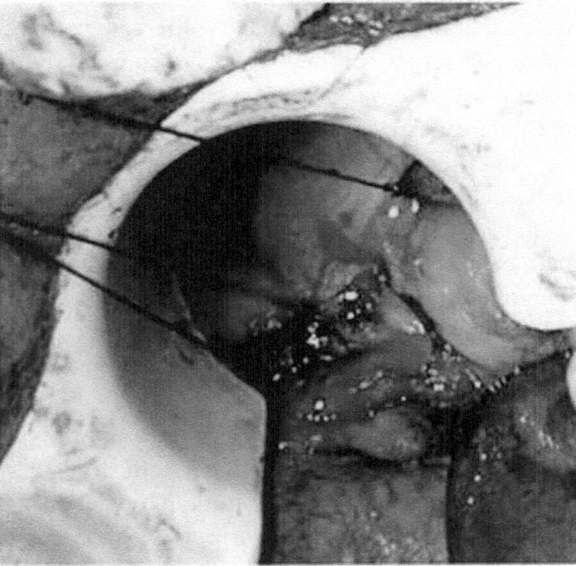

Fig. 8.7 Plastica di rettocele secondo Sarles. Paziente in posizione litotomica dopo la prolassectomia anteriore e la plicatura della muscolare del retto, si esegue una sutura fra il retto medio e il canale anale

di uno strumento più ampio, di 40 mm. Il motivo principale è che dopo la STARR c'è una *riduzione del serbatoio rettale*, che non svolge più quindi la sua funzione nel rallentare, accumulando, il flusso delle feci.

Lo stesso inconveniente si presenta dopo la già menzionata prolassectomia secondo Delorme, un intervento più indicato per il prolasso interno, o meglio l'intussuscezione rettale, che per il rettocele.

Berman e coll. (1990) hanno incontinenza nel 29% dei loro pazienti dopo tre anni. Liberman e coll. (2000), riferiscono il 33% di incontinenza a 43 mesi. C'è da dire però che parte dei pazienti, in entrambe le casistiche, già ne soffriva prima dell'intervento. Erano in buona parte donne pluripare con perineo discendente, aggravato dagli sforzi per evacuare.

Nella nostra esperienza, effettuando una chirurgia su misura ovvero adattando il tipo di intervento al paziente, ai sintomi e alla lesione, dopo operazioni perineali-transanali per prolasso mucoso interno o intussuscezione retto-anale (Delorme, Sarles, PPH), su 94 pazienti ci sono stati 10 casi di incontinenza fecale, il 10,6%.

Torniamo al 5% di incontinenza di Ayabaca e coll. dopo intervento per rettocele.

Non tutti hanno fatto un intervento transanale. E per quelli che l'hanno fatto (nei tre quarti dei casi), operati o secondo Block (obliterazione transanale con sutura continua del prolasso e del rettocele) o secondo Sarles (prolassectomia e plicatura muscolare del retto solo anteriore), non c'è stata nessuna riduzione significativa del serbatoio rettale. Gli altri, un quarto dei casi quindi, hanno subito una levatorplastica anteriore, che si fa per via perineale, senza traumatizzare gli sfinteri, che anzi vengono "stretti" sul davanti, per rinforzare il setto retto-vaginale e tamponare il rettocele.

In totale quindi, dopo questi tre interventi, solo il 5% di incontinenza.

Consideriamo invece i pazienti operati di STARR. A parte il già citato articolo di Boccasanta e coll. (2006), la letteratura ci dice che l'incontinenza postoperatoria varia dal 3 al 19%. Vi sono diversi studi, prospettici e non, citati nella review di Pescatori e Gagliardi (2008). Un po' meglio con la Transtar, ovvero la resezione del prolasso interno e del rettocele con la nuova sutu-

ratrice Contour (Lenisa et al., 2009): incontinenza *de novo* nel 5%.

Un po' peggio in un altro studio, un confronto fra STARR e Transtar. Incontinenza *de novo*: 20% con la prima tecnica e 15% con la seconda (Wadhawan et al., 2010).

8.4.2 L'incontinenza anale dopo chirurgia: come si previene e come si cura

8.4.2.1 La prevenzione

Operare il meno possibile le pazienti a rischio di incontinenza: le pluripare con perineo discendente. Perché hanno probabilmente un'iposensibilità rettale (facilmente misurabile gonfiando un palloncino nel retto) e una neuropatia del pudendo che solo in pochi centri si può diagnosticare con lo studio della latenza del nervo. Il retto che "non sente" le feci e il nervo che non "fa stringere" gli sfinteri sono ovviamente due elementi che facilitano l'incontinenza postoperatoria, tanto più se pensiamo che quasi tutti questi interventi (qualcuno di più, come la STARR, qualcuno di meno, come la Block) un qualche restringimento dell'ampolla lo provocano. E qualcuno più, come la Delorme interna, qualcuno meno, come la Sarles, una divaricazione prolungata degli sfinteri anali la richiedono.

Insistiamo su questo: usare un divaricatore di Parks o un Lonestar non è la stessa cosa. Nel primo caso il trauma agli sfinteri sarà maggiore.

Attenzione a *non lesionare* gli sfinteri se si fa la STARR: sono state descritte frammentazioni dello sfintere interno dopo PPH, con lo stesso strumento. Idem, sia pure con meccanismo diverso, facendo una Delorme interna o una Sarles. Si possono tagliuzzare fibre dello sfintere interno sul davanti se non si rimane nel piano giusto. In questo senso è bene avere disponibile l'ecografia transanale che ci evidenzia lesioni sfinteriali occulte e che, a mio parere, è più utile della manometria. Purché si faccia sempre quella parte della manometria che si chiama studio delle sensibilità e capacità rettali, per la quale del resto non occorrre il poligrafo, bastano siringone e palloncino.

Ma ciò che fa la differenza in senso negativo (per la STARR e in parte per la Delorme interna) è la riduzione della *compliance* del serbatoio rettale, che è insita nella definizione dell'intervento stesso. La tubulizzazione del viscere: da una forma a clessidra, ostruita sì ma espandibile e comunque con i suoi riflessi (adattamento ecc.) a un "tubo" cilindrico, meglio modellato forse, e di sicuro con minore ingombro della mucosa ridondante, ma rigido, con il plesso intrinseco "disturbato". E con la *fibrosi* peristapler (i punti metallici possono restare anni) che stimolando il tenesmo, facilita l'urgenza e l'incontinenza.

Per questo motivo nè la STARR nè la Delorme interna andrebbero fatte nei soggetti eretistici, che hanno la muscolatura liscia tesa e intorno l'imbuto striato contratto. I pazienti con colon irritabile ad esempio, che hanno la sensibiltà propriocettiva aumentata e che possono alternare alla stipsi le scariche diarroiche, non sono i candidati ideali.

Pur essendo un interventista, lo sottolinea anche Schwandner (2011), in un articolo sulle "conversioni" in soggetti nei quali era stata programmata una PPH o una STARR.

8.4.2.2 La cura

Varia a seconda della causa dell'incontinenza.

Se vi è una lesione localizzata dello sfintere interno sarà possibile eseguire, come dimostrato da Spyrou e De Nardi (2005), iniezioni di agenti volumizzanti (Fig. 8.8).

Se vi è un danno anatomico ed esteso degli sfinteri anali, il che è improbabile, può essere indicata una sfinteroplastica.

Se vi è una alterazione della sensibilità rettale, potrebbero essere utili delle elettrostimolazioni

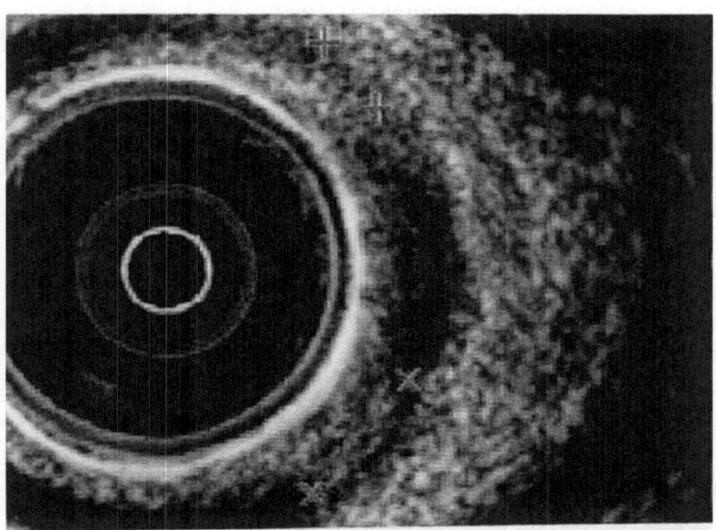

Fig. 8.8 a Incontinenza anale parziale dopo STARR dovuta a lesioni localizzate dello sfintere interno. Si notano due interruzioni dell'anello ipoecogeno all'ecografia transanale con la paziente in decubito laterale sinistro (*da*: Spyrou e De Nardi, 2003)

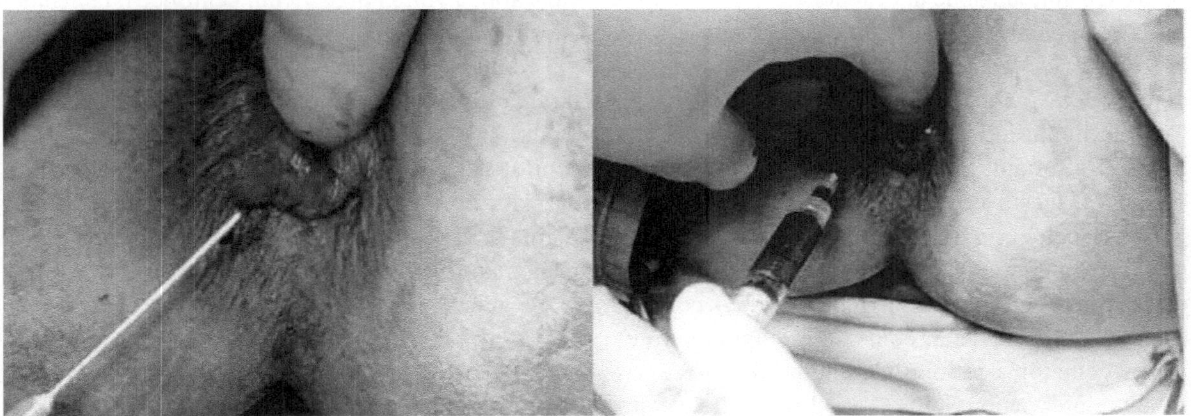

Fig. 8.8 b Introduzione di un ago in regione perianale per iniezione di agenti volumizzanti (Durasphere) per la cura dell'incontinenza (da una Last Image di Spyrou e De Nardi, 2005)

transanali, purchè non vi siano, in caso di STARR, punti metallici che emergono nel lume, pena il rischio di ustioni. Anche la neuromodulazione sacrale potrebbe essere utile.

Fisiokinesiterapia e bio-feedback (Lacima et al., 2006) possono giovare. Ma se vi è tenesmo o granulomi endoanali o endorettali da punti o sub-stenosi allora è controndicata o comunque fastidio-sa la manipolazione sfinteriale o l'introduzione di sonde nell'ano-retto. In questo caso può avere un ruolo l'elettrostimolazione transcutanea del nervo tibiale posteriore (Eleouet et al., 2010).

8.5 Complicanze postoperatorie dopo STARR e Transtar

Sono state il 30% su 122 pazienti operati alla Colorectal Clinic di Orlando e meritano un para-grafo a parte perché alcune sono insolite, essendo questo un intervento relativamente nuovo.

Prima farò un accenno fugace alle recidive della ostruita defecazione dopo STARR in rapporto alla curva di apprendimento e alla durata del follow-up. Il gruppo di Orlando ne ha avute il 50% nei primi casi e il 9-20% negli ultimi casi. Il gruppo di Madbouly (2010) ha notato il 6% di recidive a 18 mesi, il 22% a 36 mesi e il 35% a 42 mesi. Come accennavo nell'Introduzione, è tipica dei pazienti con questa patologia, operati con qualsiasi tecnica, la tendenza a peggiorare col passare del tempo. Vale il discorso delle cause occulte, probabilmente non curate dal-l'intervento, che tornano a condizionare lo stato cli-nico e del concetto di "sindrome dell'Iceberg", illu-strato nell'Introduzione del capitolo.

L'evoluzione tecnica della STARR non è stata la PPH03 (lo strumento impiegato per la emorroi-dopessi con stapler), ma una diversa suturatrice, la Contour della Ethicon Endosurgery; in tal caso, la procedura prende il nome di Trans-STARR o Transtar. Questa dovrebbe rappresentare un pro-gresso rispetto alla precedente e in effetti consente una resezione graduale, più controllata, meno alla cieca. Sono però state già riportate gravi compli-canze dopo la Transtar, come ad esempio un volu-minoso ematoma retrorettale che ha reso necessa-rio un reintervento (Gelos et al., 2010). Ma le com-plicanze post-chirurgiche sono in un certo senso "fisiologiche".

Alcuni recenti trial (come quello del gruppo Shorthouse 2010) non hanno mostrato significative differenze in senso migliorativo tra la STARR e la Transtar. In particolare, sono state osservate da questi autori inglesi due rettorragie postoperatorie importanti dopo Transtar su 27 pazienti (una dovu-ta a malfunzionamento della suturatrice). Rettorragie imponenti sono state anche descritte da Dodi e coll. (2003) dopo STARR.

Nel gruppo Shorthouse, solo un paziente, dopo STARR, ha avuto ritenzione urinaria. L'11% dei pazienti ha però avuto dolore postoperatorio e il 44% (questo è un dato importante legato al deficit del serbatoio rettale come si diceva in precedenza) ha lamentato urgenza defecatoria. Non lieve la per-centuale di incontinenti dopo l'intervento: il 15% dopo Transtar e 20% dopo STARR riferivano incontinenza anale *de novo*.

Per venire ad autori italiani e soffermarci anco-ra sulla STARR, c'è uno studio multicentrico SICCR, primo nome Gagliardi (2008) che riporta diversi casi di fistole retto-vaginali, una compli-canza osservata anche da Bassi e coll. (2006), dal sottoscritto (Pescatori et al., 2006) e da Naldini (2011). Vediamo perché.

Quando si opera una paziente con rettocele (e chi fa la Sarles, ovvero la emi-Delorme anteriore, lo ha ben notato), specialmente se il rettocele è di grandi dimensioni, si osserva, al di sopra dell'anel-lo anorettale, anteriormente, che la muscolatura del retto via via si fa più sottile, fino a scomparire per un certo tratto. C'è una vera e propria diastasi della muscolare, che si retrae ai lati, perché al cen-tro c'è il rettocele che la "sfianca". Ebbene, in que-sto tratto, a volte lungo alcuni centimetri, la distan-za tra mucosa rettale e mucosa vaginale è minima e il trauma, la compressione, l'ischemia provocata da una dissezione e sutura, possono provocare un danno (Fig 8.9). Questo spesso non si evidenzia subito, ma più avanti nel periodo postoperatorio, ed esita in una perdita di sostanza ovvero in una fistola tra retto e vagina. Se si fa l'intervento a mano, sarà possibile distinguere le strutture e più facile non lesionarle. Con lo *stapler*, che scatta senza la visione diretta dell'area suturata e sezio-nata, si corrono più rischi.

Sciaudone e coll. (2008) riportano la formazio-ne di un diverticolo rettale dopo STARR; è stato necessario resecarlo per via transanale. Usando la

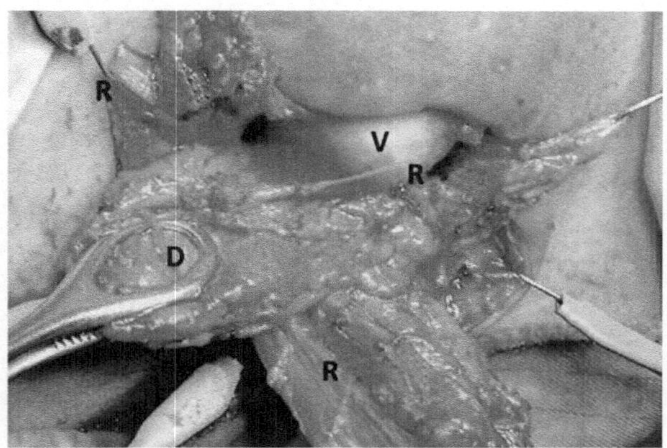

Fig. 8.9 La foto, eseguita durante un intervento di Sarles o emi-Delorme anteriore per rettocele e prolasso mucoso interno del retto in paziente con ostruita defecazione, dimostra l'area a rischio fra retto (*R*), vagina (*V*) e cavo di Douglas (*D*), eventuale sede di elitrocele ed entrocele. Nei pazienti con rettocele importante, la muscolare propria del retto distale può essere diastasata anteriormente e il lume rettale può trovarsi molto vicino al lume vaginale. Senza la visione diretta delle suture, ovvero usando una stapler come nella STARR; si rischiano fistole retto-vaginali, descritte in letteratura (*da*: Pescatori et al., 2006, modificata)

nuova suturatrice TRANSTAR® questo probema non si dovrebbe più verificare (Boccasanta et al., 2011).

Ci sono poi le complicanze *life-threatening*, quelle che mettono il paziente a rischio di vita e richiedono reinterventi importanti, in genere con una stomia.

Peraltro queste complicanze possono accadere anche dopo altre operazioni: io ho avuto una paziente trattata con una Sarles alla quale ho dovuto fare una sigmoidostomia escludente, poi chiusa, per sepsi pelvica. Un caso di sepsi pelvica, purtroppo fatale, è stato riportato da Gagliardi e coll. (2008) dopo STARR. Un caso di sepsi retroperitoneale con pneumomediastino dopo STARR è stato descritto da Stolfi e coll. nel 2009; si è reso necessario un drenaggio retroperitoneale con una sigmoidostomia. Un altro paziente dopo STARR è deceduto per sepsi perineale, necrosi rettale e peritonite (Naldini, 2011).

Tutta una serie di complicanze, con i relativi dati sull'incidenza, è stata descritta in una review di Pescatori e Gagliardi (2008).

Considerando questi gravi eventi, è difficile concordare con quanto scrive Lehur sul libro di Altomare e Pucciani, già citato, e cioè che "la STARR è un intervento tecnicamente sicuro e mini-invasivo". Chi la fa o la subisce, sia il chirurgo che il paziente, deve conoscerne i rischi. Non giovano siti (come ad esempio www.emorroidiestipsi.com) che negano l'esistenza di complicanze dopo STARR. Si tratta in realtà di un intervento potenzialmente pericoloso e bene fa la ditta che produce la TRANSTAR® a addestrare i chirurghi nel suo centro in Germania e conferire una sorta di "diploma". Bene ha fatto anche a stimolare un workshop e un *consensus paper* sulla STARR, uscito con Corman primo nome (2006), in cui noti specialisti hanno fissato le indicazioni e le controindicazioni. E hanno concluso affermando che la STARR deve essere fatta *solo dai chirurghi colorettali*. Lodevole.

Purtroppo ne vediamo molte fatte da chirurghi generali o da chirurghi che non rispettano le raccomandazioni degli esperti del *consensus paper*.

Nel 5% dei casi programmati per una STARR e nell'11% dei casi programmati per una Trans-STARR, Schwandner (2011), ha dovuto "convertire" l'intervento in uno con tecnica manuale a causa di proctite o fistola o impossibile introduzione dello strumento per la conformazione del perineo.

Una delle raccomandazioni di questi esperti è di non fare la STARR in presenza di un enterocele importante, per il rischio (come riferito dopo PPH nel capitolo sulle emorroidi) che il cavo di Douglas prolassato con un'ansa ileale finisca nella suturatrice. I motivi anatomici sono illustrati nella Figura 8.9, già richiamata in precedenza. L'italiano Carriero ha giustamente suggerito, in caso di enterocele, un approccio combinato, transanale e laparoscopico (Carriero et al., 2010). Secondo Reibetanz e coll. (2011) l'enterocele non è una controindicazione alla STARR.

Un'interessante iniziativa è il Registro europeo della STARR, che ha pubblicato diversi report e che è stato ottimamente organizzato. Infatti, secondo quanto hanno riferito due partecipanti al Registro, coordinatori UCP-SICCR, nel maggio 2008 al Meeting di Chianciano Terme all' Hotel Sole, i chirurghi del Registro che hanno eseguito la STARR e poi il follow-up, hanno ricevuto un contributo per ogni paziente operato. Sarebbe magnifico se, in Italia, la stessa cosa venisse fatta sempre dalle Istituzioni pubbliche. Ma purtroppo così non è, anzi vengono ridotti i finanziamenti per la ricerca.

Vediamo, per restare nel tema del libro, quali sono le complicanze descritte nel più recente studio multicentrico sulla Transtar (Lenisa et al., 2009).

Si tratta di 75 pazienti. Una volta su dieci si sono verificate difficoltà intraoperatorie, come una parziale deiscenza dell'anastomosi rettale che ha richiesto una sutura manuale. Questo mi ricorda un articolo di Arroyo e coll. (2008), altro studio multicentrico questa volta sulla STARR convenzionale, in cui i colleghi riferiscono il 50% di emorragie intraoperatorie. Poco male, solo un po' di tempo perso, come per il gruppo di Lenisa, per suturare a mano.

Del resto anche lo studio inglese multicentrico di Knight e coll. (2008; già citato nel capitolo 2) sulla PPH per emorroidi, riferisce la necessità di suture supplementari in metà dei casi. Meglio farle durante l'operazione che dopo, per una rettorragia importante.

Quel che preme far osservare è che le emorragie postoperatorie dopo Transtar non sono così frequenti. Leggiamo sull'articolo che sono il 5,4%. Non proprio poco, ma accettabile.

I punti metallici si possono indovare sull'innervatissimo muscolo puborettale, come dimostrato da De Nardi e coll. (2007), il che ci consente di riflettere su uno dei problemi principali dei pazienti dopo STARR, la proctalgia cronica, che, quando è severa, può danneggiare la qualità della vita (Figg. 8.10 e 8.11). Colpisce due pazienti su dieci secondo Boccasanta e coll. (2004), e uno su dieci, secondo i dati su oltre 1000 casi inclusi nel Registro europeo, presentato di recente al congresso ASCRS negli USA.

Torniamo a Lenisa e coll. (2009) e alla Transtar di due anni dopo: evidentemente se la ditta ha fabbricato un nuovo strumento è stato per migliorare le cose. Consideriamo il dolore cronico. Si è ridotto? Sembra di sì, dopo Transtar è presente nello 0,5% (su 75 però è meno di uno... forse il dato non è esatto). Solo il 5% riferisce un peggioramento della continenza. L'urgenza defecatoria è presente nel 13% dei pazienti. La metà rispetto al già citato studio su oltre 1000 casi di STARR. Contrariamente a quanto affermato nel lavoro di Shorthouse, dall'articolo di Lenisa e coll. (2009) sembra quindi che la Transtar dia meno complicanze della STARR.

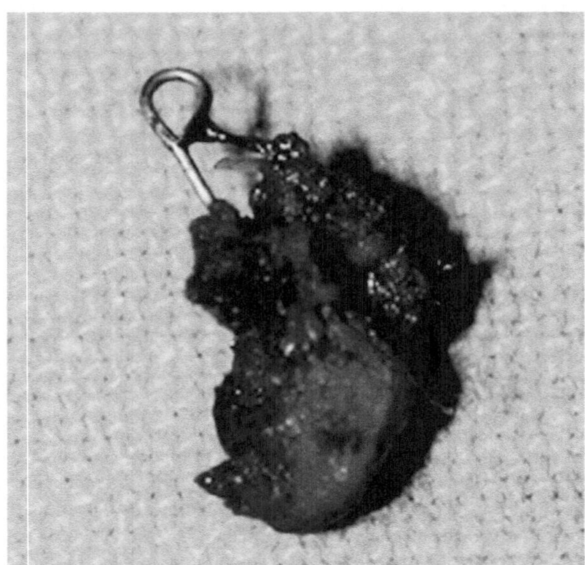

Fig. 8.10 Frammento di muscolo puborettale in una paziente rioperata per proctalgia cronica grave dopo STARR. Si nota il punto metallico inserito sul muscolo, presumibile causa del dolore in quanto stimolo permanente delle terminazioni nervose (*da*: De Nardi et al., 2007)

Alla fine dell'articolo una dichiarazione: gli autori sono consulenti della Ethicon Endosurgery.

Non lo riferisco per dubitare che i dati siano credibili o per porre il tema scottante del conflitto d'interesse nella letteratura delle *innovations*. Ma per un altro motivo, che riguarda sempre una complicanza: il dolore cronico, 9% negli oltre 1000 casi del Registro europeo STARR, 0,5%, invece, nei 75 nel multicentrico Trans-STARR, quello dei "consulenti". Molto meno.

È merito della tecnica diversa? Forse. Ma, a parte la tecnica, una differenza importante fra i due studi c'è e potrebbe aver influito. I pazienti che hanno avuto meno dolore sono stati operati solo da chirurghi molto esperti nella metodica dello stapler transanale, come è ovvio che siano i consulenti della ditta che lo produce.

I pazienti con più dolore, invece, sono quelli operati anche da chirurghi poco esperti nella metodica. La perizia tecnica e la consuetudine con lo *stapling* endoanale può quindi aver giocato un ruolo importante. Ecco perché è essenziale che questi interventi siano eseguiti da *specialisti* del settore addestrati nella PPH, STARR e Transtar e non da chirurghi generali o da proctologi non esperti di *stapler*.

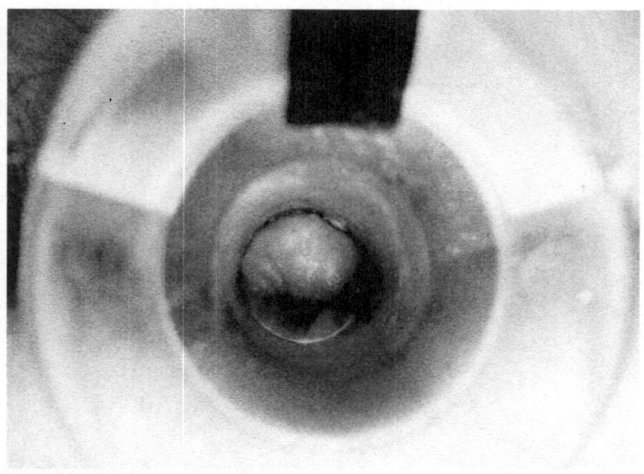

Fig. 8.11 a Ostruita defecazione e proctalgia cronica dopo STARR. Due anni dopo l'intervento la paziente presenta un prolasso mucoso rettale interno recidivo molto evidente alla proctoscopia

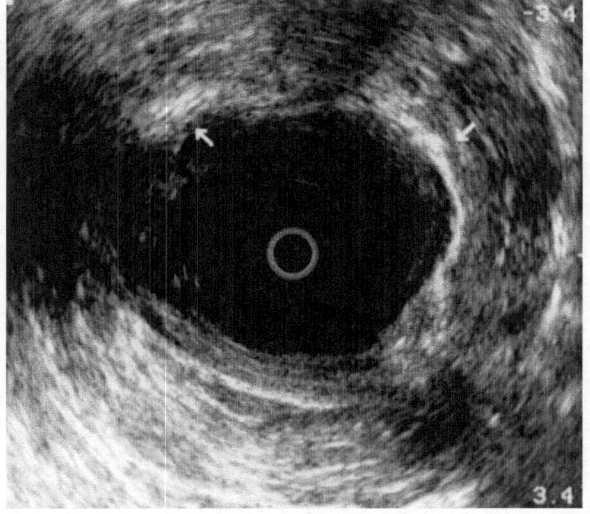

Fig. 8.11 b L'ecografia rettale a sonda rotante evidenzia (*frecce*) numerosi punti metallici ritenuti, che sono la causa più probabile del dolore, particolarmente vivo durante l'evacuazione

Nota finale non positiva sulla Trans-STARR: i costi. Sei cartucce di TRANSTAR® a intervento, 1560 euro. Ce lo dicono Lenisa e coll. Vale la pena di spenderli finchè non sappiamo se questa tecnica è superiore alle altre?

8.5.1 Trattamento delle complicanze

Finora abbiamo scritto molto sulla frequenza delle complicanze dopo STARR, abbastanza su come prevenirle, ma poco su come *trattarle*. Occupiamocene adesso.

Nello studio multicentrico SICCR di Gagliardi e coll. (2008; già citato), si riporta l'8% di reinterventi per complicanze. Di recente un gruppo tedesco (Jongen et al., 2010) ha presentato all'ASCRS l'analisi di 53 STARR per ostruita defecazione: 15% di reinterventi, 27% di difetti della continenza e 44% di incompleta defecazione hanno ridotto la soddisfazione dei pazienti. Dati simili per Meurette e coll. (2011): 16% di reinterventi e 32% di persistenza della stipsi con uso di lassativi.

Ho pubblicato con Andrew Zbar un lavoro intitolato Reinterventi dopo STARR, uscito nel 2009. Lo potete consultare. In sei anni ho visto nel mio ambulatorio un centinaio di pazienti con complicanze dopo PPH e STARR. I dettagli, presentati al Congresso europeo di St. Gallen il 3 dicembre 2010, sono sul sito www.ucp-club.it. Un paziente su tre ha avuto un reintervento, dalla semplice asportazione di qualche punto metallico che causava dolore o sanguinamento fino ad una Altemeier (Fig. 8.12). Ad oggi, ho rioperato 16 pazienti dopo STARR, alcuni sono riportati nella tabella della mia casistica che avete letto in precedenza. A una signora, che ha sanguinato, la STARR l'avevo fatta io.

Metà circa dei rioperati stanno come o peggio di prima. Quelli che sono andati male per lo più erano stati operati con indicazione sbagliata (ad esempio stipsi da colon irritabile) e soprattutto

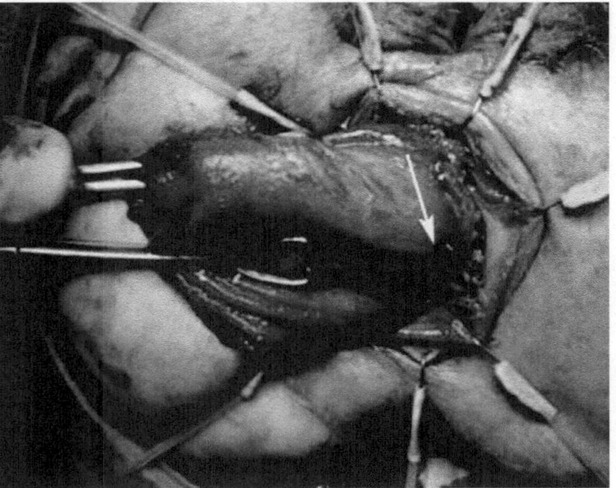

Fig. 8.12 a Inizio dell'intervento di Altemeier in una paziente con proctalgia e procidenza rettale dopo STARR. Si osservano punti metallici sugli elevatori (*freccia*)

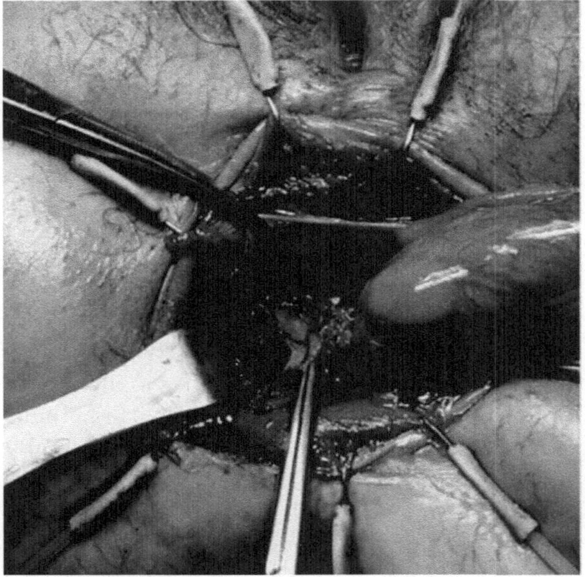

Fig. 8.12 b Resezione parziale e plastica del cavo di Douglas (elitrocele)

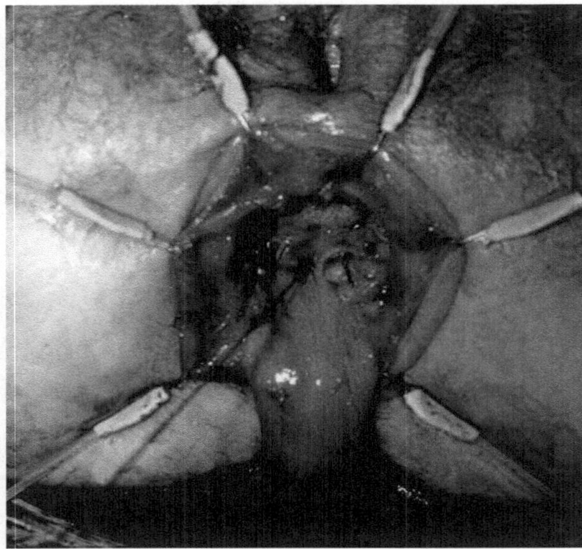

Fig. 8.12 c Sutura fra il cavo Douglas e la parete del sigma non prolassato

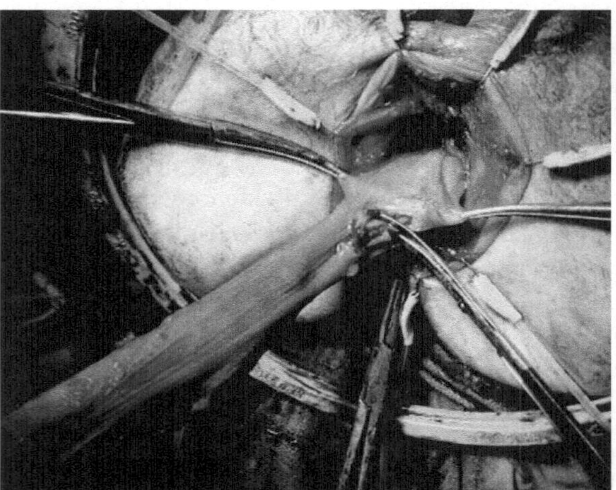

Fig. 8.12 d Sezione del viscere prolassato

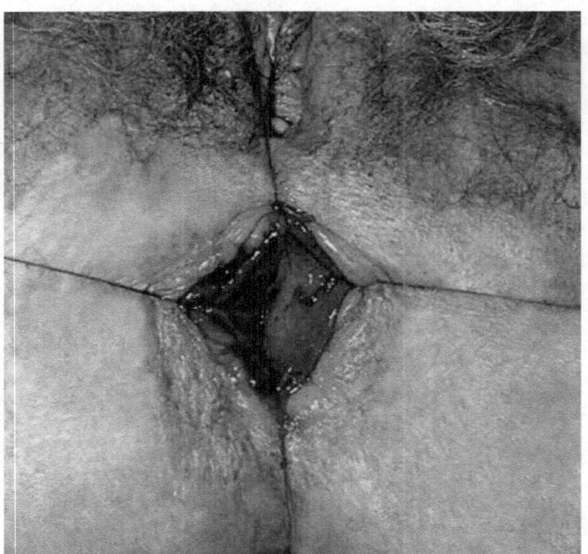

Fig. 8.12 e Anastomosi colo-anale

erano ansiosi o depressi. Questo avrà certo un significato, visto che ci sono articoli che mettono, fra i fattori predittivi negativi nella stipsi e nell'OD, l'alterato pattern psicologico.

Tra le complicanze dopo STARR, la più difficile da curare, nella mia esperienza, è la proctalgia cronica, quando non è dovuta a una causa organica ben precisa. Se è presente una causa organica, sicuramente ce ne sono almeno due funzionali non curabili con la chirurgia. Vi consiglio di tenere ben presente lo schema dell'Iceberg con le cause occulte.

Riflettete bene prima di rioperare un paziente che ha proctalgia dopo STARR. Soprattutto se è psicologicamente sofferente. Mi direte: "Potrebbe essere molto nervoso per il dolore... *non* avere dolore perché è molto nervoso!" Giusto. Allora fatelo vedere da un bravo psicologo, che potrà valutare l'ansia di stato e l'ansia di tratto e rispondere ai vostri dubbi. Prima di pensare che i suoi disturbi siano dovuti a dei punti metallici ritenuti, da asportare (quale operato di STARR non ne ha? La suturatrice ne "spara" 52), provate con metodi conservativi:

Tabella 8.3 Alcune complicanze postoperatorie dopo STARR

Complicanza	Frequenza %	Autore e anno
Rettorragia	11	Gagliardi 2007
	4,4	Stuto 2007
	3,1	Lehur 2008
	4	Boccasanta 2011
Che ha richiesto un reintervento	2,7	Arroyo 2007
	3,3	Scarcliff 2010
Stenosi anorettale	3	Pechlivanides 2007
	3,6	Ellis 2007
	1,2	Stuto 2007
	1,5	Lehur 2008
Che ha richiesto un reintervento	3,3	Scarcliff 2010
Dolore anorettale e pelvico	20	Boccasanta 2004
	9,5	Stuto 2007
	11	Gagliardi 2007
	23	Meurette 2011
Urgenza defecatoria	22	Nicolas 2004
	23	Stuto 2007
	44	Wadhavan 2010
	34	Boccasanta 2011
Incontinenza anale	14	Nicolas 2004
	3	Boccasanta 2004
	16	Pechlivanides 2007
	27	Jongen 2010

Gabapentin, infiltrazione di anestetico e cortisone, psicoterapia, ipnosi, agopuntura, ansiolitici, semicupi caldi. Persino colloqui di conforto. Sì, acqua calda e conforto nella proctalgia: c'è un articolo recente su questo, di Jeyarayah e coll. (2010).

Se il paziente va da un altro chirurgo non vi dispiacete troppo. Sono pragmatico, non cinico, credetemi.

Chiudiamo il paragrafo con la Tabella 8.3 sulle complicanze dopo STARR.

I dati su rettorragia, urgenza, proctalgia e incontinenza dopo STARR non sono molto positivi e spiegano il perché della ricerca di un nuovo strumento e di una procedura modificata ovvero la Transtar, che, secondo Boccasanta e coll. (2011), causa meno urgenza (14% rispetto al 34%). Benchè non sia scevra da complicanze importanti (il 2% di lesioni vaginali). Gelos e coll. (2010), riportano una lesione del mesoretto dopo Transtar.

8.6 Altri interventi con stapler transanale per rettocele

Sono essenzialmente due. Uno con *stapler* circolare, la PPH o sue modifiche, l'altro con *stapler* lineare (EndoGIA).

I lavori sull'argomento sono pochi e vorrei fare due premesse: La prima: sono scettico sull'efficacia di un intervento che si limiti a resecare il rettocele e il prolasso mucoso interno del retto senza rinforzare il setto retto-vaginale; la seconda: non mi ispira troppo (ovvero mi preoccupa leggermente, per i possibili rischi) un intervento in cui "si taglia e si cuce" un po' alla cieca, senza osservare le strutture anatomiche su cui stiamo lavorando.

Detto questo, poiché i dati obiettivi sono ben più importanti delle impressioni, vediamo le complicanze riportate dalla letteratura.

8.6.1 Suturatrice circolare

Ci sono due articoli interessante di Regadas e coll. (2005). I chirurghi brasiliani hanno operato otto donne con una tecnica "mista", ovvero escissione con elettrobisturi e poi sutura con stapler tipo PPH. Solo una complicanza: un ematoma perianale che ha richiesto un reintervento minore. Nessun caso di dispareunia o di incontinenza, fanno notare gli autori.

In precedenza Mathur e coll. (2004), avevano operato senza complicanze sette casi di rettocele, riportando buoni risultati a sei mesi, con la stessa tecnica da noi pubblicata su *Techniques in Coloproctology 2007*: la mucosectomia con stapler circolare per asportazione di prolasso mucoso interno del retto. Gli autori però non specificano le dimensioni del rettocele, né se la sacca intrappolasse il bario alla defecografia. Questi, come i lettori sanno bene, sono due criteri per porre l'indicazione chirurgica. La borsa di tabacco è stata duplice e gli autori hanno posto attenzione ad evitare lesioni vaginali. Lo studio è interessante, tuttavia ha dei limiti: 1) il breve follow-up, che rientra in quello che Church (2003), della Cleveland Clinic, definì "la luna di miele" tra chirurgo e paziente, quei pochi mesi cioè in cui l'operato sta bene per compiacere il suo operatore, sia pur inconsciamente; 2) il fatto che la correzione del rettocele non sia stata confermata con le defecografie; 3) il mancato rinforzo del setto retto-vaginale, il cui deficit è la causa della patologia.

Ecco perché dubito della validità di questa procedura per il trattamento del rettocele. Infatti negli anni successivi non vi sono stati, che io sappia, articoli che hanno confermato il ruolo della PPH in una cura stabile di questa lesione. L'amico Seow-Choen, che è presidente dell'ECTA (*Eurasian Colorectal Technologies Association*) e che quindi si intende di nuove tecnologie, non mi risulta che la usi più con questa indicazione.

Per tornare al tema del libro (le complicanze) ricordo al lettore interessato ad adoperarla che sono stati descritti 12 casi di fistole retto-vaginali dopo PPH per emorroidi e doppia PPH (STARR) per rettocele (Angelone et al., 2006; McDonald et al, 2004; Bassi et al., 2006; Gagliardi et al., 2008; Pescatori et al., 2005; Naldini, 2011).

8.6.2 Suturatrice lineare

Anche questa è una tecnica mista: per via transanale si asporta il rettocele con una EndoGIA da 60 mm e poi si esegue una plicatura trasversale manuale della parete anteriore del retto, il che, come nella Block, assicura un maggiore rinforzo.

D'Avolio e coll. (2005) hanno operato in questo modo 15 donne.

Complicanze: un caso di ritenzione urinaria e sei di rettorragia, non grave ma protratta per 1-4 settimane. Cinque casi di urgenza defecatoria, con edema e proctite, trattati con clisteri di Mesalazina. Proctalgia moderata in tre pazienti.

8.7 Complicanze dopo plastica di rettocele con impiego di protesi

Le protesi che si usano adesso sono quelle, sintetiche o biologiche, che dopo un po' di tempo si riassorbono e che hanno il vantaggio di restare in sede quanto basta per stimolare una crescita del connettivo che si interponga tra retto e vagina per non far recidivare il rettocele.

Il problema delle protesi *non* riassorbibili è che possono provocare infezione ed erosione, anche se

Azanjac su sei casi operati con mesh di propilene non ne riferisce (1999). Ma è una piccola serie.

Se si fa una plastica del rettocele per via transanale si può avere un trauma degli sfinteri o una riduzione della *compliance* rettale: dunque rischio di incontinenza. Se si fa una plastica per via trans-vaginale o una levatorplastica, il rischio è la dispareunia. Con una plastica transperineale, semplicemente interponendo la protesi riassorbibile, si dovrebbero evitare questi problemi. C'è quello dei maggiori costi… se si vuole stare su questa scelta, si potrebbe usare la fascia lata, come ha suggerito Ismail Shafik in una bella presentazione al congresso biennale della Società Mediterranea di Colonproctologia a Salonicco nel 2010. Infatti Shafik lavora in Egitto e lì ci sono meno soldi disponibili rispetto alla Gran Bretagna, da dove viene uno studio di Smart e Mercer-Jones pubblicato nel 2007, di cui tra poco vi darò conto perché è il primo sull'argomento. Per inciso anche in Italia, il cui stato finanziario temo assomigli più a quello egiziano che non a quello inglese, stanno prendendo piede le protesi riassorbibili.

Milito, Cadeddu e coll. stanno accumulando una discreta casistica (18 pazienti), pare con risultati soddisfacenti, almeno a breve termine. Mi hanno riferito che una mesh di Permacol® per il rettocele costa 400 euro.

Torniamo agli inglesi del 2007 e parliamo di complicanze dopo impianto di questo collagene porcino, in 10 pazienti con rettocele, tutte donne. Due casi di ematoma perineale, per prevenire i quali i chirurghi suggeriscono un drenaggio di Redivac, un caso di dispareunia e un caso in cui un angolo della protesi ha eroso la cute ed è stato tagliato. Dunque una metodica *safe*.

Gli stessi autori, ma primo nome Mercer-Jones (2004), avevano pubblicato uno studio usando mesh di prolene, non riassorbibile quindi. Su 24 donne operate, una ha avuto dispareunia, due sepsi e una deiscenza della sutura perineale.

C'è una variante, proposta dagli autori spagnoli de la Portilla e coll. (2010), che resecano il rettocele per via transanale con una stapler lineare (due o tre cartucce) incorporando nella sutura una mesh riassorbibile di Goretex Seamguard. Più costoso di così non si può. Ma hanno risparmiato sulle spese per le complicanze: nessuna nei 10 casi operati. Solo due pazienti hanno riferito urgenza defecatoria dopo un anno.

Ricordo poi al lettore l'EXPRESS, un'operazione transperineale, sempre con protesi di Permacol® (Williams et al., 2005). Si propone la cura dei pazienti con rettocele e prolasso interno che soffrono di OD. Nessuna complicanza postoperatoria grave (dicono gli autori) nei 17 pazienti trattati: solo un caso di sepsi nel piano retto-vaginale, che però ha richiesto drenaggio e colostomia temporanea. Non è stata grave secondo i chirurghi, ma temo sia stata vissuta come grave dalla paziente: un ano praeternaturale, sia pur temporaneo, non è cosa da poco. In altri due casi si è verificata sepsi locale, che ha richiesto un drenaggio chirurgico. Mai però è stato necessario asportare la protesi. Infine tre pazienti hanno sofferto di proctalgia, che è però regredita col tempo.

C'è uno studio americano (Ellis, 2010) che mette a confronto il trattamento chirurgico transanale del rettocele con quello transperineale (88 e 32 pazienti, rispettivamente, tutte donne). Nel primo gruppo è stata effettuata una plastica anteriore del difetto muscolare e fasciale, nel secondo l'inserzione di una protesi riassorbibile. Questa volta non biologica, ma sintetica: il Surgisis®. Dopo un anno i risultati funzionali erano simili, ma a noi interessano le complicanze postoperatorie. Vediamole: via transanale 16%; con protesi transperineale 6%. Nessun ascesso e nessuna deiscenza nel gruppo con la protesi. Il 9% di ascessi e deiscenze e l'1% di fistole retto-vaginali nel "gruppo transanale". Dopo entrambi gli interventi il 6% di ritenzione urinaria. Meglio quindi usando il Surgisis®.

Il Dr Ellis, si legge a fine articolo, è consulente retribuito della Cook, la ditta che produce la protesi.

Apro una parentesi che è utile per i lettori quando trovano su una rivista o ascoltano ad un congresso le complicanze dopo un intervento che impiega una nuova tecnologia. Un noto collega, di cui non faccio il nome per correttezza, partecipò ad un trial multicentrico, i cui risultati sono stati poi presentati ad un meeting importante. Questo studio verteva sull'impiego di una *innovation* tecnologica (non parlo di protesi e di rettocele). Ebbene, quando sentì esporre all'auditorio le complicanze postoperatorie, notò con stupore che mancavano due casi di rettorragia grave da lui stesso inviati a chi raccoglieva i dati! Gli ero seduto a fianco e sobbalzò sulla sedia nel vedere la tabella incompleta. Poi mi raccontò la storia poco edificante. Occorre dunque

fare *molta* attenzione e leggere o ascoltare *criticamente*. Talvolta non tutto viene detto ai congressi, non tutto viene scritto sugli articoli.

Per tornare alla OD e per concludere sull'uso di protesi riassorbibili per via transperineale nella chirurgia del rettocele, secondo la letteratura questa comporta maggiori costi ma potrebbe dare dei vantaggi in termini di complicanze postoperatorie.

8.8 Complicanze dopo interventi per discinesia addomino-pelvica

O "anismo" o "puborettale paradosso", quando la OD è dovuta a un mancato rilasciamento (o a una contrazione paradossa) del muscolo puborettale in ponzamento (Fig. 8.13).

La disfunzione si cura in genere con bio-feedback (nel nostro centro talvolta con una nuova metodica, lo psico-eco-bio-feedback), più di rado con iniezione di Tossina Botulica A nel muscolo. Oppure, come riportato in letteratura, con elettrostimolazione transanale o fisiokinesiterapia o psicoterapia o yoga. Vi ricordo che secondo il canadese Devroede, che definirei un "chirurgo psicosomatico" in quanto molto attento alla psiche dei suoi pazienti, l'anismo è il sintomo di un problema sistemico multiorgano e che un terzo delle donne che ne soffrono ha subito molestie sessuali (2004).

Molto raramente si cura con la chirurgia, che è stata in auge negli anni '70 - primi anni '80. Ne ho visti alcuni casi trattati al St Mark's Hospital ai tempi della sezione totale del muscolo puborettale sulla linea mediana, posteriore ovviamente.

Era il cosiddetto intervento di Wasserman, caduto poi in disuso per l'alto numero di incontinenze che provocava.

Di recente il chirurgo egiziano Farid ha pubblicato una casistica, piccola ma interessante, con una rivisitazione dell'intervento. Modificato però, per non causare incontinenza: la sezione del muscolo è parziale e bilaterale, per via transperineale. Personalmente ho operato così solo tre pazienti di sesso femminile, di 29, 35 e 52 anni, che non avevano risposto al bio-feedback o alla elettrostimolazione transanale. È un contributo aneddotico, ma lo cito: il risultato a sei e due mesi è stato positivo in due. Nessun miglioramento nella terza. Non ho avuto complicanze postoperatorie.

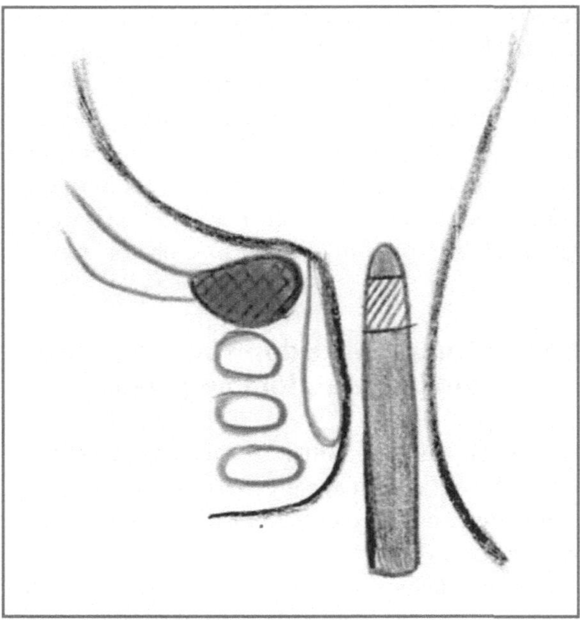

Fig. 8.13 a Lo schema mostra la sonda ecografica inserita nell'ano, con la testina rotante a livello del muscolo puborettale

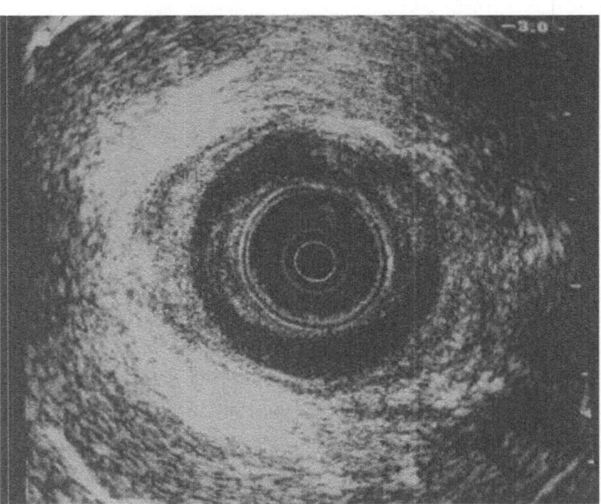

Fig. 8.13 b Ecografia transanale con sonda rotante in una paziente con ostruita defecazione da discinesia addomino-pelvica o anismo, in posizione di Sims (*da*: Dodi et al., 2005)

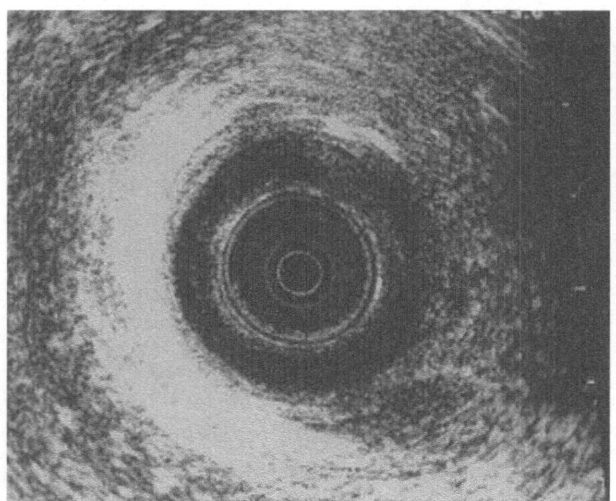

Fig. 8.13 c Quando si invita la paziente a spingere come per evacuare, la fionda puborettale iperecogena non si rilascia, anzi, si contrae. La distanza tra il margine esterno dell'anello ipoecogeno (sfintere interno) e il margine interno della fionda iperecogena (muscolo puborettale) anziché ampliarsi, rispetto all'immagine precedente, si riduce

Vediamo se ne ha avute Farid (2009). Su 15 pazienti operati, ben 10 hanno avuto infezione della ferita con parziale deiscenza delle suture perineali suturate. Sono tutti guariti con antibioticoterapia e medicazioni. Tre soggetti hanno riferito incontinenza, due a muco e aria e uno alle feci liquide, non più di una volta la settimana. Disturbi

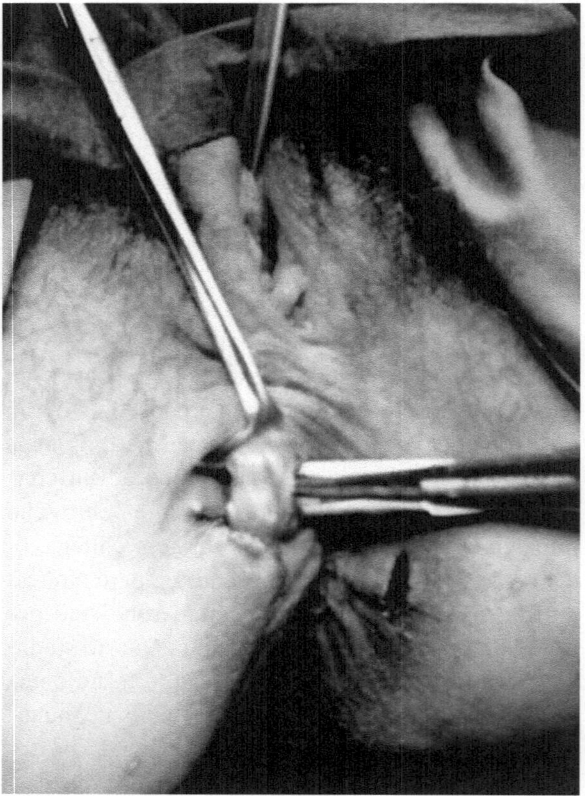

Fig. 8.14 a Chirurgia della ostruita defecazione in una giovane donna con discinesia addomino-pelvica, trattata senza successo con bio-feedback. Paziente in posizione litotomica. Intervento di Farid modificato. Attraverso due piccole incisioni perianali si repertano le branche laterali del muscolo puborettale

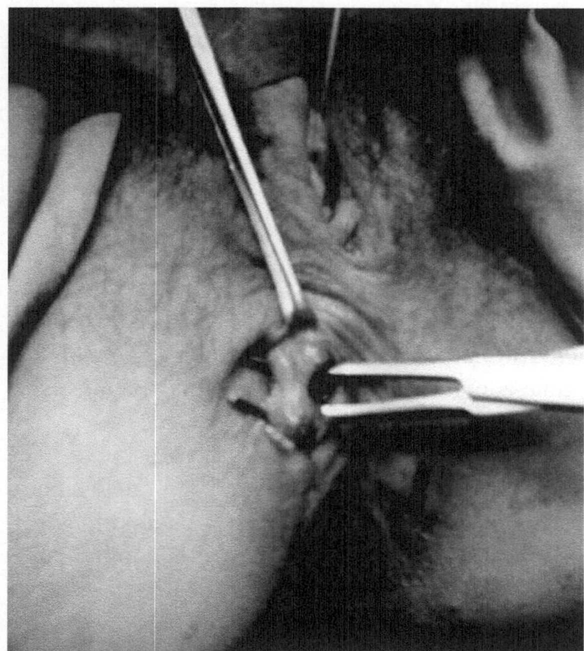

Fig. 8.14 b La parte mediale del muscolo si seziona per meno della metà. Le ferite cutanee si lasciano aperte per ridurre al minimo il rischio di sepsi. Il fatto che la sezione del muscolo sia parziale e laterale riduce al minimo i rischi di incontinenza anale

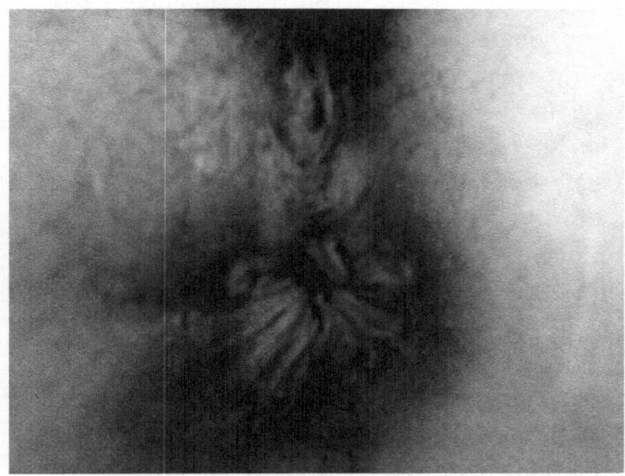

Fig. 8.14 c Dopo un mese, si nota la piccola cicatrice dell'incisione chirurgica perianale

lievi, quindi, accettabili. Quattro pazienti però hanno presentato, dopo l'intervento, una intussuscezione retto-rettale. Per la cronaca: 10 pazienti su 15 sono guariti dall'anismo.

Ovviamente l'operazione necessita di ulteriori conferme su più ampie casistiche e dopo eventuali trial prospettici randomizzati eseguiti in centri specialistici.

Per tornare alle complicanze settiche locali di queste miotomie parziali del puborettale un metodo per prevenirle o ridurle al minimo potrebbe essere quello di lasciare aperte le due piccole (1-2 cm) ferite cutanee perianali e di non fare nessuna manovra endoanale finchè non si sono concluse le miotomie in modo da non contaminare lo spazio intersfinterico aperto per reperire i due rami del muscolo.

Noi così facciamo (Fig. 8.14).

8.9 Se operiamo un paziente con sindrome dell'ulcera solitaria del retto

Che, attenzione, potrebbe trovarsi anche nel sigma, ed è dovuta a stasi fecale, intussuscezione, autodigitazione, ischemia, ponzamenti eccessivi (Ignjatovic et al., 2010; Yagnik, 2011).

Il primo caso di sindrome dell'ulcera solitaria del retto che ho operato è stata una donna, alla fine degli anni '70. Aveva un voluminoso pseudopolipo ulcerato e si temeva fosse una neoplasia. Lo asportai e lo feci esaminare all'istopatologo del Policlinico Gemelli. Diagnosi: adenocarcinoma. Non ero convinto e mandai i vetrini a Basil Morson, il patologo del St Mark's Hospital.

Diagnosi: ulcera solitaria del retto.

Come sapete la lesione si può presentare in tre forme: a) ulcera solitaria vera e propria; b) pseudopolipo; c) iperemia localizzata.

In quella prima paziente non ci fu nessuna complicanza postoperatoria dopo l'escissione locale transanale.

Ne ho visti una quarantina in trent'anni e più. Molti avevano piccole lesioni (Fig. 8.15). Ne ho operati 15 o per rettorragie continue o per dubbi nella diagnosi (macrobiopsie) o per intussuscezione rettale e prolasso mucoso interno con sintomi di OD o per prolasso totale esterno.

In un caso ho fatto una Altemeier (nessuna complicanza). In tre casi una rettopessi al sacro con protesi (un giovane ebbe uno stop temporaneo della eiaculazione da fibrosi peri-mesh e danno dei nervi ipogastrici). In altri nove casi una mucosectomia transanale manuale (seguita in un caso da una sepsi locale, prima del 1987, non riportata nella tabella a inizio capitolo). Infine, in una

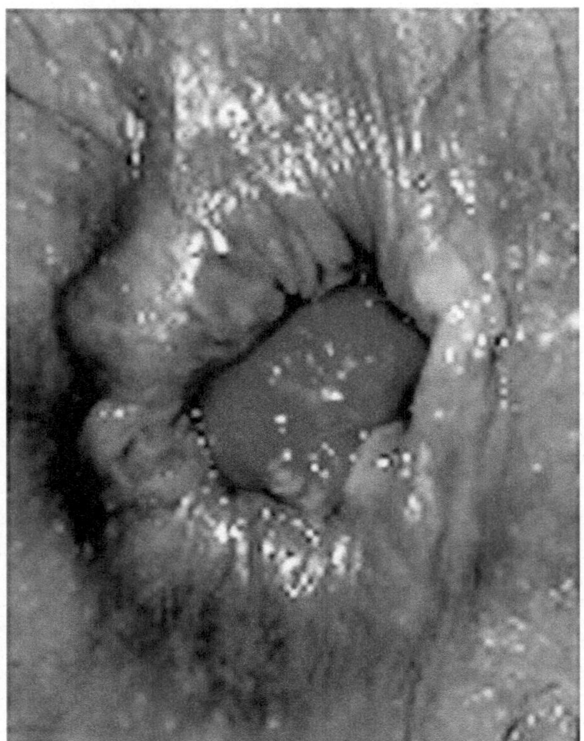

Fig. 8.15 Paziente con ostruita defecazione e sindrome dell'ulcera solitaria del retto. In massimo ponzamento si osserva un piccolo prolasso mucoso del retto sul quale vi sono delle lesioni pseudopolipoidi biancastre

paziente, ho fatto una cauterizzazione-plicatura del prolasso rettale interno secondo El-Sibai, una sorta di mini-Delorme (illustrata nel capitolo 10), che è stata seguita da una rettorragia.

Si diceva dell'emorragia come indicazione all'intervento in caso di sindrome dell'ulcera solitaria. Talvolta è massiva e richiede un intervento d'urgenza, come riferito da Tseng e coll. nel 2004. Su 19 casi visti durante una colonscopia, ricoverati in terapia intensiva e trasfusi, gli autori hanno trattato l'emorragia con coagulazione endoscopica in quattro casi: iniezione di etanolo in uno, sutura transanale in tre. Negli altri hanno nuovamente effettuato tamponamento rettale. Otto di questi però hanno nuovamente sanguinato e sono stati trattati con sutura transanale.

L'escissione di tre quadranti della mucosa del retto distale con la lesione polipoide dell'ulcera solitaria è stata effettuata senza complicanze da Privitera e coll. alla Mayo Clinic (2010).

In letteratura, tra gli altri, c'è un articolo di Boccasanta e coll. (2008), con dolore postoperato-

rio non trascurabile, una VAS superiore a 4 (da 0 a 10), in 14 casi operati con STARR. E, prima ancora, nel 2007, uno studio di Torres e coll., 16 casi operati, con due rettorragie importanti che hanno richiesto un reintervento (non poche, quasi una su dieci). Disfunzione sessuale in tre pazienti (dopo chirurgia addominale però) e un caso di proctalgia cronica severa. Solo in tre casi gli autori hanno eseguito interventi proctologici (due resezioni transanali e una Delorme). Negli altri: resezione anteriore del retto e rettopessi. In un caso amputazione addomino-perineale del retto, evidentemente per sospetto cancro.

Paradossalmente, di fronte a un paziente con sindrome dell'ulcera solitaria la peggiore "complicanza" è scambiare l'ulcera (o pseudopolipo) per neoplasia e fare una amputazione addomino-perineale del retto con stomia permanente.

8.10 Due complicanze memorabili

8.10.1 La prima

Era il 1986 e avevo da poco cominciato a fare la chirurgia del rettocele.

Ero piuttosto interventista, come ahimè sono oggi molti chirurghi di fronte a una "patologia" che spesso si potrebbe definire "fisiologica". Quale donna anziana o pluripara vaginale o con storia decennale di spinte defecatorie non ha un rettocele? Adesso so bene (lo dice anche la letteratura) che spesso non è questa la causa dei sintomi. Adesso so bene (lo dice anche la letteratura) che due volte su tre il problema è un alterato pattern psicologico, con ansia e/o depressione.

Ma allora non me ne rendevo conto. In più ero abbastanza giovane, convinto che uno è bravo se opera molto e impegnato a "sparare" le cartucce della mia "bandoliera chirurgica" per fare casistica.

Il primo intervento per rettocele che avevo imparato (all'ospedale di Ravenna, non al St Mark's Hospital dove non se ne facevano all'epoca e quasi non se ne fanno adesso) era l'operazione di Block, la sutura obliterativa transanale del prolasso mucoso e del rettocele. Operazione assolutamente poco invasiva e spesso efficace per piccoli rettoceli, se non dal punto funzionale almeno da quello anatomico. Come sapete, nella Block non si taglia e non ci sono ferite da suturare: si fa un semplice "va e vieni" dalla linea dentata al retto distale anteriormente, prendendo mucosa, sottomucosa e parte della muscolatura del retto. Unica accortezza non entrare in vagina, cosa che in circa 60 casi non mi è ancora capitata, anche se una volta ci sono andato vicino, temo, perché la paziente ha avuto un granuloma del setto retto-vaginale che le ha causato dolore per anni. Il vantaggio della Block comunque è che non dovrebbe danneggiare gli sfinteri, data la brevità della dilatazione anale, né dare emorragie importanti, perché non si asporta tessuto e non si lasciano le "classiche" ferite chirurgiche, né chiuse né aperte.

Bene, detto questo... Vedo una paziente di oltre settant'anni, alla quale era morta da poco l'anzianissima madre. Ha stipsi "rettale" (all'epoca l'ostruita defecazione si chiamava così) e intensa proctalgia.

Perché abbia dolore non si capisce. Tanto che a un certo punto, dopo vari esami negativi, decido di fare una valutazione in narcosi. Leggera anestesia generale: esploro e palpo al meglio per dieci minuti buoni. Niente. Spero in un ascesso cronico. Macchè. L'unica cosa è un rettocele: la parete anteriore del retto, più che nella visita in ambulatorio, cede sotto al dito per 3-4 cm, rivelando la tipica sacca anteriore. Decido di farle una Block. Dopo 20 minuti la sutura continua è terminata e il rettocele obliterato. Mi levo i guanti, la paziente si sveglia, tutto normale.

In seconda giornata l'evacuazione: feci miste a sangue. Beh, capita, penso. In fondo c'è una sutura.

La notte successiva mi chiamano: rettorragia importante, sangue che esce davanti a me, rosso scuro però. Non sto tanto a riflettere sul colore: la paziente è pallida e tachicardica, bisogna fare qualcosa subito. Le metto il solito Foley per tamponare il retto: tra poco l'emorragia si ferma, penso.

Invece no, non si ferma, la paziente continua a sanguinare dal catetere. Mi meraviglio e mi preoccupo.

Voi che leggete... fermatevi. Fate le vostre ipotesi.

Il giorno dopo organizzo una colonscopia. Nulla nel retto. La sutura è a posto e non sanguina. Niente nel sigma. Più su c'è qualcosa però: il discendente è pieno di ulcere sanguinanti, con la mucosa molto sofferente. Colite ischemica! Evidentemente l'ipotensione dell'anestesia, in una donna anziana, già affetta da arteriosclerosi e con ipoperfusione del viscere... Questa l'ipotesi più probabile.

Dopo tre giorni, poiché il sanguinamento continua, non ci resta che fare una emicolectomia sinistra. Dopo una settimana la paziente esce. Dopo due mesi sta bene. Mi danno sue notizie dopo un anno: ha sempre proctalgia e ancora piange per la morte della madre.

Sono andato da poco a rivedermi la letteratura e ho trovato che Medina e coll. (2004) hanno dovuto operare di resezione del colon 12 dei loro 18 casi di colite ischemica acuta.

8.10.2 La seconda (Fig. 8.16)

Sempre una donna. Sempre eretistica, ansiosa. Più ancora della precedente. A questa non è morto nessuno, ha due genitori premurosi... È così di carattere. Ed è giovane, 28 anni. Una brava ragazza, graziosa, ma parecchio agitata.

Il suo problema è che passa metà della sua giornata in bagno cercando di evacuare. Ha un dolicosigma e una storia di anoressia e di disturbi dell'alimentazione. È magra come un chiodo.

Arriva da noi in questo millennio, nel senso che non è più fine '900 come per la paziente descritta prima. Siamo esperti in ecografia transanale, in psicosomatica della stipsi e tante cose ancora. Siamo nell'era della chirurgia tecnologica. E infatti la paziente ha subìto un intervento, la STARR, che si presenta come la "nuova frontiera" per l'ostruita defecazione.

Ha visto un chirurgo e si è lasciata convincere: "Signorina, ha un prolasso mucoso interno del retto. Va tolto subito, prima che esca fuori dall'ano e diventi grosso come un melone" le fa il collega (così racconta la ragazza, testualmente).

Mentre è in sala operatoria per la STARR, coi genitori fuori in sala d'attesa, il chirurgo esce, vestito di verde, e (così continuano i genitori) dice al padre e alla madre: "Vostra figlia ha anche un dolicosigma, ho fatto la STARR ma occorre resecare parte del colon, altrimenti resterà stitica. Siccome è addormentata serve il vostro consenso. C'è con me un chirurgo laparoscopista e faremo l'intervento senza cicatrici antiestetiche". "Faccia, faccia tutto quello che serve", rispondono loro.

E così viene asportato il sigma.

In quinta giornata la ragazza ha febbre e forti dolori addominali. Il chirurgo però non ritiene vi siano motivi per allarmarsi.

Dopo due giorni la paziente, che sta sempre peggio, firma la cartella ed esce, va in ambulanza in un altro ospedale, è peritonitica per una deiscenza della sutura rettale. La rioperano: ileostomia d'urgenza.

Dopo un paio di mesi le chiudono la stomia. Purtroppo ha gli stessi disturbi di prima, sta peggio anzi, evacua con estrema difficoltà. Una rettoscopia mostra una stenosi del retto, le consigliano dilatazioni, ma lei non è convinta, telefona al suo primo chirurgo, che le dice di tornare subito da lui.

Lei ubbidisce. Le organizzano una colonscopia d'urgenza, vogliono vedere com'è e dov'è esattamente la stenosi. Probabilmente la vogliono dilatare. Ma la ragazza è sfortunata: durante l'esame si perfora l'intestino. Di nuovo un'ileostomia d'urgenza. Sono passati solo cinque mesi dalla STARR e siamo già a quattro operazioni.

Se Dio vuole anche stavolta si chiude l'ileostomia. Non c'è più il sacchetto, è già qualcosa (due volte con l'ano artificiale... la paziente si era parecchio depressa) ma siamo daccapo con i disturbi. Stavolta ha anche forti dolori addominali. "Colpa delle aderenze" le dicono i chirurghi del secondo intervento, "e della stenosi rettale. Bisogna dilatarla".

Ma lei fugge ancora. Adesso (finalmente) va da uno specialista, un bravo coloproctologo. Il quale le dice (più o meno, non ho le intercettazioni... i virgolettati vengono sempre dai racconti della paziente): "Signorina, lei non ha solo una stenosi, ma ha soprattutto un prolasso mucoso che ostruisce il retto e non le permette di evacuare. Bisogna levarlo" e le fa una Delorme interna, cioè una prolassectomia manuale transanale con plicatura della muscolare sottostante.

Il decorso postoperatorio è buono. Ma, a casa, ancora non va bene. "C'è un problema serio bisogna rioperare", dice lo specialista al controllo dopo averla visitata.

Ed è a questo punto che la ragazza e i suoi genitori fanno un altro "viaggio della speranza" e ven-

gono da me a Roma. Mi rendo subito conto, dalla storia pre-chirurgica (anoressia ecc.) e dal suo stato mentale, che alla base di tutto c'è un colon irritabile psicogeno e che la ragazza fin dall'inizio non andava operata per un banale prolasso interno.

Del resto, siamo sinceri... non andava neanche operata la mia vecchietta del caso precedente. Vedete come siamo a volte noi chirurghi?

Secondo voi, alla visita, che cosa ho trovato? Riassumo: STARR, deiscenza rettale, perforazione intestinale, due stomie, Delorme. E ora una pausa, per darvi il tempo di pensare.

Metto la paziente in posizione di Sims e le faccio un'esplorazione rettale.

La punta del dito mi si blocca contro un ostacolo. Metto il proctoscopio pediatrico e a 6 cm dall'ano trovo una stenosi serrata. La mucosa è mammellonata e iperemica, qualcosa flotta nel lume: è un punto metallico, lo asporto. Ne sento altri col dito. E poi li vedo con l'ecografia transvaginale e transanale. Li mostro ai genitori. "C'è ancora la stenosi, va dilatata, proviamo a farlo dopo aver messo dell'Emla, così sentirà poco dolore. Ma credo che poi lo dovrà rifare in sala operatoria, in anestesia".

E così andò: due dilatazioni (per correttezza concordate con l'ultimo chirurgo, lo specialista, che conoscevo bene), altre due agrapphes asportate, dilatazione della stenosi fino a far passare (quasi) un proctoscopio normale.

"Va meglio", dico ai genitori mentre la ragazza è in sala risveglio "ma ne servirà una terza, c'è un cercine fibroso e lo voglio resecare, basteranno pochi colpi di elettrobisturi e forse qualche punto". Ci diamo appuntamento per la settimana successiva. Dopo tre giorni chiama la madre: "Mia figlia ora non se la sente, rimandiamo". "Va bene, signora" e quasi tiro un sospiro di sollievo, non avevo dei buoni presentimenti. Dentro di me sentivo che alla fine del tunnel poteva esserci qualcosa come una anastomosi colo-anale, quel retto ormai era rovinato. Ma sarebbe un intervento pesante, mi dicevo, ne ha già fatti quasi dieci in un anno... con tutte le aderenze... mi sa che questa ragazza non ne uscirà mai.

Non hanno chiamato più.

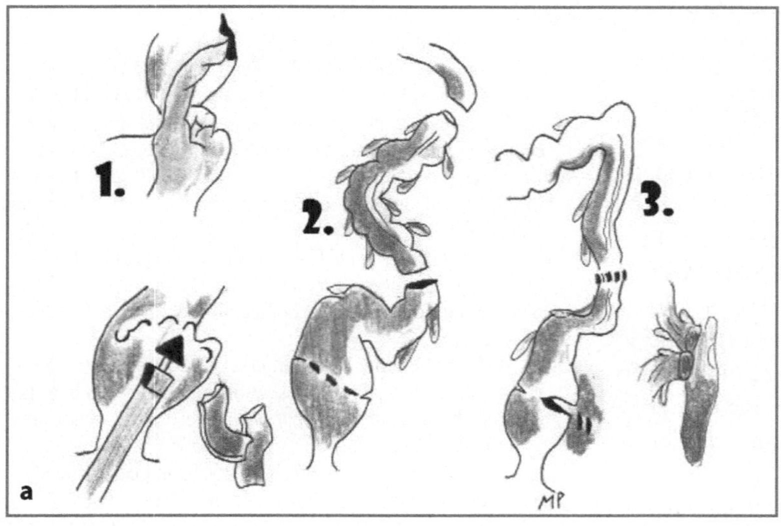

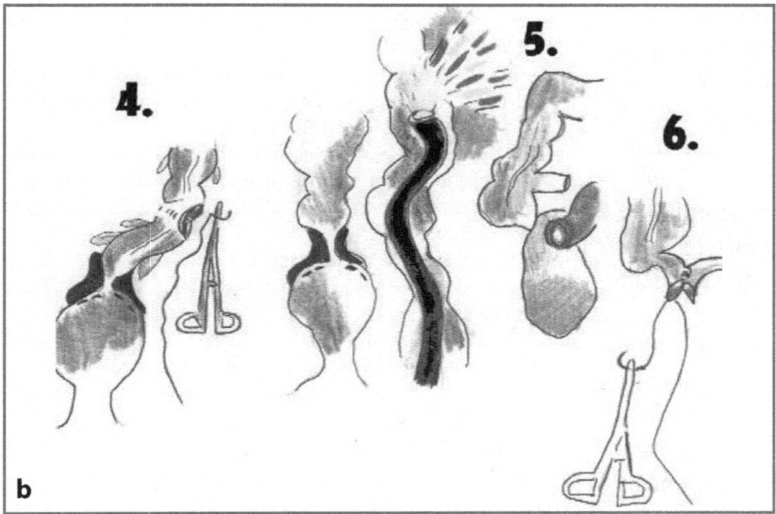

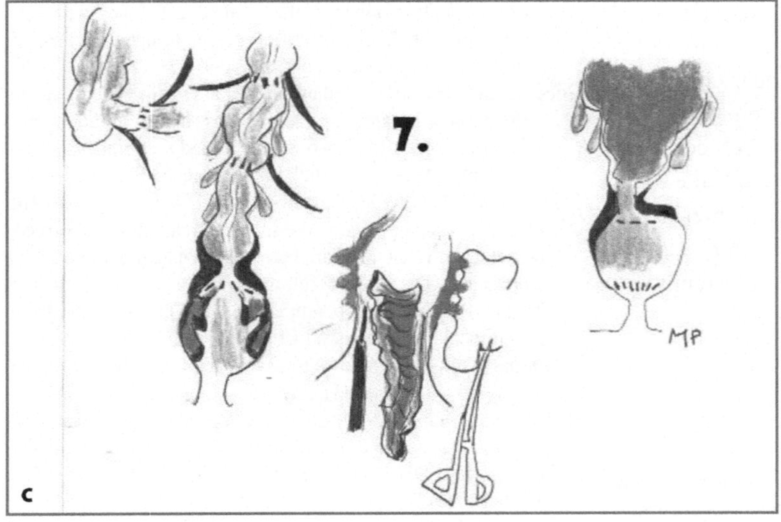

Fig. 8.16 a-c Schema che mostra i diversi interventi a cui è stata sottoposta una paziente di 28 anni dopo STARR e sigmoidectomia laparoscopica per stipsi cronica, dolicocolon e prolasso mucoso interno del retto. **a** I disegni 1, 2 e 3 mostrano la diagnosi eseguita con l'esplorazione rettale, il primo duplice intervento e la complicanza postoperatoria: deiscenza della sutura rettale da STARR con peritonite, che ha richiesto una stomia escludente. **b** I disegni 4, 5 e 6 mostrano la chiusura della stomia, la seconda complicanza, ovvero perforazione durante colonscopia, ileostomia escludente d'urgenza e chiusura della stessa. Da notare che nei periodi "liberi da operazione", la paziente ha sofferto di sintomi ingravescenti: dolori addominali e stipsi. **c** Il disegno 7 mostra l'ultimo intervento eseguito prima che la paziente venisse alla nostra osservazione: una prolassectomia interna secondo Delorme-Rehn, per prolasso rettale interno recidivo e stenosi rettale. L'operazione non ha avuto l'esito sperato e siamo dovuti intervenire con dilatazioni in narcosi per curare la stenosi recidiva (i disegni sono apparsi sul sito della Società Italiana di Chirurgia Colo-Rettale: www.siccr.org)

Sommario

Emorragia, sepsi locale con deiscenza delle suture e conseguente stenosi anorettale sono le complicanze più frequenti dopo chirurgia transanale o transperineale per ostruita defecazione.

L'emorragia può richiedere un reintervento d'urgenza con una re-sutura, la sepsi pelvica può rendere necessaria una colostomia escludente. La sepsi locale è meno frequente se si fa una plastica del rettocele con protesi transperineale riassorbibile, biologica o artificiale. La stenosi si cura spesso con le dilatazioni anali, eventualmente in narcosi, più di rado richiede una anoplastica.

Anche l'incontinenza fecale rappresenta un problema, più spesso pre-esistente che *de novo*. È più frequente dopo gli interventi transanali ed è dovuta allo stiramento intraoperatorio degli sfinteri anali, ma soprattutto alla riduzione della *compliance* del serbatoio rettale, dopo Delorme interna o dopo STARR. A volte è curabile con iniezione di agenti volumizzanti o con riabilitazione sfinteriale.

La dispareunia, non rara dopo levatorplastica anteriore per rettocele, e soprattutto la proctalgia cronica possono danneggiare la qualità di vita delle pazienti.

Dopo STARR la defecazione dolorosa può colpire il 20% degli operati e potrebbe essere legata allo stimolo cronico dei punti metallici ritenuti sulla rete nervosa che tappezza gli elevatori anali. La Transtar potrebbe dare meno rischio di proctalgia e dà meno urgenza defecatoria, ma è un intervento costoso. Per il rischio di complicanze, vanno entrambe riservate agli specialisti. L'asportazione delle agrapphes spesso non risolve la proctalgia e i reinterventi dopo STARR sono gravati da frequente insuccesso nei pazienti con elevata componente psicosomatica.

Lo "schema dell'Iceberg", basato sul concetto che i disturbi sono spesso dovuti a cause occulte piuttosto che al rettocele o al prolasso mucoso interno del retto, è utile sia per le indicazioni alla chirurgia sia per la prevenzione delle complicanze, ad esempio in caso di concomitante anismo o enterocele.

Letture consigliate

Alabiso ME, Grassi R, Fioroni C et al (2008) Iatrogenic rectal diverticulum in patients treated with transanal stapled techniques. Radiol Med 113:887-894

Altomare D, Pucciani F (2008) Rectal Prolapse - Diagnosis and Clinical Management. Springer, Milan

Ambe P, Köhler L, Janghorban-Esfahani B et al (2010) Double-stapled transanal rectotomy (STARR procedure) for obstructed defecation syndrome seems to have a low degree of acceptance amongst older surgeons. Int J Colorectal Dis 25:915

Angelone G, Giardiello C, Prota C (2006) Stapled hemorrhoidopexy. Complications and 2-year follow-up. Chir Ital 58:753–760

Arroyo A, González-Argenté FX, García-Domingo M et al (2008) Prospective multicentre clinical trial of stapled transanal rectal resection for obstructive defaecation syndrome. Br J Surg 95:1521-1527

Arroyo A, Pérez-Vicente F, Serrano P et al (2007) Evaluation of the stapled transanal rectal resection technique with two staplers in the treatment of obstructive defecation syndrome. J Am Coll Surg 204:56-63

Ayabaca SM, Zbar AP, Pescatori M (2006) Anal continence after rectocele repair. Dis Colon Rectum 45:63-69

Bassi R, Rademacher J, Savoia A (2006) Rectovaginal fistula after STARR procedure complicated by haematoma of the posterior vaginal wall: report of a case. Tech Coloproctol 10:361-363

Beco J (2008) Interest of retro-anal levator plate myorrhaphy in selected cases of descending perineum syndrome with positive anti-sagging test. BMC Surg 8:13

Berman IR, Harris MS, Rabeler MB (1990) Delorme's transrectal excision for internal rectal prolapse. Patient selection, technique, and three-year follow-up. Dis Colon Rectum 33:573-580

Binda GA, Pescatori M, Romano G (2005) The dark side of double-stapled transanal rectal resection. Dis Colon Rectum 48:1830-1831

Boccasanta P, Venturi M, Calabro G et al (2008) Stapled transanal rectal resection in solitary rectal ulcer associated with prolapse of the rectum: a prospective study. Dis Colon Rectum 51:348-354

Boccasanta P, Venturi M, Roviaro G (2007) Stapled transanal rectal resection versus stapled anopexy in the cure of hemorrhoids associated with rectal prolapse. A randomized controlled trial. Int J Colorectal Dis 22:245-251

Boccasanta P, Venturi M, Barbieri S, Roviaro G (2006) Impact of new technologies on the clinical and functional outcome of Altemeier's procedure: a randomized controlled trial. Dis Colon Rectum 49: 652-660

Boccasanta P, Venturi M, Salamina G et al (2004) New trends in the surgical treatment of outlet obstruction. Clinical and functional results of two novel stapled techniques from a randomized controlled trial. Int J Colorectal Dis 19:359-369

Boccasanta P, Venturi M, Roviaro G (2011) What is the benefit of a new stapler device in the surgical treatment of obstructed defecation? Three-year outcomes from a randomized controlled trial. Dis Colon Rectum 54:77-84

Boccasanta P, Venturi M, Salamina G et al (2004) New trends in the surgical treatment of outlet obstruction: clinical and functional results of two novel transanal stapled techniques from a randomised controlled trial. Int J Colorectal Dis 19:359-369

Boccasanta P, Venturi M, Stuto A et al (2004) Stapled transanal rectal resection for outlet obstruction: a prospective, multi-center trial. Dis Colon Rectum 47:1285-1296; discussion 1296-1297

Bouchoucha M, Devroede G, Arsac M (2004) Anismus: a marker of multi-site functional disorders? Int J Colorectal Dis 19:374-379

Carriero A, Picchio M, Martellucci J et al (2010) Laparoscopic correction of enterocele associated to stapled transanal rectal resection for obstructed defecation syndrome. Int J Colorectal Dis 25:381-387

Church JM (2003) The application of percutaneous endoscopic colostomy to the management of obstructed defecation (commented summary). Tech Coloproctol 7:121

Corman ML, Carriero A, Hager T et al (2006) Consensus conference on the stapled transanal rectal resection (STARR) for disordered defaecation. Colorectal Dis 8:98-101

D'Avolio M, Ferrara A, Chimenti C (2005) Transanal rectocele repair using EndoGIA: short-term results of a prospective study. Tech Coloproctol 9:108-114

de la Portilla F, Rada R, Vega J et al (2010) Transanal rectocele repair using linear stapler and bioabsorbable staple line reinforcement material: short-term results of a prospective study. Dis Colon Rectum 53:88-92

De Nardi P, Bottini C, Faticanti Scucchi L et al (2007) Proctalgia in a patient with staples retained in the puborectalis muscle after STARR operation. Tech Coloproctol 11:353-356

Dodi G, Pietroletti R, Milito G et al (2003) Bleeding, incontinence, pain and constipation after STARR transanal double stapling rectotomy for obstructed defecation. Tech Coloproctol 7:148-153

Eléouet M, Siproudhis L, Guillou N et al (2010) Chronic posterior tibial nerve transcutaneous electrical nerve stimulation (TENS) to treat fecal incontinence (FI). Int J Colorectal Dis 25:1127-1132

Ellis CN (2004) Anterior levatorplasty for the treatment of chronic anal fissures in females with a rectocele: a randomized, controlled trial. Dis Colon Rectum 47:1170-1173

Ellis CN (2007) Stapled transanal rectal resection (STARR) for rectocele. J Gastrointest Surg 11:153-154

Ellis CN (2010) Outcomes after the repair of rectoceles with transperineal insertion of a bioprosthetic graft. Dis Colon Rectum 53:213-218

Farid M, Youssef T, Mahdy T et al (2009) Comparative study between botulinum toxin injection and partial division of puborectalis for treating anismus. Int J Colorectal Dis 24:327-334

Farouk R, Bhardwaj R, Phillips RK (2009) Stapled transanal resection of the rectum (STARR) for the obstructed defaecation syndrome. Ann R Coll Surg Engl 91:287-291

Frascio M, Stabilini C, Ricci B et al (2008) Stapled transanal rectal resection for outlet obstruction syndrome: results and follow-up. World J Surg 32:1110-1115

Gagliardi G, Pescatori M, Altomare DF et al, Italian Society of Colo-Rectal Surgery (SICCR) (2008) Results, outcome predictors, and complications after stapled transanal rectal resection for obstructed defecation. Dis Colon Rectum 51:186-195; discussion 195

Gelos M, Frommhold K, Mann B (2010) Severe mesorectal bleeding after stapled transanal rectal resection (STARR-operation) using the 'Contour Transtar curved cutter stapler'. Colorectal Dis 12:265-266

Goede A, Glancy D, Carter H et al (2010) Medium term results of stapled transanal rectal resection (STARR) for obstructed defecation and symptomatic rectal-anal intussusception. Colorectal Dis 31[Epub ahead of print]

Grassi R, Romano S, Micera O et al (2005) Radiographic findings of post-operative double stapled trans anal rectal resection (STARR) in patient with obstructed defecation syndrome (ODS). Eur J Radiol 53:410-416

Guarnieri A, Cesaretti M, Tirone A et al (2008) Stapled transanal rectal resection (STARR) in the treatment of rectocele: personal experience. Chir Ital 60:243-248

Habr-Gama A, e Sous AH Jr, Roveló JM et al (2003) Stapled hemorrhoidectomy: initial experience of a Latin American group. J Gastrointest Surg 7:809-813

Hammond KL, Ellis CN (2010) Outcomes after transanal repair of rectoceles. Dis Colon Rectum 53:83-87

Harmston C, Jones OM, Cunningham C, Lindsey I (2010) Comment on: Stapled transanal resection of the rectum (STARR) for obstructed defaecation syndrome. Ann R Coll Surg Engl 92:85-86

Ignjatovic A, Saunders BP, Harbin L, Clark S (2010) Solitary 'rectal' ulcer syndrome in the sigmoid colon. Colorectal Dis 12:1163-1164

Isbert C, Reibetanz J, Jayne DG et al (2010) Comparative study of Contour Transtar and STARR procedure for the treatment of obstructed defecation syndrome (ODS)—feasibility, morbidity and early functional results. Colorectal Dis 12:901-908

Jayne DG, Schwandner O, Stuto A (2009) Stapled transanal rectal resection for obstructed defecation syndrome: one-year results of the European STARR Registry. Dis Colon Rectum 52:1205-12012; discussion 1212-1214

Jeyarajah S, Chow A, Ziprin P et al (2010) Proctalgia fugax, an evidence-based management pathway. Int J Colorectal Dis 25:1037-1046

Kessler M, Joos AK, Bussen D (2008) Rare complication after STARR operation. Chirurg 79:580-583

Lacima G, Pera M, Valls-Solé J et al (2006) Electrophysiologic studies and clinical findings in females with combined fecal and urinary incontinence: a prospective study. Dis Colon Rectum 49:353-359

Lang RA, Buhmann S, Lautenschlager C et al (2010) Stapled transanal rectal resection for symptomatic intussusception: morphological and functional outcome. Surg Endosc 24:1969-1975

Lenisa L, Schwandner O, Stuto A et al (2009) STARR with Contour Transtar: prospective multicentre European study. Colorectal Dis 11:821-827

Liberman H, Hughes C, Dippolito A (2000) Evaluation and outcome of the Delorme procedure in the treatment of rectal outlet obstruction. Dis Colon Rectum 43:188-192

Lovatsis D, Drutz HP (2002) Safety and efficacy of sacrospinous vault suspension. Int Urogynecol J Pelvic Floor Dysfunct 13:308-313

Madbouly KM, Abbas KS, Hussein AM (2010) Disappointing long-term outcomes after stapled transanal rectal resection for obstructed defecation. World J Surg 34:2191-2196

Mathur P, Ng KH, Seow-Choen F (2004) Stapled mucosectomy for rectocele repair: a preliminary report. Dis Colon Rectum 47:1978-1980; discussion 1980-1981

McDonald PJ, Bona R, Cohen CR (2004) Rectovaginal fistula after stapled haemorrhoidopexy. Colorectal Dis 6:64-65

Medina C, Vilaseca J, Videla S et al (2004) Outcome of patients with ischemic colitis: review of fifty-three cases. Dis Colon Rectum 47:180-184

Mercer-Jones MA, Sprowson A, Varma JS (2004) Outcome after transperineal mesh repair of rectocele: a case series. Dis Colon Rectum 47:864-868

Meurette G, Wong M, Frampas E et al (2010) Anatomical and

functional results after stapled transanal rectal resection (STARR) for obstructed defaecation syndrome. Colorectal Dis 21 in press

Mongardini M, Pappalardo G (2003) The use of Floseal in the prevention and treatment of intra- and post-operative hemorrhage in the surgical treatment of hemorrhoids and colporectocele. Preliminary results. G Chir 24:377-381

Morio O, Meurette G, Desfourneaux V et al (2005) Anorectal physiology in solitary ulcer syndrome: a case-matched series. Dis Colon Rectum 48:1917-1922

Naldini G (2011) Serious unconventional complications of surgery with stapler for haemorrhoidal prolapse and obstructed defecation due to rectocele and rectal intussusception. Colorectal Dis 13:323-327

Ommer A, Albrecht K, Wenger F, et al (2006) Stapled transanal rectal resection (STARR): a new option in the treatment of obstructive defecation syndrome. Langenbecks Arch Surg 391:32-37

Patel CB, Ragupathi M, Bhoot NH et al (2011) Patient satisfaction and symptomatic outcomes following stapled transanal rectal resection for obstructed defecation syndrome. J Surg Res 165:e15-e21

Pechlivanides G, Tsiaoussis J, Athanasakis E et al (2007) Stapled transanal rectal resection (STARR) to reverse the anatomic disorders of pelvic floor dyssynergia. World J Surg 31:1329-1335

Pescatori M (2011) STARR and the older surgeon: what makes the difference? Int J Colorectal Dis. 2011 in press

Pescatori M, Boffi F, Russo A, Zbar AP (2006) Complications and recurrence after excision of rectal internal mucosal prolapse for obstructed defaecation. Int J Colorectal Dis 21:160-165

Pescatori M, Dodi G, Salafia C, Zbar AP (2005) Rectovaginal fistula after double-stapled transanal rectotomy (STARR) for obstructed defaecation. Int J Colorectal Dis 20:83-85

Pescatori M, Favetta U, Dedola S, Orsini S (1997) Transanal stapled excision of rectal mucosa prolapse. Tech Coloproctol 1:96-98

Pescatori M, Gagliardi G (2008) Postoperative complications after procedure for prolapsed hemorrhoids (PPH) and stapled transanal rectal resection (STARR) procedures. Tech Coloproctol 12:7-19

Pescatori M, Milito G, Fiorino M, Cadeddu F (2009) Complications and reinterventions after surgery for obstructed defecation. Int J Colorectal Dis 24:951-959

Pescatori M, Quondamcarlo C (1999) Prevention of intraoperative complications during stapled excision of rectal mucosal prolapse. Tech Coloproctol 3:103-104

Pescatori M, Spyrou M, Pulvirenti d'Urso A (2006) A prospective evaluation of occult disorders in obstructed defecation using the 'iceberg diagram'. Colorectal Dis 8:785-789

Pescatori M, Aigner F (2007) Stapled transanal rectal mucosectomy ten years after. Tech Coloproctol 11:1-6

Pescatori M, Zbar AP (2009) Reinterventions after complicated or failed STARR procedure. Int J Colorectal Dis 24:87-96

Pizzetti D, Annibali R, Bufo A et al (2005) Colonic hydrotherapy for obstructed defecation. Colorectal Dis 7:107-108

Privitera A, Smyrk TC, Dozois EJ (2010) Three-quadrant mucosal excision for solitary rectal ulcer syndrome. Tech Coloproctol 14:187-188

Ram E, Alper D, Atar E et al (2010) Stapled transanal rectal resection: a new surgical treatment for obstructed defecation syndrome. Isr Med Assoc J 12:74-77

Regadas FS, Regadas SM, Rodrigues LV et al (2005) New devices for stapled rectal mucosectomy: a multicenter experience. Tech Coloproctol 9:243-246

Regadas FS, Regadas SM, Rodrigues LV et al (2005) Transanal repair of rectocele and full rectal mucosectomy with one circular stapler: a novel surgical technique. Tech Coloproctol 9:63-66

Reibetanz J, Boenicke L, Kim M et al (2011) Enterocele is not a contraindication to stapled transanal surgery fr outlet obstruction: an analysis of 170 patients Colorect Dis 13:e131-e136

Renzi A, Talento P, Giardiello C et al (2008) Stapled trans-anal rectal resection (STARR) by a new dedicated device for the surgical treatment of obstructed defaecation syndrome caused by rectal intussusception and rectocele: early results of a multicenter prospective study. Int J Colorectal Dis 23:999-1005

Rosen A (2010) Obstructed defecation syndrome: diagnosis and therapeutic options, with special focus on the STARR procedure. Isr Med Assoc J 12:104-106

Scarcliff SD, Parker M (2010) Efficacy of stapled transanal rectal resection (STARR) for the treatment of obstructive defecation syndrome. Dis Colon Rectum 53:591

Scarcliff SD, Parker M, Birmingham AL (2010) The American Society of Colon and Rectal Surgeons Annual Meeting May 15–19, 2010. Minneapolis, Minnesota. Poster: Efficacy of Stapled Transanal Rectal Resection for the Treatment of Obstructive Defecation Syndrome

Schiano di Visconte M, Piccin A, Di Bella R et al (2006) Cost-revenue analysis in the surgical treatment of the obstructed defecation syndrome. Chir Ital 58:743-752

Schwandner O (2011) Conversion in transanal stapling techniques for haemorrhoids and anorectal prolapse. Colorectal Dis 13:87-93

Schwandner O, Fürst A (2008) Actual Role of Stapled Transanal Rectal Resection (STARR) for obstructed defecation syndrome. Zentralbl Chir 133:116-122

Schwandner O, Fürst A, German STARR Registry Study Group (2010) Assessing the safety, effectiveness, and quality of life after the STARR procedure for obstructed defecation: results of the German STARR registry. Langenbecks Arch Surg 395:505-513

Schwandner O, Stuto A, Jayne D et al (2008) Decision-making algorithm for the STARR procedure in obstructed defecation syndrome: position statement of the group of STARR Pioneers. Surg Innov 15:105-109

Sciaudone G, Di Stazio C, Guadagni I, Selvaggi F (2008) Rectal diverticulum: a new complication of STARR procedure for obstructed defecation. Tech Coloproctol 12:61-63

Smart NJ, Mercer-Jones MA (2007) Functional outcome after transperineal rectocele repair with porcine dermal collagen implant. Dis Colon Rectum 50:1422-1427

Song K-H, Lee D-S, Shin J-K et al (2011) Clinical outcomes of stapled transanal rectal resection (STARR) for obstructed defecation syndrome (ODS): a single institution experience in South Korea. Int J Colorectal Dis 26:693:698

Spyrou M, De Nardi P (2005) The last images. Fecal incontinence after stapled transanal rectotomy managed with Durasphere injection. Tech Coloproctol 9:87

Stolfi VM, Micossi C, Sileri P et al (2009) Retroperitoneal sepsis with mediastinal and subcutaneous emphysema complicating stapled transanal rectal resection (STARR). Tech Coloproctol 13:69-71

Torres C, Khaikin M, Bracho J et al (2007) Solitary rectal ulcer syndrome: clinical findings, surgical treatment, and outcomes. Int J Colorectal Dis 22:1389-1393

Trompetto M, Clerico G, Realis Luc A et al (2006) Transanal Delorme procedure for treatment of rectocele associated with rectal intussusception. Tech Coloproctol 10:389

Tseng CA, Chen LT, Tsai KB et al (2004) Acute hemorrhagic rectal ulcer syndrome: a new clinical entity? Report of 19 cases and review of the literature. Dis Colon Rectum 47:895-903; discussion 903-905

Vermeulen J, Lange JF, Sikkenk AC, van der Harst E (2005) Anterolateral rectopexy for correction of rectoceles leads to good anatomical but poor functional results. Tech Coloproctol 9:35-41; discussion 41

Wadhawan H, Shorthouse AJ, Brown SR (2010) Surgery for obstructed defaecation: does the use of the Contour device (Trans-STARR) improve results? Colorectal Dis 12:885-890

Williams NS, Dvorkin LS, Giordano P et al (2005) EXternal Pelvic REctal SuSpension (Express procedure) for rectal intussusception, with and without rectocele repair. Br J Surg 92:598-604

Yagnik V (2011) Solitary 'rectal' ulcer syndrome in the sigmoid colon. Colorectal Dis 13:344

Zbar AP, Lienemann A, Fritsch H et al (2003) Rectocele: pathogenesis and surgical management. Int J Colorectal Dis18:369-384

Zehler O, Vashist YK, Bogoevski D et al (2010) Quo vadis STARR? A prospective long-term follow-up of stapled transanal rectal resection for obstructed defecation syndrome. J Gastrointest Surg 14:1349-1354

Zhang B, Ding JH, Yin SH et al (2010) Stapled transanal rectal resection for obstructed defecation syndrome associated with rectocele and rectal intussusception. World J Gastroenterol 16:2542-2548

Zhao K, Ding JH, Song WL et al (2009) Application of stapled transanal rectum resection in the treatment of obstructed defecation syndrome. Zhonghua Wai Ke Za Zhi 47:1846-1848

Incontinenza fecale

9

9.1 Introduzione

Dal 1972, anno in cui mi sono laureato, al 1981, quando sono partito per il St Mark's Hospital, ho visto solo due pazienti con incontinenza anale. Due in 10 anni. Dal 1982 al 2010 invece (dopo che mi hanno insegnato come studiarli e curarli) ne ho visti più di mille.

Questo per dire che i pazienti con questo problema ci sono e sono molti, più di quanto pensiamo. Ma bisogna avere pazienza e saperli interrogare, parecchi si vergognano di "perdere" l'aria, il muco o le feci. E bisogna poter fare la manometria, l'ecografia transanale e altro ancora per studiare i loro sfinteri. E si deve sapere come aiutarli. Innanzitutto con terapia conservativa, in primis la riabilitazione. Pochi vanno operati, il 10-15%, secondo i dati dell'Annual Report delle Unità di Colonproctologia SICCR, la Società Italiana di Chirurgica Colorettale, pubblicati ogni anno su *Techniques in Coloproctology* dai colleghi Bruni e Occelli. O meno ancora: l'1%, secondo quanto afferma l'esperto inglese David Bartolo, in un *consensus paper* sulla stessa rivista, primo nome Baeten, nel 2007.

Infine, ecco il perché di questo capitolo, si deve essere in grado di curare le loro complicanze postoperatorie.

Ci sono alcuni interventi che comportano molte (troppe) complicanze. E anche imprevisti, come un pace-maker che non si accende o una protesi che si rompe. Di conseguenza o non si fanno quasi più o vanno verso il declino, tanto che ne accennerò appena nel capitolo. Mi riferisco alla graciloplastica elettrostimolata e all'impianto di sfintere artificiale, due metodi molto costosi e decisamente in ribasso.

Come in altri campi della chirurgia, anche per l'incontinenza fecale negli ultimi dieci anni le cose sono cambiate, almeno nella parte ricca del mondo. Varie sono le *innovations* che hanno dimostrato di essere utili, come la neuromodulazione sacrale e, in minor misura, gli agenti volumizzanti. Tuttavia le plastiche sfinteriali con ago e filo ancora si fanno nei casi in cui sono indicate. E occorre ricordare che va bene il progresso tecnologico, ma, come per l'ostruita defecazione, l'approccio olistico ha la sua importanza anche per l'incontinenza fecale. Lo ha di recente riferito una rivista autorevole come il *British Journal of Surgery* (Chatoor et al., 2007).

Di queste tecniche, *low cost* e *high cost* descriveremo le complicanze e il modo per prevenirle e curarle. Dati i numeri di cui sopra, circa 1200 pazienti visti e oltre 200 operati, credo di avere abbastanza esperienza personale per riferirvi notizie utili. Naturalmente la integrerò con i dati della letteratura. Anziché una sequenza di paragrafi sulle diverse complicanze, le tratterò adottando il sistema dell'operazione in diretta, che spero sia più avvincente per chi legge.

9.2 Complicanze dopo plicatura posteriore o totale del pavimento pelvico (intervento in diretta) (Fig. 9.1)

La tecnica è anche nota come *post-anal repair* (PAR) o intervento di Parks. Il TPFR invece, o *total pelvic floor repair*, non è altro che un PAR con levatorplastica e sfinteroplastica anteriore.

Una recente *consensus conference* organizzata da Donato Altomare, moderata da Norman Williams e pubblicata su Techniques in Coloproctology (Baeten et al., 2007), ha posto il problema se il PAR avesse ancora un ruolo. La

M. Pescatori, *Prevenzione e trattamento delle complicanze in chirurgia proctologica*,
© Springer-Verlag Italia 2011

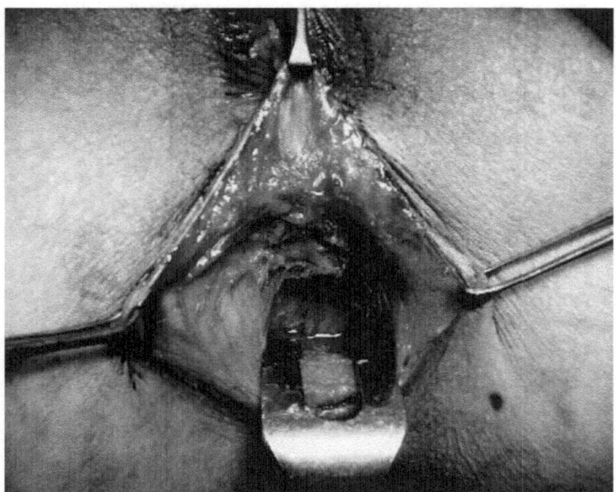

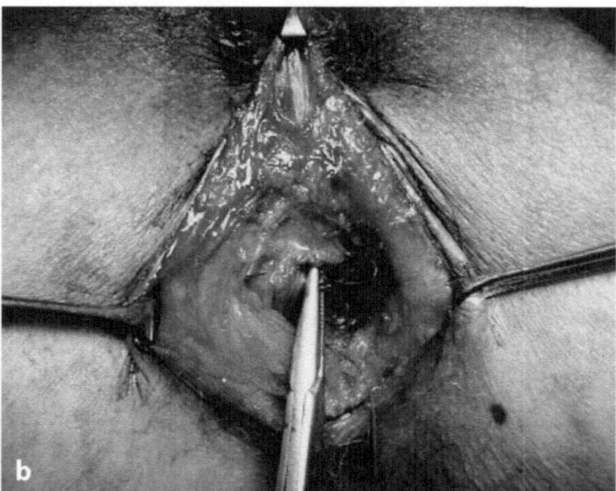

Fig. 9.1 a Plicatura posteriore del pavimento pelvico secondo Parks per incontinenza fecale neuropatica. Il divaricatore di Mathieu "stira" in basso la parte profonda dello sfintere esterno. *In alto*: il canale anale

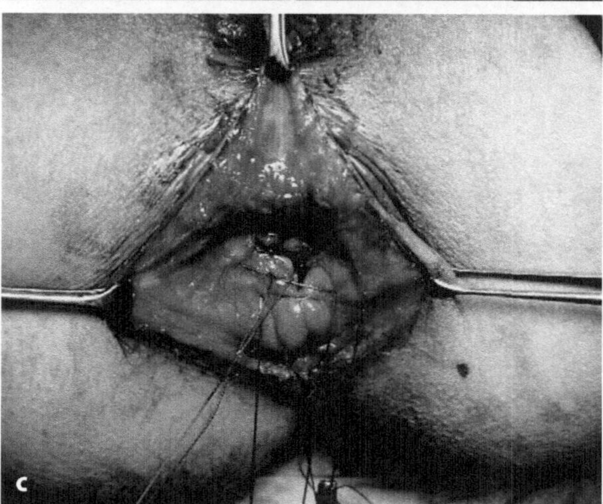

Fig. 9.1 b, c Si plica il muscolo puborettale

risposta è stata sì: però in casi selezionati ovvero pazienti anziani senza marcata distrofia sfinteriale, che non si possano sottoporre ad altre procedure più sofisticate, soprattutto per una ridotta *compliance*, cioè perché poco abili a gestire un elettro-stimolatore o un altro dispositivo.

Un articolo di Mackey e coll. (2010) ha confermato che i risultati a distanza dopo PAR sono buoni otto volte su dieci, se i pazienti hanno incontinenza neurogena e sono selezionati in base a studi di fisiologia anorettale.

Secondo la mia esperienza sono dati un po'ottimistici. Dei nostri pazienti, che oltretutto hanno spesso integrato la chirurgia con la riabilitazione, non più di metà sono continenti dopo il PAR (e quelli *perfettamente* continenti non più di un quarto).

Comunque, 25-50 o 80%... L'intervento si fa ancora ed è per questo che ne riferisco le potenziali complicanze, con il racconto in diretta di un intervento.

Eccoci in sala operatoria. Stiamo per cominciare.

Diciamo qualcosa sulla preparazione. Come vi ho raccontato nella Prefazione, è possibile che avvenga una lesione intraoperatoria del retto. Perciò è importante che si faccia eseguire al paziente una adeguata preparazione meccanica, come per un intervento maggiore sul colon-retto. So che alcune metanalisi dimostrano che potrebbe non servire la preparazione meccanica in caso di resezione, ma qui lo scopo è avere il retto vuoto di feci, in modo che un'eventuale perforazione non contamini lo spazio retrorettale. In caso di lesione del retto dovrebbe essere sufficiente una sutura immediata; se vi è stata una importante contaminazione si può considerare l'ipotesi di una sigmoidostomia escludente temporanea. Chiaro che va eseguita una antibioticoprofilassi per prevenire o ridurre al minimo i rischi di sepsi locale.

La posizione è quella litotomica, ma si può usare anche la *jack-knife*. L'anestesia è in genere spinale, poiché non pochi pazienti sono anziani o fragili e l'intervento non dura molto. La generale ha il vantaggio di poter apprezzare meglio gli sfinteri, che restano più tonici, ma io uso in genere la prima, anche perché assicura analgesia per alcune ore dopo suture potenzialmente dolorose, che coinvolgono i muscoli. Se si fa la generale, conviene, per ridurre il dolore postoperatorio, iniettare

Naropina alla fine dell'intervento e chiedere all'anestesista di mettere un elastomero.

Dopo aver inciso a V larga aperta in avanti la cute posteriore circa 4 cm dall'ano, ci aspetta subito una fase delicata, foriera di due possibili complicanze: una lesione degli sfinteri e/o del canale anale. Se accade non è certo un dramma, tuttavia meglio evitarla.

Il piano in cui deve progredire la dissezione chirurgica è quello intersfinterico, però con la nostra incisione si cade o direttamente sopra o posteriormente alla parte sottocutanea dello sfintere esterno. Dobbiamo "scavalcarla" sul davanti, senza lesionare lo sfintere, finchè non ci troviamo nel solco intersfinterico e progredire poi tra lo sfintere esterno, che ci lasciamo posteriormente, e quello interno, che ci lasciamo anteriormente.

Se stessimo operando un paziente giovane con una ragade anale (dico questo perché è in questi casi che si cerca il solco intersfinterico, per poi fare la sfinterotomia interna) non ci sarebbero molti problemi. Ma in un anziano (o più spesso in una anziana) incontinente per deficit neuropatico lo sfintere esterno è distrofico, quindi biancastro come quello interno. In più lo sfintere interno è sottile. Quindi non è facile trovare il piano giusto. Meglio dunque procedere lentamente.

Un modo semplice per differenziare gli sfinteri, visto che ci aiuta poco la differenza di colore, è quello di toccare appena le fibre muscolari con l'elettrobisturi: quelle dell'esterno faranno contrarre tutta la circonferenza anale, quelle dell'interno no. Appena entrati nel piano intersfinterico, porzione distale, ricordiamoci che il muscolo è in genere sottile. Stiamo quindi attenti a *non penetrare nel canale anale*, ovvero a non lesionarne la parte posteriore, specialmente nella porzione prossimale.

Mi è capitato due o tre volte. Se succede, il canale anale va suturato subito, meglio per via extra-anale.

Salendo nella dissezione sulla linea mediana si va verso il muscolo puborettale, circa 3 cm dall'incisione anale, massimo 4 (negli incontinenti il canale anale è corto).

Il muscolo, appena identificato, va "caricato" e spostato in basso con una piccola valva, tipo Mathieu. A questo punto si può, per via smussa con le forbici, oppure con un piccolo tampone montato, aprire lo spazio intersfinterico lateralmente a destra e a sinistra.

Siamo ora sopra al muscolo puborettale. Possiamo decidere di fermarci con la dissezione nei seguenti casi: 1) se abbiamo deciso di fare un "PAR ridotto"; 2) se abbiamo deciso di plicare anche anteriormente; 3) se la rettileinizzazione preoperatoria dell'angolo retto-anale vista alla defecografia non è molto pronunciata; 4) se il canale anale misurato alla manometria o all'ecografia non è troppo corto e non è necessario allungarlo più di tanto con l'intervento. Vi ricordo che la lunghezza del canale anale è uno dei fattori principali della continenza.

Se invece dobbiamo proseguire per fare un PAR "canonico", allora aspettiamoci di trovare, sopra al puborettale, una struttura biancastra non muscolare, la fascia di Waldeyer, che ci separa dalla pelvi sotto-peritoneale e che, come sapete, è la struttura corrispondente alla fascia di Denonvillier sul davanti.

Bene, la dobbiamo incidere orizzontalmente. Da questo momento in poi staremo attenti a non provocare una *lesione posteriore del retto*. Proseguendo nella dissezione vedremo infatti, sulla linea mediana, del tessuto giallastro adiposo e connettivale. È la propaggine distale del mesoretto posteriore.

Per procedere nello spazio retrorettale profondo e trovarci davanti la "culla" dei muscoli pubococcigeo e ileococcigeo (che poi plicheremo) dobbiamo sollevare il retto in alto con una valva. Qui è bene *non* usare un retrattore di Mathieu, perché ha le estremità ad uncino e potrebbe *lesionare il viscere*. Vi consiglio di usare una valva di Morris o una "malleabile" non troppo incurvata.

Lentamente, avendo sul davanti in alto il mesoretto posteriore sollevato dalla valva e in basso i muscoli, saliamo e apriamo i tessuti ai lati, sempre separando il retto dagli elevatori. Se siamo nel piano giusto non ci sarà sanguinamento. Se esce del sangue vuol dire che abbiamo sezionato qualche fibra muscolare ed è bene coagularla.

È in questa fase dell'intervento che ci rendiamo conto di come gli elevatori siano aderenti al retto: li separa dal retto solo uno spazio virtuale (che in caso di ascesso pelvirettale o retrorettale profondo si dilata). Ecco perché quando si fa una PPH o una STARR è facile che le agrapphes possano indovarsi sulla rete di finissime strutture nervose, che ovviamente non vediamo ma che c'è, provocando a volte proctalgia cronica. L'ultima figura del capitolo 1 mostra una situazione di questo tipo. Le terminazioni della innervazione somatica si raccolgono nel pudendo (più in basso) o nel terzo paio di nervi sacrali (più in alto) e comunicano al cervello la sensazione di pienezza del retto, come studiato e scritto dai chirurghi di Erlangen, fra cui Matzel, citati nel capitolo 2. Questi recettori comunicano anche la necessità di evacuare, provocata dal bolo fecale o (finto stimolo!) da un prolasso mucoso interno o da una intussuscezione retto-rettale o retto-anale.

Bene, scusate la nota di fisiopatologia. Sempre relativa a una complicanza postoperatoria comunque.

La fase di dissezione del PAR è finita: abbiamo separato i due piani.

In basso e indietro i muscoli elevatori, il puborettale (che è separato dagli elevatori, come dimostra un articolo di Guo et al., 2010) e lo sfintere esterno. In alto e in avanti il retto con il mesoretto posteriore. Se li andiamo a cercare (ma non lo faremo, è inutile) potremmo vedere ai due lati il terzo paio dei nervi sacrali, da una parte e dall'altra (due sottili nastrini biancastri) che corrono in alto sulla culla degli elevatori.

Ora inizia la plicatura posteriore del pavimento pelvico e mettiamo i punti dove e come descritto sui sacri testi. Riassorbibili o no?

Se siamo andati molto in alto usiamo il prolene, perché non dobbiamo cercare di far aderire una metà del pavimento pelvico all'altra… Finiremmo per lacerare i muscoli. Con i punti va costruita una sorta di rete. Se invece siamo rimasti poco sopra al puborettale metteremo del PDS o del Vicryl a lento assorbimento, perché allora sì che potremo accostare bene i muscoli che poi resteranno uno aderente all'altro.

Un errore che si può fare a questo punto è quello di passare i punti non nei muscoli striati del pavimento pelvico ma nella muscolare propria del retto, che è lì, aderente. Il che potrà poi causare una migrazione dei punti nel retto, se sono di prolene o di nylon. Mi è capitato due volte nei primi casi operati e ho sentito i fili semitesi flottare nel viscere, facendo una esplorazione rettale alla paziente.

Le conseguenze possono essere una lesione del retto (possibile, ma fortunatamente non mi è capitata) o una plastica inefficace con recidiva dell'incontinenza (questa sì, c'è stata).

Siamo alla fine dell'intervento. Si completa la sutura dei muscoli verso il basso. Non stringo troppo i nodi, per evitare ischemia e dolore. Non metto un drenaggio (di Penrose) a meno che non ci sia stato o non temo che ci possa essere un sanguinamento: l'ematoma si potrebbe poi infettare. Non suturo il sottocute, siamo in zona potenzialmente contaminata (o meglio contaminabile dalle feci che usciranno) ed è meglio non suturare troppo. Più chiuderemo gli spazi, più i germi anaerobi potranno proliferare.

La cute si sutura a croce e non a V in modo da non stirare la cute perianale e l'epitelio del canale anale posteriore basso (se non vogliamo accorciarlo dopo averlo allungato… e avere incontinenza). Soprattutto non suturo completamente la ferita cutanea, per ridurre il rischio di sepsi, anche perché i vertici dei lembi cutanei spesso vanno in ischemia o necrosi. Perciò "recento", sezione appena, insomma porto via con le forbici, il vertice cutaneo della V. Giusto mezzo centimetro, uno al massimo.

Una breve parentesi. Vediamo l'esperienza di un gruppo di chirurghi, che fanno capo a David Lubowski, australiano che ha lavorato al St Mark's Hospital con Alan Parks. È il già citato articolo di Mackey e coll. e riguarda 111 casi di PAR, solo 57 valutati a distanza però, 53 di sesso femminile. Le complicanze postoperatorie in questi 57 pazienti sono state sei (10%). L'obiettivo dello studio è stato di valutare i risultati funzionali a lungo termine, per questo gli autori non ci riferiscono tutte le complicanze ma solo alcune: un caso di trombosi venosa profonda, due di trombosi emorroidaria, uno di stipsi grave (ricoverata di nuovo in ospedale) uno di nausea e vomito grave e uno di ritenzione urinaria.

Complimenti a loro, bravi (e fortunati): nessun caso di sepsi. Almeno, in questi 57. A me ne sono capitati, e anche seri. In fondo al capitolo vedremo perché.

Per favore, ritornate ora con me in sala operatoria. Solo per poco.

Se decidiamo di fare un *total pelvic floor repair*

ovvero associare a ciò che ho fatto finora anche una plastica anteriore (ad esempio se l'eco anale preoperatoria ha mostrato una lesione anteriore ostetrica degli sfinteri) procedo con una incisione orizzontale tra ano e vagina, a concavità posteriore. Cado sui muscoli trasversi superficiali del perineo e sulla parte sottocutanea dello sfintere esterno, poi vado a cercare le due branche laterali dei muscoli elevatori, senza ischemizzare o lesionare la parete posteriore della vagina.

Cerco di coagulare il meno possibile. Se c'è sanguinamento aspetto la coagulazione naturale o comprimo con una garza imbevuta di adrenalina. Quando, dopo la plastica dello sfintere esterno, suturo le due branche laterali del puborettale una all'altra, lo faccio con dei punti a U e non stringo troppo i nodi, accosto soltanto, per non ischemizzare i muscoli e per ridurre il rischio di dispareunia e dolore postoperatorio.

L'operazione è finita. Infiltro Naropina nel perineo se il paziente è in anestesia generale. Faccio una esplorazione rettale attraverso l'ano che non è più beante. Se avverto che il canale anale si è allungato e l'angolo retto-anale si è ridotto di ampiezza, allora penso che l'intervento sia riuscito.

Vediamo nella Tabella 9.1, prima di proseguire con le complicanze dopo altre operazioni, quali sono i *principali interventi eseguiti per incontinenza fecale*, in modo da fornire al lettore un quadro d'insieme dello stato dell'arte in questa patologia. Sono distinti in operazioni manuali e interventi con protesi o altri dispositivi, a sottolineare il

Tabella 9.1 I principali interventi per curare i pazienti con incontinenza fecale. Sono indicati, in ordine cronologico, gli autori che hanno per primi descritto la metodica o pubblicato rilevanti casistiche

Intervento	Autore	Anno
Con tecnica manuale		
Gluteoplastica	Chetwood	1902
	Devesa	1992
Ricostruzione sfinteriale	Lockhart-Mummery	1923
	Blaisdell	1942
Gracileplastica	Pickrell	1952
Plicatura posteriore del pavimento pelvico	Parks	1975
Anoplastica e "re-routing"	Nixon	1984
Plastica puborettale-sfintere esterno	Christiansen	1987
Plicatura antero-posteriore del pavimento pelvico	Keighley	1991
Neosfintere liscio e striato	Pescatori	1991
Con impiego di protesi o altri dispositivi		
Anello peri-anorettale di Tiersch	Turell	1954
Anello di Dacron	Labrow	1980
Anello magnetico	Schier	1986
	Lehur	2010
Anello di silicone e Marlex	Devesa	2011
Sfintere artificiale	Corman	1983
	Christiansen	1987
	Wong	2002
Gracileplastica elettrostimolata	Baeten	1991
	Williams	1991
Iniezione di agenti volumizzanti	Shafik	1993
	Tjandra	2004
Neuromodulazione sacrale	Matzel	1995
Radiofrequenza	Takahashi	2002
Elettrostimolazione trans-tibiale	Shafik	2003
Fionda puborettale in poliestere	Yamana	2004
Agopuntura	Scaglia	2009

ruolo importante dell'industria nel progresso della terapia.

Ho esperienza personale con nove di queste metodiche. L'ultima che ho adottato è la elettrostimolazione del nervo tibiale posteriore. Quelle che più uso sono il PAR, il TPFR e la ricostruzione sfinteriale. Ho abbandonato la gracileplastica. Non ho mai usato lo sfintere artificiale né la gluteoplastica. Ho descritto nel 1991 l'innesto di un neosfintere liscio con gracileplastica dopo Miles.

9.3 Complicanze dopo levatorplastica anteriore

Stando alle nozioni recenti di anatomia, dovute soprattutto a studi con RMN (Guo et al., cià citati) non è più corretto parlare di levatorplastica, perché si fa la plastica del *puborettale* che non è parte integrante degli elevatori. Comunque ormai si chiama così.

Per la prevenzione vale quanto detto sopra sulla fase anteriore del *total pelvic floor repair* o TPFR. E anche ciò che avete letto nel capitolo sulla ostruita defecazione, a proposito della levatorplastica anteriore per rettocele.

Vediamo le possibili complicanze: dolore postoperatorio per la sutura muscolare, soprattutto se si stringono molto i nodi invece di accostare semplicemente i muscoli, non rara dispareunia, rare fistole retto-vaginali, possibile emorragia, specie dalla parete posteriore della vagina, sepsi locale naturalmente, non così frequente da giustificare una sospensione dell'alimentazione con stiptizzazione e/o liquidi in vena, deiscenza della sutura, più di quella superficiale che di quella profonda, muscolare.

9.4 Complicanze dopo ricostruzione sfinteriale

Si tratta dell'operazione che si fa in genere nei casi di grave incontinenza post-traumatica, come un impalamento o un incidente stradale, oppure postostetrica o iatrogena, ad esempio dopo fistulotomia, quando vi è una lesione localizzata dello sfintere (in genere quello esterno) che provoca una incontinenza di rilievo. Il deficit è più spesso anteriore e può comunque coinvolgere entrambi gli sfinteri. Scopo della chirurgia è ripristinare la continuità dell'anello sfinteriale.

Secondo un nostro recente studio con un database prospettico su oltre mille casi (Bondurri et al., 2011) le lesioni sfinteriali post-traumatiche, che comprendono sia quelle iatrogene che quelle da parto, danno sintomi più gravi delle altre. Ovvero, insieme a quelle congenite, hanno uno *score* dell'incontinenza significativamente più alto, maggiore di 4 in una scala da 0 a 6 (Pescatori et al., 1992).

È possibile che il paziente arrivi a noi avendo già una stomia escludente, se il trauma perineale-sfinteriale ha portato sepsi locale importante o altre lesioni della pelvi o del bacino. In tal caso il rischio di sepsi post-ricostruzione sfinteriale sarà minimo poichè non vi è il passaggio di feci dopo il nostro intervento e la stomia verrà chiusa in un secondo tempo.

La metodica che più spesso usiamo è un *overlapping* dei due capi sfinteriali recisi, lasciando preferibilmente la zona fibrotica che rappresenta un'area di maggior resistenza per la plastica e assicura, secondo la maggior parte degli autori, una ricostruzione più efficace.

A differenza dei casi che richiedono il PAR, in questi pazienti gli sfinteri in genere non sono neuropatici e distrofici e la possibilità che la plastica tenga e garantisca un miglioramento della continenza è maggiore in tutte le casistiche. Oscilla intorno al 70-80% a medio termine, anche se Evans e coll. (2005), riportano una continenza perfetta a lungo termine solo nel 21% dei loro pazienti (ma un altro 32% avevano, dopo quattro anni solo incontinenza ai gas). Altri autori riportano risultati simili (Osterberg, 2000; Pinta et al., 2003; Barisic et al., 2006).

Il deterioramento della continenza col passare degli anni (che è comunque, obietterei io, un fatto fisiologico) ha indotto Ferreira e coll. (2010), della Cleveland Clinic, a rinforzare la ricostruzione sfinteriale con una protesi di Permacol®, quella che si usa per il rettocele (talvolta per le fistole retto-vaginali). Ebbene, l'uso della mesh non aumenta le complicanze postoperatorie mentre migliora la continenza a breve termine, rispetto al gruppo di controllo (sola sfinteroplastica). Speriamo nel lungo follow-up su più casi.

Dimentichiamo il Permacol® e torniamo alle

complicanze della ricostruzione sfinteriale. Secondo Watson e coll. (2005), sono poche e minori: quattro casi su 17, un ematoma, due deiscenze superficiali della ferita, e un ascesso.

Per farla breve non vi illustro l'intervento in diretta come ho fatto col PAR, con le sue varie tappe. Vi cito subito le possibili complicanze postoperatorie.

La prima è il cedimento della sutura con una vera e propria deiscenza, che può essere dovuta ad una sepsi. Preceduta da un'ischemia dei muscoli ricostruiti se non avremo l'accortezza di mantenere una buona vascolarizzazione ai due capi recisi che abbiamo reperito e suturato. Per ottenere ciò è bene non isolare lo sfintere da una parte e dall'altra per più di 2 cm e mezzo e usare il meno possibile l'elettrobisturi per la dissezione. Se estendiamo troppo lateralmente la dissezione possiamo anche danneggiare l'innervazione dello sfintere, tagliando i nervi che entrano dal canale di Alcock attraversando postero-lateralmente la fossa ischiorettale.

È opportuno che sia sufficiente l'altezza del cilindro muscolare che ci ricaviamo dalla dissezione prima della sutura, ovvero che dal margine anale a quello vaginale dello sfintere vi siano almeno 2-3 cm di "stoffa". Questo per assicurare una plastica robusta e ridurre i rischi di deiscenza della sutura.

Bene se lasciamo un po' di fibrosi per una sutura più solida e bene se facciamo l'*overlapping*, anche se la superiorità di questa sulla sutura diretta non è poi provata in modo netto dalla letteratura (Fig. 9.2). Anzi, Oberwalder e coll. (2008) sostengono che la sutura diretta dà gli stessi risultati dell'*overlapping*.

Zorcolo e coll. (2005) riferiscono della loro esperienza scozzese (93 pazienti in otto anni). Qui emerge un dato che mi fa pensare alla mia esperienza: il 26% di complicanze della ferita, in genere sepsi (io per la verità ne ho avute di più dopo *post-anal repair* che dopo ricostruzione sfinteriale). In un caso hanno dovuto fare, di necessità, una stomia escludente. Ma ricordo che Parks la faceva, e non di rado per scelta. Ma Richard e coll. (1994), che hanno diviso i loro pazienti in due gruppi, quelli protetti con la stomia e quelli senza, non hanno notato differenze in termini di cura dell'incontinenza.

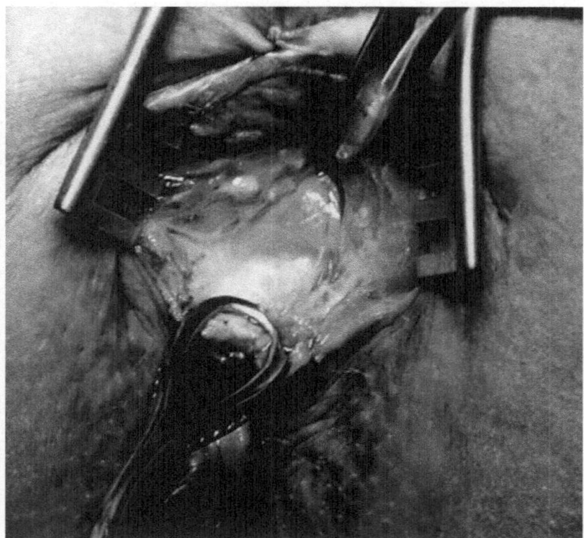

Fig. 9.2 a Intervento di ricostruzione sfinteriale per incontinenza fecale dopo escissione locale di neoplasia dell'ano. Si osserva la fibrosi postchirurgica e post-radioterapia

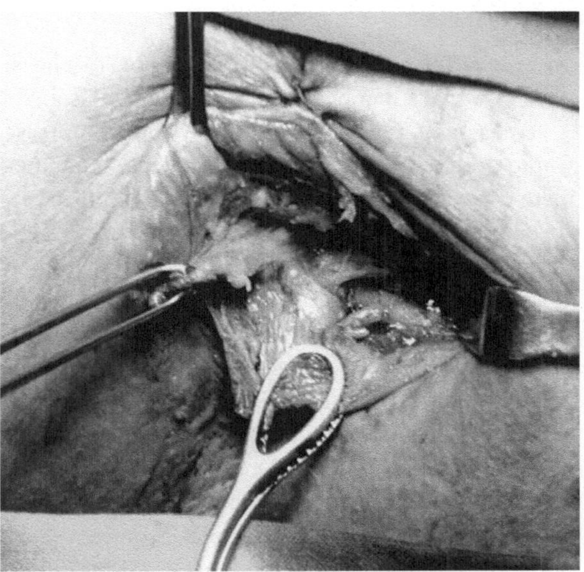

Fig. 9.2 b Vengono individuati e preparati i capi dello sfintere esterno, sezionati nel precedente intervento. È importante non devascolarizzarli

È opportuno, per ridurre il rischio di sepsi postoperatoria, non chiudere completamente la ferita ai lati e lasciare un drenaggio di Penrose.

L'emorragia postoperatoria è più rara, e può essere legata ad un'erosione di un vaso da parte di

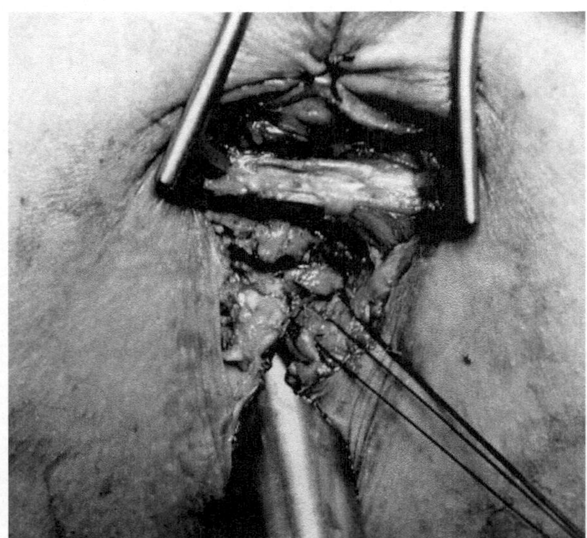

Fig. 9.2 c Ricostruzione mediante *overlapping*. Vi sono autori che riferiscono buoni risultati funzionali anche con la sutura diretta

un'area colpita da infezione. È per questo che si deve effettuare una buona antibioticoprofilassi.

I casi con plastiche sfinteriali più complesse vanno protetti con colostomia escludente o quanto-meno da nutrizione parenterale totale. Nelle rico-struzioni di routine vi è sufficiente evidenza scien-tifica per aderire a quanto suggerisce Ronan O'Connell, che consiglia un normale regime posto-peratorio, con rialimentazione precoce ricca di fibre, acqua e lassativi di massa. In questo modo il paziente non sarà stitico ed eviterà eccessivi pon-zamenti, che si potrebbero tradurre in un danno delle suture chirurgiche. Dopo questo intervento suggeriamo sempre al paziente di non sforzarsi troppo nell'evacuare e di non auto-digitare.

A questo proposito, per ricordarvi quanto detto alla fine della Introduzione sulla importanza di un approccio olistico che tenga presente anche il pat-tern psicologico del paziente, vorrei riferirvi un nostro caso clinico, che ci è capitato circa 15 anni fa. Si trattava di una donna con incontinenza feca-le da lesione sfinteriale post-fistulotomia. La gio-vane non era sposata e viveva circondata, direi meglio ovattata, dall'affetto molto protettivo dei genitori e delle sorelle, con cui viveva ancora, all'età di 35 anni, e che, per la sua malattia, le dedicavano il massimo della assistenza e delle

cure. Tanto che aveva raggiunto una sorta di equi-librio esistenziale nonostante i suoi disturbi. Accadde che un uomo la corteggiasse e le propo-nesse di sposarlo. Poiché la paziente era interessa-ta a lui e avrebbe voluto accettare la sua proposta, ma si sentiva più sicura facendolo in condizioni di salute migliorate, decise di farsi operare per non essere più incontinente.

L'operazione di *overlapping* riuscì perfettamen-te dal punto di vista tecnico e, alle dimissioni, pre-scrissi alla paziente di fare riabilitazione sfinteria-le, mangiare fibre, bere molta acqua e non sforzar-si durante la defecazione. All'inizio era continente e soddisfatta, ma quando la vedemmo al controllo dopo pochi mesi (era andata a vivere da sola e si stava preparando al matrimonio) ci rendemmo conto che aveva una grave recidiva dei sintomi. Indagando, ci confessò che non aveva fatto la riabi-litazione nè il tipo di alimentazione consigliata e che, non solo si sforzava nell'evacuare, ma, poiché non sempre riusciva ad espellere le feci spontanea-mente, usava il dito e cannule per farlo, cosa che le avevamo esplicitamente proibito. La convincemmo allora a fare dei colloqui con la nostra psicologa ed emerse che la paziente, prima accudita amorevol-mente dalla famiglia in quanto ammalata, una volta guarita, era stata lasciata sola poiché i familiari non ritenevano fosse più una invalida da sostenere. Si era sentita abbandonata e così aveva fatto manovre che sapeva essere dannose e non fatto manovre che sapeva essere utili, consapevole che ciò le avrebbe portato una recidiva della continenza e avrebbe costretto i suoi parenti a smettere di ignorarla e ad occuparsi nuovamente di lei. Fallimento della tera-pia dunque, se non una vera e propria complicanza, da mancato iniziale approccio olistico da parte dei medici che si sono concentrati su retto e sfinteri, trascurando le reazioni psicologiche della loro paziente all'operazione effettuata. Un coinvolgi-mento anticipato della psicologa avrebbe permesso un esito migliore dell'intervento chirurgico, pur correttamente eseguito.

Un'altra causa di fallimento è il concentrarsi solo sulla parte motoria delle incontinenza (il defi-cit sfinteriale da riparare) e ignorare la parte *sensi-tiva*, ovvero l'alterata sensibilità rettale, valutabile con la semplice insufflazione di palloncini nel retto per misurare la soglia di stimolo, di defeca-zione imminente e di massima urgenza.

Capite bene che per avere tutte queste nozioni si deve essere dediti a questa specialità e non chirurghi generali o ginecologi.

9.5 Complicanze dopo neuromodulazione sacrale

Alla metodica è stato dedicato nel 2011 un intero supplemento di Colorectal Disease.

Una review di Matzel e coll. (2004) riferisce che 34 pazienti su 171 hanno avuto complicanze dopo l'impianto permanente del pace-maker, pari al 20%. Sono i casi in cui è stato necessario adottare terapie mediche o chirurgiche. Ma la cifra è per difetto, perché due delle 11 casistiche esaminate non davano conto delle complicanze.

Le complicanze più frequenti sono: dolore, infezione e dislocazione del pace-maker. Dieci volte la stimolazione è stata interrotta in via temporanea, cinque volte in via definitiva.

Il dolore a livello dell'impianto del pace-maker è stato un problema per il 52,4% dei pazienti nell'esperienza di van Wunnik (2011).

Faucheron e coll. (2010) sono dovuti reintervenire 36 volte su 87 pazienti per problemi relativi in genere ad infezione, o alla dislocazione o rottura del pace-maker o comunque dell'impianto. Murphy e coll. (2010) riportano invece solo il 12% di reinterventi.

A lungo termine, solo otto pazienti su 60 (Altomare et al., 2009) hanno richiesto un espianto, ma erano tutti casi con elettrodi non del tipo più moderno. Solo due infezioni invece, in pazienti diabetici, in un articolo sempre di Altomare e coll. (2011) con l'impiego dei nuovi tipi di elettrodi, robusti e non traumatizzanti, messi a punto dall'urologo italiano Spinelli.

Due pazienti su 16, ovvero il 12%, hanno richiesto l'espianto dell'elettrodo o del pacemaker nella casistica di Lieske e coll. (2010) presentata al congresso dell'ASCRS. Fortunatamente, in caso di espianto, un reimpianto differito è spesso efficace (Malouf et al., 2000).

La neuromodulazione sacrale è molto costosa, ma in un articolo del 2010 la brava collega Indinnimeo, insieme ad altri autori, fra cui due esperti della ditta che costruisce il pace-maker, ci informa che, dopo una analisi dei costi-benefici, la metodica risulta conveniente. Rappresenterebbe infatti appena lo 0,6% del budget speso per il "problema incontinenza fecale" in 5 anni. Non so se lo studio esamini anche i costi delle potenziali complicanze e reinterventi, che, come avete letto, non sono pochi.

La metodica, rispetto ad altre *innovations*, ha comunque il vantaggio di essere mini-invasiva ed efficace.

La neuromodulazione sacrale si usa anche per la proctalgia e per la stipsi. I primi studi, riportati nel libro *Motility of the digestive tract* a cura di Martin Wienbeck, risalgono al 1982 quando il nostro gruppo, chirurghi, neurochirurghi e radiologi del Policlinico Gemelli di Roma ottennero l'evacuazione in pazienti stitici inserendo un pace-maker midollare che stimolava la motilità propulsiva del colon sinistro (Pescatori et al., 1982). L'esperienza fu ripresa da Matzel 20 anni dopo e commercializzata dalla Medtronic (Matzel et al., 1995).

Solo poche righe per la procedura SECCA, la terapia con una sonda endoanale a radiofrequenza, metodo poco usato, mini-invasivo, che si può eseguire in leggera sedazione e in ambulatorio. Non è una cura chirurgica, ma ne accenno perché può dare, sia pur di rado, ulcere nel canale anale e emorragie (Efron e al., 2003).

9.6 Complicanze dopo gracileplastica elettrostimolata e gluteoplastica

9.6.1 Gracileplastica

Più di metà dei pazienti (53%, e parliamo di Maastricht, dove c'è uno dei centri migliori al mondo) hanno complicanze postoperatorie.

La più grave è la necessità di espianto del muscolo gracile (una volta su tre) spesso dovuta a dislocazione del pace-maker. Infezione, dolore, prolasso e deiscenza della ferita sono alcuni dei problemi incontrati più di frequente, che hanno richiesto, a parte l'espianto, anche una resezione intestinale e la colostomia. Lo riferiscono Koch e coll. (2004).

Sempre Koch e coll., nel 2008, scrivono che, dal 13% al 90% dei casi, questi pazienti soffrono di stipsi, dovuta alla presenza del gracile che fa da ostacolo all'evacuazione e propongono come rimedio spesso efficace l'irrigazione con la Biotrol Irrimatic Pump.

Per via delle molte complicanze postoperatorie e dei frequenti problemi funzionali la metodica è sempre meno usata. Io l'ho abbandonata da tempo. L'avevo imparata da Enrico Cavina a Pisa e da Norman Williams a Londra e l'ho impiegata in sei pazienti, tre per incontinenza fecale grave (in due casi congenita) e tre per ricanalizzazione dopo amputazione addomino-perineale del retto. Tre volte ho avuto un distacco del muscolo gracile per ischemia o infezione.

9.6.2 Gluteoplastica

Poiché esiste una sinergia naturale tra il muscolo gluteo e lo sfintere esterno, non è difficile il *training* del paziente dopo gluteoplastica.

Le complicanze però non sono rare. Su 25 casi operati da McFail e coll. (Hultman et al., 2006), il 64% ha avuto complicanze in regione glutea, come parestesie, cellulite, ascessi, intenso dolore, mentre il 56% ha avuto complicanze perirettali, come fistole, perforazioni vaginali e prolasso del retto.

Guelinkx e Sinsel (1996), riportano 11 casi, quattro dei quali con gluteoplastica elettrostimolato o dinamica, senza complicanze di rilievo.

Un autore che ha una buona esperienza con questa tecnica, lo spagnolo Devesa (Devesa et al., 1992), la ha quasi abbandonata perché ha avuto il 46% di insuccessi (Devesa et al., 2002) e ora ricorre all'*encirclement* con una protesi di silicone, simile al drenaggio di Jackson Pratt (Devesa et al.,

2011). La sta introducendo in commercio con la stessa ditta che commercializza in Italia THD; rinforzata da una fascia di Marlex, viene posta attorno all'ano-retto e dà ovviamente molto meno complicanze, pur essendo concettualmente del tutto diversa da gracile- e gluteoplastica, più simile all'anello di Tiersch, cioè una forma di trattamento passivo della continenza.

9.7 Complicanze dopo impianto di sfintere artificiale

Quello che ha avuto più successo è stato l'ABS (*Artificial Bowel Sphincter*). Tuttavia le complicanze postoperatorie non sono poche, per cui la metodica, peraltro molto costosa, è in netto declino. Una delle ditte produttrici è fallita.

Vediamo una tabella riassuntiva delle complicanze.

Un altro tipo di sfintere artificiale, non l'ABS ma il PAS (*Prosthetic Anal Sphincter*), aveva invece dimostrato, in esperienze iniziali descritte da Finlay e coll. (2004), buoni risultati funzionali senza infezioni, né erosioni, né ischemia del retto. Ma non ha avuto larga diffusione in commercio e comunque non sono stati pubblicati risultati a distanza altrettanto positivi, almeno non che io sappia.

Venendo all'ABS, nel 2009 Wexner e coll. (dati riportati in Tabella 9.2) riferiscono che quattro pazienti su dieci hanno avuto un'infezione nell'area del dispositivo impiantato, il che ha determinato un fallimento precoce. I fallimenti tardivi sono dovuti invece a malfunzionamento della pro-

Tabella 9.2 Complicanze dopo impianto di sfintere artificiale (ABS in tutte le casistiche tranne una)

Autore	Anno	N. casi	Follow-up (mesi)	% Sepsi	% Reinterventi	% Espianti
Altomare	2001	28	19	18	32	25
Wong	2002	112	18	25	46	37
Ortiz	2002	22	26	9	50	32
Parker	2003	37	39	34	37	40
Michot	2003	25	34	7	28	20
da Silva	2004	11	12	12	12	0
Lehur	2007	32	26	0	53	31
Wexner	2009	51	41	40	60	60
Ruiz-Carmona	2009	17*	68	30	65	65

*Acticon (AMS, Minneapolis,USA).

tesi. Oltre metà dei pazienti che hanno evacuato uno-due giorni dopo l'impianto hanno avuto un'infezione dell'ABS, tale da richiederne la rimozione.

Il rischio di espianto precoce è stato del 35%, quello tardivo del 48%. In 31 pazienti su 51, circa il 60%, si è dovuta rimuovere la protesi. Comprenderete come si tratti di numeri ben poco positivi!

Gli stessi problemi erano stati già messi in evidenza da Altomare e coll., pochi anni prima (2001) e anche da Devesa (2002) ed altri autori, che, dopo averla adottata con un certo entusiasmo, avevano poi sottolineato i problemi connessi con la protesi, tra questi la necessità di effettuare spesso clisteri a causa di una defecazione ostruita.

Di recente altri chirurghi, francesi, tra cui Michot e Panis (Michot et al., 2010) hanno invece sostenuto che, in casi selezionati, l'ABS può essere utile e dà poche complicanze. Un altro francese, Lehur di Nantes, è stato un sostenitore dell'ABS finchè non ha concordato con altri colleghi sulle troppe complicanze; essendo un fautore delle *innovations* ha di recente pubblicato (Lehur et al., 2010) un lavoro su un nuovo tipo di neosfintere magnetico: quattro complicanze su 12 pazienti (sanguinamento, dolore, infezione e fecaloma). Il nuovo dispositivo sembra quindi dare meno problemi dell'ABS. Almeno per ora.

Come tuttavia scrissero Senagore e coll. nel 1993, a proposito del laser per le emorroidi (vedi capitolo 2), è opportuno che, prima di impiegare nella routine clinica una nuova tecnologia costosa, si facciano trial in centri specialistici che dimostrano la sua superiorità sulle metodiche di uso corrente. Questo purtroppo non sempre avviene, e possiamo leggere quanto affermano Jayne e Finan nel 2006 a proposito di nuovi interventi introdotti sul mercato prima di una adeguata sperimentazione clinica.

L'industria aiuta il progresso, ma preme anche per il profitto, com'è ovvio. Alcuni chirurghi si interessano e si entusiasmano, come è comprensibile. Ma non pochi pazienti ci rimettono con le loro complicanze.

Non aveva torto Goligher quando, nel 1990, pubblicò, su Perspectives in Colon and Rectal Surgery il suo bell'articolo *Skepticism in surgery*; diceva che la maggior parte delle novità che ci vengono proposte si rivelano poi inefficaci o dannose.

In qualche modo bisogna provare, altrimenti non si progredisce... Mi chiedo però se il prezzo da pagare in termini di spesa sanitaria e di travaglio dei pazienti non sia a volte troppo elevato.

Torniamo alla casistica di Wexner, che va comunque ringraziato per la sincerità e l'accuratezza del suo studio: 60% di fallimenti (espianti), quindi reinterventi, 86% di complicanze per una operazione parecchio costosa: due ore in sala operatoria, quattro giorni di ricovero e molte migliaia di dollari a pezzo. Ne è valsa la pena? Per lo meno è un argomento su cui riflettere quando stiamo per decidere se adottare subito una costosa *innovation* o aspettare di avere dalla letteratura dati più a lungo termine su casistiche più ampie.

9.8 Iniezione di agenti volumizzanti

Le complicanze in questo caso sono rare. Però la procedura, davvero mini-invasiva, è costosa, almeno 1500 euro. Un metodo economico, che abbiamo sperimentato anni fa (Bernardi et al., 1998; citato nel capitolo 3), è l'iniezione di grasso autologo centrifugato. Purtroppo tende a essere riassorbito e a perdere di efficacia col tempo.

Dopo iniezione di PTQ o silicone (Fig. 9.3) si può verificare una dislocazione della sostanza iniettata, descritta di recente da autori spagnoli (de la Portilla et al., 2009). Non vi sono conseguenze, se non il fatto che, allontanandosi dagli sfinteri e dal canale anale, il silicone non ha più un effetto anti-incontinenza.

Soerensen e coll. (2009) non hanno registrato nessuna complicanza (neppure dolore o fastidio anale) dopo iniezione di silicone in 33 pazienti. Mancano però nel lavoro notizie sull'eventuale conflitto di interesse degli autori.

Nove pazienti su 74 hanno avuto complicanze minori nella casistica di Bartlett e Ho (2009): un caso di sepsi che ha richiesto l'asportazione del PTQ con una incisione cutanea, un caso di ulcerazione della mucosa e tre casi di fastidio e irritazione anale, due di diarrea e stipsi. In altri due pazienti è avvenuta, vista all'ecografia, una tardiva dislocazione del PTQ, che non si può definire una vera e propria complicanza.

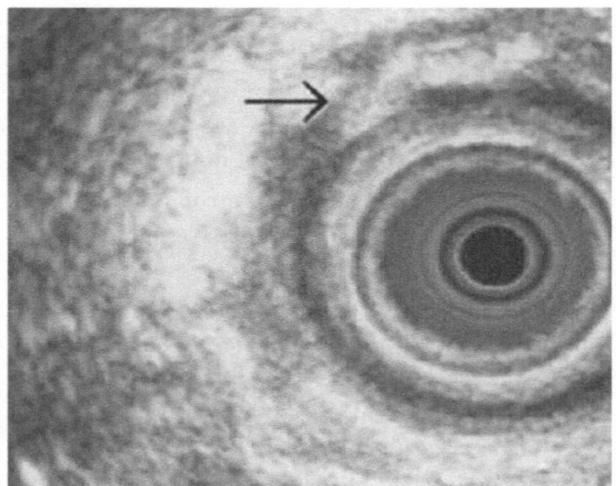

Fig. 9.3 Ecografia transanale a sonda rotante. Le immagini iper-ecogene (*freccia*) sono riferibili ad un agente volumizzante (silicone) o PTQ iniettato nello spazio intersfinterico per correggere un'incontinenza fecale lieve. Sono descritti casi di dislocazione di questa o simili sostanze. Le complicanze della procedura sono rare e lievi

Durante o dopo l'iniezione di Durasphere, la sostanza può penetrare in vagina.

A me è capitato una volta e non vi sono state conseguenze (Altomare et al., 2008).

In un recente articolo di Ganio e coll. (2008), è stata descritta una complicanza non rilevante dopo iniezione di Coaptite in 10 pazienti: perdita asintomatica di sostanza iniettata, dal foro cutaneo, in un caso. Più che una complicanza, poiché non ha portato danni fisici al paziente, lo definirei un evento avverso, risolto presumo con il costo di una nuova iniezione. Non si sono formati granulomi né vi sono stati fenomeni tossici o allergici.

Permacol®, Nasha/DX e Gatekeeper sono gli ultimi prodotti sul mercato.

9.9 Complicanze dopo posizionamento di fionda puborettale

Già molti anni fa si era tentato di usare una sorta di "boomerang" di materiale plastico, la protesi di Anghelkik, simile a quella impiegata per il reflusso gastro-esofageo, col tentativo di ricostituire l'angolo retto-anale che è sovente compromesso nei casi di incontinenza. Più di recente è stata proposta una mesh di poliestere (2 x 6 cm) con due fettucce, usata dai giapponesi Yamana, Takahashi e Iwadare (2004) in

otto pazienti con incontinenza fecale idiopatica, senza lesioni sfinteriali. La parte larga della protesi circonda posteriormente il muscolo pubo-rettale, a rinforzarne l'azione spingendolo in avanti contro la parete del retto, mediante un ancoraggio delle estremità libere dei due nastri al davanti della sinfisi pubica. Il tutto con due incisioni, una retroanale e una sovrapubica.

Nessuna complicanza grave, come lesioni di vagina o vescica o uretra: solo una lieve infezione della ferita cutanea e una ulcerazione del retto nella quale è emersa la protesi che aveva migrato anteriormente e che è stata rimossa.

9.10 Trucco del mestiere

Questo l'ho imparato da Sir Alan Parks. Come molti "trucchi" è banale, ma utile. L'ho visto fare nel *post-anal repair*.

All'inizio, dopo aver reperito lo spazio intersfinterico, prima di procedere in alto verso il

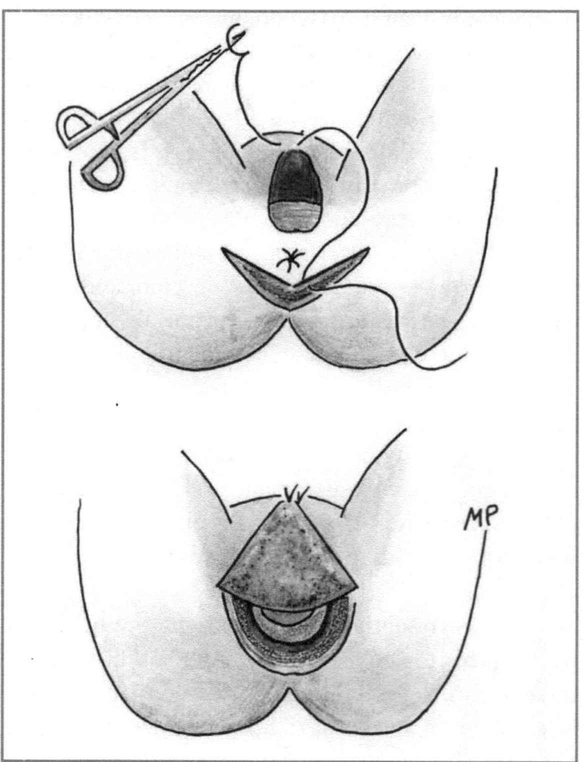

Fig. 9.4 *Post-anal repair* secondo Parks. Una semplice manovra per migliorare la visione del campo operatorio. Si solleva e si sutura con uno o due punti a U il triangolo di cute retroanale alla regione sovra pubica. Sono visibili lo sfintere esterno, il puborettale, la fascia di Waldeyer e il canale anale (*in rosa*)

muscolo puborettale e la fascia di Waldeyer, vi trovate con il lembo triangolare di cute-sottocute della prima incisone che vi cade sul campo operatorio e vi oscura la visuale.

Ecco cosa potreste fare per non bloccare la mano di un vostro assistente: passate un punto di sutura (qualsiasi, che costi poco, è solo una *stay suture*) sul vertice del lembo e fissatelo alla cute, al di sopra della vulva, sotto la sinfisi pubica, meglio se a "U".

Vedrete che il triangolo di tessuto si alza allontanandosi dalla vostra visuale e vi stira i tessuti verso l'alto, permettendovi di procedere con l'isolamento del viscere liscio dall'imbuto striato (Fig. 9.4).

9.11 Alcune complicanze memorabili

9.11.1 Le prime cinque (Fig. 9.5)

Le metto insieme perché sono identiche: sepsi perinale, deiscenza completa delle suture e recidiva precoce dell'incontinenza. Cinque casi sui primi 25 in cui ho fatto la plicatura del pavimento pelvico secondo Parks, l'intervento che, secondo la letteratura, ancora funziona discretamente se fatto bene e con le giuste indicazioni.

Immaginate la mia frustrazione: dopo una settimana-dieci giorni vedere una semiluna retroanale, la ferita chirurgica riaperta, in cui "flottano", tra pus e cute necrotica, lembi di muscolo e fili di sutura. E la paziente che "se la fa addosso" come e più di prima e ti guarda sconsolata.

Eppure quei cinque casi una cosa in comune ce l'avevano... Erano tutte pazienti in cui, oltre alla sfinteroplastica, avevo fatto una prolassectomia transanale, in genere una Delorme-Rehn. Perché, associato all'incontinenza, avevano un prolasso rettale esterno.

Qual'era il punto? Perché la sepsi e la deiscenza? Che cosa ne pensate voi?

Riflettendo, ho capito (almeno, credo di aver capito... Comunque poi i fatti mi hanno dato ragione). Un tempo "sporco" e uno "pulito". Una prima fase transanale, in contatto con secrezioni e talvolta residui fecali, con i germi patogeni dunque, mischiata con una seconda fase in spazi sterili: il piano intersfinterico e quello sopra agli elevatori, e poi il mesoretto distale posteriore. Contaminazione probabile se

non certa. Sepsi. Deiscenza delle suture. Cedimento della plicatura. Recidiva dei sintomi.

Da allora (metà anni '90), quando opero la doppia patologia con questo doppio intervento, faccio una meticolosa preparazione meccanica e una antibioticoprofilassi con Metronidazolo e Cefalosporine dell'ultima generazione, continuando gli antibiotici i.v. oppure i.m. fino alle dimissioni, in genere in quarta giornata e anche a casa, per os, altri tre giorni. Ma soprattutto, alla fine della prolassectomia, proteggo con una garza il campo retroanale e aspetto a stringere i nodi della plicatura muscolare finchè non ho tenuto la sutura obliterante o la prolassectomia endoanale. Riallestisco il campo operatorio con disinfezione e altri telini, uso nuovi strumenti sterili e cambio i guanti, i miei e quelli dell'aiuto. Infine, lascio semiaperta la ferita perineale per consentire un migliore drenaggio.

Non vi dò confronti statistici. Ma per decenni non ho più avuto questa complicanza.

9.11.2 L'ultima (Fig. 9.6)

C'è una delle mie pazienti che mi tratta come un padre.

Primo perché ha l'età di mia figlia o poco più. Poi perché un padre vero non ce l'ha, è scomparso prima ancora che nascesse. Infine perché è convinta che io le abbia salvato la vita o qualcosa del genere.

P. è molto piccola di statura e ha un difetto nel parlare, dice la "S" come chi ha la "zeppola", e ogni tanto bofonchia e sussulta, come chi ha la sindrome di Tourette. Cammina un po' di sbieco ed è strabica. Però si è laureata. Non è fidanzata, né sposata, né ha mai avuto esperienze sessuali e gira quasi sempre con una madre brontolona. Ora ha 35 anni. L'ho operata la prima volta che ne aveva 15 e la seconda due anni fa. Per incontinenza fecale congenita.

Secondo un nostro studio molto recente (Bondurri et al., 2011) basato su una casistica di oltre 1000 incontinenti, c'è una correlazione tra l'eziologia e la gravità dell'incontinenza. I pazienti con lesioni congenite sono quelli che hanno i disturbi più gravi.

La quindicenne P. era nata con un terzo, forse meno, degli sfinteri e perdeva le feci solide. Il primo intervento, 20 anni fa appunto, fu una complicata ricostruzione.

Che "resse" a lungo, per fortuna.

Da adulta l'ho dovuta rioperare, circa due anni fa, per una parziale recidiva dei sintomi. Altra ricostruzione, modellando una sorta di nuovo puborettale per ripristinare un angolo retto anale un po' appiattito. Essendo i muscoli pochi ma non atrofici e avendo poi fatto una assidua riabilitazione (le piccolette sono toste…), ancora una volta migliorò.

Ricordo che nel secondo intervento P. aveva delle secrezioni vaginali abbondanti, tanto che, a proposito dei problemi di sepsi di cui vi ho parlato nei casi precedenti, temendo una contaminazione della ferita perineale, fui costretto a mettere un garza in vagina, con cautela, attraverso una sufficiente apertura dell'imene intatto, a lasciarla dopo l'intervento per proteggere la ferita chirurgica e a protrarre la copertura antibiotica per un po' di giorni più del solito.

Niente sepsi comunque, postoperatorio "liscio".

Passa un anno e la ormai 34enne P. mi racconta che la continenza va benino ma che ha dolori pelvici. Fa un'ecografia e le scoprono una massa periuterina. Fa una RMN e viene fuori la diagnosi di teratoma. Mi preoccupo ma non mi stupisco tantissimo. So che questi pazienti possono presentare difetti congeniti a più organi. Glielo spiego, ma P. teme che le debbano asportare l'utero. Cerco di tranquillizzarla e la indirizzo a un primario esperto in chirurgia oncologica. Lui programma l'intervento, P. mi chiede se posso partecipare, le dico che il collega potrebbe sentirsi imbarazzato, lei capisce e promette di tenermi informato. Dopo un mese mi chiama e mi dice che deve assolutamente vedermi per una questione delicata.

Interrompo qui. Cosa mi vorrà dire la mia paziente?

In sintesi: due interventi per incontinenza fecale congenita. Un reintervento programmato per una massa pelvica. Dite la vostra.

Ora vi racconto com'è andata.

Arrivano in ambulatorio, madre e figlia come sempre. P. mi guarda strano. La madre pure. E borbotta, più del solito. La paziente si siede e mi dà un foglio, in faccia ha un'espressione misteriosa. Leggo. È la descrizione dell'intervento. C'è scritto che, con la paziente in narcosi, il chirurgo, prima di aprirle l'addome, l'ha accuratamente visitata e, con una esplorazione vaginale, laboriosa per via dell'imene, ha sentito una massa dura, quasi calcarea. Ha palpato più in profondità e ha trovato, ed estratto dalla vagina, una garza quasi calcificata. Era quello il "teratoma"! Intervento sospeso ovviamente, caso risolto.

Meglio così, penso, ma mi viene un brivido. Quella garza l'avevo infilata io in sala operatoria! E il collega che aveva dimesso la paziente non l'aveva tolta. E nemmeno l'avevo levata io al primo e al secondo controllo, presumendo che fosse stata asportata da tempo. L'amenorrea e i mancati rapporti sessuali della paziente avevano favorito la stasi e l'oblio della garza.

Questa è la storia. Sarebbe a lieto, lietissimo fine stavolta, se non fosse che P. mi dice "Però… ho ancora un po' di fastidiosa incontinenza, ogni tanto, alle feci liquide. Certo, sempre meglio di quella alle feci solide, tutti i giorni, di quando avevo 15 anni. Ma adesso sto cercando di inserirmi nel lavoro e non vogliono una disabile". "Potresti fare un tentativo con la neuromodulazione sacrale" le dico.

E lei "Sì, infatti, ci proverò, me l'hanno già proposta".

Una "Never ending story?" Il resto nella riedizione del libro, se mai ci sarà.

Prima del sommario, una considerazione. Può darsi che il lettore sia rimasto sorpreso da questo caso clinico e pensi che si tratti non di una complicanza ma di un errore. E che critichi l'autore perché ha commesso questo errore e perché lo ha riferito senza pudori. Ebbene, questo è lo spirito del libro e dell'insegnamento. Riferire e commentare anche gli errori, poiché possono accadere. E affinché, leggendone, si possano evitare. Per parlare di complicanze personali occorre sincerità e modestia.

Il video più bello e utile che mi sia mai accaduto di vedere è stato quello di Bill Heald, mio mentore per la Fellowship *ad eundem* del Royal College of Surgeons. Si intitolava *Surgical disasters* e descriveva le gravi complicanze intraoperatorie accadute durante le sue "dirette" in giro per il mondo a mostrare la escissione totale del mesoretto, perforazioni della arteria iliaca comune dovute a scintille dell'elettrobisturi, anse ileali "bucate" inavvertitamente e così via.

Sono certo che nessun collega lascerà mai una garza in vagina dopo aver letto la mia "complicanza memorabile" e che farà sempre una accurata esplorazione vaginale in narcosi prima di rioperare una paziente per neoformazione pelvica.

E questa è la cosa più importante.

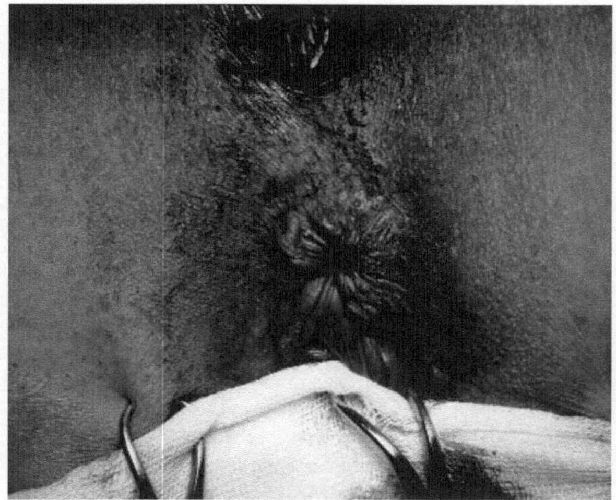

Fig. 9.5 a Si protegge la ferita cutanea sottostante

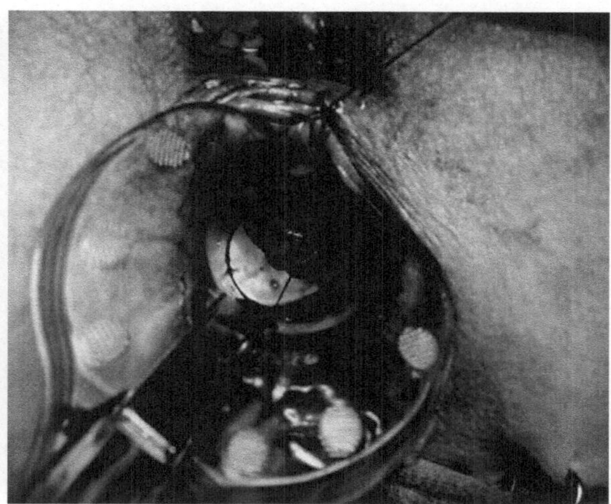

Fig. 9.5 b Si esegue per via transanale l'intervento di Block, sutura obliterante per il rettocele e per il prolasso mucoso interno del retto

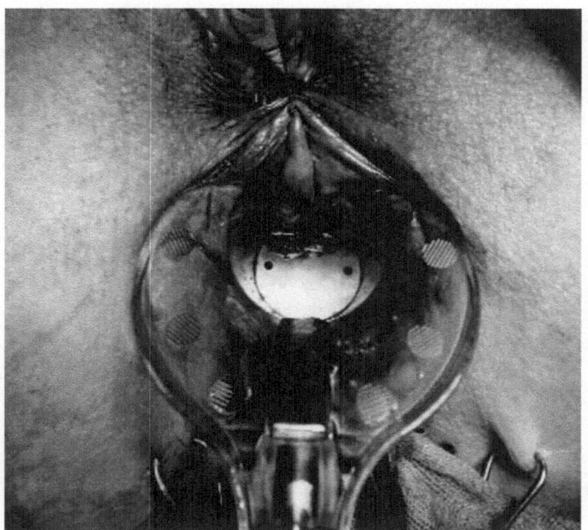

Fig. 9.5 c La Block è terminata

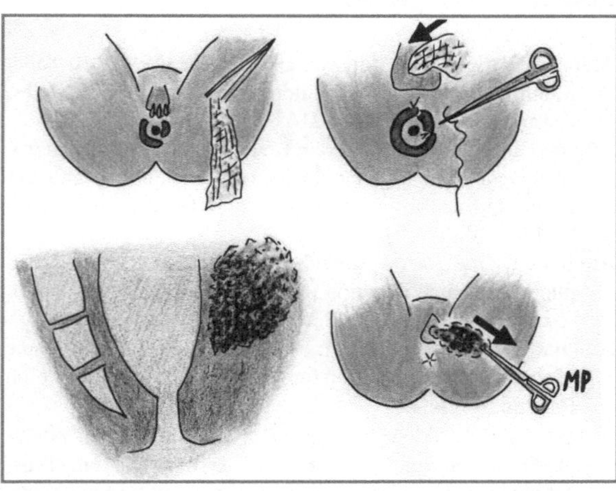

Fig. 9.6 Dopo due sfinteroplastiche per incontinenza fecale congenita alla paziente viene diagnosticato un fecaloma della pelvi, ma prima del reintervento, un'esplorazione vaginale in narcosi permette di asportare quella che era in realtà una garza calcificata posta in vagina nel secondo intervento

Sommario

Dopo plicatura posteriore del pavimento pelvico secondo Parks le complicanze di rado superano il 10%. Tra esse la sepsi della ferita, che secondo alcuni è invece più frequente dopo ricostruzione degli sfinteri con *overlapping*, tranne che nei casi protetti con stomia escludente. La levatorplastica anteriore può provocare dolore postoperatorio e dispareunia. Rara l'emorragia con tutt'e tre le metodiche.

La gracileplastica dinamica o elettrostimolata è gravata da oltre il 50% di complicanze, anche gravi, come il distacco del muscolo, l'infezione, il dolore, la necessità di una stomia. Così pure l'impianto dello sfintere artificiale (ABS), che può dare sepsi in quasi metà dei casi e, circa una volta su tre, ostruzione e necessità di evacuare con clisteri. Non di rado malfunzionamento, per cui deve essere spesso espiantato.

Per questi motivi e per i costi molto alti, sia la gracileplastica che l'ABS sono in declino. Per altri motivi lo è anche la gluteoplastica, benchè sia un metodo più fisiologico e molto meno costoso rispetto agli altri.

La neuromodulazione è di certo una metodica mini-invasiva, ma tre pazienti su dieci necessitano di reintervento per problemi connessi con il pacemaker. Meno costosa ma anche meno efficace e comunque gravata da complicanze (se pure infrequenti e minori, come la dislocazione della sostanza impiegata), è l'iniezione degli agenti volumizzanti (PTQ, Coaptite, Durasphere, Solesta, Permacol®, Nasha/DX e Gatekeeper) indicata in caso di lacuna dello sfintere interno.

Vi sono tecniche mini-invasive, da usare per lo più in soggetti che non possono tollerare le altre: le procedure di cerchiaggio con protesi a fascia, gravate da minime e rare complicanze. Tra queste la fionda puborettale in poliestere.

Letture consigliate

Ahlberg K, Ahsgren I, Mattsson GG, Mattsson S (2010) Toilet training beneficial also in children with learning disabilities. Lakartidningen 107:2164-2168

Altomare DF, Dodi G, La Torre F et al (2001) Multicentre retrospective analysis of the outcome of artificial anal sphincter implantation for severe faecal incontinence. Br J Surg 88:1481-1486

Altomare DF, La Torre F, Rinaldi M et al (2008) Carbon-coated microbeads anal injection in outpatient treatment of minor fecal incontinence. Dis Colon Rectum 51:432-435

Altomare DF, Ratto C, Ganio E et al (2009) Long-term outcome of sacral nerve stimulation for fecal incontinence. Dis Colon Rectum 52:11-17

Altomare DF, Rinaldi M, Lobascio P et al (2011) Factors affecting the outcome of temporary sacral nerve stimulation for faecal incontinence. The value of the new tined lead electrode. Colorectal Dis 13:198-202

Baeten CG, Bailey HR, Bakka A et al (2000) Safety and efficacy of dynamic graciloplasty for fecal incontinence: report of a prospective, multicenter trail. Dynamic graciloplasty therapy study group. Dis Colon Rectum 43:743-751

Baeten C, Bartolo DC, Lehur PA et al (2007) Consensus conference on faecal incontinence. Tech Coloproctol 11:225-233

Baeten CG, Konsten J, Spaans F et al (1991) Dynamic gracilo-plasty for treatment of faecal incontinence. Lancet 338:1163-1165

Baeten C, Spaans F, Fluks A (1988) An implanted neuromuscular stimulator for fecal continence following previously implanted gracilis muscle: report of a case. Dis Colon Rectum 31:134-137

Bagade P, Mackenzie S (2010) Outcomes from medium term follow-up of patients with third and fourth degree perineal tears. J Obstet Gynaecol 30:609-612

Barisic GI, Krivokapic ZV, Markovic VA, Popovic MA (2006) Outcome of overlapping anal sphincter repair after 3 months and after a mean of 80 months. Int J Colorectal Dis 21:52-56

Bartlett L, Ho YH (2009) PTQ anal implants for the treatment of faecal incontinence. Br J Surg 96:1468-1475

Bharucha AE, Zinsmeister AR, Schleck CD, Melton LJ 3rd (2010) Bowel disturbances are the most important risk factors for late onset fecal incontinence: a population-based case-control study in women. Gastroenterology 139:1559-1566

Bittorf B, Ringler R, Forster C et al (2006) Cerebral representation of the anorectum using functional magnetic resonance imaging. Br J Surg 93:1251-1257

Bondurri A, Zbar AP, Tapia H et al (2011) The relationship between etiology, symptom severity and indications for surgery in cases of anal incontinence: a 25-year analysis of 1046 patients at a tertiary coloproctology practice. Tech Coloproctol 15:159-164

Brostrøm S, Due U, Lose G (2010) Pelvic floor muscle training in pregnant and parturient women—a survey of a Cochrane review. Ugeskr Laeger 172:2441-2444

Chapman AE, Geerdes B, Hewett P et al (2002) Systematic review of dynamic graciloplasty in the treatment of faecal incontinence. Br J Surg 89:138-153

Chase S, Mittal R, Jesudason MR et al (2010) Anal sphincter repair for fecal incontinence: experience from a tertiary care centre. Indian J Gastroenterol 29:162-165

Chatoor DR, Taylor SJ, Cohen CR, Emmanuel AV (2007) Faecal incontinence. Br J Surg 94:134-144

Christiansen J, Lorentzen M (1987) Implantation of artificial sphincter for anal incontinence. Lancet 2:244-245

Corman ML (1983) The management of anal incontinence. Surg Clin North Am 63:177-192

Danielson J, Karlbom U, Sonnesson A, Graf W (2010) Long-term improvement in quality of life after submucous injection of NAXA/DX for anal incontinence. Dis Colon Rectum 53:565-566

da Silva GM, Jorge JM, Belin B (2004) New surgical options for fecal incontinence in patients with imperforate anus. Dis Colon Rectum 47:204-209

de la Portilla F, Vega J, Rada R et al (2009) Evaluation by three-dimensional anal endosonography of injectable silicone biomaterial (PTQ) implants to treat fecal incontinence: long-term localization and relation with the deterioration of the continence. Tech Coloproctol 13:195-199

Devesa JM, Hervàs PL, Vicente R et al (2011) Anal encirclement with a simple prosthetic sling for faecal incontinence. Tech Coloproctol 15:17-22

Devesa JM, Rey A, Hervas PL et al (2002) Artificial anal sphincter: complications and functional results of a large personal series. Dis Colon Rectum 45:1154-1163

Devesa JM, Vicente E, Enríquez JM et al (1992) Total fecal incontinence—a new method of gluteus maximus transposition: preliminary results and report of previous experience with similar procedures. Dis Colon Rectum 35:339-349

Di Cesare A, Leva E, Macchini F et al (2010) Anorectal malformations and neurospinal dysraphism: is this association a major risk for continence? Pediatr Surg Int 26:1077-1081

Donkol RH, Al-Nammi A (2010) Percutaneous cecostomy in the management of organic fecal incontinence in children. World J Radiol 28:463-467

Efron JE, Corman ML, Fleshman J et al (2003) Safety and effectiveness of temperature-controlled radio-frequency energy delivery to the anal canal (Secca procedure) for the treatment of fecal incontinence. Dis Colon Rectum 46:1606-1616; discussion 1616-1618

Elton C, Stoodley BJ (2002) Anterior anal sphincter repair: results in a district general hospital. Ann R Coll Surg Engl 84:321-324

Emami-Naeini P, Rahbar Z, Nejat F et al (2010) Neurological presentations, imaging, and associated anomalies in 50 patients with sacral agenesis. Neurosurgery 67:894-900

Engel AF, Kamm MA, Sultan AH et al (1994) Anterior anal sphincter repair in patients with obstetric trauma. Br J Surg 81:1231-1234

Evans C, Davis K, Kumar D (2006) Overlapping anal sphincter repair and anterior levatorplasty: effect of patient's age and duration of follow-up. Int J Colorectal Dis 21:795-801

Fang DT, Nivatvong S, Vermeulen FD et al (1984) Overlapping shinteroplasty for acquired anal incontinence. Dis Colon Rectum 27:720-722

Faucheron JL, Voirin D, Badic B (2010) Sacral nerve stimulation for fecal incontinence: causes of surgical revision from a series of 87 consecutive patients operated on in a single institution. Dis Colon Rectum 53:1501-1507

Felt-Bersma RJ, Szojda MM, Mulder CJ (2007) Temperature-controlled radiofrequency energy (SECCA) to the anal canal for the treatment of faecal incontinence offers moderate improvement. Eur J Gastroenterol Hepatol 19:575-580

Findlay J, Maxwell-Armstrong C (2010) Posterior tibial nerve stimulation for faecal incontinence. Br J Nurs 19:750-754

Findlay JM, Maxwell-Armstrong C (2011) Posterior tibial nerve stimulation and faecal incontinence: a review. Int J Colorectal Dis 26:265-273

Findlay JM, Yeung JM, Robinson R et al (2010) Peripheral neuromodulation via posterior tibial nerve stimulation - a potential treatment for faecal incontinence? Ann R Coll Surg Engl 92:385-390

Finlay IG, Richardson W, Hajivassiliou CA (2004) Outcome after implantation of a novel prosthetic anal sphincter in humans. Br J Surg 91:1485-1492

Fleshman JW, Dreznik Z, Fry RD, Kodner IJ (1991) Anal sphincter repair for obstetric injury: manometric evaluation of functional results. Dis Colon Rectum 34:1061-1067

Ganio E, Marino F, Giani I (2008) Injectable synthetic calcium hydroxylapatite ceramic microspheres (Coaptite) for passive fecal incontinence. Tech Coloproctol 12:99-102

Goligher JC (1990) Skepticism in surgery. Persp Colon Rect Surg 3:347-355

Goos M, Haberstroh J, Baumann T et al (2011) New selective endoscopic sacral nerve root stimulation - an advance in the treatment of fecal incontinence. Neurogastroenterol Motil 23:104-109

Guelincks PJ, Sinsel NK (1996) Conventional and dynamic anal sphincter plasty using the gluteus maximus muscle. Tech Coloproctol 4:89-90

Guo M, Gao C, Li D et al (2010) MRI anatomy of the anal region. Dis Colon Rectum 53:1542-1548

Halverson AL, Hull TL (2002) Long-term outcome of overlapping anal sphincter repair. Dis Colon Rectum 44:1255-1260

Hultman CS, Zenn MR, Agarwal T, Baker CC (2006) Restoration of fecal continence after functional gluteoplasty: long-term results, technical refinements, and donor-site morbidity. Ann Plast Surg 56:65-70

Indinnimeo M, Ratto C, Moschella CM et al (2010) Sacral neuromodulation for the treatment of fecal incontinence: analysis of cost-effectiveness. Dis Colon Rectum 53:1661-1669

Jarrett ME, Matzel KE, Christiansen Jet al (2005) Sacral nerve stimulation for faecal incontinence in patients with previous partial spinal injury including disc prolapse. Br J Surg 92:734-739

Jayne DG, Finan PJ (2005) Stapled transanal rectal resection for obstructed defaecation and evidence-based practice. Br J Surg 92:793-794

Jensen LL, Lowry AC (1997) Biofeedback improves functional outcome after sphincteroplasty. Dis Colon Rectum 40:197-200

Kalis V, Bednárová B, Štěpán J Jr, Rokyta Z (2010) Repair of the 3rd and 4th degree obstetric perineal tear. Ceska Gynekol 75:284-291

Karoui S, Leroi AM, Koning E et al (2000) Results of sphincteroplasy in 86 patients with anal incontinence. Dis Colon Rectum 43:813-820

Keighley MR (1991) Results of surgery in idiopathic faecal incontinence. S Afr J Surg 29:87-93

Kepenekci I, Keskinkilic B, Akinsu F et al (2011) Prevalence of pelvic floor disorders in the female population and the impact of age, mode of delivery, and parity. Dis Colon Rectum 54:85-94

Kim DW, Yoon HM, Park JS (2009) Radiofrequency energy delivery to the anal canal: is it a promising new approach to the treatment of fecal incontinence? Am J Surg 197:14-18

King VG, Boyles SH, Worstell TR et al (2010) Using the Brink score to predict postpartum anal incontinence. Am J Obstet Gynecol 203:486.e1-e5

Koch SM, Uluda O, El Naggar K et al (2008) Colonic irrigation for defecation disorders after dynamic graciloplasty. Int J Colorectal Dis 23:195-200

Koch SM, Uluda O, Rongen MJ et al (2004) Dynamic graciloplasty in patients born with an anorectal malformation. Dis Colon Rectum 47:1711-1719

Langemo D, Hanson D, Hunter S et al (2011) Incontinence and incontinence-associated dermatitis. Adv Skin Wound Care 24:126-140

Laurberg S, Swash M, Henry MM (1988) Delayed external sphincter repair for obstetric tear. Br J Surg 75:786-788

Lehur PA, McNevin S, Buntzen S et al (2010) Magnetic anal sphincter augmentation for the treatment of fecal incontinence: a preliminary report from a feasibility study. Dis Colon Rectum 53:1604-1610

Lehur PA, Zerbib F, Neunlist M et al (2002) Comparison of quality of life and anorectal function after artificial sphincter implantation. Dis Colon Rectum 45:508-513

Lieske B, Conaghan P, Farouk R (2010) Sacral nerve stimulation can be successful in patients with ultrasound evidence of external anal sphincter disruption. ASCRS Meeting Abstracts, Dis Colon Rectum 53:568-569

Mackey P, Mackey L, Kennedy ML et al (2010) Postanal repair - do the long-term results justify the procedure? Colorectal Dis 12:367-372

Malouf AJ, Vaizey CJ, Nicholls RJ, Kamm MA (2000) Permanent sacral nerve stimulation for fecal incontinence. Ann Surg 232:143-148

Mander BJ, Abercrombie JF, George BD, Williams NS (1996) The electrically stimulated gracilis neosphincter incorporated as part of total anorectal reconstruction after abdominoperineal excision of the rectum. Ann Sug 224:702-711

Mander BJ, Wexner SD, Williams BS et al (1999) Preliminary

dominoperineal excision of the rectum. Ann Sug 224:702-711

Mander BJ, Wexner SD, Williams BS et al (1999) Preliminary results of a multicenter trial of the electrically stimulated gracilis neoanal sphincter. Br J Surg 86:543-548

Maslekar S, Gardiner AB, Duthie GS (2007) Anterior anal sphincter repair for fecal incontinence: Good longer results are possible. J Am Coll Surg 204:40-46

Matzel KE (2011) Sacral nerve stimulation for faecal incontinence: its role in the treatment algorithm. Colorect Dis 13 (Suppl 2): 10-14

Matzel KE, Stadelmaier U, Gall FP (1995) Direct electrostimulation of sacral spinal nerves within the scope of the diagnosis of anorectal function. Langenbecks Arch Chir 380:184-188

Matzel KE, Stadelmaier U, Hohenberger W (2004) Innovations in fecal incontinence: sacral nerve stimulation. Dis Colon Rectum 47:1720-1728

Matzel KE, Stadelmaier U, Hohenfellner M, Gall FP (1995) Electrical stimulation of sacral spinal nerves for treatment of faecal incontinence. Lancet 346:1124-1127

Matzel KE, Stadelmaier U, Hohenfellner M, Gall FP (1995) Permanent electrostimulation of sacral spinal nerves with an implantable neurostimulator in treatment of fecal incontinence. Chirurg 66:813-817

Melenhorst J, Koch SM, Uludag O et al (2007) Sacral neuromodulations in patients with fecal incontinence: results of the first 100 permanent implantations. Colorect Dis 9: 725-730

Meurette G, Rodat F, Wyart V, Lehur P (2010) Outcome and management of patients who failed sacral nerve stimulation for fecal incontinence. Dis Colon Rectum 53:567

Michot F, Costaglioli B, Leroi AM, Denis P (2003) Artificial anal sphincter in severe fecal incontinence: outcome of prospective experience with 37 patients in one institution. Ann Surg 237:52-56

Michot F, Lefebure B, Bridoux V et al (2010) Artificial anal sphincter for severe fecal incontinence implanted by a transvaginal approach: experience with 32 patients treated at one institution. Dis Colon Rectum 53:1155-1160

Miller R, Orrom WJ, Cornes H et al (1989) Anterior sphincter placation and levator plasty in the treatment of faecal incontinence. Br J Surg 76:1058-1060

Morren GL, Hallbook O, Nystrom PO et al (2001) Audit of anal sphincter repair. Colorectal Dis 3:17-22

Moscovitz, Rotholtz NA, Baig MK et al (2002) Overlapping sphincteroplasty: does the preservation of the scar influence immediate outcome? Colorect Dis 4:275-279

Murphy J, Boyle D, Prosser K et al (2010) Efficacy of sacral nerve stimulation for the treatment of fecal incontinence. ASCRS Meeting Abstracts, Dis Colon Rectum 53:536

Nordenstam JF, Altman DH, Mellgren AF et al (2010) Impaired rectal sensation at anal manometry is associated with anal incontinence one year after primary sphincter repair in primiparous women. Dis Colon Rectum 53:1409-1414

Oberwalder M, Dinnewitzer A, Nogueras JJ et al (2008) Imbrication of the external anal sphincter may yield similar functional results as overlapping repair in selected patients. Colorectal Dis 10:800-804

Orrom WJ, Miller R, Cornes H et al (1991) Comparison of anterior sphincteroplasty and postanal repair in the treatment of idiopathic fecal incontinence. Dis Colon Rectum 34:305-310

Ortiz H, Armendariz P, DeMiguel M et al (2002) Complications and functional outcome following artificial anal sphincter implantation. Br J Surg 89:877-881

Osterberg A, Edebol Eeg-Olofsson K, Graf W (2000) Results of surgical treatment for faecal incontinence. Br J Surg 87:1546-1552

Parker SC, Spencer MP, Madoff RD et al (2003) Artificial bowel sphincter: long-term experience at a single institution. Dis Colon Rectum 46:722-729

Parks AG (1975) Royal Society of Medicine, Section of Proctology; Meeting 27 November 1974. President's Address. Anorectal incontinence. Proc R Soc Med 68:681-690

Paterson HM, Bartolo DC (2010) Surgery for faecal incontinence. Scott Med J 55:39-42

Penninckx F (2004) Belgian experience with dynamic graciloplasty for faecal incontinence. Br J Surg 91:872-878

Pescatori M (2009) Spinal cord stimulation for constipated patients. Dis Colon Rectum 52:1196

Pescatori M, Anastasio G, Bottini C, Mentasti A (1992) New grading and scoring for anal incontinence. Evaluation of 335 patients. Dis Colon Rectum 35:482-487

Pescatori M, Caracciolo F, Anastasio G (1991) Restoration of intestinal continuity after rectal excision by electrostimulated smooth and striated muscle. BAM 1:259-262

Pescatori M, Meglio M, Cioni B, Colagrande C (1982) Colonic motility in two constipated neurological patients treated by spinal cord stimulation. M. Wienbeck. ed New York: Raven Press

Pfeifer J (2004) Quality of life after sphincteroplasty. Acta Chir Iugosl 51:73-75

Pickrell KL, Broadbent TR, Masters FW, Metzger JT (1952) Construction of a rectal sphincter and restoration of anal continence by transplanting the gracilis muscle; a report of four cases in children. Ann Surg 135:853-862

Pinta T, Kylänpää-Bäck ML, Salmi T et al (2003) Delayed sphincter repair for obstetric ruptures: analysis of failure. Colorectal Dis 5:73-78

Rao SS (2010) Advances in diagnostic assessment of fecal incontinence and dyssynergic defecation. Clin Gastroenterol Hepatol 8:910-919

Richard C, Bernard D, Morgan S (1994) Results of anal sphincteroplasty for post-traumatic incontinence: with or without colostomy. Ann Chir 48:703-707

Ruiz Carmona MD, Alós Company R, Roig Vila JV et al (2009) Long-term results of artificial bowel sphincter for the treatment of severe faecal incontinence. Are they what we hoped for? Colorectal Dis 11:831-837

Rullier E, Zerbib F, Laurent C et al (2008) Morbidity and functional outcome after double dynamic graciloplasty for anorectal reconstruction. Br J Sug 87:909-913

Rygh AB, Körner H (2010) The overlap technique versus end-to-end approximation technique for primary repair of obstetric anal sphincter rupture: a randomized controlled study. Acta Obstet Gynecol Scand 89:1256-1262

Scaglia M, Delaini G, Destefano I, Hultén L (2009) Fecal incontinence treated with acupuncture—a pilot study. Auton Neurosci 145:89-92

Senagore A, Mazier WP, Luchtefeld MA et al (1993) Treatment of advanced hemorrhoidal disease: a prospective, randomized comparison of cold scalpel vs. contact Nd:YAG laser. Dis Colon Rectum 36:1042-1049

Shafik A (1993) Polytetrafluoroethylene injection for the treatment of partial fecal incontinence. Int Surg 78:159-161

Shafik A, Ahmed I, El-Sibai O, Mostafa RM (2003) Percutaneous peripheral neuromodulation in the treatment of fecal incontinence. Eur Surg Res 35:103-107

Smith K, Gonsalves S, Qureshi S et al (2010) Intra-anal permacol for the treatment of passive faecal incontinence. Dis Colon Rectum 53:566

Soerensen MM, Lundby L, Buntzen S, Laurberg S (2009) Intersphincteric injected silicone biomaterial implants: a treatment for faecal incontinence. Colorectal Dis 11:73-76

Takahashi T, Garcia-Osogobio S, Valdovinos MA et al (2002) Radio-frequency energy delivery to the anal canal for the treatment of fecal incontinence. Dis Colon Rectum 45:915-922

Tjandra JJ, Lim JF, Hiscock R, Rajendra P (2004) Injectable silicone biomaterial for fecal incontinence caused by internal anal sphincter dysfunction is effective. Dis Colon Rectum 47:2138-2146

Turell RNY (1954) The Thiersch operation for rectal prolapse and anal incontinence. State J Med 54:791-795

van Wunnik BP, Govaert B, Leong R et al (2011) Patient experience and satisfaction with sacral neuromodulation: results of a single-center sample survey. Dis Colon Rectum 54:95-100

Wexner SD, Hull T, Edden Y et al (2010) Infection rates in a large investigational trial of sacral nerve stimulation for fecal incontinence. J Gastrointest Surg 14:1081-1089

Wexner SD, Jin HY, Weiss EG et al (2009) Factors associated with failure of the artificial bowel sphincter: a study of over 50 cases from Cleveland Clinic Florida. Dis Colon Rectum 52:1550-1557

Williams JG, Wong WD, Jensen L et al (1991) Incontinence and rectal prolapse: a prospective manometric study. Dis Colon Rectum 34:209-216

Williams NS, Patel J, George BD et al (1991) Development of an electrically stimulated neoanal sphincter. Lancet 338:1166-1169

Wong WD, Congliosi SM, Spencer MP et al (2002) The safety and efficacy of the artificial bowel sphincter for fecal incontinence: results from a multicenter cohort study. Dis Colon Rectum 45:1139-1153

Yamana T, Takahashi T, Iwadare J (2004) Perineal puborectalis sling operation for fecal incontinence: preliminary report. Dis Colon Rectum 47:1982-1989

Yoshioka K, Keighley MR (1989) Sphincter repair for fecal incontinence. Dis Colon Rectum 32:39-42

Záhumenský J (2010) Severe obstetrical injuries and anal incontinence. Ceska Gynekol 75:292-296

Zailani MH, Azmi MN, Deen KI (2010) Gracilis muscle as neoanal sphincter for faecal incontinence. Med J Malaysia 65:66-67

Zorcolo L, Covotta L, Bartolo DC (2005) Outcome of anterior sphincter repair for obstetric injury: comparison of early and late results. Dis Colon Rectum 48:524-531

10.1 Introduzione

Quando si legge di prolasso del retto, spesso troviamo l'espressione "chirurgia su misura". Per il prolasso del retto non c'è dubbio: non esiste il cosiddetto *gold standard*. Per le emorroidi è la emorroidectomia, per la rettocolite ulcerosa il reservoir ileoanale, per la ragade la sfinterotomia interna, per la stenosi anale l'anoplastica ecc. Lo confermano due citazioni: il titolo del nostro ultimo articolo sull'argomento (Pescatori e Zbar, 2009) è: *Taylored surgery for (...) external rectal prolapse*. Stesso concetto esprime quello degli inglesi Brown e coll. (2004): *Strategy for selection of type of operation for rectal prolapse based on clinical criteria.*

Varia il numero dei pazienti: 117 a Roma,157 a Glasgow. Ma da noi e da loro in sala operatoria si parla la stessa lingua. Le operazioni che abbiamo usato per il prolasso esterno sono diverse a seconda dei casi, e sono essenzialmente quattro, due per via addominale e due per via perineale: 1) la rettopessi al sacro; 2) la rettopessi-resezione; 3) la Delorme; 4) l'Altemeier. Che vengono appunto adattate a *quel* paziente, con *quel* prolasso e con *quei* sintomi.

Ecco gli interventi che uno specialista deve sapere *quando* e *come* fare.

Per la verità io vado un po' oltre e credo che spesso, anche per altre patologie, il tipo di intervento si debba scegliere in base al *paziente* (se maschio o femmina, fragile o forte, pensionato o manager, ballerina o operaio, fumatore o non fumatore), al *tipo di lesione* (ragade con ipertono o senza; emorroidi circonferenziali con prolasso mucoso o due soli noduli esterni trombizzati; retto di rettocolite ulcerosa molto infiammato o quasi indenne), ai *sintomi associati* (stipsi o incontinenza o diarrea), *all'istituzione o alla regione* (ricca o povera), al *postoperatorio* (day hospital o degenza senza problemi).

Vi meravigliate? Mi spiego meglio; voglio essere razionale, non provocatorio.

Se il prolasso è lungo meno di 10 cm, non vi è enterocele e siamo in una regione ricca, potrei sparare sei cartucce di Contour, 1650 euro. In una regione in deficit farò una Delorme, 30 euro di filo. Per le emorroidi di un paziente in day surgery farò una Ferguson, meno rischi che sanguini a casa. In un manager eretistico che ha paura del dolore e deve lavorare entro una settimana farò una PPH, se non è stitico (se lo è farà riprolassare le emorroidi). In un giovane con rettocolite senza displasia e retto poco infiammato farò una colectomia più IRA, *one shot*, zero incontinenza e poche complicanze: presto sarà pronto a trovare un lavoro e a sposarsi e fare figli. Senza dissezione del retto ci sono meno rischi per la funzione sessuale. In una ballerina senza stipsi farò (fare) una rettopessi laparoscopica al sacro, per motivi cosmetici. In un fumatore con fistola transfinterica farò un lembo cutaneo e non rettale. Meno rischi di deiscenza. E così via.

Io lo chiamo "eclettismo ragionato". Parte dal presupposto che spesso non esiste un intervento "migliore" in assoluto. Non prendo come oro colato i risultati dei trial randomizzati.

Vi faccio un esempio: ci sono molti trial fatti per stabilire se è meglio la emorroidopessi con stapler o la emorroidectomia manuale. Ebbene: nessuno che prenda in considerazione se il paziente è stitico. Tutti annotano l'età, il sesso, il grado delle emorroidi e così via. La presenza di stipsi mai. Eppure, come è ovvio, se riposizioniamo in alto le emorroidi invece che asportarle, è chiaro che le spinte defecatorie frequenti e prolungate di uno stitico saranno un fattore decisivo per l'eventuale recidiva del prolasso emorroidario e dei sintomi. Ecco quindi un *bias* mai considerato.

M. Pescatori, *Prevenzione e trattamento delle complicanze in chirurgia proctologica,*
© Springer-Verlag Italia 2011

Sono convinto perciò che uno specialista debba conoscere varie tecniche diverse perché di rado esiste la "migliore" in assoluto. Quasi sempre ci si dovrà basare su fattori che mutano di volta in volta. Da paziente a paziente.

Ma questa in fondo è la tendenza moderna, se no non esisterebbero le linee-guida, che cercano di indicare quale siano le opzioni migliori, quanto meno per ogni grado di malattia.

Torniamo al tema di questo capitolo.

Il paziente con prolasso esterno del retto da una parte è un paziente "facile".

Perché non c'è dubbio: va operato. D'altra parte è un paziente "difficile": per la necessità di chirurgia "su misura" appunto. Per il fatto che dobbiamo saper fare cose diverse e scegliere quella più adatta al caso che abbiamo di fronte.

Se facciamo la rettopessi al sacro con protesi a un paziente già stitico rischiamo di aggravare la sua stipsi. Spingerà per evacuare e gli tornerà il prolasso: recidiva. Se facciamo la Delorme in caso di sfinteri deficitari ci sarà pericolo di incontinenza. Se facciamo una Frykman-Goldberg (sigmoidectomia e rettopessi) a un anziano fragile, un'eventuale deiscenza con peritonite sarà molto rischiosa. Se facciamo l'Altemeier a un soggetto con diarrea, la sua funzione intestinale andrà a peggiorare, senza serbatoio rettale.

Questo libro riguarda le complicanze dopo chirurgia proctologica, non addominale, dunque il campo si restringe. Non troppo però. Ci occupere-

mo di Delorme ma anche di prolassectomia con stapler circolare. Di proctosigmoidectomia secondo Altemeier ma anche di resezione con la Contour. Di rettopessi transperineale e transvaginale con protesi riassorbibili. Degli interventi classici e delle cosiddette *innovations*.

Prima vedremo quali sono le possibili complicanze. Essenzialmente cinque, ve le anticipo: emorragia, incontinenza, sepsi, deiscenza e stenosi.

E poi vedremo in che modo potremo curarle. Come per il capitolo sulle emorroidi e quello sull'incontinenza fecale userò il sistema dell'"intervento in diretta", che mi darà modo di suggerire quali manovre chirurgiche fare o non fare per cercare di prevenire le complicanze.

10.2 Le nostre complicanze postoperatorie

Prima di iniziare vi propongo una lista dei problemi, così entriamo concretamente nel tema e vediamo di cosa stiamo parlando. Vi riferisco la mia esperienza di complicanze in circa vent'anni, dal 1986 al 2007 (Tabella 10.1).

Come avete letto solo in un caso c'è stata una complicanza davvero grave, dopo Altemeier: una peritonite che ha richiesto la sutura di una perforazione con colostomia escludente. Un decesso dopo Delorme è stato provocato da un trauma cranico fatale dopo caduta accidentale, in una anziana

Tabella 10.1 Complicanze postoperatorie in 75 casi di chirurgia perineale e transanale per prolasso esterno del retto in un singolo centro (Pescatori e Zbar, 2009, aggiornata)

Complicanza	Intervento	N. pazienti	Terapia	Esito
Caduta accidentale e trauma cranico	Delorme-Rehn	1	-	Decesso
Emorragia grave	Delorme- Rehn PPH	2 1	Tamponamento	Guarigione
Sepsi locale	Delorme-Rehn PPH	4 1	Antibioticoterapia Antibioticoterapia	Guarigione Guarigione
Deiscenza e stenosi	Delorme-Rehn	2	Dilatazione	Guarigione Substenosi
Perforazione del sigma	Altemeier	1	Colostomia	Guarigione
Incontinenza anale*	Delorme-Rehn Altemeier	7 2	BFB BFB	Guarigione (3) *Soiling*
	Prolassectomia manuale	1	BFB	Guarigione

*Otto pazienti soffrivano di incontinenza prima dell'intervento.
BFB, bio-feedback.

signora appena operata lasciata senza adeguata sorveglianza. Tutto fa esperienza: non toccherebbe al chirurgo occuparsene, ma mettere le sbarre di protezione al letto può essere indispensabile se il paziente è molto anziano e non è del tutto lucido.

Le altre complicanze (come avevo anticipato, emorragia, sepsi, deiscenza, stenosi e incontinenza) sono spesso state curate e comunque non hanno richiesto reinterventi, se non dilatazione anale in ambulatorio.

10.3 Delorme-Rehn, prevenzione delle complicanze

10.3.1 Intervento in diretta (Figg. 10.1 e 10.2)

La paziente, una signora di 68 anni, continente benché pluripara vaginale e isterectomizzata, con un prolasso esterno del retto prevalentemente mucoso di 6 cm, è in posizione litotomica e in anestesia spinale.

Ha effettuato una preparazione intestinale meccanica e una antibioticoprofilassi, utili per ridurre il rischio di sepsi.

Estraggo dall'ano il prolasso, prendendo con delle pinze ad anello la mucosa e sottomucosa del

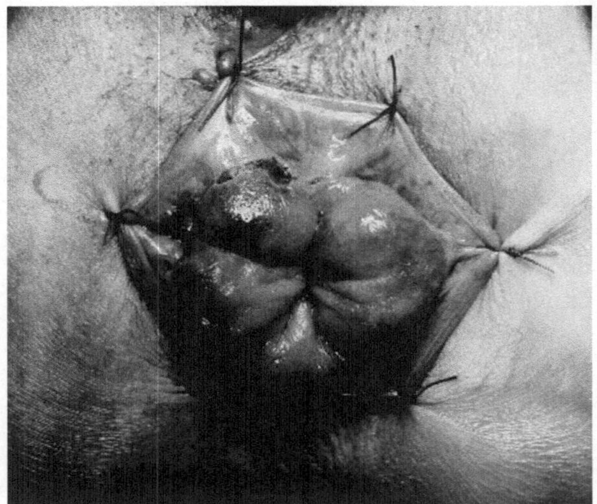

Fig. 10.1 a Prolasso mucoso del retto. Intervento di Delorme. La porzione distale del canale anale è stata fissata alla cute perianale e l'incisione si esegue immediatamente sopra la linea dentata in modo da conservare l'epitelio sensitivo utile per la continenza

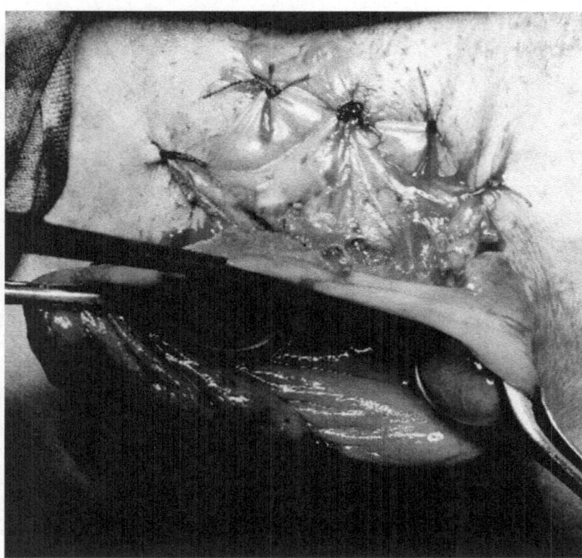

Fig. 10.1 b Inizio della prolassectomia mucosa

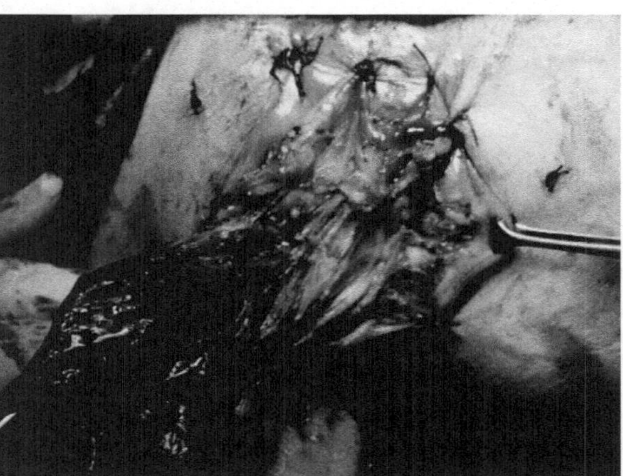

Fig. 10.1 c Si asporta il cilindro di mucosa prolassata, staccato dalla muscolare del retto

retto medio, delicatamente per evitare ematomi. Il divaricatore anale che sto usando è un Lonestar, autostatico con uncini, meglio se smussi per evitare lacerazioni nel canale anale. Il Lonestar non stira gli sfinteri e dunque dà meno rischi di incontinenza (non lo usate se operate una neoplasia però, escissione locale o coloanale, perché le eventuali, spesso inevitabili, piccole lacerazioni aumentano di oltre 1000 volte il rischio di impianto di cellule neoplastiche). Potrei usare un Beak della Sapimed.

Ora ho estratto il prolasso e lo tiro verso di me. Faccio un'incisione circolare con l'elettrobisturi

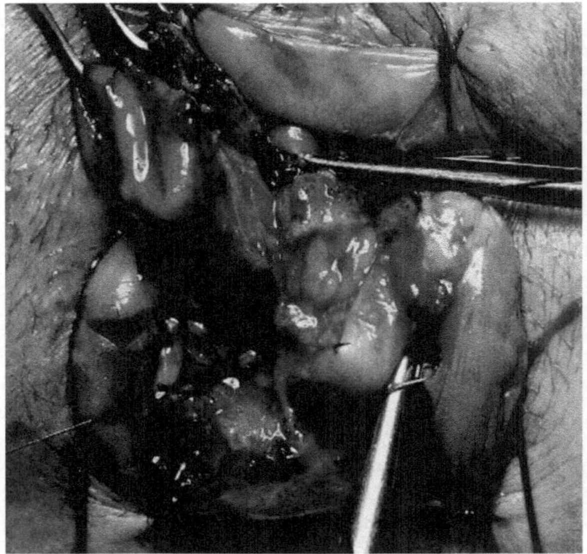

Fig. 10.1 d La muscolare del retto è stata plicata e viene preparato il retto medio-alto non prolassato, che sarà suturato al canale anale

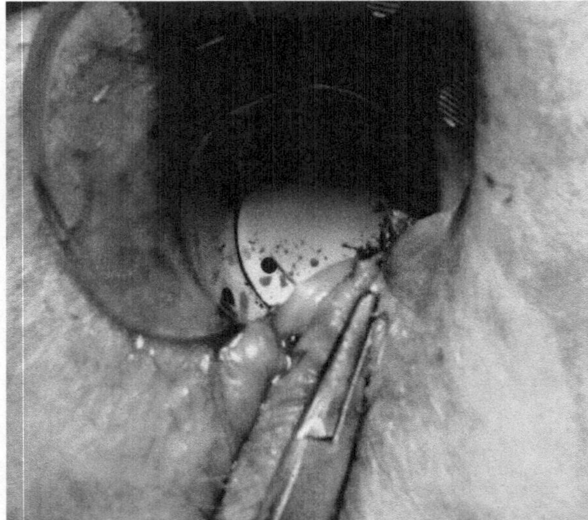

Fig. 10.1 e La sutura retto-anale è terminata e si trova all'interno del canale anale, il che assicurerà una migliore continenza ed eviterà l'ectropion mucoso

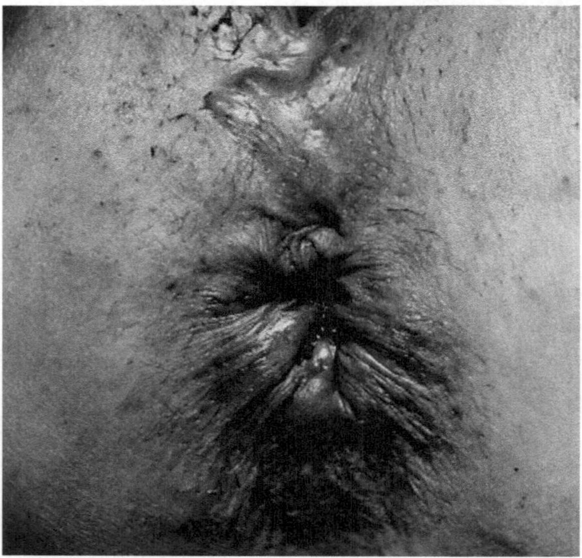

Fig. 10.1 f L'anastomosi a termine

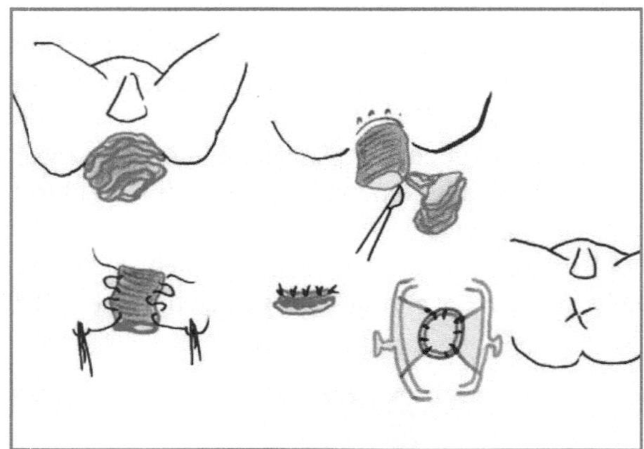

Fig. 10.1 g Schema riassuntivo dell'intervento

subito al di sopra della linea dentata, per ridurre il rischio di incontinenza (si conserva l'epitelio del canale anale distale, molto innervato e sensitivo) e di ectropion mucoso (la sutura retto-anale verrà a cadere all'interno del canale anale). Per ridurre l'emorragia intraoperatoria infiltro il piano tra mucosa-sottomucosa e muscolare propria del retto con una soluzione di adrenalina e soluzione fisiologica 1:200.000, dopo aver avvertito, per correttezza, l'anestesista.

Con le forbici o con l'elettrobisturi, ma meglio non direttamente, bensì con il banale "trucco" di coagulare e sezionare con la punta delle pinze (lo stesso descritto per la Ferguson nel capitolo 2 sulle emorroidi) inizio la prolassectomia mucosa, che costituisce la prima fase dell'intervento. Cerco di restare sempre nel piano giusto tra sottomucosa e muscolare propria del retto. Procedo lentamente perché così evito di sezionare fibre muscolari, per non avere sanguinamento. È una fase "noiosa" (Alan Parks la definiva "tedious") ma mi impongo di non correre.

Sul davanti le mie manovre sono particolarmente caute perché sono molto vicino alla parete poste-

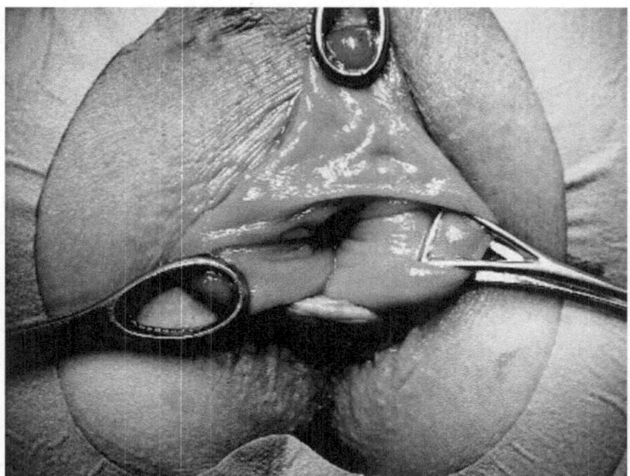

Fig. 10.2 a Prolasso del retto

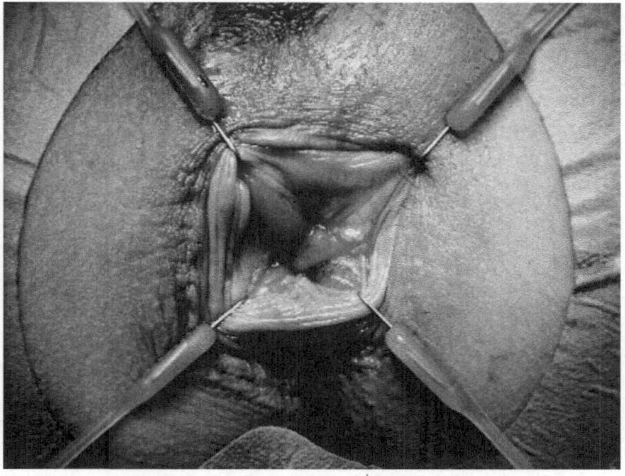

Fig. 10.2 b Posizionamento del divaricatore di Lonestar

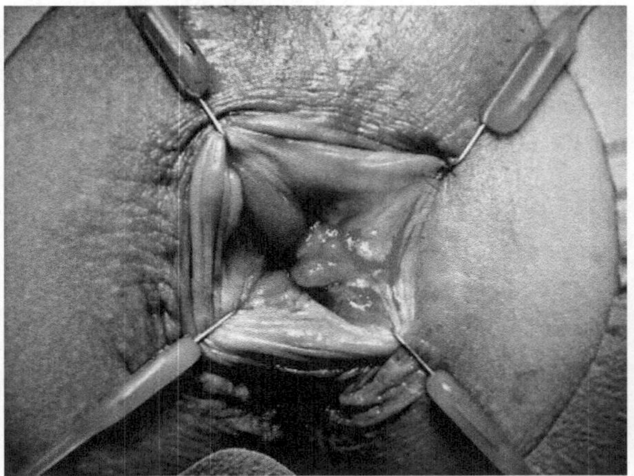

Fig. 10.2 c Si osservano lesioni polipoidi da sindrome dell'ulcera solitaria del retto

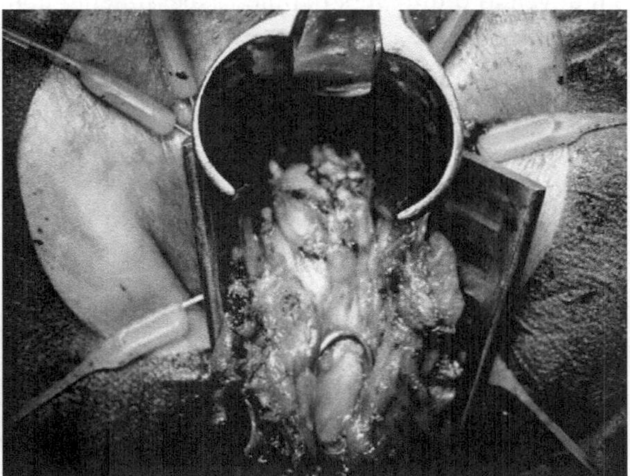

Fig. 10.2 d Resezione del retto-sigma secondo Altemeier

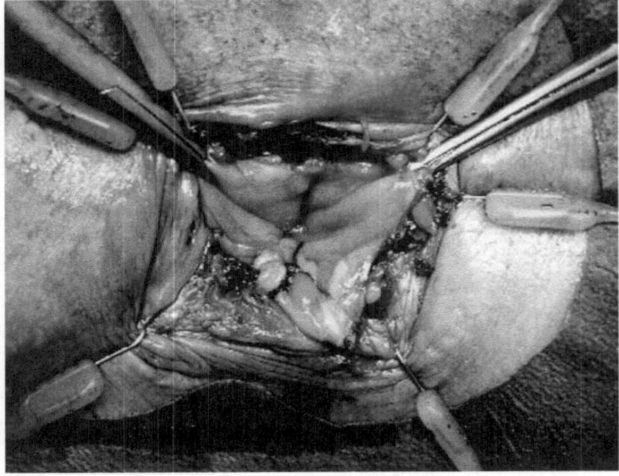

Fig. 10.2 e Anastomosi colo-anale

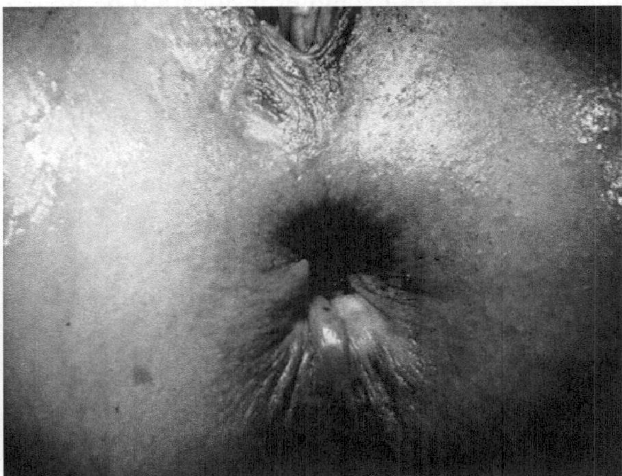

Fig. 10.2 f Sutura al termine

riore della vagina e voglio naturalmente evitare fistole retto-vaginali, che, notate bene, si possono causare non solo perforando il setto retto-vaginale ma anche provocando un'ischemia importante o un ematoma, che poi potrebbero dar luogo a una fistola dopo uno o due giorni. Anteriormente, come ho spiegato nel paragrafo sul rettocele, in una donna anziana e/o pluripara come quella che ho di fronte, la muscolatura del retto può essere diastasata e la distanza tra retto e vagina può essere minima, il che aumenta i rischi di lesionare la vagina.

Sono sempre nel piano anteriore, circa 6 cm al di sopra della rima anale, e incontro una sorta di ispessimento biancastro. Non è la parete posteriore della vagina perché ho un dito in vagina (ho ben disinfettato anche qui facendo il campo operatorio) e muovendo il dito verso di me l'ispessimento non si sposta in avanti.

Mi ricordo che la paziente è isterectomizzata... Ecco che cos'è la struttura vicino alla quale sto "sforbiciando": il cavo di Douglas disceso molto in basso. Magari c'è dentro un enterocele. Con un tamponcino montato lo discosto dal retto e dalla vagina, lo isolo per vederlo bene ed evitare una perforazione del Douglas.

Mi torna in mente la figura, la foto a colori di un nostro articolo sulle fistole retto-vaginali dopo STARR, pubblicato sull'*International Journal of Colorectal Disease* nel 2006 (la trovate nel capitolo 8) in cui si distingue bene la protuberanza del Douglas che incombe pericolosamente sul campo operatorio. Sto operando manualmente e vedo bene le strutture. Non sto per dare un colpo di *stapler* alla cieca col rischio di lesionare il peritoneo del Douglas e penso che hanno fatto bene Corman e coll. a mettere l'enterocele tra le controindicazioni della STARR nel loro *consensus paper* (2006). E bene ha fatto Schwandner (2011) a ribadirlo nel lavoro sullo *stapling* transanale.

Quando ho separato dalla muscolare del retto un cilindro mucoso-sottomucoso della lunghezza del prolasso, mi fermo. Devo ora sezionare il cilindro alla base. Lo faccio dopo aver coagulato bene, in particolare le arteriole che vanno al plesso emorroidario, per prevenire emorragie.

Asportato il cilindro interno, controllo ancora l'emostasi sulla muscolare del retto in modo da prevenire la formazione di ematomi, sepsi e deiscenze.

A questo punto inizio la plicatura verticale a fisarmonica della muscolare del retto. Annodo i punti alla fine, senza stringere troppo, per evitare lacerazioni del muscolo.

Adesso il retto medio-prossimale, quello non demucosato, è sceso e si è accostato al canale anale. Posso togliere il divaricatore e suturare il retto al canale anale. Punti staccati di Vicryl 2 o 3/0, accostando epitelio a epitelio, prendendo nella sutura la muscolare propria del retto in alto e, in basso, lo sfintere interno. La sutura, che assomiglia a quella di una colo-anale, non deve essere sotto tensione in modo da prevenire deiscenze.

L'intervento è finito, controllo a vista e col dito che tutta la circonferenza sia suturata, senza difetti. Aspetto che l'ano e gli sfinteri si riprendano dalle trazioni e che l'anastomosi "scompaia" all'interno. Se sarà protetta, in basso, dall'ano chiuso e dal margine inferiore degli sfinteri, so che la paziente avrà più chances di evitare l'incontinenza.

Alla fine, rileggendo il paragrafo, vedo che vi ho suggerito non poche manovre chirurgiche da fare o da non fare per ridurre il rischio di complicanze intra- o postoperatorie.

E se la paziente avesse avuto un'importante incontinenza fecale, oltre al prolasso, una incontinenza legata a deficit degli sfinteri striati, tale da richiedere una plicatura degli stessi? Beh, vi avrei anche detto di rifare il campo operatorio, di cambiare i guanti e gli strumenti chirurgici, dopo la sfinteroplastica e prima della prolassectomia, come emerso dalla prima serie di "Complicanze memorabili" alla fine del capitolo sull'incontinenza fecale.

10.3.2 Complicanze postoperatorie in letteratura

Che cosa riferisce la letteratura sul postoperatorio dopo Delorme-Rehn per prolasso esterno del retto?

Leggiamo il capitolo scritto da Binda e Serventi sul libro *Rectal Prolapse: Diagnosis and Clinical Management*, a cura di Altomare e Pucciani (2008). Iniziamo dalla Tabella 10.2, presa dal libro ma aggiornata.

Da notare che le complicanze postoperatorie come emorragia, sepsi, deiscenza e stenosi dopo la

Tabella 10.2 Mortalità postoperatoria e incontinenza dopo intervento di Delorme-Rehn per prolasso del retto

Autore	Anno	N. casi	% Mortalità p.o.	% Incontinenza p.o.
Oliver	1994	41	2,4	55
Lechaux	1995	85	1,2	33*
Liberman	2000	34	0	68
Watts	2000	101	4	75
Serventi	2005	21	4,8	36
Marchal	2005	60	3,3	58
Pascual	2006	21	0	13
Pescatori	2009	54	0,5+	13*

*Una sfinteroplastica posteriore (Pescatori) e una levatorplastica (Lechaux) sono state associate alla Delorme-Rehn in alcuni pazienti che avevano un'incontinenza di rilievo legata a un deficit degli sfinteri striati.
+Non dovuta all'intervento, ma a trauma cranico da caduta accidentale.

Delorme-Rehn eseguita dai suddetti autori hanno colpito il 14% dei pazienti.

Marchal e coll. (2005) hanno avuto più complicanze postoperatorie, il 20%. Su 60 casi: due emorragie, tre stenosi anastomotiche, un ematoma perirettale, due celluliti perineali, un'infezione urinaria, una perforazione del tenue con peritonite, un infarto del miocardio, un'embolia polmonare. In totale due reinterventi e due decessi.

De Nardi e coll. (2006) hanno riferito un caso di proctite ischemica che ha richiesto resezione anteriore del retto e trasversostomia escludente.

La Delorme ha comunque un'accettabile morbilità e una bassa mortalità. Però ha una frequente incontinenza postoperatoria. Va perciò eseguita (ecco il senso della "chirurgia su misura") in quei pazienti che non hanno deficit sfinteriali importanti.

E in quelli in cui il prolasso è in prevalenza mucoso, non ha grandi dimensioni (fino a 6-7 cm, suggerisce la letteratura) e sono anziani o fragili o con problemi respiratori, tali da far preferire una anestesia spinale a una generale con intubazione.

I pazienti operati da Serventi e Binda (2005) hanno risolto le loro complicanze con terapie ambulatoriali. Questi stessi autori suggeriscono la Delorme-Rehn come intervento meno rischioso della Altemeier nei pazienti con ascite.

10.4 Complicanze postoperatorie dopo intervento di Altemeier

Mi faccio aiutare da un recente studio multicentrico, che comprende anche i nostri casi, pubblicato da Altomare e coll. (2009).

Riassumo in Tabella 10.3 le complicanze.

Frequenza di complicanze (22,4%) e reinterventi (2,4%) non alta quindi. Per fare un paragone (approssimativo, perché non basato su trial randomizzati) i *reinterventi* dovuti a complicanze dopo Delorme per prolasso esterno sono il 2%, dopo Delorme interna 6%, dopo STARR 9%, secondo varie casistiche.

Se guardiamo alla letteratura, la morbilità è comunque bassa (dal 5 al 24%). La maggior parte delle complicanze postoperatorie precoci sono "mediche", come ipertensione, ipopotassiemia, polmonite, infarto del miocardio, embolia polmonare, per citare quelle accadute al gruppo Wexner e descritte da Chun e coll. (2004). Ciò è dovuto all'età avanzata dei pazienti: nella casistica di Altomare

Tabella 10.3 Complicanze dopo intervento di Altemeier in una casistica italiana di 78 pazienti. Età media 71 anni, in media 20 cm di retto-sigma asportato, ASA III e IV, levatorplastica associata nell'86% dei casi (da Altomare et al., 2009)

Ematoma pelvico (%)	Perforazione del sigma	Stenosi	Proctalgia anale	Ritenzione urinaria	Continenza peggiorata	Reinterventi	Mortalità
3 (3,9)	1 (1,2)	2 (2,4)	4 (5)	2 (2,4)	7 (9)	2 (2,4)	0

Tabella 10.4 Complicanze dopo intervento di Altemeier in letteratura. La lunghezza media del pezzo asportato variava da 9 a 26 cm

Autore	Anno	Casi (n.)	Mortalità (n.)	% Deiscenza anastomotica	% Stenosi anale	% Incontinenza fecale
Agachan	1997	32	1	3	2	NR
Kimmins	2001	63	0	2	2	62[<]
Zbar	2002	80	0	1,9[°]	0	5
Chun	2004	109	1	1,9[+]	3,8	NR[*]
Brown	2004	41	0	2	0	20[^^]
Glasgow	2006	106	1	0,9[+]	0	36
Altomare	2009	78	0	1,2[^]	2,5	9[°°]
Cirocco	2010	103	0	0[§]	2	15

NR, non riportata.
[<]Quasi tutti i pazienti avevano incontinenza pre-operatoria.
[°]Con ascesso.
[+]E un caso di ematoma della pelvi che ha richiesto un reintervento chirurgico.
[*]In 52 pazienti dopo Altemeier e levatorplastica è migliorato lo score dell'incontinenza (p< .0001).
[^^]Un terzo dei pazienti avevano incontinenza prima dell'intervento.
[^]Una perforazione sopra-anastomotica; tre casi con ematoma pelvico.
[°°]Continenza deteriorata rispetto al preoperatorio.
[§]Due fistole retto-vaginali.

e coll. c'era anche una 93enne. Tra le complicanze "chirurgiche" compaiono oltre a quelle indicate nella tabella, anche la fistola retto-vaginale e l'emorragia dalla anastomosi (molto rare).

Vediamo qualche dettaglio in Tabella 10.4.

Questi dati confermano che l'intervento comporta un basso rischio di complicanze. Non pochi chirurghi americani operano parte dei loro pazienti con sedazione e anestesia locale.

Una fase cruciale dell'intervento (ricordate la "diretta"?) è quando si reperta, il che avviene quasi sempre, il cavo di Douglas, che è sempre prolassato e non di rado contiene un enterocele, in particolare un sigmoidocele. Serve attenzione per non lesionarlo e spesso va aperto, ridotto sezionandone la parte distale e risuturato senza danneggiare l'intestino tenue. Da notare che due degli autori riportati in tabella hanno dovuto rioperare un loro paziente per un ematoma pelvico o presacrale.

Una *emorragia intraoperatoria* si può verificare durante la resezione del retto-sigma, anche se non è in genere riferita come problema importante in letteratura. L'impiego di una suturatrice meccanica potrebbe ridurre questo rischio secondo Boccasanta e coll. (2006) e secondo Gravante e Venditti, stessa rivista, stesso anno.

Una review di Gourgiotis e Baratsis (2007) fornisce i dati sulla continenza e sulla stipsi per i diversi tipi di intervento su oltre 70 casistiche.

Un discorso a parte merita *l'incontinenza anale*, che è ridotta se alla Altemeier si associa la levatorplastica (Fig 10.3), come andrebbe fatto, poiché assicura meno recidive (Chun et al., già citato). Un suggerimento se fate la levatorplastica sia anteriore che posteriore: potreste provocare una stenosi "stringendo" troppo i muscoli. Modulatela sempre sulla sensazione del vostro dito esplorando l'ano quando serrate i nodi.

L'incontinenza, si diceva. L'intervento implica comunque l'asportazione del retto, il che altera uno dei fattori della continenza e cioè la *compliance* del serbatoio. Inoltre molte pazienti sono donne anziane e pluripare con perineo discendente ed hanno una neuropatia del pudendo, con sfinteri anali distrofici.

Nel 30% dei nostri casi la situazione è migliorata dopo l'intervento. L'asportazione del prolasso rettale, che è fonte di secrezione e di stimolo permanente sulla pressione anale (riflesso inibitorio retto-anale), è un fattore positivo per la continenza.

Secondo Wexner e la Cleveland Clinic Florida, dopo Altemeier e levatorplastica si hanno meno rischi di incontinenza rispetto alla Delorme o alla semplice proctosigmoidectomia (Agachan et al., 1997).

In definitiva, l'Altemeier per prolasso esterno del retto, come la proctocolectomia restaurativa per

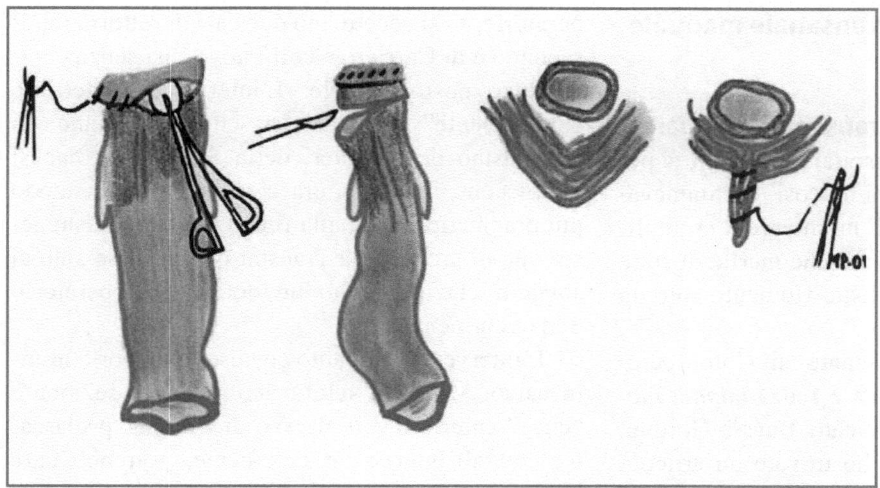

Fig. 10.3 Schema della proctosigmoidectomia secondo Altemeier. *A sinistra* si osserva l'apertura e la plastica del cavo di Douglas per eventuale elitrocele o enterocele concomitante. *A destra* si evidenzia la levatorplastica posteriore che riduce il rischio di recidiva del prolasso

colite ulcerosa e la resezione anteriore per cancro del retto, è un'operazione che ha resistito al giudizio del tempo. Le recidive, nelle casistiche degli ultimi vent'anni, con molti autori che la associano a levatorplastica, variano dal 3% (Kim et al., 2010) al 18% (Altomare et al., 2009). E le complicanze quasi mai superano il 20% nelle varie casistiche. Risultati positivi, che hanno indotto l'americano Cirocco (2010) a definire la proctosigmoidectomia perineale "un intervento per tutte le età".

10.5 Il postoperatorio di altri interventi

10.5.1 Rettopessi transperineale con protesi fissata al sacro e levatorplastica posteriore

Un'operazione che non si fa certo spesso, comunque è descritta. Io non ho personale esperienza.

Forse anche molti dei lettori non ne hanno, ma leggendo questo paragrafo potrebbero decidere di usare questo intervento poco invasivo.

Gli egiziani Kosba e coll. (2010) riportano i risultati ottenuti su 32 pazienti usando una protesi a T di polipropilene. Le complicanze sono state poche, solo tre infezioni superficiali trattate con antibiotici (9,4%). Nessun caso di disfunzione sessuale nei maschi, mentre la rettopessi addominale al sacro può causare un deficit della eiaculazione. Nessun caso di incontinenza fecale *de novo*, che invece si può avere, come abbiamo letto, dopo la Delorme-Rehn e la Altemeier. D'altra parte, a differenza di questi due interventi, nella rettopessi transperineale non si riduce il reservoir rettale.

Fatto insolito dopo una rettopessi, la stipsi è migliorata in otto casi su dieci. Il motivo è probabilmente che con questo intervento non si arriva molto in alto sul retto e non si provoca una ridondanza, cioè una curva accentuata tra retto e sigma. Inoltre non si sezionano i ligamenti laterali del retto, manovra che tende ad alterare la sensibilità rettale e a provocare stipsi.

10.5.2 Rettopessi transvaginale sacrospinosa

Altro intervento nuovo, del capitolo NOTES (*natural orifice translumenal endoscopic surgery)*, la chirurgia che sfrutta gli orifizi naturali. Gurland e coll. (2010), fanno un'incisione longitudinale nella parete posteriore della vagina, identificano il retto e il ligamento sacrospinoso, e ancorano il retto al ligamento, bilateralmente, con una protesi Surgisis®.

Complicanze su sette casi, con due Delorme e vari interventi urologici associati: un sanguinamento intraoperatorio importante, un'infezione urinaria e un ileo postoperatorio.

10.5.3 Prolassectomia transanale manuale e con stapler

10.5.3.1 Prolassectomia transanale manuale

La vidi fare al St Mark's Hospital molti anni fa per piccoli prolassi rettali esterni mucosi, la chiamavano *stripping* della mucosa. È un intervento semplice, che ho fatto poche volte ma che merita di stare nel repertorio di uno specialista. Ho avuto solo un caso di lieve sanguinamento.

Nel rileggere vecchie annate di Coloproctology, una rivista non indexata e senza *impact factor*, ma su cui hanno pubblicato Buess, Gordon, Shafik, Nicholls e Wexner, ho trovato un articolo di Bellomo e Morganti (1982) su ben 820 pazienti operati per prolasso mucoso del retto di piccole dimensioni, con exeresi manuale, associata a sfinterotomia interna. Nessun caso di incontinenza e solo tre substenosi anali curate con dilatazioni. Su una grossa rivista dei risultati così, se accettati dai referees, sarebbero passati alla storia. Anche perché gli autori riferiscono zero recidive. Con rispetto, difficile da credere.

10.5.3.2 Prolassectomia transanale con stapler circolare

L'abbiamo descritta in era pre-PPH, ma è in pratica una PPH (Pescatori et al., 1997; si trova sul mio sito www.ucp-club.it). L'ho fatta varie volte per un prolasso interno, ma solo due volte per un piccolo prolasso mucoso esterno di 2-3 cm. In un caso ho fatto una doppia borsa di tabacco per asportare un cilindro maggiore di mucosa e sottomucosa (Fig 10.4).

Non ho avuto complicanze quando l'ho fatta per prolasso esterno.

10.5.3.3 Prolassectomia transanale con suturatrice Contour Transtar

Ci sono pochi report in letteratura. Uno di questi è del gruppo Romano (2009) che descrive tre casi senza complicanze di rilievo, in pazienti con prolassi inferiori ai 10 cm.

Più recenti sono due abstract presentati al congresso americano ASCR pubblicati nel 2010. Il primo è di Lieske e coll. Si tratta di una vera e propria Altemeier eseguita con la Contour, quindi una Transtar. Venti casi e nessuna complicanza posto-

peratoria, se si eccettuano due casi di rettorragia. Il secondo è di Carriero e coll.: nove casi senza complicanze postoperatorie. L'intervento è definito "affascinante" dagli autori, che dimostrano un entusiasmo da "Pionieri della STARR", come si definiscono in letteratura e su Internet. In modo più pragmatico però, alla fine dell'abstract, suggeriscono di proporre la Transtar per prolasso solo ai soggetti che accettano un deficit postoperatorio della continenza.

L'intervento, alquanto costoso, è in teoria mini-invasivo. Ma se la suturatrice incontra, seziona e "cuce" anteriormente il cavo di Douglas prolassato, con all'interno un enterocele, potrebbe dare lesioni importanti, poiché la struttura non verrebbe evidenziata. Sarà interessante conoscere le eventuali complicanze su casistiche più ampie, se possibile di autori che non abbiano conflittti di interesse.

10.5.4 Cauterizzazione-plicatura secondo El-Sibai

L'intervento è stato descritto da El-Sibai e Shafik nel 2002, in un articolo che riporta una casistica di 28 pazienti senza nessuna complicanza postoperatoria. Gli autori egiziani riferiscono che l'incontinenza è migliorata in 17 casi. Ho eseguito questa semplice operazione in alcuni casi di prolasso rettale interno, con un caso di emorragia importante, e in un solo caso di prolasso rettale esterno di 3 cm, prevalentemente mucoso, senza complicanze.

È una sorta di mini-Delorme: si effettuano delle strisce verticali di cauterizzazione per disepitelizzare un corto cilindro distale di retto e poi si eseguono sulla muscolare propria delle suture verticali, plicandola e spingendo in alto la mucosa prolassata (Fig 10.5).

10.6 Una complicanza memorabile (Figg. 10.6 e 10.7)

Donna di 37 anni nullipara, forte fumatrice, con prolasso esterno del retto.

Nel visitarla il prolasso sembrava in prevalenza mucoso e lungo circa 6 cm, per cui programmo un intervento di Delorme-Rehn: prolassectomia transanale, plicatura della muscolare, anastomosi retto-anale. In sala operatoria, in spinale con gli sfinteri rilasciati, il prolasso appare invece a tutto spessore ed è lungo il doppio.

Allora cambio idea: farò un'Altemeier, una proctosigmodectomia perineale. L'intervento procede liscio fino alla fine.

Prima di alzarmi, levarmi guanti e camice, salutare e andarmene, guardo se l'ano è ben chiuso. No, non lo è. C'è un piccolo ectropion mucoso, un tondino di 1 cm, non di più, che fa capolino tra le pliche anali. Un'offesa all'estetica.

So che l'ano ha lo "stupore" della manipolazione e dell'anestesia, che poi tenderà a chiudersi. Tuttavia quel mini-prolasso mucoso che ingombra mi dà fastidio. In realtà temo possa essere d'ostacolo alla defecazione. Allora mi risiedo, mi faccio dare l'elettrobisturi e lo coagulo.

Adesso al posto del tondino rosa c'è una macchietta grigia. Aspetto due minuti, l'ano lentamente si chiude, la macchietta scompare dentro.

È mezzogiorno e dopo ho un altro intervento. Vado a mangiarmi un panino.

Flebo e nulla per os i primi due giorni, ho aperto il peritoneo dal cavo di Douglas per correggere l'elitrocele come si fa in questi casi e quindi c'è una paresi intestinale. Siamo in era pre-*fast track*, la paziente è assicurata e non c'è fretta di farla uscire dalla casa di cura privata.

In terza giornata mangia la sua minestrina. Ha un po' di dolori addominali: normale, si sta canalizzando. Passa un giorno, evacua un po' di feci semiformate, ma i dolori aumentano. Sale la febbretta che aveva. Ora ha più di 38°C. È sofferente, sudata nonostante le flebo. L'addome sembra teso, ma è molto tesa anche lei. Comunque c'è un po' di peritonismo.

Faccio un'esplorazione rettale: la sutura colo-anale è integra, però spingendo sul cavo di Douglas la paziente sente vivo dolore.

Comincio a preoccuparmi seriamente.

Un Rx Addome mostra un po' di aria sottodia-frammatica, ma il peritoneo è stato aperto: è compatibile con l'intervento fatto. I globuli bianchi sono normali.

Un po' mi tranquillizzo.

Errore: la situazione peggiora. È la mia tredicesima Altemeier dopo 12 lisce come l'olio, devo essere superstizioso? Ripasso le cose fatte, non mi

vengono in mente mosse sbagliate. Si aspetta un altro giorno. Ma la paziente sta male. Va "riaperta", la portiamo in sala operatoria. Anestesia generale. Incisione ombelico-pubica (la chirurgia laparoscopica del colon è agli albori). Si va veloci.

Ora tocca a voi. Cosa troveremo? Riassumo: intervento di Altemeier, segni e sintomi di peritonite nel postoperatorio.

Ebbene sì. La cavità peritoneale è piena di fluido fecaloide. Si cerca la perforazione. Non ci sono diverticoli (magari, avrei un alibi...). C'è invece, molto in basso, un "buco" nel sigma (ricordate che il retto è stato tolto fino alla giunzione), poco sopra al piano degli elevatori, sarà a 4 cm dall'ano. Attraverso la minuscola apertura escono feci.

L'anestesista (uno placido, che non si agita mai) urla di fermarci: la paziente non respira! Già... fuma più di un pacchetto al giorno, penso. Riprendiamo dopo un po', alla svelta. Irrigazione con fisiologica e Betadine. Toilette della cavità peritoneale. Sutura della perforazione. A monte c'è ancora abbastanza sigma e si fa una colostomia escludente a sinistra su bacchetta. Si chiude la parete. Si apre la stomia.

L'intervento è finito, la paziente per fortuna si è ripresa.

Epicrisi: che cosa era successo? Il "colpetto" di elettrobisturi all'ectropion mucoso aveva prodotto una necrosi e, alla caduta dell'escara, la pressione dell'intestino durante la prima evacuazione aveva causato (o allargato) la perforazione. Quella che sembrava una zona innocente, che assomigliava ai piccoli prolassi mucosi del retto coagulati o legati o suturati o sezionati cento volte, non era nel retto, protetta dagli elevatori, ma era in realtà nel sigma e stava nella cavità peritoneale, abbassata fin quasi al perineo dopo l'apertura del Douglas e la proctectomia.

Secondo decorso postoperatorio non del tutto liscio (la paziente era fragile dopo tre giorni di sepsi) poi finalmente dimissioni. Dopo pochi mesi la stomia è stata chiusa. Dopo due anni la paziente stava bene, senza prolassi, continente e con una evacuazione normale.

Beh... mi potrà capitare di tutto dopo un'Altemeier, ma una cosa così, no, non più. Almeno spero.

Intanto, pur avendo trattato la paziente con affetto (ma giustamente quelli che contano sono i risultati…) sono stato oggetto di procedimento legale. La madre era molto arrabbiata. Il padre meno, ma era un avvocato. Al di là della seria complicanza, del reintervento e della stomia (sia pure provvisoria), un elemento ha spinto in senso negativo: il fatto che la paziente avesse firmato il consenso informato per una Delorme e non per una (più pesante) Altemeier. Se ricordate, infatti, il prolasso da sveglia sembrava prevalentemente mucoso e di dimensioni inferiori. Può capitare che il chirurgo sottostimi le dimensioni del prolasso.

Un sistema per migliorare la valutazione è quello di far mettere la paziente sul lettino da visita in posizione accovacciata, come in un bagno "alla turca". Se spinge al massimo e se osservate bene, vedrete scendere il viscere più che in posizione di Sims e avrete un quadro più esatto della situazione.

Magari avevo torto, ma stavolta la causa non l'ho persa.

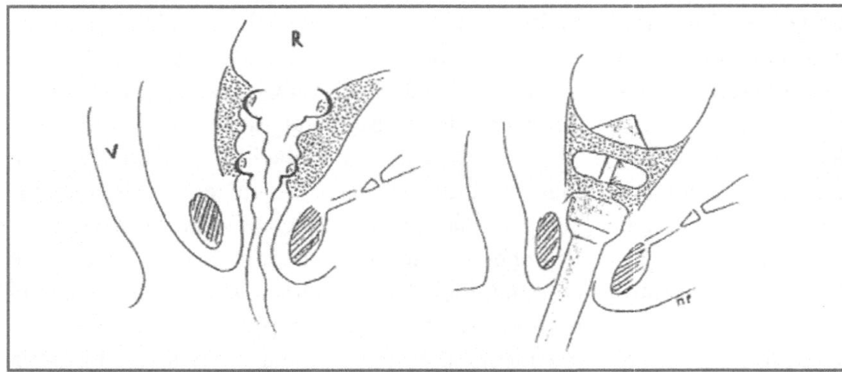

Fig. 10.4 a Prolassectomia transanale con stapler circolare (come da nostra tecnica descritta nel 1997): confezione di una doppia borsa di tabacco in modo da asportare un cilindro mucoso di maggiori dimensioni (prolasso interno del retto)

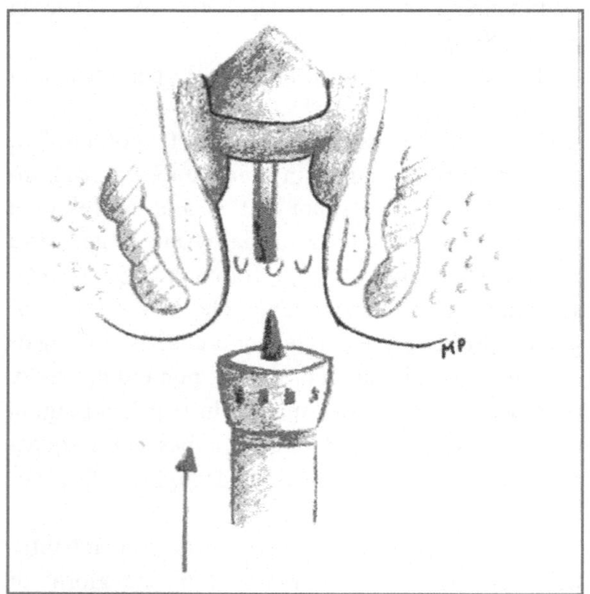

Fig. 10.4 b Inserzione della suturatrice

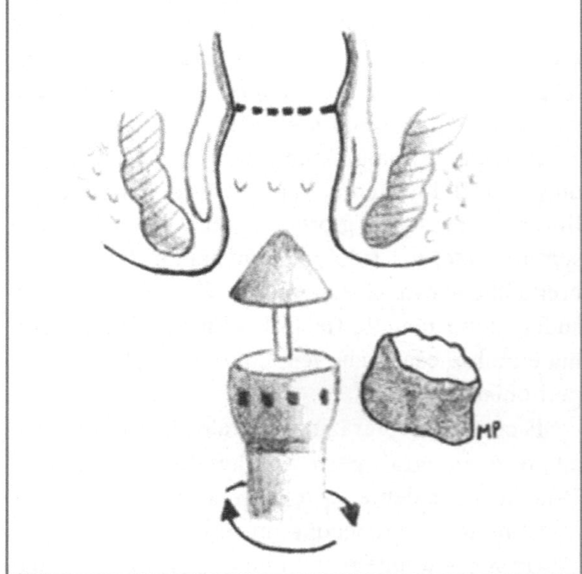

Fig. 10.4 c Sutura meccanica a termine

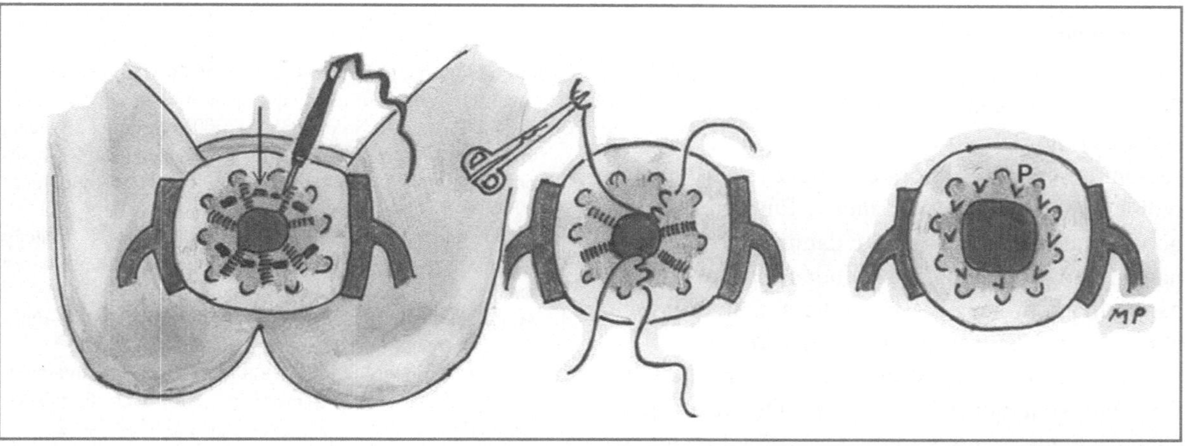

Fig. 10.5 Intervento di cauterizzazione e plicatura del retto per prolasso secondo El Sibai-Shafik. Si eseguono delle strie di disepitelizzazione con diatermocoagulazione dalla linea dentata verso l'alto e successivamente si plica la muscolatura del retto sottostante come nella tecnica di Delorme

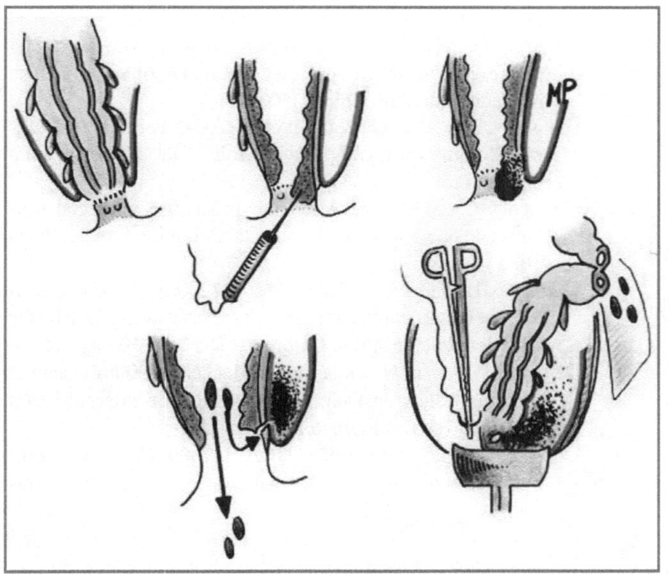

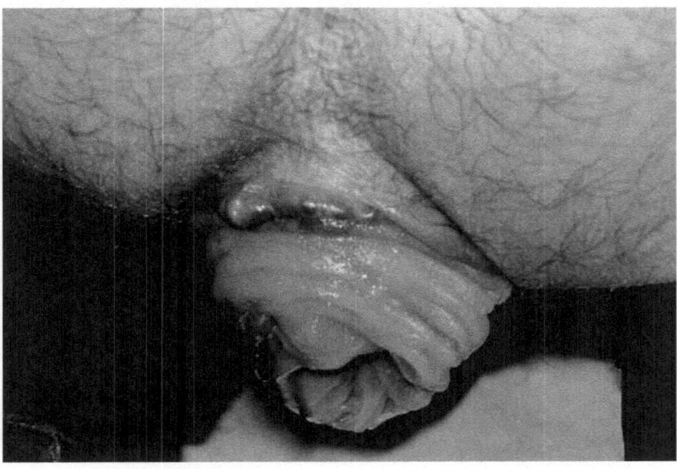

Fig. 10.6 Il meccanismo della perforazione del sigma dopo intervento di Altemeier come è descritto nella "Complicanza memorabile".
In rosso il cavo di Douglas. La banale diatermocoagulazione di un piccolo prolasso mucoso del sigma ha provocato una ischemia parietale.
Al passaggio delle feci (*frecce*) si è creata la perforazione del cavo di Douglas, abbassato al piano perineale. La conseguenza è stata una peritonite che ha richiesto l'intervento. Nell'ultima immagine si osserva la sutura della breccia e la colostomia escludente temporanea

Fig. 10.7 La posizione accovacciata del paziente permette, durante il ponzamento, di valutare con maggior precisione le dimensioni del prolasso rettale

Sommario

Diversi gli interventi transanali o perineali per prolasso esterno del retto. I principali sono la prolassectomia secondo Delorme-Rehn e la proctosigmoidectomia secondo Altemeier. Entrambi possono traumatizzare gli sfinteri e danneggiare o eliminare il serbatoio rettale e quindi possono causare danni alla continenza, evento che non si ha invece con la rettopessi transperineale al sacro.

Le complicanze dopo Altemeier e dopo Delorme-Rehn non sono frequenti. Quelle che possono richiedere un reintervento sono l'ematoma della pelvi e la deiscenza importante della sutura colo-anale, che provoca in genere una stenosi. La sepsi e l'emorragia richiedono in genere una terapia conservativa. Rare ma possibili la proctalgia e la ritenzione urinaria.

Relativamente frequenti, data l'età e la fragilità dei pazienti, le complicanze "mediche" dopo la Altemeier, che va in genere associata a levatorplastica anteriore e/o posteriore per ridurre il rischio di recidive.

Le rettopessi transperineale e transvaginale con protesi possono dare infezione ed emorragia. La cauterizzazione-plicatura del retto, la prolassectomia con stapler e la resezione del prolasso con la Contour non sono gravate da complicanze nelle piccole casistiche finora pubblicate.

Letture consigliate

Agachan F, Pfeifer J, Joo JS et al (1997) Results of perineal procedures for the treatment of rectal prolapse. Am Surg 63:9-12

Agachan F, Reissman P, Pfeifer J et al (1997) Comparison of three perineal procedures for the treatment of rectal prolapse. South Med J 90:925-932

Altemeier WA 3rd (1999) Pediatric orthopedic infections: missed diagnoses. Pediatr Ann 28:718-720

Altomare DF, Binda G, Ganio E et al; Rectal Prolapse Study Group (2009) Long-term outcome of Altemeier's procedure for rectal prolapse. Dis Colon Rectum 52:698-703

Altomare DF, Pucciani P (2007) Perineal approach to external rectal prolapse: the Delorme procedure. In "Rectal prolapse: Diagnosis and Clinical Management" Springer editore 2007. pp. 89-95

Atallah S, Albert M, deBeche-Adams TH, Larach S (2011) Altemeier procedure using biologic mesh. Tech Coloproctol

Attuwaybi B, Visco J, Butler B et al (2010) The Buffalo experience with Altemeier procedure for rectal prolapse. Dis Colon Rectum 53: 596-597

Beck DE (2002) Surgical therapy for colitis cystica profunda and solitary rectal ulcer syndrome. Curr Treat Options Gastroenterol 5:231-237

Bellomo R, Morganti I (1982) Results of surgical treatment of mucosal prolapse of the rectum. Coloproctology 4:65-67

Boccasanta P, Stuto A, Naldini G et al (2006) Opinions and facts on reinterventions after complicated or failed stapled hemorrhoidectomy. Dis Colon Rectum 49:690-691; author reply 691-693

Brown AJ, Anderson JH, McKee RF, Finlay IG (2004) Strategy for selection of type of operation for rectal prolapse based on clinical criteria. Dis Colon Rectum 47:103-107

Brown AJ, Anderson JH, McKee RF, Finlay IG (2004) Surgery for occult rectal prolapse. Colorectal Dis 6:176-179

Carditello A, Milone A, Stilo F et al (2003) Surgical treatment of rectal prolapse with transanal resection according to Altemeier. Experience and results. Chir Ital 55:687-692

Carriero A, Martellucci J, Talento P (2010) Perineal stapled rectal resection with Contour tranSTARR with Lone Star retractor system. Dis Colon Rectum 53:597

Carriero A, Picchio M, Martellucci J et al (2010) Laparoscopic correction of enterocele associated to stapled transanal rectal resection for obstructed defecation syndrome. Int J Colorectal Dis 25:381-387

Christiansen J (1987) The Delorme operation with retro-anal plication of the levator muscle in treatment of total prolapse of the rectum. Ann Chir 41:507-511

Chun SW, Pikarsky AJ, You SY et al (2004) Perineal rectosigmoidectomy for rectal prolapse: role of levatorplasty. Tech Coloproctol 8:3-8

Cirocco WC (2010) The Altemeier procedure for rectal prolapse: an operation for all ages. Dis Colon Rectum 53:1618-1623

Corman ML, Carriero A, Hager T et al (2006) Consensus conference on the stapled transanal rectal resection (STARR) for disordered defaecation. Colorectal Dis 8:98-101

De Nardi P, Osman N, Viola M, Staudacher C (2006) Ischemic proctitis following Delorme procedure for external rectal prolapse. Tech Coloproctol 10:253-255

Dekel A, Rabinerson D, Rafael ZB et al (2000) Concurrent genital and rectal prolapse: two pathologies—one joint operation. BJOG 107:125-129

Dippolito A, Esser S, Reed J 3rd (2005) Anterior modification of Delorme procedure provides equivalent results to Delorme procedure in treatment of rectal outlet obstruction. Curr Surg 62:609-612

El-Sibai O, Shafik AA (2002) Cauterization-plication operation in the treatment of complete rectal prolapse. Tech Coloproctol 6:51-54

Flum AS, Golladay ES, Teitelbaum DH (2010) Recurrent rectal prolapse following primary surgical treatment. Pediatr Surg Int 26:427-431

Glasgow SC, Birnbaum EH, Kodner IJ et al (2006) Preoperative anal manometry predicts continence after perineal proctectomy for rectal prolapse. Dis Colon Rectum 49:1052-1058

Gourgiotis S, Baratsis S (2007) Rectal prolapse. Int J Colorectal Dis 22:231-243

Gramkow CS, Lanng C, Fischer A (2005) Altemeier repair of rectal prolapse. Ugeskr Laeger 167:286-289

Gravante G, Venditti D (2006) The Altemeier procedure: new technologies for an old technique. Dis Colon Rectum 49:1801-1802. Comment on: Dis Colon Rectum 49:652-660

Gurland B, Garrett KA, Firoozi F, Goldman HB (2010) Transvaginal sacrospinous rectopexy: initial clinical experience. Tech Coloproctol 14:169-173

Kim M, Reibetanz J, Boenicke L et al (2010) Quality of life after transperineal rectosigmoidectomy. Br J Surg 97:269-272

Kimmins MH, Evetts BK, Isler J, Billingham R (2001) The Altemeier repair: outpatient treatment of rectal prolapse. Dis Colon Rectum 44:565-570

Kling KM, Rongione AJ, Evans B, McFadden DW (1996) The Delorme procedure: a useful operation for complicated rectal prolapse in the elderly. Am Surg 62:857-860

Kosba Y, Elshazly WG, Abd El Maksoud W (2010) Posterior sagittal approach for mesh rectopexy as a management of complete rectal in adults. Int J Colorectal Dis 25:881-886

Lauretta A, Bellomo R, Infantino A (2010) Which approach for complete rectal prolapse? Orr-Loygue rectopexy vs. Delorme procedure. Dis Colon Rectum 53:596

Lazorthes F, Liagre A, Iovino F (2000) Rectal prolapse. J Chir 137:76-81

Lechaux JP, Lechaux D, Perez M (1995) Results of Delorme's procedure for rectal prolapse. Advantages of a modified technique. Dis Colon Rectum 38:301-307

Lee JI, Vogel AM, Suchar AM et al (2006) Sequential linear stapling technique for perineal resection of intractable pediatric rectal prolapse. Am Surg 72:1212-1215

Lehtola A, Salo JA, Fräki O, Lempinen M (1987) Treatment of rectal prolapse. A clinical study of 50 consecutive patients. Ann Chir Gynaecol 76:150-154

Liberman H, Hughes C, Dippolito A (2000) Evaluation and outcome of the Delorme procedure in the treatment of rectal outlet obstruction. Dis Colon Rectum 43:188-192

Lieberth M, Kondylis LA, Reilly JC, Kondylis PD (2009) The Delorme repair for full-thickness rectal prolapse: a retrospective review. Am J Surg 197:418-423

Lieske B, Conaghan P, Farouk R (2010) Outcome after stapled perineal rectosigmoidectomy using tranSTARR. Dis Colon Rectum 53:581

Madiba TE, Baig MK, Wexner SD (2005) Surgical management of rectal prolapse. Arch Surg 140:63-73

Marchal F, Bresler L, Ayav A et al (2005) Long-term results of Delorme's procedure and Orr-Loygue rectopexy to treat complete rectal prolapse. Dis Colon Rectum 48:1785-1790

Martínez Hernández-Magro P, Villanueva Sáenz E, Sandoval Munro RD (2003) Surgical treatment of complete rectal prolapse. Experience at a colon and rectal surgery service. Rev Gastroenterol 68:185-191

Milito G, Cadeddu F, Selvaggio I, Grande M (2010) The Delorme repair for full-thickness rectal prolapse: a retrospective review. Am J Surg 199:581-582

Mongardini M, Iachetta RP, Cola A et al (2009) Altemeier operation associated with dynamic graciloplasty: a case report. J Med Case Reports 3:9317

Müller-Lobeck H, Duschka L, Schleifer P, Henne T (1996) Rehn-Delorme operation in pelvic floor insufficiency. Zentralbl Chir 121:692-697

Oliver GC, Vachon D, Eisenstat TE et al (1994) Delorme's procedure for complete rectal prolapse in severely debilitated patients. An analysis of 41 cases. Dis Colon Rectum 37:461-467

Pascual Montero JA, Martínez Puente MC, Pascual I et al (2006) Complete rectal prolapse clinical and functional outcome with Delorme's procedure. Rev Esp Enferm Dig 98:837-843

Pescatori M, Dodi G, Salafia C, Zbar AP (2005) Rectovaginal fistula after double-stapled transanal rectotomy (STARR) for obstructed defaecation. Int J Colorectal Dis 20:83-85 Comment in: Int J Colorectal Dis 2010 Jul;25:915. Comment on: Int J Colorectal Dis 2004 Jul;19:359-69

Pescatori M, Favetta U, Dedola S, Orsini S (1997) Stapled transanal excision of rectal mucosal prolapse. Tech Coloproctol 1:96-98

Pescatori M, Zbar AP (2009) Tailored surgery for internal and external rectal prolapse: functional results of 268 patients operated upon by a single surgeon over a 21-year period. Colorectal Dis 11:410-419

Regenet N, De Kerviler B, Lehur PA (2001) Perineal rectosigmoid resection for exterior rectal prolapse (Altemeier operation). J Chir 138:153-156

Romano G, Bianco F, Caggiano L (2009) Modified perineal stapled rectal resection with Contour Transtar for full-thickness rectal prolapse. Colorectal Dis 11:878-881

Sailer M, Bönicke L, Petersen S (2007) Surgical options in the treatment of rectal prolapse: indications, techniques and results. Zentralbl Chir 132:350-357

Scherer R, Marti L, Hetzer FH (2008) Perineal stapled prolapse resection: a new procedure for external rectal prolapse. Dis Colon Rectum 51:1727-1730

Sewonou A, Rioux C, Golliot F et al (2002) Incidence of surgical site infection in ambulatory surgery: results of the INCISCO surveillance network in 1999-2000. Ann Chir 127:262-267

Sielezneff I, Bulgare JC, Sastre B, Sarles JC (1995) Result of surgical treatment of exteriorized rectal prolapse in adults. Experience of 21 years. Ann Chir 49:396-4

Tobin SA, Scott IH (1994) Delorme operation for rectal prolapse. Br J Surg 81:1681-1684

Voulimeneas I, Antonopoulos C, Alifierakis E, Ioannides P (2010) Perineal rectosigmoidectomy for gangrenous rectal prolapse. World J Gastroenterol 16:2689-2691

Watkins BP, Landercasper J, Belzer GE et al (2003) Long-term follow-up of the modified Delorme procedure for rectal prolapse. Arch Surg 138:498-502; discussion 502-503

Watts AM, Thompson MR (2000) Evaluation of Delorme's procedure as a treatment for full-thickness rectal prolapse 87:218-222

Zbar AP, Takashima S, Hasegawa T, Kitabayashi K (2002) Perineal rectosigmoidectomy (Altemeier's procedure): a review of physiology, technique and outcome. Tech Coloproctol 6:109-116

Zuo ZG, Song HY, Xu C et al (2010) Application of Altemeier procedure in the emergent management of acute incarcerated rectal prolapse. Zhonghua Wei Chang Wai Ke Za Zhi 13:427-429

Finito di stampare nel mese di luglio 2011